‖北京针灸名家丛书‖

针坛中国

金伯华

主　　编　侯中伟　张国飞

副 主 编　王婵媛　冷柏霜　彭冬青

编　　委（按姓氏笔画排序）

王仁丁　王俊霞　李　由

李洪峰　吴齐飞　张丹妹

罗智超　周　勇　赵新雨

高　旭　黄玉海　韩　宇

主　　审　王　凡

中国中医药出版社

·北京·

图书在版编目（CIP）数据

针坛巾帼——金伯华 / 侯中伟，张国飞主编 . —北京：中国中医药出版社，2015.2（2025.5 重印）

（北京针灸名家丛书）

ISBN 978-7-5132-2292-1

Ⅰ . ①针…　Ⅱ . ①侯…　②张…　Ⅲ . ①针灸疗法—临床应用—经验—中国—现代　Ⅳ . ① R246

中国版本图书馆 CIP 数据核字（2015）第 011747 号

中 国 中 医 药 出 版 社 出 版

北京经济技术开发区科创十三街 31 号院二区 8 号楼

邮政编码　100176

传真　010 64405721

北京盛通印刷股份有限公司印刷

各地新华书店经销

*

开本 880×1230　1/32　印张 18.75　彩插 0.5　字数 478 千字

2015 年 2 月第 1 版　2025 年 5 月第 3 次印刷

书号　ISBN 978-7-5132-2292-1

*

定价　69.00 元

网址　www.cptcm.com

服务热线　010 64405510

购书热线　010 64065415　010 64065413

微信服务号　zgzyycbs

书店网址　csln.net/qksd/

官方微博　http：//e.weibo.com/cptcm

淘宝天猫网址　http：//zgzyycbs.tmall.com

内容简介

本书从 7 个方面介绍金伯华教授的人生经历和学术思想。①医家小传：介绍金氏新中国成立前后的不凡经历及其学术思想形成的过程，并介绍她在针灸临床、科研和教学方面的成就。②医论撷英：从“谈针论道”和“针刺要诀”两方面记述了金氏的学术观点和针刺手法，对于针灸理论研究和临床应用都有很高的实用价值。③用穴心得：记载了金氏对腧穴的研究成果和用穴体会，其中单穴治验和手针治痛很有特点。④专病针治：记录了金氏治疗 10 种常见病和 12 种有治疗特色的疾病；另外介绍了金氏减肥和美容的经验。⑤金氏治痹：介绍了金氏治疗痹证的临床经验和理论探讨，体现了金氏独特的治痹理论与方法。⑥师生情怀：记录了金氏对弟子的关怀和弟子对老师的感激之情，从另一个角度展示了金氏的风采。⑦薪火相传：记录了金氏弟子发表的文章或学术论文共 10 篇，反映了金氏的学术继承情况。

《北京针灸名家丛书》
编委会

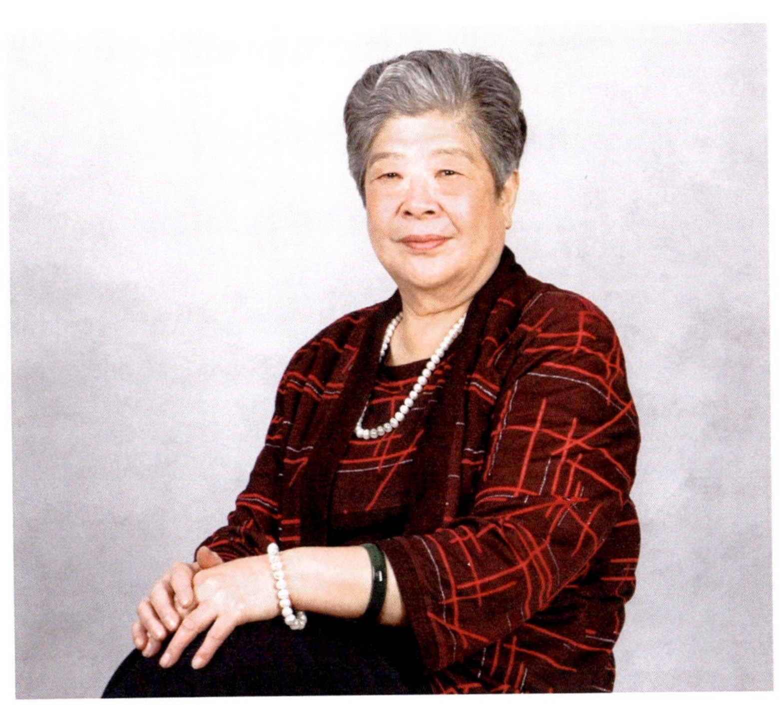

金伯华教授

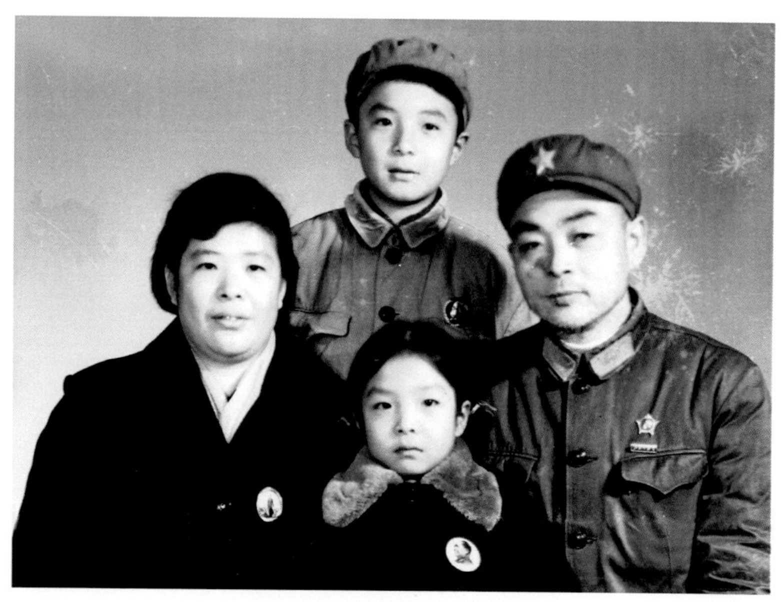

金伯华全家合影

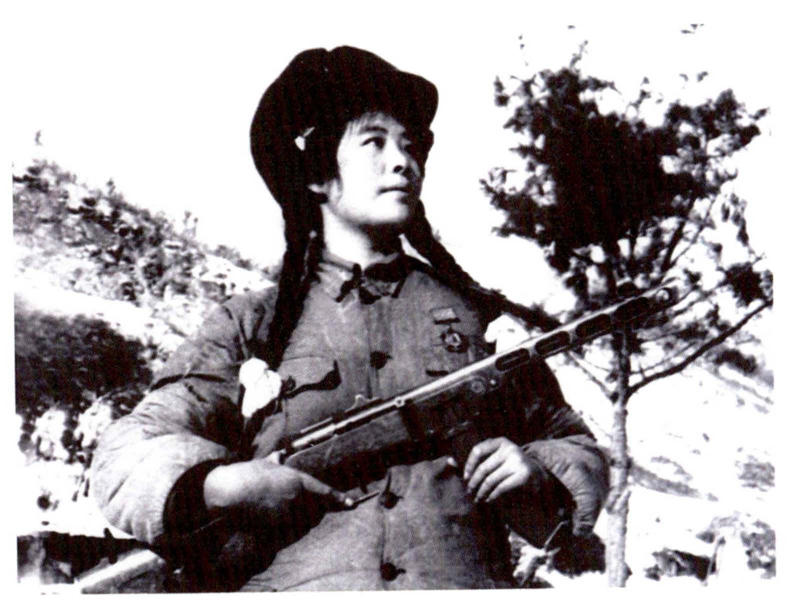

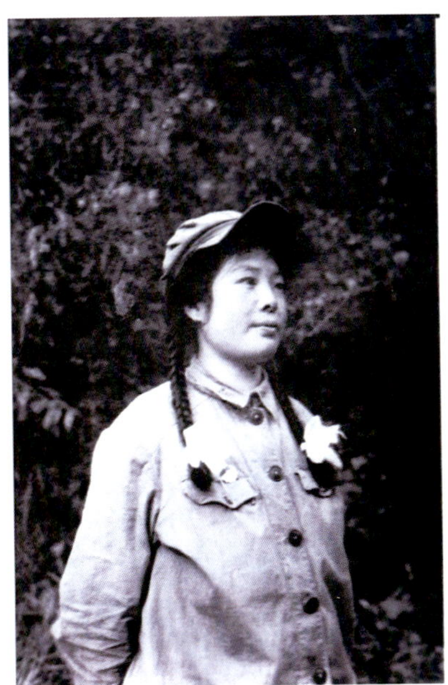

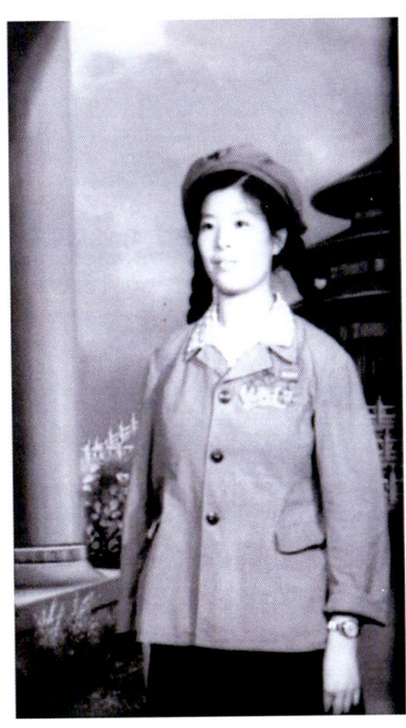

英姿飒爽的志愿军战士金伯华（1952 年）

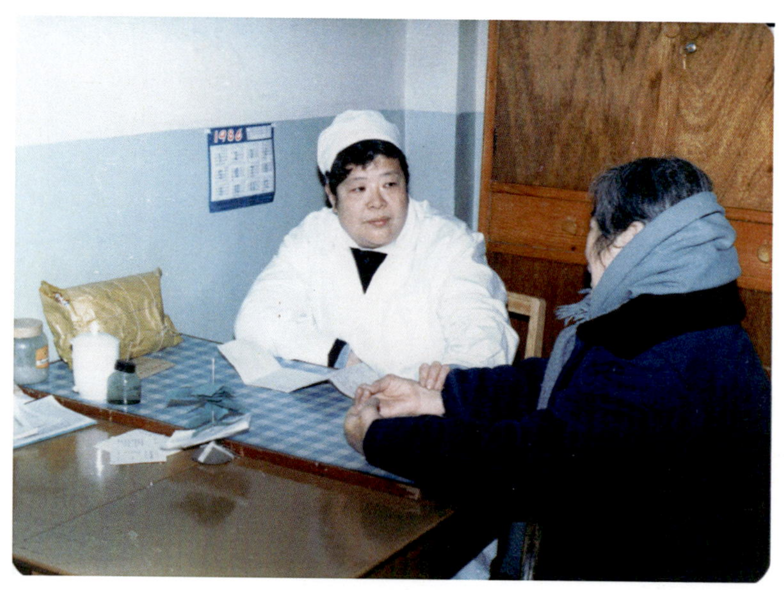

金伯华临床应诊

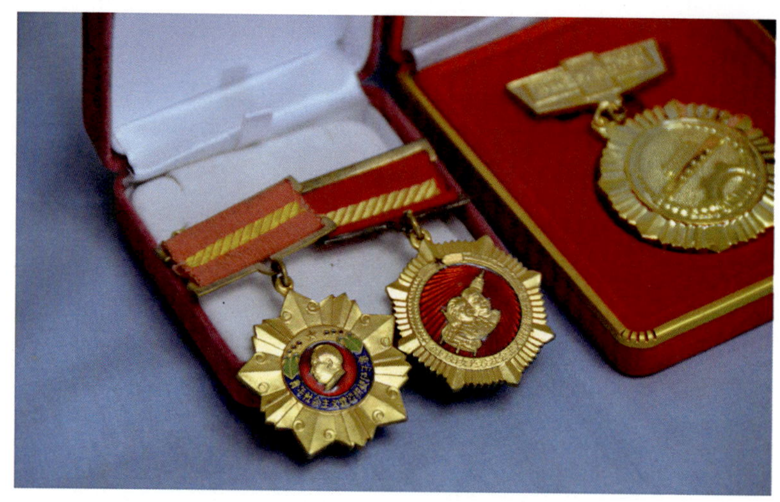

金伯华获得的“青年社会主义建设积极分子”奖章及
“全国妇女建设社会主义积极分子”奖章

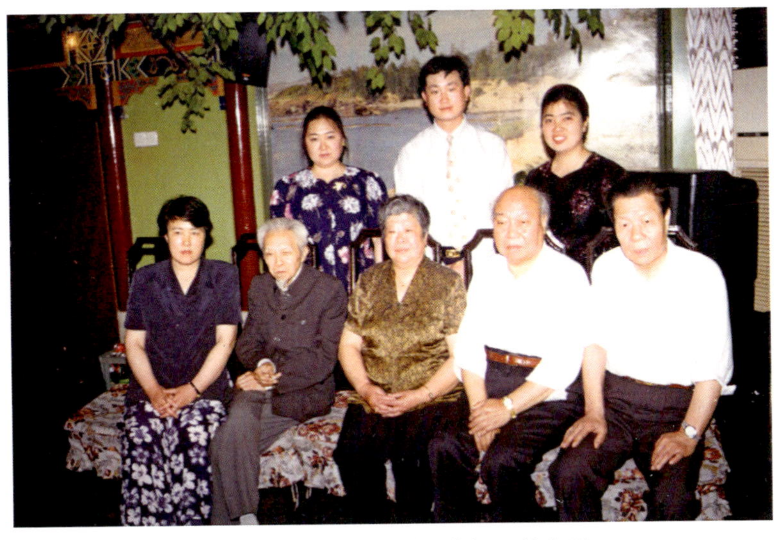

2009 年 9 月金伯华与针灸同道合影

前排左一马静，左二程莘农，右二贺普仁，右一田从豁

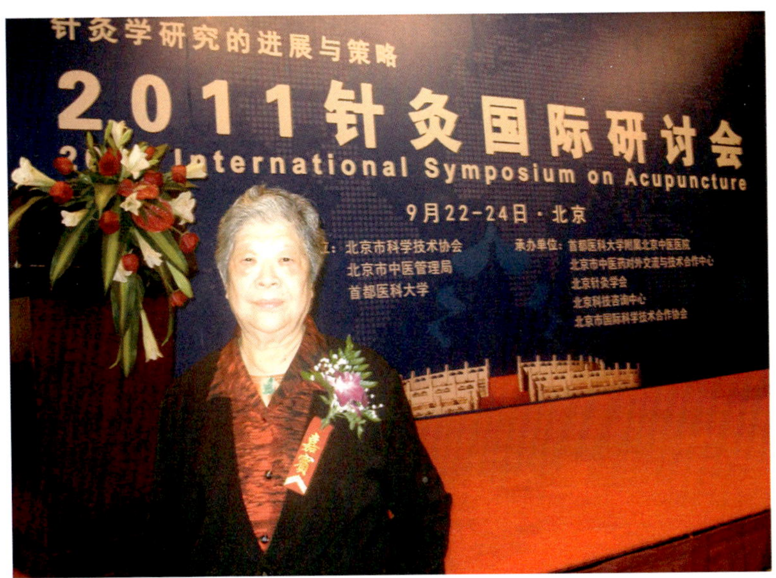

2011 年 9 月金伯华出席 2011 针灸国际研讨会

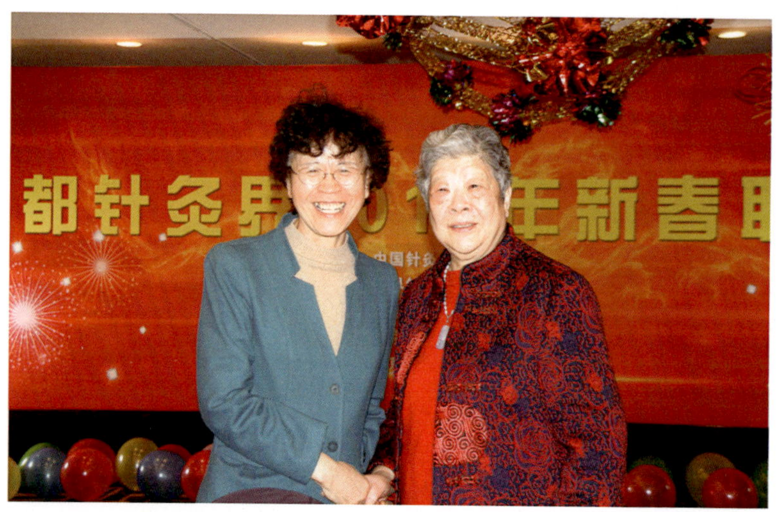

2012 年 1 月金伯华与国家中医药管理局原局长佘靖合影

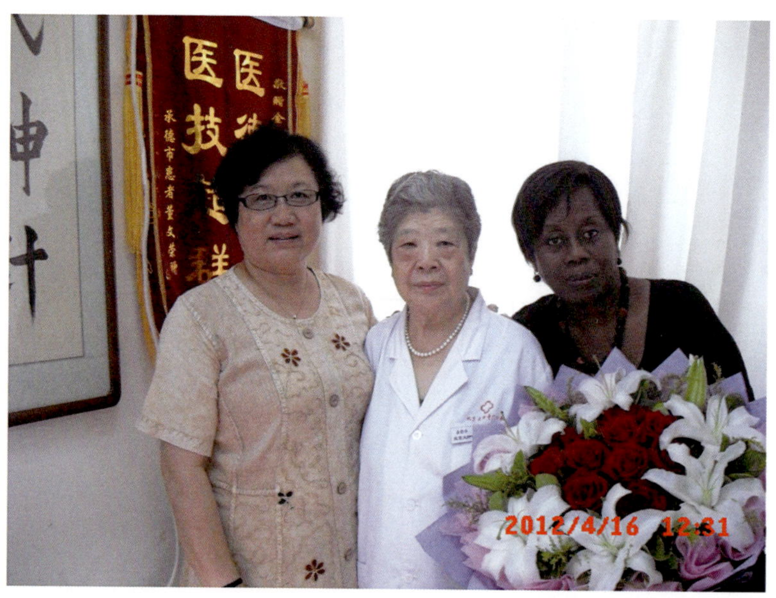

2012 年 4 月金伯华与联合国主管妇女工作者成员合影

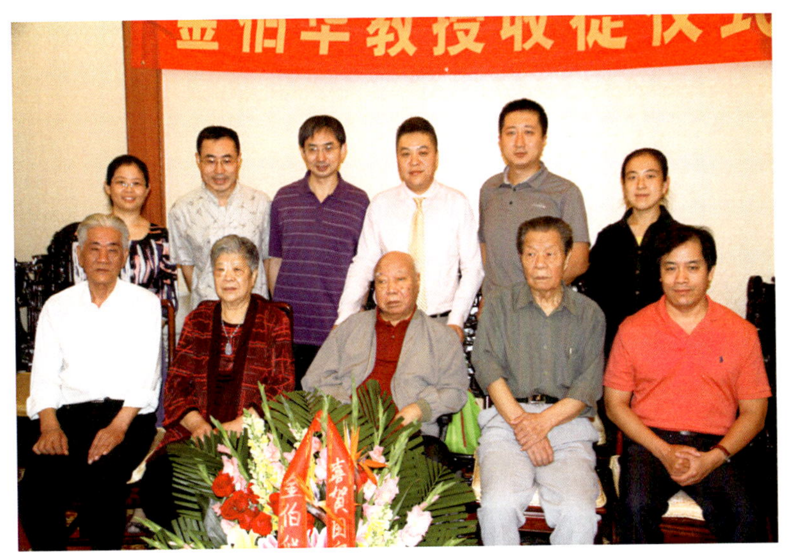

2012 年 9 月金伯华收徒仪式

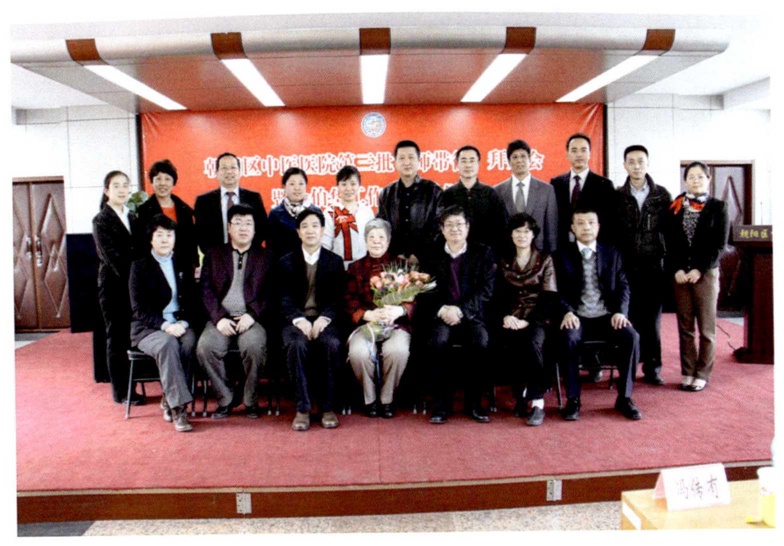

金伯华工作室揭牌仪式

前 言

针灸疗法作为中医学中重要的组成部分，有着数千年的历史，针灸疗法理论与技术的形成和发展离不开一代又一代的针灸人。黄帝与岐伯等的君臣问对，成就了以《灵枢》为代表的针灸理论体系；扁鹊著《难经》，阐发针灸经旨，丰富了针灸理论；皇甫谧删浮除复，论精聚义，撰成《针灸甲乙经》，使针灸疗法自成体系；其后历朝历代，贤人辈出，涪翁、郭玉、葛洪、杨上善、孙思邈、窦默、徐凤、杨继洲、高武、李学川，直至民国的承淡安、黄石屏等，如璀璨群星，闪耀在针灸历史的天空。正是这些精英的薪火传承，才成就了针灸的繁盛大业。

北京有着800年的历史，特殊的历史地位和厚重的文化积淀，造就了众多针灸名家。王乐亭、胡荫培、牛泽华、高凤桐、叶心清、杨甲三、程莘农、贺普仁……这些德高望重的针灸前辈，成为了北京近现代针灸学术的代表人物，他们的学术思想和精湛技艺推动了北京地区针灸学术的发展，在北京地区针灸史上留下了浓墨重彩的一笔。他们的道德情操、学术思想和临床技艺是针灸界的宝贵财富，应当深入挖掘整理并发扬光大。

北京针灸名家学术经验继承工作委员会是在北京针灸学会领导下的一个学术研究组织，其主要任务就是发掘和整理北京地区针灸名家的学术思想和临床技艺，凡在北京地区针灸界有一定影响力的、德高望重的、有独特学术思想和临床技艺的针灸专家，都是我们工作的对象。我们本着客观、求实、慎重、细致的原则，力求全面展示针灸名家们的风采，展示他们的学术价值和影响力，为推动北京地区针灸学术的发展，为针灸疗法促进人民健康、提高生活质量做出自己的贡献。

这套丛书对于我们来说是工作成果的体现，对广大读者来说是走近针灸名家，向他们学习的有利工具。通过它，可以了解这些针灸名家的追求与情怀，可以感受到他们的喜怒哀乐，可以分享他们的临床所得，使大家得到受用无穷的精神食粮。这就是我们编辑这套丛书的目的。

北京针灸名家学术经验继承工作委员会
《北京针灸名家丛书》编辑委员会
2014年10月

贺 序

自古以来，中医学界是男性的天下，用中医的术语就是阳盛阴衰。这一方面与男尊女卑的封建意识有关，封建时代女性社会地位低下，很难接触医学知识。另一方面医学理论深奥，非一般人所能掌握，女性受教育程度不高，自然难登医学殿堂。故古代的女医生寥若晨星，史书有载的屈指可数，汉代的义妁，晋代的鲍姑，宋代的冯氏，明代的陆氏，清代的曾懿，当属人中之凤，实百年难遇。迨至民国，西风东渐，男女平等之理念大倡，女子有机会接受教育，学西医者日渐有增，虽终不多，但已成星火。受不公正待遇之累，中医则仍如死水微澜，针灸一术更濒临枯萎，故女中医乃为罕见，操针灸以谋生者更难寻觅。

新中国成立后，在党和政府的关怀下，中医事业如雨后春笋般茁壮成长，针灸队伍也逐渐壮大，习者日众，人才辈出，其中也不乏女性，她们和男同胞一样，活跃在救死扶伤的第一线，同时也为针灸事业默默耕耘，在自己的工作岗位上做出了一番成绩。原北京崇文中医医院针灸科的金伯华教授就是其中的佼佼者，她是我国针灸界为数不多的女性国家级名老中医，是北京针灸界的领军人物之一。

我和金伯华教授相识已久，1956 年 5 月北京中医医院成立后不久，她就来我院针灸科进修，和我坐对桌。当时的她青春年少，又经过朝鲜战场的浴血历练，英姿勃发，充满活力，给我们眼前一亮的感觉。接触中发现她是一个性情中人,性格倔强,说话直率,快言快语,但对我们这些老师总是执弟子礼,嘘寒问暖,恭敬有加。她干活不惜力，学习很用心，尤其对《黄帝内经》的钻研很下工夫，实属难得。短短的一年时间，眼瞅着理论和操作水平提高了一大截，她高兴，我们也满意。我和她第二次接触是在1962年，那时北京市第二中医门诊部与北京中医医院合并，她到我院针灸科工作，此时的她已经是独当一面的优秀针灸大夫了。除了年龄和业务水平外，其他方面没有变，还是英姿勃发、充满活力，还是性格倔强、说话直率，对我依然执弟子礼。再后来，她借调到北京市崇文区中医门诊部（后改为北京崇文中医医院）担任针灸科负责人，以后一直在那里工作。虽然以后30多年我们没在一起工作，但也有过一些愉快的合作，我也尽量给她一些支持。以后随着社会活动的增加，一起开会交流的机会也多起来，我们又经常见面，她还是那样干练，那样直率，那样有礼，但是看得出她越来越成熟，越来越有大师范儿了。直到现在，我们还保持着联系，虽然近年来我行动不便，但还经常收到她的问候，年节她也总来看望我，这让我很欣慰，也说明她是一个很重感情、很懂感恩的人。

得知北京针灸名家学术经验继承工作委员会准备出版《针坛巾帼——金伯华》一书，勾起了我对往事的回忆，也引起了对针灸事业继承与发展的一些思考。发展需要继承（这在中医尤其重要），继承为了发展。发展固然需要接受新事物，接受新信息，但沉下心来研究前人的东西，从前人的经验中吸取养分，充实自己，也是不可或缺的，这不但是继承的需要，同时也是发展的需要。但目前的情况令人心忧，急功近利、心态浮躁几乎成了学术界的顽症，更忧的是“寡人无疾”的蔡桓公不在少数。顽症不除，祸必至矣，病入膏肓，扁鹊难为！

金伯华教授的学术成就本书已有详细介绍，毋庸我赘言。我仅希望读者能从中学到她坚韧不拔的毅力和潜心学问、不断探索的精神，从“艰难困苦，玉汝于成”的鲜活范例来思考自己今后的人生和学术发展轨迹，这对于针灸人才的培养和针灸事业的发展都是极有意义的事情。

《针坛巾帼——金伯华》出版在即，特为之序。

国医大师 贺普仁

2014 年 10 月

编写说明

针灸之术有典可查，自《足臂十一脉灸经》《阴阳十一脉灸经》始，至今已有2000余年。经《黄帝内经》奠基，《针灸甲乙经》专论，针灸遂成专科，历代先贤钻研探索，反复实践，针灸之术大昌，活人无算。迨至晚清民国，中医凋敝，针道式微，令人扼腕。赖新中国成立，中医针灸如久旱甘霖，重发新枝，当今更是生机勃勃，前景光明。我辈既入此门，则传承发扬针灸医术责无旁贷。

观今之针灸有成就者，男性滔滔，女性寥寥，为数不多的女性针灸家恰如万绿丛中一点红，令人赏心悦目，四九城内，这一抹红当属金伯华教授。金伯华教授出身贫寒，饱受磨难，新中国成立前夕毅然从戎学医，投身到抗美援朝保家卫国的战场，经历战火的考验，九死一生。回国后改学中医，对针灸情有独钟，读经典，拜名师，善动脑，勤实践。多年的学习与临床，铸就了她坚实的理论基础，也丰富了她的临床经验，终成针灸名家。金伯华教授的经历，充分印证了“宝剑锋自磨砺出，梅花香自苦寒来”的真谛。

我们有幸拜于金伯华教授门下，沐其恩泽，蒙其解惑，耳提面命，聊得真传。跟师过程中，我们不仅学到了她的学术经验，同时也领略了她的高尚医德和慈悲情怀，这在我们的人生经历中是不可多得的宝贵财富。我们在提高自身水平的同时，也愿意将老师的学术思想和临证经验整理出来，为针灸学术的发展做贡献。在北京针灸名家学术经验继承工作委员会的指导下，不揣鄙陋，编撰此书。

本书分为七章，从医家小传、医论撷英、用穴心得、专病针治、金氏治痹、师生情怀和薪火相传七个方面系统介绍金伯华教授的人生经历、学术思想、针法特色、临床经验和诊治验案，力图展示一个饱经沧桑、充满立体感的针坛巾帼的风采，同时也将我们的学习体会与读者分享。

本书的编写本着真实体现金伯华教授的学术思想及临床诊治经验的原则，希望从众多的材料中提取最有价值的内容呈现给读者，虽经不懈努力，认真整理，也恐未能尽显金伯华教授的大师风采，遗憾只能留待日后慢慢弥补了，期待本书能对广大针灸中医同道有所裨益。

在本书的撰写及编纂过程中，感谢本系列丛书的总主编王凡教授，他以一丝不苟的工作态度和渊博丰富的医学知识，对编写过程中的错误及疏漏一一弥补，感激之情，难以表述。

本书编委会

2014 年 12 月

目录

第一章 医家小传

金伯华，女，1933 年生于北京。主任医师、教授，曾任北京崇文中医医院针灸科主任、中国针灸学会北京分会常务理事、针法灸法委员会主任委员，享受国务院政府特殊津贴。金伯华从事中医、针灸医疗工作 60 年，曾先后获市、局科技成果奖 4 次。发表论文数十篇，撰写《金氏针灸临证精粹》等专著 2 部。

一、出身贫寒　历尽磨难

1933年4月3日（阴历三月初八），金伯华降生在北京一个普通回族百姓家庭。作为金家的第一个孩子，她的到来，给这个当时还算小康的家庭带来了无尽的欢乐。

小金伯华天资聪颖，活泼可爱，是父母的掌上明珠。如果不是当时中国内忧外患，她很可能会在安乐窝中长成大小姐。但是由于社会动荡，物质贫乏，使得她从小就经历了颠沛流离饥寒交迫的苦难。也正是在这样艰苦的生活中挣扎和成长，才磨炼了她的意志和品格，使她在以后的人生道路上可以从容面对任何困难和挑战。正所谓艰难困苦，玉汝于成。

金伯华的父亲是遗腹子，老话叫墓生儿，出生不久母亲也去世了，成了孤儿。以后他父亲就由姨母抚养，姨母家境很好，供他上了商业大学，这样他的英文很好。毕业后又由姨母做主成亲。金伯华的母亲没有工作，是旧社会典型的家庭妇女。在金伯华记忆当中，她3岁时就随在铁路工作的父亲赴外地谋生。8、9岁时，她父亲给八路军秘密送盐，被侵华日军发现，遭到逮捕，关进了宪兵队。此后，她只得随母亲拖着两个很小的妹妹，回到北京的外公外婆家。

外公外婆住在阜成门外的水锥子，生活并不富裕，养活不了这一家子。于是母亲就到水锥子西边的农村买柴火，第二天早晨到城里去卖，挣点柴米钱养家糊口。金伯华也常随母亲去趸柴。那时的水锥子是郊区，再往西就是农村了，常有狼出没。有一次，她们娘儿俩拉着一排子车的木柴往回走，半路碰到了狼群，当时处境十分危险。她们听人家讲过，“狼怕圈，虎怕鞭，狗怕哈腰捡大砖”，所以就画圈躲狼。画几个圈，狼就站住了，娘俩就往回走一截。等狼靠近了，就再画几个圈，狼又站住了，娘儿俩就再往回走一截。就这样一点一点往城里方向挪。可是到后来狼越来越多，危机时刻，金伯华的母亲急中生智，把排子车里的木柴使劲晃荡，咣啷咣啷这么一晃，柴火稀里哗啦都散了，把狼吓跑了。娘儿俩把柴火一扔，赶快跑回家，总算捡了条命。

还有一次，母亲去农村趸白菜，很晚了还没回来。金伯华和两个妹妹在家，当时她们住在水锥子马路边上的棚房里，为了防狼，房子外墙上画着好几个大圈。天黑时，狼真来了，在门外嗷嗷叫着，还用前爪挠着门想要进来。金伯华就把两个妹妹嘴捂上，不让她们哭，她一边搂一个，说“不要哭、不要哭、不要哭，哭了狼要吃”。一直等到母亲回来，狼才离开。两次遇到狼都转危为安，金伯华的胆子越练越大，什么都不怕了。

为了生存，年幼的金伯华也捡拾废品去卖。当年和父亲在外生活的日子还算过得不错，回来后捡拾破烂，开始她还有点害羞，有时候还把头蒙上，怕人家看见。但为了不饿肚子，她不得不放下面子，捡拾破烂。她还捡些没烧完的煤核，填到炉子里，冬天就用这种方式取暖。有一次她捡到一块手表，高兴得不得了，在那个兵荒马乱的年代，生存的危机使人根本没有什么拾金不昧的概念，母亲把手表卖了，几乎维持了她们近一个月的生活，能够吃点玉米面、菜帮子，有那么几天甚至能够吃饱肚子！那时金伯华虽然年纪很小，但带着两个妹妹，靠着母亲卖苦力过生活的这段日子，深深地留在了她的记忆当中。

1944 年，因为城外日本鬼子老是抓“花姑娘”，再加上闹痢疾、霍乱，母亲就带着她们姐妹进城投奔她父亲的一个亲戚，当时人家请他们全家吃了顿饭，让她至今记忆犹新。其实吃的也就是普通的芝麻酱面。可那时她觉得太香了，因为从来就没吃过那么香的面。她奇怪，这世上怎么还有这么好吃的面条？真香！有趣的是，从那以后，金伯华说再也没吃到过那个味儿的面，也做不出那个味儿的面了。其实就是芝麻酱、花椒油，加点儿黄瓜丝，做法一样，可就不是当年那个味儿。

在亲戚家待了没多久她们就离开了，因为当时大家的日子都过得很紧巴，再近的亲戚也不可能长期收留她们。后来她们在城里锦什坊街落脚，日子过得依然很窘迫。

1945 年日本鬼子投降以后，父亲带着遍体伤痕回来了，之后在天津铁路上找了个工作，这样家里好歹算有了点微薄的收入，可以吃顿饱饭了。后来一家人又搬到了西城校场口，自此，少年金伯华开始有了稳定的生活，她和二妹作为插班生上学念书。那时候还有几个穷亲戚帮衬，她的大爷和三爷爷对她们很好。三爷在校场口卖老北京回民的“炸三角”，经常看见她们就招呼她们“过来过来，一人吃俩”。这给她们留下十分美好的回忆。

后来父亲又失业了，这下本来就不宽裕的生活如雪上加霜，最后竟到了揭不开锅的困境，只好住进锦什坊街里的清真寺贫民窟里。由于她家是回民，阿訇就把他们收留在清真寺里，生活更苦了，只能靠回回给点吃的勉强充饥。那时阜成门外有个倒影庙，庙里每天早晨施粥。她带着两个妹妹每天天不亮就得去排队领粥，用屉布包 2 包到 3 包粥，虽然半饥半饱，但尚能维持一天的生活。

因为总是喝粥，吃不饱，金伯华心里头憋着一股气，为此她还闯过国民政府，并巧遇蒋介石，那是 1946 年她 13 岁时的事。那会儿国民政府在新华门，当时蒋介石正在北平市政府，她知道后就大着胆子去闯市政府要见蒋委员长。门卫不让她进，她就硬往里闯。赶得也巧，当时蒋介石正在市政府的花园里遛弯儿。听见有人嚷嚷要见蒋委员长，就问：“谁啊，哪一个啊？”门卫说：“一小丫头片子，非要乱进。”“什么事啊？”“她说要见您。”蒋说“让她进来”。金伯华就进去了，见到蒋介石先深鞠一躬，说：“蒋委员长，您好。”蒋介石说：“你这个小丫头，你找我干嘛？”金伯华说：“我挨饿，没东西吃，我们家好几口子人没东西吃，整天挨饿，我都要饿死了！你是蒋委员长，你不管挨饿的人啊？”蒋介石说：“哎哟，你胆子好大啊。”她说：“再不大，我就饿死啦。”蒋介石看她很天真的，又很勇敢，十分喜欢，就叫门卫给了她两大桶奶粉，还给了两块大洋。这两桶奶粉和两块大洋可解决大问题了，早上打一桶粥，白天喝点奶粉，家里的生活又维持了好长时间。

为了生活，她还摆过小摊，由城外买来针头线脑、袜子、书本之类的在城里卖。才十三四岁的她，到城外头能背一袋子面进城，卖给饭馆，也能赚俩小钱。

1949 年解放军到了城外，国民党军队撤出北平，从此，金伯华的生活翻开了新的篇章。

二、华北军政　新路踩开

1949 年 2 月，解放军进入北平后开始招兵，招兵分两类，一类是参军，另一类是为华北军政大学招生。这是一个天赐的学习良机！还不到 16 岁的金伯华想考华北军政大学，当时招生要求是高中生，而她只上了一年初中，怎么办？也是吉人自有天相，报考时正巧碰到了一个初中女同学，这位同学不但上了初中，还上完了高中。她非常同情金伯华，说没关系，你先报名，考试时咱们坐一块儿。考试的时候，俩人坐在一块儿，那个女同学答完就把卷子放到课桌上，金伯华就照着抄，很多代数、几何试题就这样解决了，金伯华幸运地参加完了考试。过了不到 1 个月，公布考试结果，金伯华真考上了，她高兴得差点晕过去，抱着同学激动的泪水哗哗地往下流。而她的同学虽然也通过了考试，但没有被录取，因为这位同学腿有点毛病，不符合参军条件。为此她很伤心，知道自己的腿有问题，当兵要行军打仗，腿脚不行怎么跟得上？她对金伯华说，你能考上太好了，你去吧。面试时招生人员看她是个又瘦又小的姑娘，本不想招收。但又看她是城市贫民，属于无产阶级，政治条件好，对共产党解放军一心一意，就招收了她。

当时她家境贫寒，姐妹4个，没有男孩，完整的裤子就2条，谁出去谁穿。三床被子，父母一床，姐妹4个盖两床。被子很薄，床上铺的都是草。她这一走就得穿一条裤子，拿一床被子。那个年代，“好男不当兵，好铁不打钉”的旧思想根深蒂固，一个女孩子去当兵，简直是伤风败俗，家里人都反对，但金伯华不管这些。1949年3月初，她毅然决然离开家门，跨入了中国人民解放军的行列，成为了一名光荣的解放军战士。参军后部队发了两身军装，还有被褥枕头，金伯华就把从家带来的裤子和被子寄回家去了。此事还登上了快报，称“穷孩子当兵拥护共产党，把家里带的被子、裤子都寄回家了，真是一个孝顺父母、疼爱家庭的好兵”。

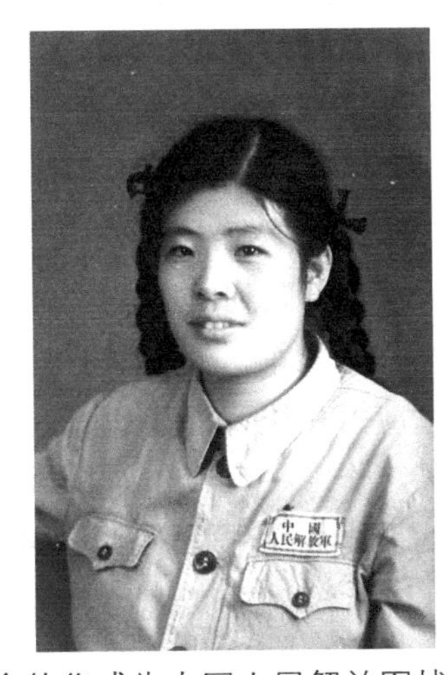

金伯华成为中国人民解放军战士

在部队这所大熔炉，她打开了智慧的大门，穷人出身的她，知道学习机会来之不易，因此她上课认真听讲，努力学习社会发展史，学习日本侵略史、讲共产主义。因为她意志坚强、脑筋聪明、干活勤快，经常得到上级的表扬，她成了一个典型。部队成了金伯华的人生转折点，不仅使她觉悟有了提高，其物质生活也得到了改善。

1949年8月，华北军政大学由长辛店转到了石家庄。搬迁之后，一部分学员被分到文工团，一部分被分到白求恩医校。金伯华进入了白求恩医校。虽然她文化水平低、身体弱，学医对她来讲确实比较困难，但好在她聪明、记忆力好，还是坚持下来了。那时候她身体不好，经常吐血、咳嗽，是不是肺结核她也不知道，经常住院，出院后接着学。当时学生理解剖没有人的尸体供教学用，学校就用猪代替，把开膛的猪吊起来做标本，学习解剖知识。直到现在，她都清楚地记得骨骼肌肉脏腑组织的位置和功能，为后来学好针灸学打下了坚实基础。

后来部队到白求恩医校要人，她和其他 4 位同学被调到十九兵团六十八军，分配到了司令部卫生所，担任医助，也当护士。她适应力和动手能力都强，到部队后很快适应了环境，能熟练地开展工作。一般头疼脑热的内科病或一些外科病都能处理。眼睛有病需要结膜注射，她也注射的特别巧、特别轻，给部队战士留下了非常深刻的印象。

三、浴血朝鲜　身心锤炼

1950 年 6 月，朝鲜战争爆发。1951 年 10 月，金伯华成为光荣的中国人民志愿军的一员，随军来到抗美援朝战场，她所在部

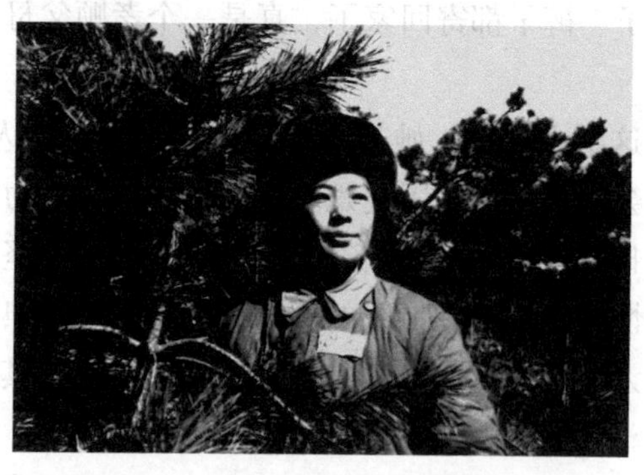

金伯华成为光荣的中国人民志愿军

队驻扎在摩天岭。起初她在司令部卫生所工作，后被调到十九兵团第三野战医院。

在野战医院，金伯华主要从事战场抢救工作，抢救回来的伤员被送到医院治疗。一些轻伤员就地治疗，恢复后就重返战场，重伤员则需做大手术，还有些伤员则因为当地条件所限无法医治，只能送回国内。一次，金伯华她们护送一批伤员回国，当时共有3辆车，金伯华坐在中间那辆。当车开到一个山顶上时，突然遭到十几架敌机的轰炸、扫射。可巧金伯华乘坐的那辆车正转到山窝里，前面那辆车掉到山沟里了，后面那辆车也被炸坏了，只有金伯华乘坐的这辆车安然无恙。回国的路途遥远，又异常艰苦，他们不仅要躲避敌机的轰炸，还得想办法解决路况问题，有时甚至要找当地百姓搭桥过河，填炸弹坑。没有水怎么吃饭？他们就一口炒面就一把雪解决。更棘手的问题是，伤员多，药不够用，很多伤员伤口感染化脓，怎么办？这时金伯华想起了家传的经验。北京西单原来有个金回回膏药铺，那是她爷爷辈儿开的，著名的中医皮科专家赵炳南是她舅姥爷，她小时候在那儿耳濡目染受了不少熏陶，其中治疗疮疡的方法她也略知一二。于是她剪下自己的辫子，烧成头发灰，再把国内支援的鸡蛋粉在瓦片上烧成油，将头发灰和到油里，敷到伤口上，竟然控制了感染。就这样，她们共走了九天九夜，历尽千辛万苦，终于回到国内，安置好伤员后，她们又马上返回朝鲜。

当时朝鲜战场战况非常惨烈，美军为取得战争的胜利不惜血本，对志愿军阵地反复轰炸，常规炸弹、燃烧弹、子母雷等轮番使用，最后竟丧心病狂地使用了细菌弹，妄图以细菌战赢得胜利。细菌弹里面藏着蜘蛛、苍蝇、蚊子、蟑螂等携带大量细菌的生物，随着炸弹的爆炸散发出来，造成恶性传染病，这是一种极为卑劣和恶毒的手段。一次，敌机在离司令部驻地不远的一个村庄投了细菌弹，金伯华他们被派去消毒，军令如山，她们迅速赶到那里开展工作，作为一个年轻的毫无经验的女战士，她对这些毒虫自然心存恐惧。但想到朝鲜人民的生命受到了威胁，无数无辜的人将会因此失去生命，她就毫不犹豫地穿起防护服，戴着口罩，背着药枪，投入到了紧张的消毒工作中。非常难得的是当时还留下了一张珍贵的照片。

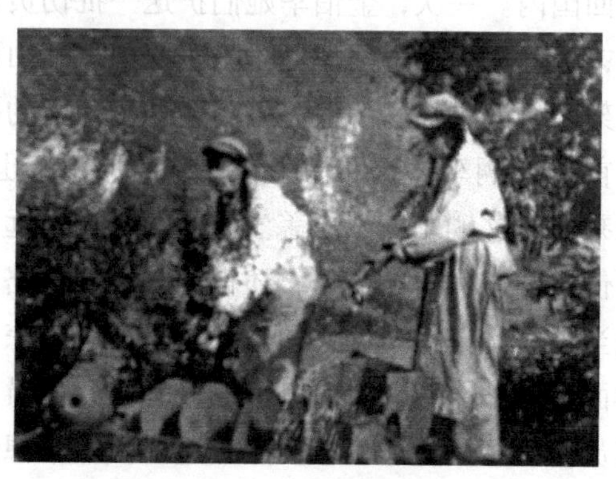

中国人民志愿军在朝鲜战场消毒细菌弹（左一为金伯华）

在朝鲜战场，敌人的凶恶和环境的恶劣，使每个人都面临着生死的考验，而金伯华的生死考验更具有传奇色彩。人们都爱用九死一生来形容危险的程度，她先生则幽默地说她们是“十死三生”——当时她们一起赴朝参战的同伴共有10个，回国时只剩下3个了。而金伯华真是经过了九死一生的历程才幸存了下来。

那时候，她身体极弱，抵抗力差，先后得过战壕热、猩红热、伤寒、疟疾等传染病，尤其是得伤寒的那次，竟然到了不能吃喝、奄奄一息的地步。万幸的是当时野战医院教导员肖秀芝是营级干部，有特殊供给，她把蔬菜、水果、罐头让给她吃，愣是将她从死神手里抢了回来。而更危险的考验是来自敌机的轰炸。

金伯华所在的野战医院设在防空洞里，与司令部的军长、政委等高级首长住在一起。那时经常有敌机来轰炸、扫射，处境异常凶险。可能是吉人自有天相，金伯华有好几次差点牺牲，但每次总能死里逃生。

有一次，医院的其他医生和护士都上山去打柴，只有金伯华在防空洞留守，教战士们写字。突然来了 30 多架敌机，把卫生所给炸了。山上的同志们无不心惊胆战，认为这次小金肯定完了。敌机走后，他们急忙下山来找她，没想到金伯华竟从废墟里钻了出来，拍拍身上的尘土，啥事没有。原来，卫生所后面有个土坑，比脸盆也大不了多少。听着飞机轰鸣，她窜出来就蹲在坑里头。那会儿正是冬天，她头上戴的棉帽子都被炮弹皮给削走了，她却毫发无损。

还有一次更加凶险，当时她和战士们在一起，听到飞机轰鸣，知道不好，就急忙跑上山去隐蔽起来。那时金伯华年纪小，身体单薄，看到一个葡萄架，觉得能遮住自己，就奔到葡萄架下，底下铺了个军大衣侧猫着躺下。炮弹爆炸声震耳欲聋，机枪声密如爆豆，十几分钟还没有停止。金伯华边听边等，突然，金伯华觉得一排机枪子弹贴着她的腿边扫了过去，腿凉飕飕的，她想肯定是腿受伤了。敌机走后，她大声呼救："我挨炸了、挨机枪

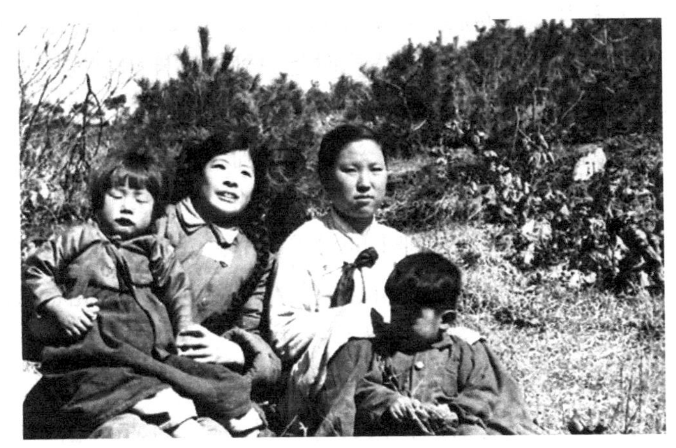

金伯华与朝鲜老乡在一起

了，快来啊……”当时有个叫陈燕的医生朝她边跑边喊：“小金子你别动，我来扶你！”当她正要伸手扶时，金伯华竟奇迹般地站了起来，用手往腿上一摸，并没有血迹，再把军大衣提起来一看，只见7个弹洞赫然在目，7颗机枪子弹穿过军大衣钻到地下去了，愣没打着她的腿。至今回想起这件事，她都觉得庆幸和不可思议。这件军大衣她一直收藏着，直到“文化大革命”开始后才找不着了。

1953年上半年，一天金伯华在背完伤员后突然吐血，而且还很严重。部队领导决定送她回国治疗。回国后，她辗转于吉林、大连等地的多个医院，最终确诊为肺结核、左肺空洞。身体的不适固然使人沮丧，但感情上的挫折则更令人痛苦。养病期间的金伯华经历了肉体和心灵的双重打击。原来，部队给她介绍了个男朋友，是个参谋，后来晋升为参谋长，两人处得还不错。后来参谋长听说女同志得了肺结核就不能生育了，大概是受封建思想影响太深，在战场上英勇无畏的参谋长在情场上退缩了。于是金伯华在结核病治疗最困难的期间收到了他的一封信，信中表达的意思是因你得了结核不能生育，就不要再留恋我了。虽然也安慰金伯华要在国内好好养病，但那不过是一种毫无意义的客套话了。可想而知，读罢来信的金伯华当时是一种什么样的心情。望着病房里四周雪白的墙壁，想着在北京的母亲和在内蒙古的父亲，贫寒的家境，没有亲人的探望，治疗的不确定性，未来在哪里？她感觉自己真是到了绝望的深渊，那种悲伤是无法用语言来形容的。然而，面对身体和精神上的双重打击，骨子里就有一股不服输的顽强精神的金伯华没有自怨自艾，没有倒下，她凭着自己超强的抗打击能力，给参谋长回了一封信，一张信纸只有10个大字：留得青山在，不怕没柴烧。

还是应了那句老话，吉人自有天相。卸下了精神上的包袱，金伯华调整好心情，专心养病，该吃就吃，该喝就喝，还经常打乒乓球锻炼体魄，不到半年，身体完全康复了。不仅身体复原，心情也更加舒畅，更重要的是意志更加坚强。以后她成家立业，子孙满堂，这是后话。

身体复原后，她立即二次入朝，又回到原来的野战医院，继续医疗护理工作，直到 1954 年板门店和平谈判结束。随着朝鲜战争的结束，在朝的同志陆续撤回国内，安排到地方工作。1954 年 8 月，金伯华随大部队回到祖国，当时她已经是正班级，按规定可以转业。本来上级安排她去河北省工作，但老北京的情结驱使她坚持要回家。1954 年 11 月，金伯华结束了传奇而难忘的抗美援朝经历，带着旺盛的斗志和身心的历练，以及一笔医药费、复员费回到北京。

四、报效祖国 “二门”新篇

金伯华返回北京后，政府给她安排了住处，还安排她去参加卫生工作。仅休息了 2 天，她就去北京市卫生局报到了。卫生局医政科负责接待的同志告诉她，国家正在大力发展中医，问她是否有意从事中医工作。金伯华当时很兴奋，说："我家里就有中医，赵炳南是我亲戚，西单那个金回回膏药铺也是我祖上开的。"负责接待的同志听她一说也很高兴，说："咱们正在准备组建北京市第二中医门诊部，你去组建怎么样，给你配个秘书。你先到东城区卫生局报到，然后由东城区卫生局再分配你过去，再给你安排人。"

就这样，金伯华来到东城区卫生局，受命在北池子妞妞房一所很大的房子里筹建北京市第二中医门诊部。局里还给她派了个秘书兼干事，两人就开始了组建工作。她们把当时社会上很多名医都召集到了一起，有内科的武阴南、李建昌、靳鹤泉、方鸣谦、刘光荣、张有松；儿科的袁树庄；皮科的赵炳南、何汝汉；

骨科的赵锡五；痔科的杜家模、王志超；针灸科的刘凯、王乐亭、李桂林、胡荫培，后来又来了张士杰。北京市第二中医门诊部初具规模，后来越来越红火。

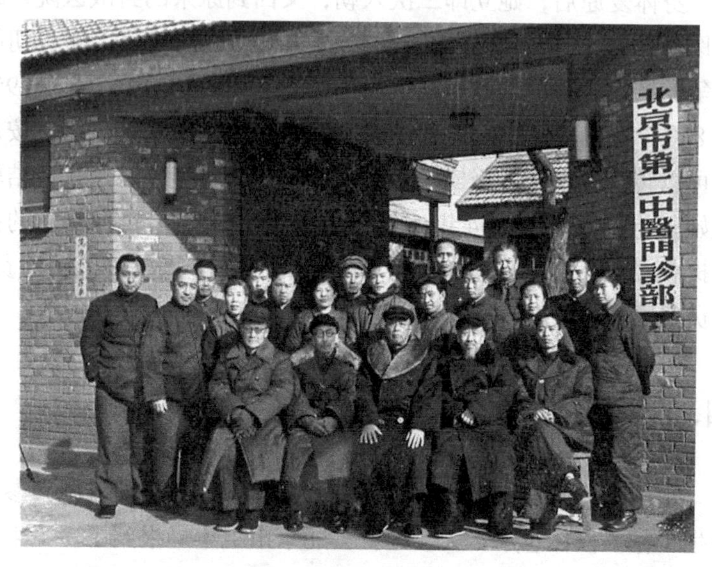

北京市第二中医门诊部医师合影

（前排：左一靳鹤泉，左二赵锡臣，左三张友松，右二唐友三；后排：左一秦厚生，左二方鸣谦，左五孔祥奇，左七金伯华，右七周国璋，右六王志超，右三李德衔，右二李建昌）

以前，中医诊所是不分科的，但这么多人在一起，各有所长，不能不分。金伯华就在预诊室根据病人病情给他们分科。使这些老中医都能发挥他们各自的特长。3个月后，卫生局又派来一名护士协助工作，金伯华就将预诊室的工作交给护士来做，她得以有时间跟这些老中医学习。她是边兼着行政工作边学习，先跟着武阴南、周国章学习内科。一年多后，党组织又决定让她去针灸科，她起初还有点儿不情愿，觉得内科学的好好的，干嘛又上针灸科呢？可是她是党员，是党员就要服从党的决定，必须去，于是她又来到针灸科跟着针灸专家刘凯学习，现在来看，这是一个不错的选择，也正是这段时间奠定了她针灸的理论基础。

在第二中医门诊部的工作很有成就，金伯华一方面学习中医药知识，同时在这里负责行政工作和青年工作。敢于创新的她曾组织大家搞了一次中药制剂活动，她们把传统中药制成丸药，社会效益和经济效益都很好，不但来诊病人多，每年还能上缴很多利润，因而受到上级领导的赞赏，她也因此获得"全国社会主义建设青年积极分子"和"全国妇女社会主义建设积极分子"两个奖项，并受到了毛主席、刘少奇、周总理等国家领导人的接见。卫生部部长李德全还和金伯华握手。

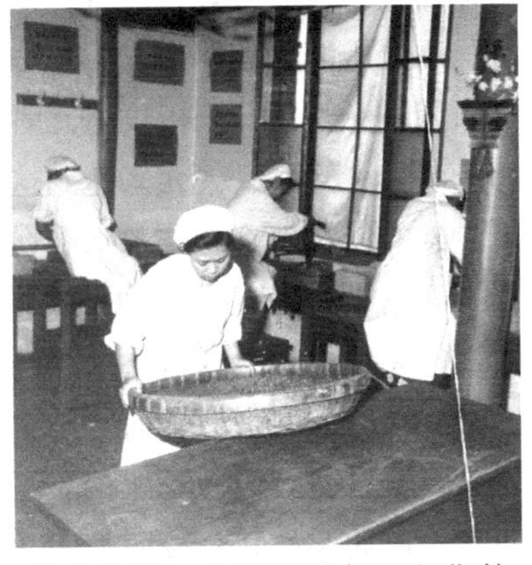

北京市第二中医门诊部医师集体制作中成药

1956 年，金伯华光荣地加入了中国共产党，她将此视为自己的第二次生命，她决心为了崇高的理想贡献自己的全部力量。

五、群贤汇聚　针道传扬

1956 年下半年，金伯华奉调到刚刚成立不久的北京中医医院进修，为期一年，这段进修经历对金伯华针灸理论和操作技术水平的提高影响极大。

当时金针大师王乐亭任北京中医医院针灸科主任，金伯华和他在同一个诊室。同诊室的还有夏寿人、贺普仁等针灸前辈，贺普仁就和她坐对桌。虽然没有正式拜师，但这些前辈都成了金伯华的启蒙老师，跟着他们边工作、边学习，很受教益。她充分利用时间学习名家们的不同绝活，如王乐亭擅用六寸金针治瘰疬、金针十二透治疗顽固性中风。类似这种王乐亭针法的精华，金伯华都悉心掌握了。还有胡荫培擅治脾胃病，针法独特，喜欢一步到位；夏寿人治三叉神经痛、面抽、面瘫有绝招，采用上病下治的方法，效果非常好；贺普仁研究高血压的针灸治疗，他的观点是，高血压的治疗要引火归原，心源性高血压、虚证高血压、实证面红耳赤甚至肝阳极度上亢者都要引火归原，可以通过艾灸神阙、涌泉、气海、关元来达到这个目的。在北京中医医院的 2 年里，她的针灸理论和技术水平在和这几个前辈的学习和工作中得到了飞越式的提高。

虽说是进修，但金伯华很快就小有名气，很多病人都来找她看病。一方面是针灸前辈们对她的影响和指导，另一方面是从 1956 年到 1958 年她参加了北京市卫生局举办的西学中班，这个西学中班的课程完全按照中医学院的设置，包括内经、伤寒、中药、针灸、摄生等 13 门课程。在这 2 年半的半脱产学习中，金伯华以忘我的精神投入其中，顺利通过了全部课程的考试，其中内经、针灸、摄生 3 门课都是满分。她以优异的成绩完成学业，获得了毕业证书。随后，金伯华又参加了为期一年的经典著作研究班，专门学习《黄帝内经》(简称《内经》)、《伤寒论》《金匮要略》《温病条辨》这 4 部经典。通过两个学习班的学习，金伯华的中医基础理论和临床诊疗水平又上了一层楼，为她今后的学术创新打下了坚实的基础。后来她在临床仍以《内经》为基础，直到现在 13 门功课学习、研究班、经典研究的笔记还都留着。就连国医大师贺普仁也肯定地说："这金伯华《内经》底子厚。"

进修结束后，她又回到第二中医门诊部工作。1962 年，北京市第二中医门诊部与北京中医医院合并，金伯华再次来到北京中医医院针灸科。这次不再是进修了，而是来工作。那时针灸科主任已经由贺普仁担任，她在贺普仁的领导下工作。通过中医理论基础的学习，同时吸取同行前辈的精华，再加上几十年在临床中的不懈探索，已经形成了一套独特的金氏针法，包括补法、泻法、平补平泻法、烧山火、透天凉，还有齐刺法、扬刺法、围刺法、柳刺法、梅花刺法、齿轮刺法等，临床疗效卓著。那时候她已经独立门诊，而且名气也渐渐传开。

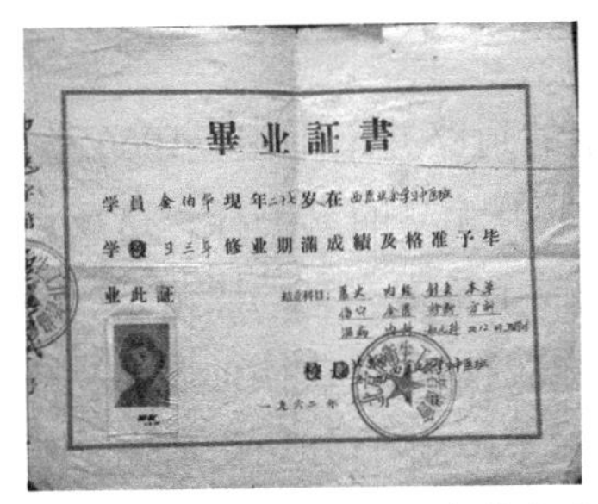
畢业証書
学员　现年　岁在
学校　修业期满成績及格准予毕
业此証

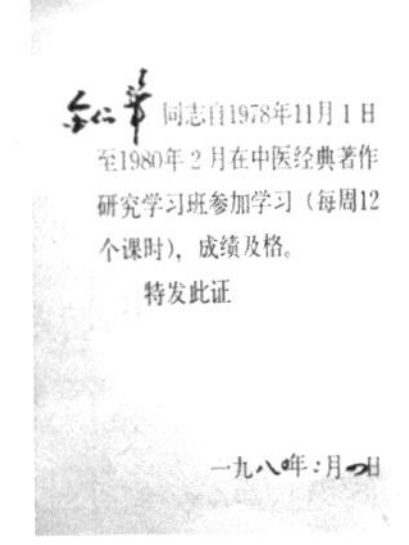
同志自1978年11月1日至1980年2月在中医经典著作研究学习班参加学习（每周12个课时），成绩及格。
特发此证

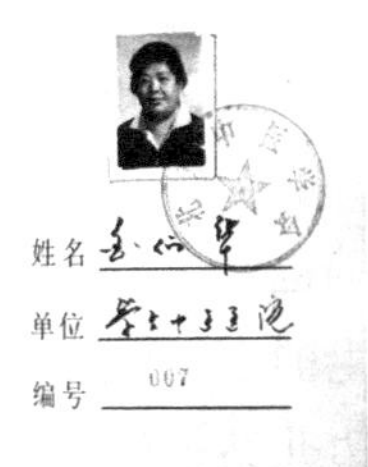
姓名
单位
编号 007

金伯华参加学习班的证书

第二中医门诊部跟北京中医医院合并时，大部分医生被分到北京中医医院，还有一部分医务人员在崇文区建立了一个中医门诊部。同样汇聚了各科人才，有武阴南、靳鹤泉、王开明、杜家模等。有趣的是，金伯华她们到北京中医医院工作期间，崇文区中医门诊部各科发展都很快，唯独针灸科发展不起来。因为当时的李桂林老大夫比较保守，他带了一个学生是基督教徒，虽然看病也比较平稳，但病人就是不多。没办法，崇文区中医门诊部只好又向北京中医医院借调金伯华，当时提出只借调 3 个月，说把这个医院针灸科给弄起来就让她回来。金伯华信以为真，就去赴任。到医院才发现，很多环节都有问题，消毒器具、针具和其他设备都不全，这样怎么工作？经过一个月的努力，所有设备都添置齐全。从第二个月起，门诊量就开始增加，到了第三个月，门诊量基本饱和。按照事前的约定，三个月后金伯华该回北京中医医院，可崇文区中医门诊部却把她档案调了过来，不让她走。就这样，金伯华在崇文区一待就是30年。由于她工作出色，还被任命为门诊部主任兼书记，而这里也成了她临床生涯的主战场。1972年，原来的崇文区中医门诊部改名为崇文中医医院。最后金伯华还是从这里离休的。

六、相濡以沫　不屈志坚

疾风知劲草，烈火炼真金，人生的道路并不平坦。1966年，“文化大革命”开始了。与其他成千上万无辜的人一样，这场运动也对金伯华造成了巨大的冲击，她成了资本主义的黑苗子、新生的走资派，大帽子一个接一个，要被砸烂狗头、挨批挨斗、靠边儿站。可是她心胸坦荡，毫不畏惧。因为她自知历史清白，所以她毫不惧怕。在这样的逆境中，她始终不放弃自己的理想，坚持学习、坚持研究，造反派让她劈木材、刷厕所，没关系。劈木材的时候她听收音机，造反派不允许，她就说是听毛主席的声音，造反派拿她没辙。让她写检查，做检讨，当着造反派她就写就做，造反派一走，她就从屁股底下拿出医书，开始写论文。就在那样的恶劣环境里，她先后写出“穴位注射治疗坐骨神经痛100例”“针刺治疗精神病”“针刺

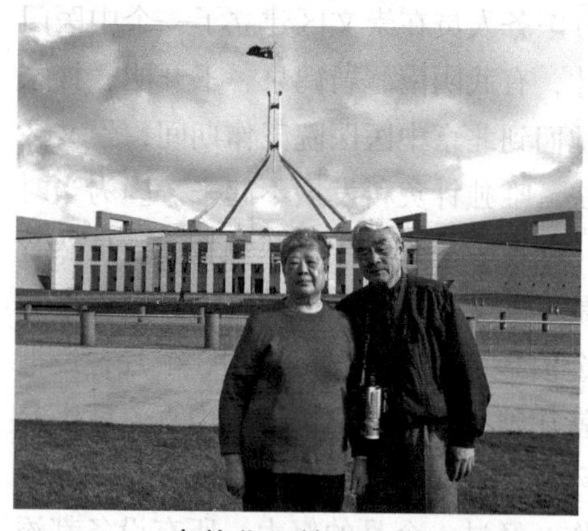
金伯华和她的先生

治疗卒中后遗症”3篇很有价值的论文。几十年后她在回忆那段经历时还说:“要写啊，要坚持学术啊，学术不能丢!”

在金伯华的生命中，她认为有一个最需要感谢的人，就是她的先生。她们相濡以沫、互励互勉，走过大半人生历程。

金伯华的先生是空军二高专(后来的空军学院)的一名教官，教毛泽东思想。他们经人介绍相识，于1957年结婚。当时部队在西三旗，结婚时家里几乎什么像样的家具都没有，只有一张床和几把椅子。几个纸箱子码好，上面蒙一块白布就是桌子，上面搁点儿茶具。那时的婚礼非常简朴，没有酒席，就在大礼堂的一个长桌子上撒点儿糖，放些烟，男方那边来了一些战友，女方这边是第二中医门诊部的同事们，两边儿说说笑笑，就算举行婚礼了。当时女方这边的人还以为有饭呢，结果都是乘兴而来，空腹而归。大家才知道军人是这么结婚的。

自从和金伯华相识，她先生就对她的事业给予了无私的支持和帮助。金伯华下班回家很晚，他不但从来没有埋怨过，还自觉地将家务承担起来，金伯华主要负责安排，具体活儿基本由先生来干，直到现在，家里衣服都是她先生洗。金伯华发了工资全部上交，由他先生来管理，这样的良好分工给金伯华的学术事业发展提供了可靠的后勤保障，使她能够集中精力钻研业务，心无旁骛地看病、开会、讲课、写文章。金伯华这样描述她老伴儿，“正直又善良，给了我很多温暖，特别是在艰苦的时候”。

“文化大革命”期间，她先生也遭受批斗，被关在弹药库里头，造反派逼他自杀，他坚决不就范，他说为什么不好好活着?我是贫农，也是要饭参的军，也是红小鬼，也参加过抗日战争!造反派又逼着金伯华和他离婚，说他是反革命、反动派。金伯华正义凛然地说:“你就是把他骨头给砸烂，也找不出一个反字儿来。”造反派步步紧逼，问:“你是走你的独木桥还是走你的阳光大道?”又给了她一根筷子，说:“你要走独木桥就这一根儿筷子，就折了；你要走阳光大道，这儿一把筷子，就折不了。”金伯华那会儿脾气很硬！把那一把筷子拿来，噼里啪啦，全折了。“告诉他，你看折了没有？照样折，就是不离婚！”

几十年的风风雨雨，伉俪情深。金伯华十分感谢她爱人在事业上、生活上给予的关心和照顾，她常说：“我事业发展的成就，有爱人的一半儿！”

七、醉心临床　治学谨严

1972 年崇文中医医院成立后，在金伯华的带领下，针灸科红红火火、风生水起，当时崇文中医医院针灸科只有 40 张病床。她还立足临床，开展科研工作，取得了不少造福百姓的科研成果。

那时候国家大力支持中医药发展，提倡研发中药制剂。金伯华勇担重任、带头创新，连续开发了 3 个中药注射剂，效果都很好。其中有用锦灯笼制剂治疗扁桃腺炎，用垂盆草制剂治妇科病，而最成功的是治疗类风湿性关节炎的中药制剂“追风速”。

类风湿性关节炎是一种很顽固的疾病，难以根本治愈。“追风速”研制出来后，先是在医院工作人员内部、亲戚朋友中试用，效果非常好。当时的崇文区卫生局局长非常重视这个制剂，专门指导金伯华开展用穴位注射“追风速”配合针灸对类风湿性关节炎疗效的研究。在局长直接指导下，崇文中医医院成立了以金伯华为首的类风湿研究小组，成员还有王淑香、吴乃彧、王利、李其英等。起初课题组只能化验类风湿因子、血沉、抗“O”等 3 项指标，后来增加了 X 光片检查及 C- 反应蛋白化验。研究显示，“追风速”配合针灸效果很好。随着研究的不断深入，以这个类风湿小组为基础，逐渐发展成类风湿科，人员也达到 13 个。

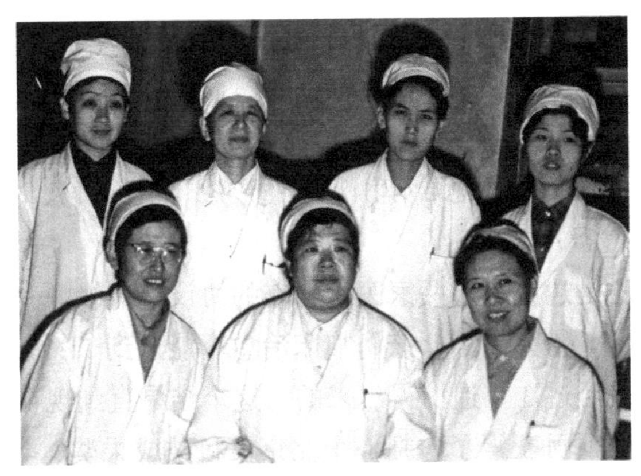

“追风速”科研小组成员合影

当时金伯华运用中药针灸治疗类风湿显效率达56%，这个水平可以说超过当时的国际标准。她们的研究成果也得到了北京市科委的肯定，在“八五”攻关项目中给她们立项来专门研究类风湿病的中医治疗。在科学研究过程中，金伯华尝试与西医合作，把观察的病例、片子及化验结果拿到人民医院、北大医院，和骨科及外科专家探讨，希望能够合作创新。在与某主任研讨时出现了一段在特殊情况下的有趣对白。

主任：“金大夫，你研究这个真不简单啊，这个类风湿经过你这个治疗能达到这样的水平，那就很不错了。”

金伯华：“好啊！那咱们合作吧，您来搞科研这部分，我来搞临床，因为我们没有条件，医院小啊，这是‘八五’攻关规划啊。”

主任：“我跟您说，您这个研究，根据您给我们这个病例，我们不能否定。可是多少年来我们认为，是类风湿就治不好，治好的不是类风湿。”

金伯华：“那你们看我这是不是类风湿啊？”

主任：“您这个我不敢否定。”

金伯华："那不敢否定，我这算不算好了啊？"

主任："算好了，算好了！"

金伯华："那您怎么这么说啊？"

主任："关键是跟您合作困难。"

……

最后还是达成了与两家医院合作的协议，最终顺利完成了这个科研项目。研究显示，该病临床治愈率能达到11.6%，而且这个治愈率是经过3年追访得出来的，这个结果直到现在仍然非常难得。这个项目获得了包括3个北京市科技成果奖、4个局级成果奖的共7项奖励，还获得了世界传统医学生命力杯奖，金伯华也因此被评为世界杰出人物。之后她又被评为"百名优秀知识分子"，并享受了第一批国务院特殊津贴。中国工程院院士程莘农对她的研究给予高度评价，他在科研成果鉴定会上说："金大夫，

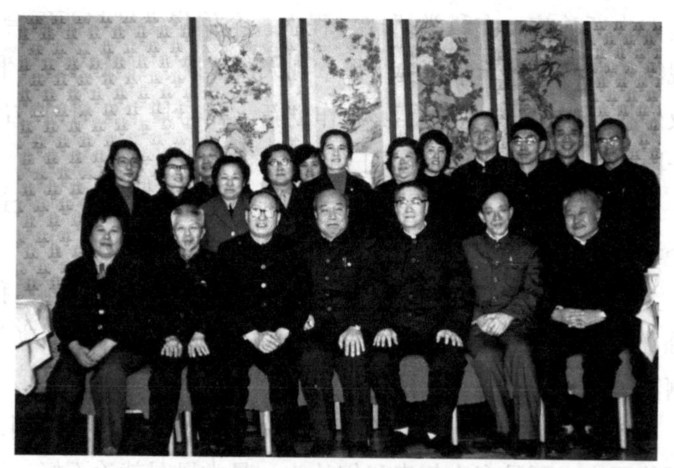

"追风速"鉴定会专家合影

（前排：左一王木琴，左二程莘农，左三杨甲三，中贺普仁，右二危北海，右一张士杰；后排：右六金伯华，右五马静，右四王富贵）

你研究这个类风湿，是给咱们针灸界开了一朵鲜花。”金伯华对程莘农院士的发言至今还记忆犹新，在后来她的《金伯华治痹经验集》一书中，程莘农院士还亲自作序。

金伯华教授还3次参加世界针联针灸大会，3次都做了发言。参会的文章，被译成中、英、日3国文字，并在大会发表。除了类风湿研究，金伯华还参加了经络感传研究，与中国科学院生物研究所合作，开展经络冷光、热光研究，都取得了满意的成绩，获得了奖项。

八、攻坚克难　海外传扬

金伯华注重理论学习，更注重疑难病的诊治，为许多患者解除了痛苦。她钻研穴位、挖掘刺法，独创了柳刺法、齿轮刺法，讲究三度齐刺，对内、外、妇、儿各科多种疾病，尤其是痹证具有独到疗效。她不仅在国内有很高的声誉，而且还享誉海外。

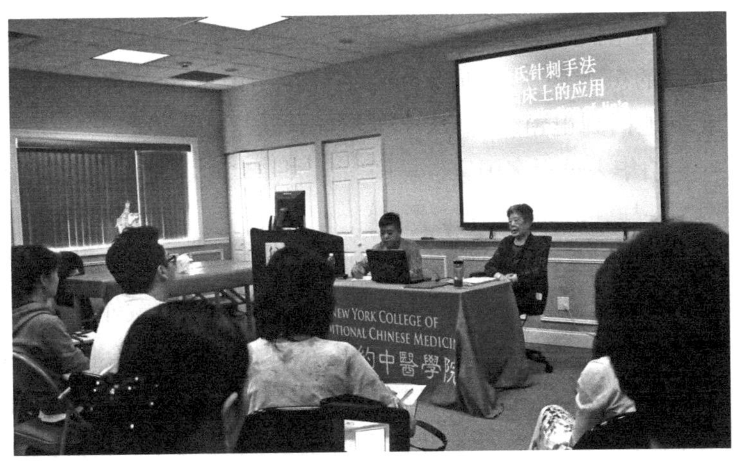

金伯华在美国纽约讲学

那是1995年，美国某知名集团董事长亲自给金伯华打电话，请她到美国为他患有严重类风湿病的夫人治疗。金伯华应邀前往，经过3个月的治疗，他的夫人竟由以轮椅代步恢复到了能够自己上下楼。从洛杉矶到夏威夷，他夫人坚持不让金伯华走，非要继续治疗，而且要教会她女儿。她许诺可以帮金伯华办绿卡，可以付一年几十万美金的高薪，只要她同意留下，任何问题都可以解决。当时给这位夫人做治疗时用了“追风速”制剂，由于资金问题，“追风速”的产品制作在国内总批不下来。美国人把“追风速”拿到他们的药物研究所去化验，回来跟金伯华说药物很安全，没有毒副作用，并表示既然在中国没有获批，那么可以和他们合作，在美国生产，然后到中国去销售。面对这样优厚的条件，金伯华丝毫没有留下的想法，她婉言谢绝了对方的好意，她觉得自己出生于穷苦人家，是党和国家的培养才成就了自己的事业，自己是共产党员，要以党和国家的利益为重。况且，针灸是中国的传统医术，要想继续发展，提高水平，离不开国内的土壤。自己的家在中国，自己的根在中国，必须回来为祖国人民服务，为祖国的患者服务。所以金伯华只在美国逗留了3个月就义无反顾地回到祖国。

金伯华去过很多国家，美国、日本、德国、马来西亚等，在哪国都一样，治好病就走。

金伯华中年的时候，事业达到了一个高峰，经常受邀参加学术研讨会，开展学术交流，除中国台湾、新疆、西藏外，她走遍了全国29个省、市、自治区。1990年，北京市认定金伯华为第一批名老中医指导老师。2012年，北京市中医药管理局又为她在朝阳中医医院设立了“金伯华名家经验传承工作室”，挂北京市和朝阳区两块牌子，同时也是北京市中医药管理局选定的“老中医3+3工程”人选。

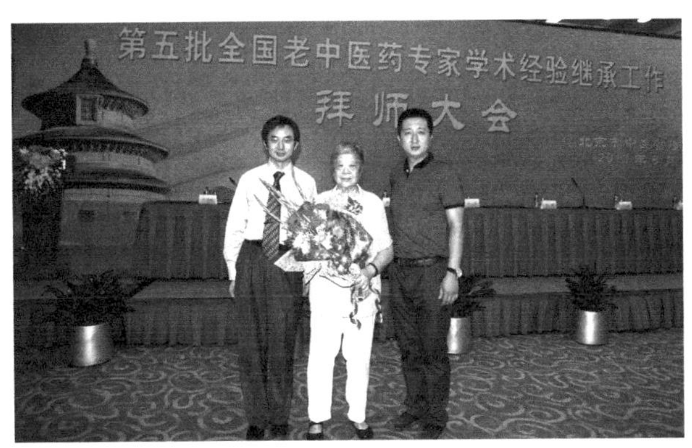

2012 年 8 月金伯华参加第五批全国老中医药专家学术经验继承工作拜师大会（左为彭冬青，右为张国飞）

2012 年，金伯华又被国家中医药管理局正式评为国家级名老中医，并招收第 5 批弟子。现在 4 批高水平弟子的传承工作已经完成。不少弟子已经独立开诊，甚至走出国门，她已是桃李满天下。

直到现在，年逾八旬的金伯华仍坚持在临床第一线，依旧孜孜不倦地看病、授徒、讲学。她用自己对祖国和人民的爱浇灌着自己从事的针灸事业。

第二章
医论撷英

金伯华教授精通医理，疗效卓著，特别注重理论联系实际。她勤求古训，秉承古医精华，领略针灸古道；她博采众长，结合临床实践，探研精深医理；她爱患似亲，爱徒如子，在其临床生涯中凝练了丰富的医学思想、医论精要，为后学留下了宝贵的精神财富。

一、谈针论道

金伯华教授针灸技艺炉火纯青，不仅注重针技，更强调学术思想和理念。她认为只有将理论和思想融会贯通，将针灸用活，才能取得一流的疗效。《内经》被奉为中医针灸的圭臬，她的学术思想无不出于其中，但又不拘泥陈规，而是取其精华、有所创新，使她的临床丰富多彩，给人以深刻思考与美的享受。

1. 防微杜渐

金伯华教授谨遵《内经》预防为先的思想，在临床上强调未病先防和已病防变，这一思想贯穿其临床始终。她总是告诫学生要以《内经》为法，注重预防。每谈及此，她便会引经据典，《素问·上古天真论》开篇便说“虚邪贼风，避之有时；恬淡虚无，真气从之；精神内守，病安从来”；又提到“饮食有节，起居有常，不妄作劳，故能形与神俱，而尽终其天年，度百岁乃去”；“春夏养阳、秋冬养阴”。这些都是预防疾病的经典理论。再如《素问·阴阳应象大论》说：“故邪风之至，疾如风雨，故善治者治皮毛，其次治肌肤，其次治筋脉，其次治六腑，其次治五脏。治五脏者，半死半生也。”这是有病早治防其传变的论述。

她认为疾与病不同，应该分开来看。疾是疾，病是病。疾为未形成的病证，即现在所谓的亚健康，有时候感到倦怠乏力，心有余而力不足，实际上是有疾，此时恰是治疗的最好时机，应该采取预防措施，也就是前人所讲的上工治未病，这完全符合《内经》未病先防思想；病为已形成病证，此时重在于治，不治必将由表及里，由浅入深，由轻转重，这即是已病防变。为医者只有防微杜渐，才能成为上工。亚健康时各脏腑功能不见得有问题，但很多年轻人猝死，出现症状时不治疗，等形成病则为时已晚。所以任何病都是从疾开始，疾不做及时有效的治疗才形成病。

2. 三因制宜

金伯华教授强调三因制宜，其思想与《内经》如出一辙。

因时制宜者，如《素问·六元正纪大论》曰："司气以热，用热无犯；司气以寒，用寒无犯；司气以凉，用凉无犯；司气以温，用温无犯。"这是告诫医者用药勿犯四时寒热温凉之气。为此，她用针时始终贯彻阳证宜针、阴证宜灸的原则。

因地制宜者，《素问·阴阳应象大论》中论述东南西北中各地发病特点极为详尽，东风、南热、中湿、北寒、西燥。当今时代由于科技的发展，人民生活水平的提高，各地气候对人的影响降到了最低，但同时出现了一些反季节、反地域的疾病，例如空调病等。她强调：一定要掌握患者的生活习惯及环境，才能有的放矢，因地制宜。

因人制宜者，如《素问·五常政大论》曰："能毒者，以厚药；不胜毒者，以薄药。"又如《素问·征四失论》曰："不适贫富贵贱之居，坐之薄厚，形之寒温，不适饮食之宜，不别人之勇怯，不知比类，足以自乱，不足以自明，此治之三失也。"她在临床工作中十分注意患者的体质、生活条件、饮食二便等。施针用药都始终贯彻因人制宜、祛邪而不伤正的原则。

3. 标本先后

标本先后即因病之主次而先后施治。《素问·至真要大论》说："夫标本之道，要而博，小而大，可以言一而知百病之害。言标与本，易而勿损，察本与标，气可令调。"有关标本先后施治的大法在《素问·标本病传论》中言之最详，兹不赘述。在临床治疗老年病、慢性病中，单一病种越来越少见，往往是诸病夹杂，此时辨明标本主次就显得尤为重要，金伯华教授通常遵循急则治标、缓则治本的原则。但有时也标本兼治，或以药固本、以针治标，或治标治本交替进行，总之以患者所痛为急，或擒贼擒王、直捣病所，或迂回偷袭、曲线救国。

4. 治病求本

这是《内经》治则中十分重要的一条。《素问·阴阳应象大论》说:“治病必求于本。”这也是金伯华教授最常挂在嘴边的话，不管在临床中使用何种方法，最终目的只有一个，即治病求本。审病求因，只有知其本、得其因，才能对疾病的发生、发展、转归了然于胸。故她在五脏六腑中最重视心，她认为：心为君主之官，如果身体是一个国家的话，心即是最高领袖，国家只有天子贤明，方能国泰民安。人体也是一样，只有心正，才能气血调和，百病不生。故她在临床时中总是不厌其烦地为患者排解心结，她认为百病十有八九由心而生，换言之，皆气滞所得。只有内伤七情、气滞血瘀，方会外感六淫、为邪所乘。应用到临床，不光众所周知与情绪关系较密切的循环、消化、内分泌系统疾病，即便看似毫无关联的痹证，她也常从心经入手、辅以肾经。通常痹证患者久病饱受其痛，心情郁结，每遇情志低落即易发病，遇这样的患者，她总与其开玩笑，给患者以信心，然后施针用药开其心胸，再治其痛，这样往往事半功倍，难怪患者见到她总自觉症状立减。

5. 针药并用

金伯华教授认为：病情杂，治法就要多样，故她临床离不开针药并用。例如：老年患者往往心血管系统疾病、脑血管系统疾病、消化系统疾病、糖尿病、退行性骨关节病等汇集一身，孰轻孰重难以区分，疾病之间又会相互影响，治疗起来单一方法往往相互掣肘。这时就要根据临床表现，分清轻重缓急。如果患者体质尚可，只是因为骨关节病造成行动不便，就应用针灸解决骨关节问题，用中药调治内科疾病，即用针祛邪、以药扶正。如果患者体质虚弱，骨关节病就成为次要矛盾，就相应地用针灸疏通经络，用中药扶正固本。总之辨证施治是中医的灵魂，针灸或中药的应用都必须根据患者的体质病情合理搭配，千万不可为求急功而壮邪伤正。

金伯华教授早年研修针灸之前的专业是中医内科，故她对中药方剂的应用得心应手，经过多年针灸临床，她常用的方剂越来越少，无非四君子汤、四物汤、八珍汤、生脉饮、独活寄生汤、瓜蒌薤白汤、桂枝汤等有限的几个，但却越来越精，临床加减变化自如。她不但善于吸收古人经验，还经常自己总结合理的中药组方，例如治疗大便干燥，她几乎从不用承气汤之类，而喜欢用益气健脾、养阴润燥之品，如大量应用黄芪、生地黄、肉苁蓉，特别是重用白术，经常用到60 ~ 80g，再配以针刺曲池、支沟、天枢、大巨、中脘、气海、足三里、三阴交等穴，针药协同施治，往往多年顽疾一朝而愈，类似案例不胜枚举。

6. 以“调”为准

金伯华教授认为治疗疾病关键在“调”，具体而言又分调阴阳、调气血、调脏腑、调经络。阴阳乃中医辨证之总纲，故调和阴阳为治疗疾病之根本。临床常见各种阴盛阳衰或阳盛阴衰的表现，通过针灸及用药都可以调整，但有时也会遇到一些阴阳错杂的复杂情况，普通医生难以抉择。例如金伯华教授收治过一名患者，左寒右热，左侧肢体感觉寒凉彻骨、皮温低，右侧又发热、手足心常汗出，她没有简单地采用温煦左侧肢体的办法，而是选用华佗夹脊穴，并于右侧的穴位加艾灸温煦，患者1次好转，3次而愈。此病例充分体现了金氏针灸调阴阳稳、准、巧的特点。其次为调气血，金伯华教授临床接诊患者首先观察患者体质，气虚者用四君子汤，血虚者与四物汤，临症加减，用方虽简，却每收奇效。用针更是因人而异，气虚者调气，多用膻中、中脘、气海之属；血虚者补血行血，多用三阴交、血海、曲池之类。调气离不开活血，补血亦不能离开行气，故只有气血双调，气行血顺，方能劫病如神。再次为调脏腑，前文所论金伯华教授于五脏之中最重视心，并认为百病皆由气滞所得，但她并非不重视其他脏腑。她在调理周身脏腑失和的疾病时，通常离不开内关、足三里、三阴交、中脘等穴，用内关调心、足三里健脾胃、三阴交调和肝脾肾、中脘通达三焦，针对北方患者多寒凉的体质，她还常灸神阙以温煦脏腑，诸穴合用，脏腑调和、气血条达，全身诸症往往应手而愈。最后为调经络，这通常是一名针灸医生接诊病人后下意识的第一反应，病在何经，其经所行，或远取四末，或近取关格，金伯华教授十分重视十二原穴，基本每病必取，每取必中。

以上诸“调”虽分主次，但临床应用之时却无分先后，医者应逐条分析，阴阳、气血、脏腑、经络俱调，病邪安存?

7. 针刺用心

金伯华教授施针用药千变万化又总是恰到好处，用她自己的话说就是：用针之妙在于心。

针对不同患者、不同病证及不同的体质、体型，寒热虚实、疾病浅深，她的用针取穴、手法皆不同。依据是什么？是扎实的基础知识、丰富的临床经验，以及基于知识与经验之上的思考。

进针的要素有什么？力度、深度、角度。如何控制手法，是基于精神高度集中之上的意念，以丹田之气贯穿于手，以意使力，针随心走。思考、意念、物我两忘、针人合一，才能达到胸有成竹的境界。

二、针刺要诀

古人云：韩信点兵，多多益善。古之良将辈出，为何独尊韩信，概韩信对麾下一将一校，无不熟知其秉性，故用兵之时能做到如臂使指，无往而不胜。金伯华教授运针亦如是。

1.“金氏针刺手法”阐微

运针之道，存乎于心。认真是成功的基石，而要想走得更远，就需要医者用心去领悟。

（1）针刺分度

病有浮沉，刺有浅深。各至其理，无过其道。金伯华教授十分重视针刺深度，她反复提醒学生：病在络，则浅刺、轻刺；病在经，则慢刺、温刺（即平补平泻）；病在脏，则深刺、重刺。当深刺而浅刺，病邪不能尽去而传变；当浅刺而深刺，徒伤正气而易引邪入里。故针刺深度一定应因人因病而异，不可一概而论。

（2）针刺运指

金氏运针，已经超乎技巧的领域，升华为一种艺术的享受，她寻穴定位时非常仔细，看似犹豫不决，实则待气至而发。一旦出针，则瞬间直达地部，患者无觉其痛，观者瞠目不及。

（3）气至病所

欲知何谓气至病所，必先了解何谓得气，针刺治病首先要保证针体进穴后的“得气”，这是针刺治病取效的前提。《灵枢·邪气脏腑病形》曰：“黄帝曰：刺之有道乎？岐伯答曰：刺此者，必中其穴，无中肉节。中气穴则针游于巷，中肉节，即皮肤痛。”由此可知，刺中气穴（腧穴）“则针游于巷”，产生“得气”的效应，若未刺中气穴，“即皮肤痛”，不能治病，反增痛苦。所以取穴准确是针刺得气的首要因素；其次是针刺手法的恰当运用。古人非常重视手法，实际上二者之间的关系是密不可分、相辅相成的，都是针刺治病的基本条件。“得气”即针刺经脉上某一穴位，运用手法，针下有如“鱼吞钩”之感。患者感觉针刺部位酸、麻、胀、痛或沿经上下走窜，是为得气。如果医者指力强劲，并且带气进针，直达地部，不运用手法即可取得针感。进针得气，如果患者素体亏虚或长期服用激素类药物，则不易得气，一定要运用手法或留针候气。进针后通过手法操作，是否得气指下应有感知，得心应手方可运用自如，取得理想疗效，这是一名合格针灸医师最基本的技艺。

气至病所是指得气后针感向患病部位走窜。这是远道刺所要求的，如治疗面瘫针刺合谷，治疗腹痛针刺足三里，治疗咽干、咽痛针刺太溪，治疗腰痛针刺委中，等等。但必须使酸、麻、胀、痛、走窜等针感达到患病部位才算气至病所吗？不然。金氏认为，当针刺入穴位得气，针感沿经向患病部位走窜，就已调动了经气，疏通了气血，是为气至病所。如针刺合谷，针感已沿经走窜至肘部或过肘；针刺足三里，针感已沿经走窜至膝上，而腹痛亦减轻；针刺太溪，针感沿经向上走窜，而咽喉已湿润，口腔分泌了唾液；针刺委中，针感沿经向腰部走窜，腰痛减轻。以上疗效即可证明已达到了气至病所。因为经脉本身存有经气，而针刺经脉上的穴位，即调动了经脉上的经气，推动经气向患病部位走窜，从而使气至病所，同时也达到了治疗疾病的目的。

还举上面的例子，如针刺合谷，要使针感达到面部，要过四关，即一腕关、二肘关、三肩关、四颌关，通过四关使针感达到面部是很难的；针刺太溪，要使针感达咽喉，要过踝关、膝关、髋关，还要过膈、胸后达咽喉，也是很难的。万不可为强达所谓气至病所之功，反复运用过重手法，这样不但不能取得良好疗效，还会使针刺部位受到伤害，扩大了针孔，引邪伤正，给患者带来不必要的痛苦。

2. 金氏补泻手法详述

（1）补法

补法主要针对体质虚弱及久病患者，对于虚中有实、虚实夹杂者，也可根据其具体情况，在同一穴位中，采用先补后泻或先泻后补的手法，如古典针法中的“阳中隐阴”“阴中隐阳”等。也有在不同穴位采用先补后泻或先泻后补的手法。在此不做详论，仅就金氏在临床中补法的使用手法略做表述。

《灵枢·九针十二原》言：“刺之要，气至而有效。”按照《内经》有关针刺大法的论述，金氏在几十年的临床中形成了简便而行之有效的针刺补法。具体操作：将针迅速刺入穴位，从天部直抵人部，稍作停留，凭手感在“得气”的基础上将针直插地部，然后拇指向前、食指向后、将针柄轻轻一捻，随即很快松开，似同一弹。此时患者会有穴位局部区域很舒适的触动感。这里所说的天部、人部、地部不可机械地理解，而是一种进针深度的概念。地部为针刺应至深度，人部为约二分之一深度，临床上应根据患者的体质症状及取穴的部位合理把握针刺深度。

金氏对需要施以补法的患者采用这种手法，基本都能起到调动正气、调和阴阳的作用。按照现代神经和血液功能学说的观点，就是起到兴奋（活跃）神经、增强血液循环的作用。在此，将这种补法的原理稍做剖析，以利同行参考。

针刺时使针尖快速、准确地进入穴位后，将针从天部直抵人部，既能减轻或消除进穴透皮时患者的疼痛感，也比针体透皮后从天部缓慢进针寻找针感更易于得气。所以直刺进入人部，手指有沉紧如同“鱼吞钩”的得气感后，立即从人部将气引入地部，轻轻的一捻，松开手指似同一弹的手法，起到巩固针感和留气、守气的作用。此种手法不但符合《内经》针刺大法的精神，临床应用的效果也确实很好。

《素问·离合真邪论》曰：“静以久留，以气至为故，如待所贵，不知日暮……令神气存，大气留止，故命曰补。”在一般情况下，根据患者病情补后留针 20 分钟至 1 小时不等，其间不再施用手法。

（2）泻法

泻法主要针对邪气亢盛或气血瘀滞的疼痛患者。这里不具体论述泻法的应用范围及各类病证的辨证施治要求，仅就金氏在临床泻法的使用手法略做表述。

《灵枢·官能》曰：“泻必用员（圆），切而转之，其气乃行；

疾而徐出，邪气乃出；伸而迎之，遥（摇）大其穴，气出乃疾。”《灵枢·九针十二原》曰：“气至而有效、效之信若风之吹云，明乎若见苍天。”“刺之而气不至，无问其数，刺之而气至，乃去之，勿复针。”按照《内经》“泻必用员、切而转之”“无问其数，刺之而气至”的理论，金氏在几十年的临床实践中形成了自己行之有效的针刺泻法。具体操作：将针迅速刺入穴位，直抵地部，若手感得气明显，手指有沉、紧、涩似“鱼吞钩”的感觉，此时，拇、食指捏紧针柄，拇指向前或向后用力大幅度捻针至针体滞紧（但须注意不可超过病人耐受程度，因用力过大可能会缠绕肌纤维，增加病人的痛苦）。此时病人可有很强的酸麻胀感。大幅捻针一圈后，再根据病情的需要留针或继续给以振颤、雀啄、刮针等行针手法，使针感上下走窜，促使邪气外泄。如果快速进针至地部后得气不明显，则行上、下重提轻插手法（可结合小幅度的捻转），上、下提插幅度范围控制在较易得气的人、地部敏感区。当针下有沉紧感时，不再行提插手法，将针进至地部，大幅捻转一圈后，根据病情需要确定留针或不留针。这里再强调一个问题，对身体两侧的同名穴位若均需施行泻法时，一般对一侧穴位拇指向前捻，对另一侧穴位则向后捻。比如对左侧曲池穴用泻法拇指向前捻一圈，右侧曲池穴用泻法拇指向后捻一圈，其他腧穴用泻法时同此。这样施法形成的效果可达到泻法的平衡。

金氏对需要施以泻法的患者，一般以上面的手法为基本手法，效果都很理想。但邪气致病的表现是多方面的，所以，临床上按邪气的性质和瘀滞疼痛的状况不同，手法也有一些变通，然而只要掌握邪气的病理性质，理解疏泻祛邪的原理，则万变不离其宗。这里难以详述，只有通过临床实践的积累和认识的不断深化才能掌握。下面将以上泻法的原理稍做剖析，供同行参考。

根据古典针法的理论，泻的主导思想是以动为主的“刺之而气不至，无问其数，刺之而气至”和放出邪气的“气出乃疾”，所以在用泻法时，针刺入地部后，若气不至，则无问其数，在一定幅度范围内采用重提轻插的泻法直至“气至”。再在地部以一下大幅度捻转，使该处保持较强的针感（得气状态）。这个操作其实就是疏通经络和去除瘀滞的过程。从人体解剖结构看，针体在运动过程中滞着于周围的肌肉纤维、神经组织、血管等，必然会在适度的牵动中疏通瘀滞，激活相关组织和细胞群。若手法运用得恰到好处，其疏通祛瘀、止痛的效果是相当明显的。

（3）烧山火和透天凉

烧山火和透天凉是传统针法中比较典型的复式针刺补泻手法，主要是通过不同手法以诱导针下出现热感或凉感。烧山火手法的传统概念属一种“补法”，然而由于操作手法造成的强烈刺激，对于久病体虚、肢体寒冷的病人，不但起不到补的作用，反而会起到泻的作用，导致患者体质更虚，造成病人肉体的痛苦。临床上烧山火法常用来治疗顽麻冷痹，如中风脱症、瘫痪麻痹、寒湿痹痛、四肢厥冷、脘腹寒痛等病证，亦可用治外感风寒等。所以，烧山火的手法作用更接近于泻法，以疏通经络、舒筋活血为主要特点。在临床上金氏用烧山火法比较多，只要对症，几乎都会产生热感，而且手法简单易懂，效果显著，不像传统手法那么繁琐、复杂，效果也不很显著。

透天凉手法以邪热炽盛、脏腑经络气火有余者为主要适应证，功能清热泻火。金氏在临床中应用透天凉手法产生凉感的成功率比烧山火的稍差，而往往使用刺血、放血疗法治疗实邪热证时的效果要比用透天凉手法理想得多。故她不常用透天凉手法，而以刺血、放血疗法为主治疗热邪、实证。这里不再论述透天凉手法的应用，单就烧山火手法表述如下：

《素问·针解》曰：“刺虚则实之者，针下热也，气实乃热也。”此处“气实乃热”并不能理解为行针后出现了针下的热感即为“气实”，或由虚转为正气充实，那只会导致手法的滥用而走向歧途。这里讲的“热”是有针对性的，即疏通经络、祛除瘀滞后的正气来复。这时的热感只是符合产生这种热感的症状，不可望文生义。具体操作是：以左手食、中指在施针穴位的两边稍加压力，右手快速进针，进入天部得气后，从天部至地部不分层上、下提插，重插轻提九次，再将针尖刺抵地部，拇指向前，食指向后捻转九次，每捻转一次，随即松手指离开针柄一次。捻转角度不可过大，防止拉断肌纤维，增加病人痛苦。依此操作过程反复进行，直至产生热感。一般提插、捻转反复一至两次病人就会感到针刺部位发热甚至放射周围肢体上下。此手法非常简单，效果很好，在临床经常使用。下面浅谈对烧山火和透天凉针法的体会。

前面介绍了烧山火法的应用及操作手法，没有介绍透天凉法的操作手法，因为用于实、热证常用放血、刺血法，透天凉法较少用。实际上透天凉手法原理与烧山火法的不同之处，只是透天凉法进针直抵地部，再由深出浅，先在地部捻转再重提轻插，用阴数而已。《素问·针解》曰：“满而泄之者，针下寒也，气虚则寒也。”此处的“满”可当“实”解，由“满”（实）至“虚”则寒，这里的“虚”当然应该理解为实邪泄去后的“邪气虚”，而不能理解为“气虚”，这一段是对透天凉概念的一点补充。

烧山火为什么会产生热感？透天凉为什么会产生凉感？金氏认为：第一，与病证的寒热虚实有关，经过针刺手法的运用，寒证易产生热感，热证易产生凉感；第二，与手法的操作形式、力度强弱有关。烧山火法由浅入深，重插向下和在地部左旋捻转形成的力度均大于重提向上和在地部右旋捻转的力度（拇指向前捻转比拇指向后捻转的力度肯定要大，而重插使皮肤腠理下压导致紧，重提使皮肤腠理上升导致松），加之押手使局部皮肤腠理紧张，所以易产生热感。透天凉法由深出浅，刺激较弱，且减轻了押手的压力，局部皮肤腠理松弛，先捻转（拇指向后），再重提轻插，则易产生凉感。这种分析也符合“刺虚则实之者，针下热也”从天部入地部的补法理论，以及“满而泄之者，针下寒也”从地部出天部的泻法理论。

（4）平补平泻

平补平泻法始见于明代《神应经》，曰：“……其余诸疾，只宜平补平泻，须先泻后补，谓之先泻邪气，后补真气。”治病原则是根据虚实病证的状况，采取泻法与补法同时施用的方法。另有《针灸大成》曰：“有平补平泻，谓其阴阳不平而后平也。”行针施以轻、中度的刺激量进行补法或泻法，以取“内外之气调”的效果为度。现代临床普遍应用的平补平泻，是一种不分补泻，以得气为主的手法，类同于《灵枢·五乱》“徐入徐出，谓之导气，补泻无形”的导气法。总之，平补平泻法一般用于虚实不太明显或虚实相兼的慢性病证。

金氏在临床上平补平泻法的具体操作是：在施针穴位快速进针至皮下，不停留将针以不紧不急的指力直刺至地部，在有明显得气感后，以中等的力度拇指向前或向后捻半圈，随即松开手指，留针，不再进行操作。若无明显得气感，则以均匀平和的力度在针刺深度的下2/3上下提插，对于针感不明显的患者，上下提插时可稍加捻转，用力幅度、角度、频率要均匀相等。得气后仍捻半圈在地部留针20 ～ 30分钟，其间行针2 ～ 3次，出针时也要缓慢平和地将针渐渐退出。

以上是金氏在临床上最常用的针刺手法的一些心得体会。虽然在她60余年临床中逐步体会和形成了具有鲜明特点的一系列手法，运用得也比较得心应手。然而，这些都来自对古典传统针法的学习、继承和发展。首先是传统的、前辈的，然后才是自己的。《灵枢·官针》中，九刺、十二刺、五刺专讲各类刺法的应用，至今仍属于经典之法。强调这一点是要说明，掌握针刺传统手法，或创造经实践证明的好的新手法，无捷径可走，不是将几种代表性的操作手法模仿相像即为成功。不同的病证有不同的病因、病机。《内经》为什么要根据病位深浅、范围大小、病变性质而采用不同的针具和刺法，这里面包含了极丰富的辨证论治理论。所以，先打下扎扎实实的中医理论基础，掌握符合中医传统特点的思维方法，才能在实践的过程中融会贯通，摸索出一条属于自己的方法。

3. 金氏特色刺法解析

（1）擅用“齐刺”“扬刺”“围刺”“梅花刺”

在临床中，常常碰到一些由于各种原因造成的疼痛病证。因感受风寒湿邪及软组织挫伤、扭伤或因劳损而使经络、肌肉组织遭受损伤，造成气血瘀阻不通，不通则痛。亦有不少疼痛患者治疗时不能对症，未能解除疾痛，对治疗失去信心，因而长期遭受病痛的折磨。对于这些因受风、寒、湿邪，劳损、扭、挫伤，致邪入经络组织，气血瘀阻不通而遭受疼痛折磨的患者，金氏常常采用齐刺、扬刺、围刺等针刺手法，能迅速取得治疗效果。

《灵枢·官针》曰:“凡刺有十二节、以应十二经……四曰齐刺，齐刺者，直入一，傍入二，以治寒气小深者，或曰三刺，三刺者，治痹气之小深者也。五曰扬刺，扬气者，正内一，傍内四而浮之，以治寒气博大者也……”由上可知，“齐刺”和“扬刺”均为治寒痹病证的针刺方法，二者使用对象以寒痹病位的大小及深浅区分。痹证是经络气血痹阻不通的一类疾病，以身体疼痛并影响功能活动为临床表现，应以疏通瘀滞、消除疼痛、舒筋活络、恢复功能为治疗原则。“齐刺”“扬刺”的方法被历代针灸家使用，实践证明是具有显著疗效的独特针法。取效的关键是必须对症和恰当运用针刺手法。

“齐刺”和“扬刺”是古代经典针法，而“围刺”则是在前人的基础上发明的类似于“扬刺”的一种针法。“围刺”的针刺形式类似于“扬刺”，不同的是在病灶周围刺入的针数超过 4 支以上，属局部多针刺。“围刺”主要适应于范围相对较大的病变，因用针较多，似围剿敌寇之状，故以“围”名之，其应用比“扬刺”法更广。

《灵枢·官针》曰：“凡刺之要，官针最妙。九针之宜，各有所为，长短大小，各有所施也，不得其用，病弗能移。疾浅针深，内伤良肉，皮肤为痈；病深针浅，病气不泻，支（反）为大脓。病小针大，气泻太甚，疾必为害，病大针小气不泄泻，亦复为败。失针之宜，大者泻，小者不移，已言其过，请言其所施。”这段文字阐述了治病用针应各有所为，深浅各有所施，疏泻病气应恰当适宜，才能达到迅速治愈疾病的效果。所以，临床必须根据不同的病情和范围，选用不同的针法，才能保证治疗的效果。“齐刺”“扬刺”和“围刺”在临床中主要用于风、寒、湿痹及劳损、伤痛等气血瘀滞疼痛患者。三种刺法的各自特点和应用，下面分述之。

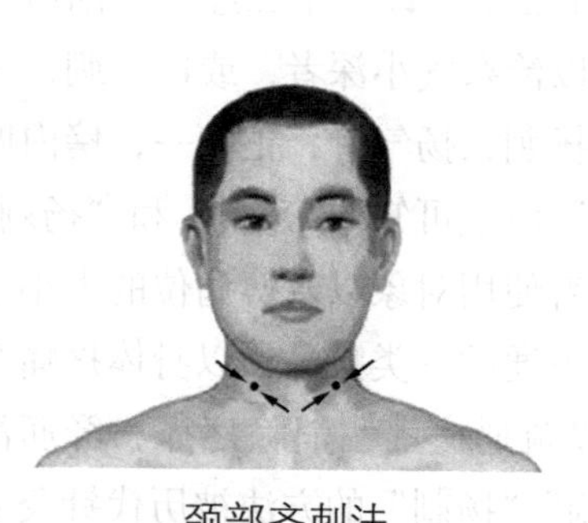
颈部齐刺法

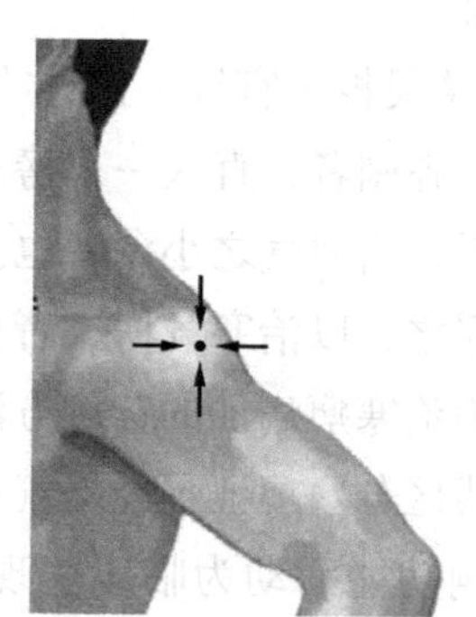
上肢三角肌部位扬刺法

①齐刺法

适应于范围局限、病位较深的痹痛病证。亦可治疗脏腑病证、妇科及头面风痹疼痛顽症。本法有疏通经络、活血化瘀、行气止痛之功效。

刺法：用 3 支等长毫针，在压痛点（反应点）中心位置的上下或左右 0.5 ～ 1.5 寸处向病变中心各斜刺 1 针，再于中心位置直刺 1 针，进针深度至病变组织的中间位置，不可超过病变范围，一般进针后有明显得气感即停止深入。行针用泻法或根据病证性质加用温针、电针等方法，或在留针时施以相应手法，以加强针感。

以网球肘为例，在肘尖至肱骨外髁之间寻找最痛反应点，在压痛点中心的上下各 0.5 寸处用 1.5 寸毫针向痛点中心斜刺，再在中心位置直刺 1 针，深度接近于病灶根部，3 针均用泻法，以明显得气为度。然后在曲池与尺泽连线中点进针，朝上 3 针的方向刺入，再于天井、外关处各刺 1 针，均用泻法。这 3 针是以临近及循经取穴辅助齐刺的 3 针，以增强疏经活络、行气止痛之效果。此法治疗网球肘或其他类似病证效果显著，一般不超过 3 次即可治愈。

②扬刺法

适用于病变范围较大，病位不深者，如风湿痛、皮下囊肿等。古人多用于较大面积疼痛的病证。本法有行气活血、散寒祛瘀、消肿止痛之功。

刺法：选用 1 ～ 1.5 寸毫针 5 支。从病变局部的四周向病变中心等分斜刺，再在病变局部中心直刺 1 针。5 针深度以针尖抵近病变基底部但不超过基底部为宜。5 针均采用泻法，进针时边捻转进针，边寻找针感，当手下有沉紧感或患者有明显酸胀感即为得气，此时不再深入。留针期间根据症状需要施以相应手法。

以腕背腱鞘囊肿为例，取 26 号 1.5 寸毫针，沿囊肿四周朝中心方向各斜刺 1 针，中心部位直刺 1 针，均用泻法，可加灸，亦可在留针期间施以手法加强针感。一般情况下此类病证不超过 10

次治疗即可治愈。若触诊时囊肿块有明显波动感则不一定采用扬刺法，可用火针或三棱针从囊头快速刺入立即出针，按压囊块中心挤出里面黏状液，黏状液挤尽后，创面采取消毒保护措施。用此法1～3次即可治愈。

腕部囊肿无论是采用扬刺或粗针放液刺法均需配加曲池用平补平泻法，因为“扬刺”泻法虽能直接疏通病处的经络气血起到消瘀散结的作用，但曲池为手阳明经合穴，阳明为多气多血之经，刺之能旺盛阳明气血，促进病证痊愈。

③围刺法

适用于面积较大的肿块、结节及麻木感，如软组织损伤、囊肿、神经性皮炎、湿疹、带状疱疹等。本法有疏通经络、清热利湿、软坚散结、活血化瘀之功效。

刺法：依患部范围及深浅，取5支以上毫针，分别从病变边缘等分斜刺或沿皮刺入，针尖朝向病变中心，再于病变中心处直刺1针。如是囊肿或结节，则针刺深度直至肿结中心。如是皮炎、疱疹则针从外围沿皮刺入。根据病变性质和部位，决定针刺入的深度，一般在1～3寸之间。可用泻法或平补平泻，留针20～30分钟，其间行针2～3次。

以股骨头上方囊肿为例，用26号3寸毫针沿囊肿四周围刺，每针相距25㎜，针尖朝肿块中心，再于肿块中心位置直刺1针，针深抵病变基底部，均用泻法。留针期间行针2～3次。如属寒凝病变，可在施用泻法后加灸，此类病证一般1个疗程（10次）可治愈。同时应根据患者体质状况、病程长短及病变部位按照辨证施治和循经取穴的原则适当加配相关穴位。

临床上因疼痛而来求治的患者，只要不属于器质性疾病，仅是局部筋肉损伤后因经络阻塞、气血瘀滞而肿胀疼痛的，均可视病变状况选用以上刺法治疗。当然，齐刺、扬刺、围刺也不是仅仅应用于风湿及伤患疼痛，其他方面亦有应用，本文不做论述。

④梅花刺法

此刺法类似扬刺法，适用于臀部肌肉丰满处，共6针，直入1针旁入5针，5针由边缘向中心深度斜刺，中心1针直刺。因形似梅花而得名。其针刺深度取决于患者脂肪层厚度，透过脂肪层即可。

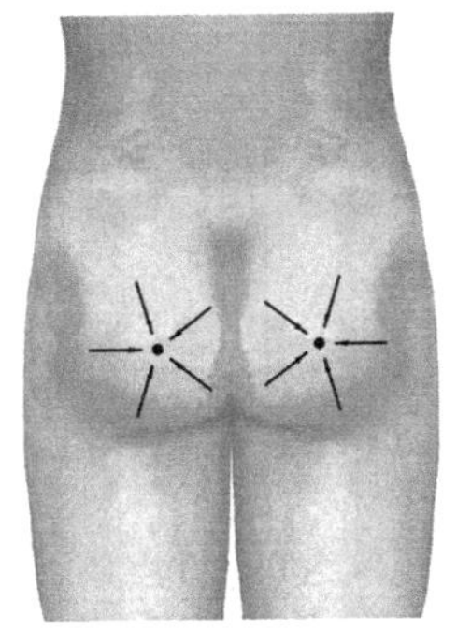
臀部梅花刺法

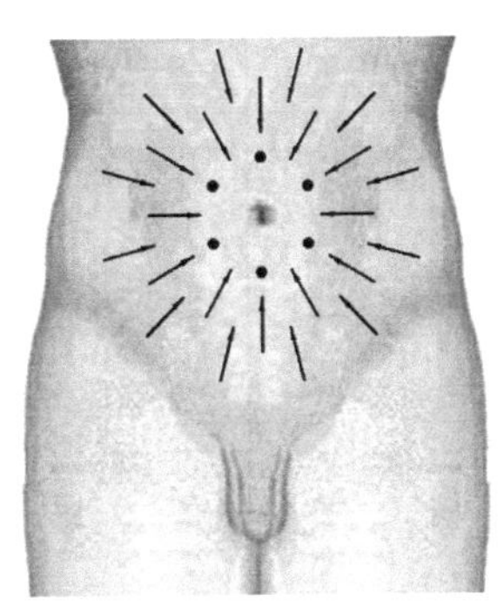
腹部直刺斜刺围刺法

（2）“柳刺”法

金伯华教授在临床中独创“柳刺法”，是一种操作方法独特的针刺法。以其针刺后整体形状像柳枝柳叶而得名。

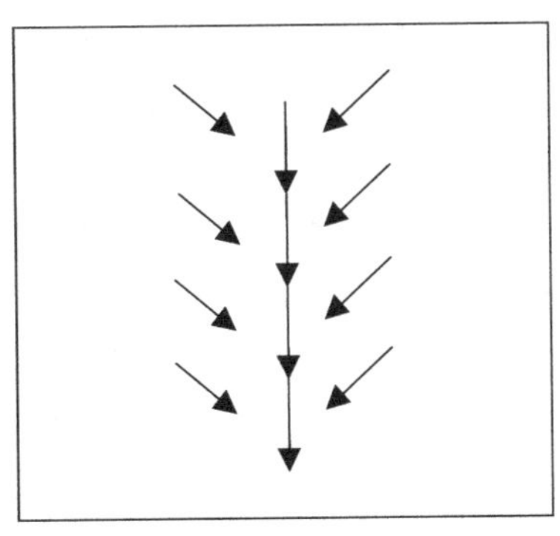
柳刺法效果图

①操作法

针刺共分三组，第一组针为“柳枝刺”，在针刺局部最高或中心部位选一点为起点直刺，之后选取相同间隔依次针刺，其针刺方向、角度、深度均与第一针相同，从而形成针尖垂直于皮肤，针尾平齐的一行（见下图）。

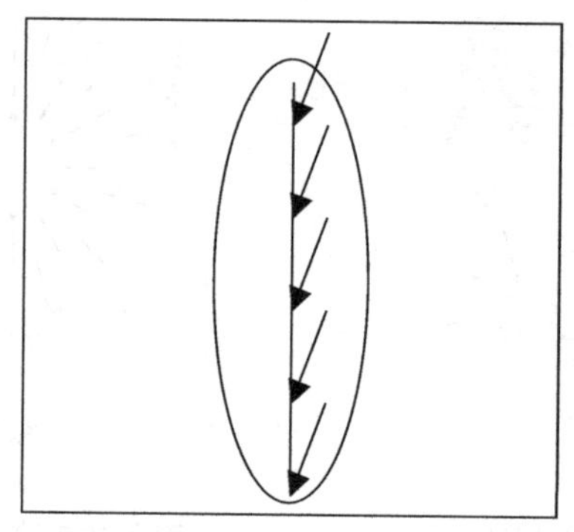

柳刺法之“柳枝刺”

注：上图中箭头代表毫针，椭圆代表体表肌肉丰厚处，直线居中代表针刺最丰厚处

后二组称为“柳叶刺”，分别在“柳枝”的不同侧面依次进行针刺，针刺位点介于第一组穴位之中点旁开 5 分左右的距离，针尖指向“柳枝”斜刺，最终形成由三组针组成的外观好似“柳树枝叶”的针刺群组（见下图）。注意第三组针与第二组完全对称，起针后针刺位点在皮肤上留下三条平行的线段。

②功效和临床应用

“柳刺法”的功效主要是瘦身消脂和化瘀通经。其治疗针对性很强，适用于局部肥胖和外伤瘀血者，包括消除局部的脂肪堆积，如瘦脸、祛除蝴蝶袖、消除四肢根部的赘肉；也可以破瘀通经、化瘀通脉，治疗肢体局部外伤、静脉曲张等。但本刺法的使用多以正气不虚者为主。

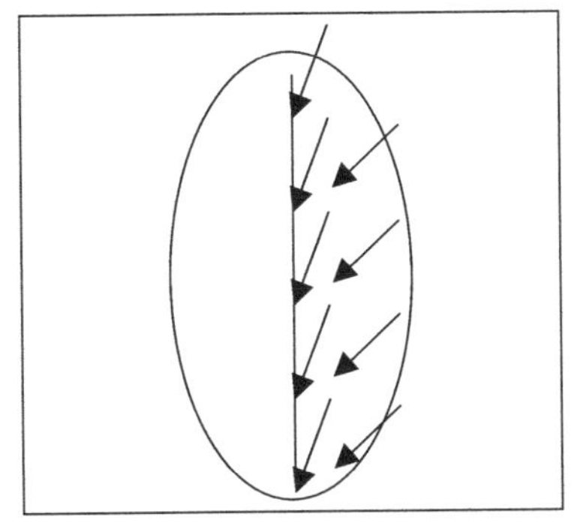
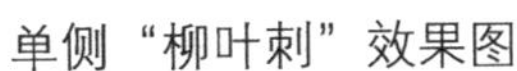

单侧“柳叶刺”效果图

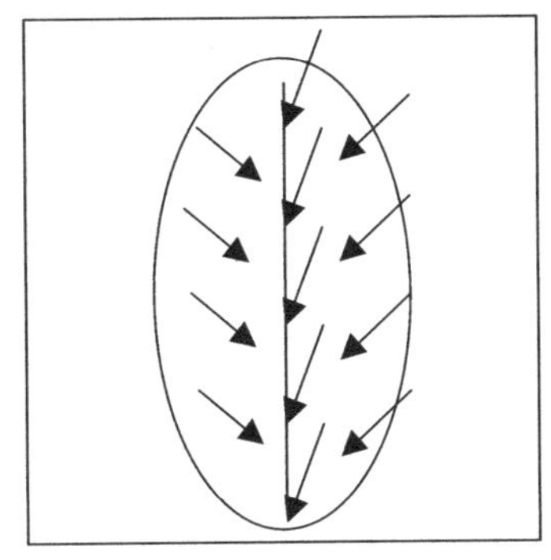

柳刺法整体效果图

注：上图中箭头代表毫针，椭圆代表体表肌肉丰厚处，直线居中代表针刺最丰厚处

消脂

选择肥胖部位的最高点，在中心部位进针。针刺方法同上，注意针刺深度，一定要深入分肉之间，如果是肌肉型肥胖，要刺入肌肉。以蝴蝶袖消脂为例，在大臂下方肌肉丰厚松弛最高处，从上向下依次朝肘尖方向以45°角刺入3 ～ 4支针，刺入后呈一条线。再分别从这排针两侧以约45°角从上向下依次刺入，针尖朝向肘尖。针刺深度应达肌层。针刺之后，如同一条柳枝。一次即可见效，数次即可明显改善。

化瘀

在瘀血部位中心及其上游部位进针，上游部位是指在此处针刺，针尖仍然指向瘀血的部位。本病刺法与消脂刺法基本相同，不同之处在于本刺法的针刺角度较小，针刺深度较浅，与皮肤更为贴近。

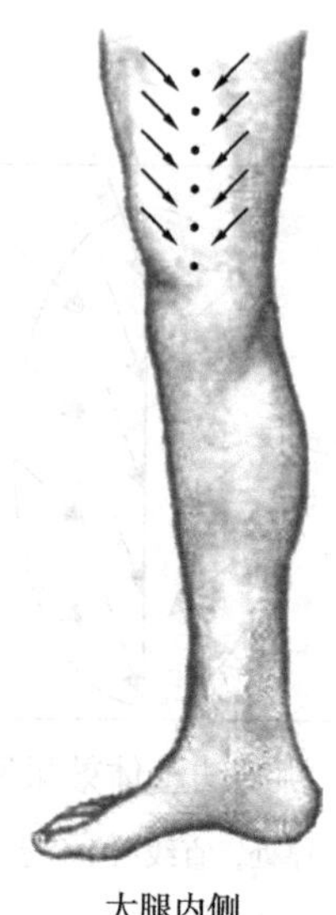

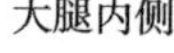

大腿内侧

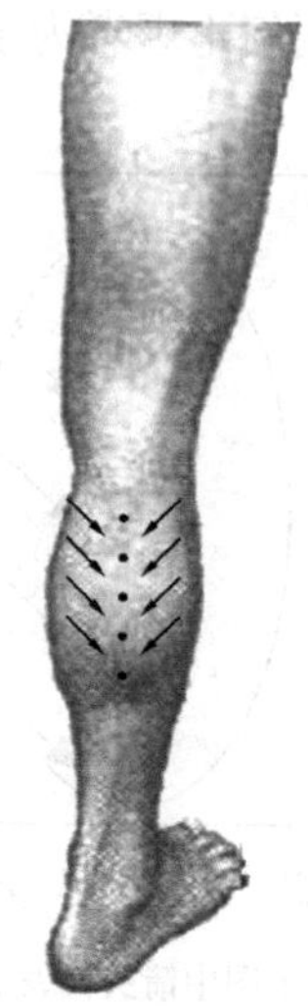

小腿后侧

下肢大腿内侧及小腿后侧柳刺法

③针效探析

“柳刺法”主要发挥针刺的协调作用，具有集中优势兵力打歼灭战的特点，临床多用于局部攻坚，调理经气，疗效确切。仔细体会本刺法的特色，发现其发端于《内经》。《灵枢·官针》中说：“凡刺有九，以应九变。”其中就有络刺和分刺一说，曰：“四曰络刺，络刺者，刺小络之血脉也；五曰分刺，分刺者，刺分肉之间也。”另，凡刺有十二节，以应十二经，其中有齐刺的说法，“柳刺法”兼具分刺和齐刺的特点，从针刺深度而言属于分刺范畴，从用针特点而言，属于齐刺范畴。把齐刺叠加后就形成了“柳刺法”。因此，本刺法的直接作用点是在分肉之间，同时又可以疏通经气、温阳散寒化瘀，因此具有很好的通经化滞的效果。

（3）“齿轮刺”

金伯华教授在临床中研究出“齿轮刺法”，操作简单、易学、效果显著。以其针刺后整体形状像齿轮而得名，常用于消除瘀斑或暗印等皮肤疾病。

①操作法

以瘀斑和暗印为中心，针尖沿着其边缘向瘀斑或暗印的近1/3处平刺，针数根据病灶大小而定，每针间隔2分左右，将斑或印围成一圈，整体看如同一个圆形的齿轮，因此将此法命名为“齿轮刺”。

②功效和临床运用

“齿轮刺法”的功效主要是淡化暗沉、活血化瘀。本法针对性较强，适用于面部等皮肤表面形成的色斑或疱疹、疮疡愈后形成的印沉。可治疗的常见病包括：黄褐斑、妊娠斑、雀斑、老年斑、痤疮留下的暗印等。一般每次针后斑块都会明显见淡或散开。

以面部黄褐斑为例，患者王某，女，39岁，2011年6月初诊。主诉：两年前发现两颧附近出现暗色斑块，因当时感觉不太明显未行治疗。近觉斑块面积变大且颜色加深明显，故前来就诊。睡眠不实、纳可、二便调、舌淡苔白、脉沉细。诊断：黄褐斑。证属阳虚气滞，瘀血阻络。治则：调理阴阳，行气散瘀。治疗：沿黄褐斑边缘采用齿轮刺法，由于斑块不大，每针间距1寸。同时配以印堂、足三里、三阴交、中脘、内关。治疗一次后斑块变浅，第2次治疗后斑块成点状散开，经一个疗程的治疗，面部色斑明显见淡见小。后经过2个疗程的巩固治疗斑块全部消失。

③针效探析

“齿轮刺法”在临床应用广泛，其突出金氏“围而散之”的中心思想，就如同斑块随齿轮的运转而出一样。面部暗沉多由气滞所得，造成局部血瘀、色素沉着，常见于中老年女性，且形态多不规则，取齿轮刺法可最大限度地刺激患部，逐瘀生新。

第三章
用穴心得

金伯华教授对腧穴有深入研究，不但有深厚的理论基础，而且有丰富的实践经验，临床运用得心应手。她擅用单穴治疗顽疾，对手穴的运用也有新意，特别是对疼痛性疾病的用穴有独到之处。

一、经穴的由来与演变

1. 经穴发展史

经穴的命名始于《内经》。《素问・阴阳应象大论》称："气穴所发，各有处名。"可见《内经》成书之前，经穴已开始从以痛为输过渡到定位定名，但《内经》记载仅百余穴，确定名称者不过数十穴。后世医家在此基础上从实践中又不断总结充实穴数和确定穴名。

至晋代，皇甫谧做《针灸甲乙经》时增至340穴，且各有定名，使针灸经穴学逐渐完善。穴位病名的由来，是古代医家根据当时历史条件、对宇宙间事物的认识，从天文、地理、生物形象、人体的生理和病理，以及针刺的治疗效果各个方面总结而成。孙思邈《千金翼方》曰："凡诸孔穴，名不徒设，皆有深意。"实非虚语。

清代，程扶生著《医经理解》对经穴病名做了概括的论述，曰："肉之大会为谷，小会为溪，谓经气会于孔穴，如水流之行而会于溪谷也。海言其所归也。渊泉言其深也，狭者为沟渎，浅者为池渚也，市、府，言其所聚也。道、里，言其所由也，室、舍，言其所居也，门、户，言其所出入也。尊者为阙、堂，要会者为关、梁也，丘陵、言其骨肉之高起者也，髎、言其骨之空阔者也，俞、言其气之传输也。天以言乎其上，地以言乎其下也……"言简意赅，深得穴名要义，对我们所学者启发颇大，如果能对全身穴位做全面而深入的解释，使命名含义阐发，无疑对进一步研究经穴提供了宝贵的资料。

腧穴是人体经络脏腑之气输出而聚集于体表的部位，针灸治病，必须在一定的体表部位施术，以疏通经脉气血，达到祛病健身之目的。

腧，言输，简作俞。据古代文献记载，三字相同。如《类经·人之四论》载:“输，腧，俞，本经皆通用。”但按其义，略有区别。“腧”字标明同人体形肉有关，“输”字有转输流注之意，“俞”字为前者原字（腧）之假借简字。“俞”字释义颇多，有属于部位方面的，如《素问·经络论》“冬俞刺窍”；有属于治疗作用方面的，如《素问·气穴论》“水俞在诸分”；有指经穴中具有特殊作用者，如五俞，六俞，以及“五脏之俞出于背”之背俞等穴。不少文件记载多三字互用而相通。俞穴是古代人民在长期同疾病做斗争的实践过程中逐渐发现的。任何学说都不是一下就成功的，都有一个发生和发展过程，经穴的形成也不例外。

从马王堆汉墓随葬古医书中的针灸经络资料《阴阳十一脉灸经》和《足臂十一脉灸经》来看，只有脉名而无穴名，脉可以生病，脉也可以治病。可知当时只按脉治病，而穴位尚未发现。但再看《史记》记载扁鹊治虢太子“尸厥”。文献中论述“取外三阳五会”，这“三阳五会”究竟是指某局部部位，还是某经脉，或是某一具体穴位，也是需要推敲研究的。在经穴定位与名称确定之前，只能笼统地指在某局部部位或经脉所处施术，这是一个必经的过程。如《素问·刺热》曰:“肝热病者……刺足厥阴少阳。”又曰:“肺热病者，刺足太阴阳明。”《素问·长刺节论》曰:“病在少腹……刺少腹两股间，刺腰踝骨间。”又曰:“病在筋，刺筋上为故刺分肉间，不可中骨也。”以上文献的记载，都反映了早期针灸治病是根据医者的经验，在局部予以施术。同时《灵枢·经筋》论述各条经筋循行，指出施术之处，多强调“以痛为输”。在《灵枢·背腧》中也讲到“按其处，应在中而痛解以其腧也”，这也就是经穴雏形时的“阿是穴”“天应穴”等。《黄帝内经》中分别论述了输、穴、节、会、气府、骨空、气穴等，都是指的经气的转输交会及关节间隙等形成的腧穴，所谓的“经穴”可能就是《内经》中所说刺某某经，是因各穴联系在一定的经脉通路上故叫做“经穴”。特别是到了《素问·气穴论》及《素问·气府论》中述及黄帝岐伯问对人身365穴所在部位时，腧穴名称可说至此初步形成。

晋代，皇甫谧又参考了《明堂孔穴针灸治要》等古典著作，编写成《针灸甲乙经》，它按头面、项、胸、腹、四肢等分部划分腧穴路线、确立腧穴名称、详论各穴部位等，其中列载单穴49个，两侧双穴300个，共载穴349个，与《内经》确立的160个穴名相比增加了近200个。从秦末汉初到西晋的几百年时间来看，这个数字并不算多，但在编辑和审定经穴的部位等方面这部名著贡献很大，对后来的针灸医学发展产生了深远的影响。到了北宋时代，王惟一著《铜人腧穴针灸图经》(以下简称《铜人》)，又增加了5个经穴，共354穴，并重新审定这些经穴的部位和主治范围。他另一个贡献是首铸针灸铜人2座，上面详刻经穴名称，专供针灸教学和考试应用，为稀世珍宝。后王执中著《针灸资生经》，根据古书考证，又增有腧穴5个，计359穴。至明代杨继洲《针灸大成》，只增加2穴，为361穴。清代《医宗金鉴》对361穴未增减。晋代至清代的1000多年中，归经之穴不过增加20个左右（不包括奇穴），这说明古人对穴位的确定是极其慎重的，非至成熟绝不轻易肯定。这种认真严肃的治学态度，值得我们效法。“文革”中产生的新穴就很乱。

2. 腧穴的命名及分类

古人十分重视经穴命名，对于经络循行分布以及经穴的部位和名称早有论述。《素问·阴阳应象大论》曰:“论理人形列别脏腑，端络经脉，会通六合，各从其经，气穴所发，各有处名。”孙思邈在《千金翼方》中明确指出:“凡诸孔穴，名不徒设，皆有深意。”腧穴命名的含义，对记取穴位，理解脏腑气血，经络流注，腧穴功能，以及临床应用均有很大帮助。

腧穴的命名很有讲究，是根据阴阳五行、脏腑气血、经脉流注、腧穴功能、解剖位置、取穴方法、骨度分寸，以及天文地理、八卦算数、乐器音律、土木建筑、活动场所或抽象形态、文字字形等来命名的，许多采用了比喻、假借、会意、影射、象形、写实等手法。现以上述腧穴命名的依据简述分类。

（1）阴阳五行类

①阴：如三阴交、阴市、阴郄、阴陵泉；②阳：如至阳、会阳、膝阳关、阳谷、阳陵泉；③五行：少商、伏白（复溜别名）、公孙。

（2）脏腑气血类

①脏腑：以内脏解剖命名，如心俞、肝俞、脾俞、肺俞、肾俞、小肠俞、胆俞、胃俞、大肠俞、膀胱俞、三焦俞；以脏腑功能命名，如神堂、魄户、意舍、魂门。②气血：与气相关，如关元、气穴、气冲、气户、气海；与血相关，如血海。

（3）经脉流注类

①经脉循行：如大迎、眉冲；②经脉交会：如三阴交、百会、三阳络、交信；③经脉穴名：如带脉、太冲；④流注时间：如申脉。

（4）腧穴功能类

如睛明、光明、水分、风池、风府、瘈脉、神门、哑门、四白。

（5）解剖位置类

如曲骨、缺盆、乳中、臑俞、臂俞、肘髎、胸乡、玉枕、髀关。

（6）取穴方法类

如箕门、居髎、侠白。

（7）骨度分寸类

如尺泽、扶突、足三里。

（8）天文地理类

①天文：如日月、太乙、天枢、太白、地机、天池、天泉、天井、中极、紫宫、华盖；②气象：如风池、风市、风府、秉风、

翳风、云门、丰隆；③地理：承山、昆仑、外陵、大陵、阳陵泉、阴陵泉、阳溪、侠溪、解溪、率谷、合谷、阳谷、陷谷、通谷、漏谷；④与水有关：水沟、支沟、四渎、中渎、风池、曲池、天池、阳池、少泽、曲泽、尺泽、廉泉、阳陵泉、阴陵泉、水泉、曲泉、照海、血海、气海、少海、小海；⑤地名：商丘、梁门、梁丘、金门、石门。

（9）八卦数字类

①八卦：如列缺、厉兑、兑端、劳宫、人中（水沟别名）；②数字：如二间、三间、四渎、五处。

（10）乐器音律类

如丝竹空、少商、商阳、吕细（太溪别名）。

（11）土木建筑类

如巨阙、紫宫、库房、胃仓、气舍、意舍、腹舍、玉堂、神堂、志室、步廊、神庭、中庭、内庭、目窗、膺窗、天窗、风门、幽门、滑肉门、期门、章门、京门、气户、魄户、脑户、强间。

（12）活动场所类

如大都、阴都、风市、阴市、胸乡、手三里、足三里、手五里、足五里、灵道、维道、神道、膝阳关、外关、内关、膈关。

（13）物象形态类

①植物：如禾髎、攒竹；②动物：如伏兔、犊鼻；③器物：如天鼎。

二、十四经腧穴浅析

1. 手太阴肺经（11穴）

（1）中府

【穴名释义】

肺之募穴，膺中俞，肺募，府中俞。府：聚也。中府为手太阴肺经之腧穴，肺手太阴之脉起于中焦，穴为中气所聚，又为肺之募穴。募，脏气结聚之所，府舍募之意，故名中府。

【主治】

《铜人》：肺系急，胸中痛，悚悚胆热呕逆上气，咳唾浊涕，肩背痛，风汗出，腹胀食不下，喉痹肩息，肤骨痛，寒热。

《针灸大成》：主腹胀，四肢肿，食不下，喘气胸满，肩背痛，呕哕，咳逆上气，肺系急，肺寒热，胸悚悚，胆热呕逆，咳唾浊涕，风汗出，皮痛面肿，少气不得卧，伤寒胸中热，飞尸遁注，瘿瘤。

（2）云门

【穴名释义】

肺是五脏之华盖、象天，本穴之脉气由肺所发，如云之出天气，故名云门。“云”指的是天气，“门”指肺气出入之处，手太阴脉气禀受中焦胃腑化生水谷之气而生。肺朝百脉，而为十二经之首，脉气发自胃腑，聚于中府，出于本穴，布散于十二经脉，犹如海行云气于天下，出入于此门户，故以为名。

【主治】

《铜人》：治喉痹，胸中烦满，气上冲心，咳喘不得息，胸胁短气，肩痛不得举臂。

《针灸大成》：主伤寒四肢热不已，咳逆……胸中烦满，胁彻背痛，喉痹……瘿气。

【经验】

仰刺，不宜深刺，对肩臂痛，活动受限，抬举、后伸内旋位，痛点位于前臂，反应在肺经、心包经、大肠经者，取此穴效果显著，配侠白、尺泽、内关、鱼际、前肩髃，1寸毫针先刺鱼际泻法，1.5寸毫针再刺云门泻法，然后按顺序针刺前肩髃、云门、侠白，平补平泻，留针30分钟，效果理想。一般依病情轻重，3 ~ 10次即愈。

（3）天府

【穴名释义】

天以候肺，位于腋下3寸，臂臑内动脉中，居天位，应天府星名，故名天府。又肺为华盖，为腑脏之天，肺气归于此穴故名。考昔时取此穴，多令患者以手伸直用鼻尖点臂上到处是穴。如《医学原始》记有：取法以鼻尖点臂上，到处是穴。考鼻属肺窍，肺借鼻处通天气。肺为人身诸气之府，因名天府。

【主治】

《铜人》：治逆气喘不得息，目眩远视，卒中恶，鬼疰，不得安卧，禁不可灸，使人逆气（刺鼻衄血不止，针入四分，留三呼）。

《针灸大成》：主暴痹，口鼻衄血，中风邪，泣出，喜忘，飞尸恶疰，鬼语，喘息，寒热疟，目眩，远视，瘿气。

（4）侠白

【穴名释义】

肺白色，取穴时令两手直伸夹之，侠与夹通，故名侠白。《寿世保元》：先于乳头上点墨，令两手直伸夹之，染墨处即穴。《医经理解》：侠白，在天府下，去肘上5寸，肺为乾金，天象也。白者金之色也，或谓其侠于臑上白肉间也。

【主治】

《铜人》：治心痛，干呕烦满。

《针灸大成》：主心痛，短气，干呕逆，烦满。

【经验】

侠白穴临床虽不常用，在针刺方面，如手法得气准确，能起到意想不到的效果。刺法：1.5寸毫针呈45°角，针尖向上刺（向心），提插捻转，使针感沿经向上走窜，可治疗心绞痛、短气；针尖向下（向手），配肩内陵（奇穴），对上臂抬举困难、痛彻难忍者，留针30分钟，起针即缓解。

（5）尺泽

【穴名释义】

泽从水，水之钟也（水之钟其解出自《国语》，钟在这里是引申为钟聚之意），喻手太阴脉气至此像水之归聚处。又因穴在肘横纹上，偏桡动脉处，其去掌后，正得同身之尺，尺脉，泽如水入大泽，故名尺泽。

【主治】

《铜人》：治风痹肘挛，手臂不能举，喉痹上气，舌干，咳嗽唾浊，四肢暴肿，臂寒短气。

《针灸大成》：主肩臂痛，汗出中风，小便数，善嚏，悲哭……痎疟，四肢暴肿，心疼臂寒，短气，肺膨胀，心烦闷，少气，劳热，喘满，腰脊强痛，小儿慢惊风。

【经验】

1～1.5寸毫针直刺。①治疗上肢风湿痹证，配曲池、外关、肩髃、合谷，平补平泻；②治疗卒中后遗症手臂拘挛，配曲泽、天井、阴郄、内关、劳宫，泻法；③治疗肺热咳嗽，尺泽放血，泻曲池；④治疗肺虚咳喘，配孔最、曲池、列缺，均用补法；⑤治疗湿疹、牛皮癣、痤疮，尺泽、委中、肺俞、大椎放血拔罐，血色见红为止。

（6）孔最

【穴名释义】

穴为手太阴之郄，郄为孔隙，有孔隙的含义；最，聚也，穴为肺经气血汇聚之处，故名孔最。

【主治】

《铜人》：治热病汗不出，此穴可灸三壮，即汗出，咳逆臂厥痛，针入三分，灸五壮。

《针灸大成》：主热病汗不出，咳逆，肘臂厥痛屈伸难，手不及头，指不握，吐血，失音，咽肿，头痛。

【经验】

孔最穴配丰隆、列缺、曲池，可止咳定喘祛痰，刺法：1.5寸毫针先刺双侧丰隆，再刺列缺，针刺向心方向，针感向胸部走窜，然后刺孔最、曲池。郄穴的特点是有止痛作用，故孔最对咽痛、臂痛、胸痛镇痛效果显著，均采用泻法。

（7）列缺（童玄、腕劳）

【穴名释义】

列，分解也，缺，器破也，去也。列缺，古谓天上之裂缝。穴为手太阴之络，腕上1.5寸，手太阴自此分支别走阳明，脉气由此别裂而去，似天上之裂缝。又列缺指闪电，而闪电之形有似天庭破裂，故名。

【主治】

《铜人》：疗偏风口㖞，手腕无力，半身不遂，咳嗽，掌中热，口噤不开，寒疟呕沫，善笑，纵唇口，健忘。

《针灸大成》：主溺血精出，阴茎痛，小便热，痫惊妄见，面目四肢臃肿，肩痹，胸背寒慄，少气不足以息，尸厥寒热，交两手而瞀。

【经验】

列缺配率谷、头维、太阳、风池、攒竹，治偏头痛奇效，刺法：1.5寸毫针针尖向头方向刺入，泻法。治疗指腕关节无力、肿痛，针刺向手的方向，针感放射到手指；治疗口眼歪斜，刺患侧列缺，健侧合谷。治疗感冒咳嗽，针刺向心的方向，针感沿上臂走窜，1.5寸毫针平补平泻效果显著。

（8）经渠

【穴名释义】

所行为经，言其血气流注于此，流行不绝，为手太阴脉所行之渠道，故名经渠。为手太阴脉之经穴。

【主治】

《铜人》：治疟寒热，胸背拘急，胸满膨膨、喉痹、掌中热，咳逆上气数穴，热病汗不出，暴痹喘逆，心痛呕吐。

（9）太渊（鬼心、太泉、大泉）

【穴名释义】

太，大也，渊，深也，（穴在手掌后凹陷处）脉气所大会，博大而深，故名太渊。《黄帝内经明堂》：水之口趋于下，为注十一经脉，流鱼际已注于此处，故为注也，少商初出为井，可谓小泉，鱼际停口此中涌注，故曰："大泉也。"

【主治】

《针灸大成》：主胸痹逆气，善哕，呕，欲食，咳嗽，烦闷不得眠，肺胀膨，臂内廉痛。目生白翳，眼痛赤，乍寒乍热，缺盆中引痛，掌中热，数欠肩背痛寒，喘不得息，噫气上逆，心痛，脉涩，咯血，呕血，振寒，咽干，狂言口僻，溺色变，卒遗矢无度。

【经验】

太渊穴配内关、膻中治疗心悸、心烦、心绞痛效佳。配神门、内关，对心动过缓或心动过速有双重调节治疗作用。1寸毫针多用直刺补法。

（10）鱼际

【穴名释义】

本穴在掌骨之前，大指本节之后，其处肥肉隆起，如鱼腹，凡两合皆曰际，穴当赤白肉相合之处，脉行其际，故名鱼际。

【主治】

《针灸大成》：主酒病，恶风寒，虚热，舌上黄，身热头痛，咳嗽哕，伤寒汗不出，痹走胸背痛不得息，目眩，心烦少气，腹痛不得食，肘挛支满，寒慄鼓颔，咳引尻痛，溺出呕血，心痹悲恐，乳痈。

【经验】

鱼际穴配曲池、曲泽、合谷、中渚，对指、腕、肘关节拘挛立效。配内关、十宣放血，对高热神昏谵语可迅速缓解。刺法：1 ~ 1.5 寸毫针直刺泻法。

（11）少商（鬼信）

【穴名释义】

穴为手太阴脉之井穴，肺音为商，位在手大指端内侧，去爪如韭叶。韭叶者，言少许也，以别于阳，故名少商。

【主治】

《铜人》：治烦心善哕，心下满，汗出而寒，咳逆痎疟，振寒腹满，唾沫唇干，引饮不下膨膨，手挛指痛，寒慄鼓颔，喉中鸣，以三棱针刺之，微出血，泄诸脏热。

《针灸大成》：主……小儿乳鹅。

【经验】

少商放血，配增音、上廉泉、曲池，泻法，对治疗咽部红肿、扁桃体化脓有奇效。放血一定由暗红变为鲜红，可十几滴，吞咽动作可立感舒适。

2. 手阳明大肠经（20穴）

（1）商阳（绝阳）

【穴名释义】

穴为手阳明大肠脉之始穴，受手太阴肺之交，行于阳分，大肠与肺相合，肺音商，又穴属金，金音商，故名商阳。

【主治】

《铜人》：治胸中气满，喘咳支肿，热病汗不出，耳鸣耳聋，寒热痎疟，口干颐颔肿，齿痛恶寒，肩背急相引缺盆痛，目青盲可灸三壮，右取左，左取右，如须食立已，针入一分，留一呼。

（2）二间（间谷、周谷）

【穴名释义】

间，隙也，意指空陷处。位当本经第2个穴位，故曰二间。

【主治】

《针灸大成》：主喉痹，颔肿，肩背痛，振寒，鼻鼽衄血，多惊，齿痛，目黄，口干，口㖞，急食不通，伤寒水结。

【经验】

二间穴配合谷、三间、外关，治疗类风湿指关节肿痛、强直。采用0.5或1寸毫针直刺或斜向指间关节外侧，泻法。消肿止痛，缓解指关节活动效佳。强直关节日久可用火针点刺更为理想。配列缺、鱼际、三间治疗指腕关节腱鞘炎效果理想，穴位针后加灸。

（3）三间（少谷、小谷）

【穴名释义】

间，隙也，穴在手大指次指本节后，内侧凹陷处，位为本经第3个穴位，与二间相类，故命名为三间。

【主治】

《针灸大成》：主喉痹，咽中如梗，下齿龋痛，嗜卧，腹胀满，肠鸣洞泄，寒热疟，唇焦口干，气喘，目眦急痛，吐舌，戾颈，喜惊多唾，急食不通，伤寒气热，身寒结水。

【经验】

三间穴临床应用多与二间配合运用。治疗喉痹可配太溪，泻三间、补太溪。

（4）合谷（虎口、含口、合骨）

【穴名释义】

合谷在大指次指歧骨间，言两骨相合如谷也，故名合谷。又穴在手大指虎口两骨间，故虎口。

【主治】

《铜人》：疗寒热疟，鼻鼽衄，热病汗不出，目视不明，头痛齿龋，喉痹，痿臂，面肿，唇吻不收，喑不能言，噤不开。针入三分，留六呼，可灸三壮，今附右妇人妊娠不可刺之，损胎气。

《针灸大成》：主伤寒大渴，脉浮在表，发热恶寒，头痛脊强，无汗，寒热疟，鼻衄不止，热病汗不出，目视不明，生白翳，下齿龋，耳聋，喉痹，面肿，唇吻不收，喑不能言，口噤不开，偏风，风疹，痂疥，偏正头痛，腰脊内引痛，小儿单乳鹅。

【经验】

四总穴歌云“面口合谷收”。合谷穴为临床最常用穴位之一，但针刺方向、针感能否沿经感传、气至病所是取得显著疗效的关键。配列缺、翳风、颊车等穴治疗面瘫，刺法：合谷进针，斜向上方刺入，提插捻转，使针感沿经感传过肘关节即达到气至病所之效。配外关、下关治疗牙痛，针尖直刺达地部，泻法。配阳池、中渚、曲池、曲泽、肘髎，治疗卒中后遗症及类风湿性关节炎，手臂拘挛，活动受限，刺法：直刺针尖略向手指关节，使针感上下走窜效佳，一般平补平泻。

（5）阳溪（中魁）

【穴名释义】

阳溪，手阳明脉之所行也，为经穴，在腕中上侧两旁间。穴为阳位，其处类似山溪，故名阳溪。

【主治】

《铜人》：治狂言喜笑大见鬼，热病烦心，目风赤烂有翳，厥逆头痛，胸满不得息，寒热疟疾，喉痹，耳鸣惊掣，肘臂不举，痂疥。

【经验】

阳溪穴配阳池、外关、八邪，治疗腕、指关节肿痛。配曲池、四渎、中渚、耳门对治疗耳鸣、耳聋效佳。配内关、神门、涌泉，治疗幻听、幻视、狂言嬉笑立效。

（6）偏历

【穴名释义】

手阳明脉在本穴偏行而出，此络经历手臂走向手太阴之脉，故名偏历。

【主治】

《铜人》：治寒热疟，风汗不出，目视（目巟），癫疾多言，耳鸣口㖞，齿龋，喉痹，嗌干，鼻鼽衄血。

《针灸大成》：……癫疾多言，咽喉干，喉痹，耳鸣，风汗不出，利小便。实则龋聋，泻之；虚则齿寒痹膈，补之。

（7）温溜（逆注、池头、蛇头）

【穴名释义】

温溜为手阳明之郄，郄是人体之间隙，乃气血汇聚之处，溜与留同，含停留之意；阳明为多气多血，阳气汇聚之经，阳气温热，穴为阳气所注，故名温溜。《经穴纂要》：此穴在握手时见之有分肉，如蛇头之形，故蛇头。

【主治】

《铜人》：治口㖞，肠鸣腹痛，伤寒身热，头痛哕逆，肩不得举，癫疾吐涎，狂言见鬼，喉痹而虚肿。

《针灸大成》：主肠鸣腹痛，伤寒哕逆噫，膈中气闭，寒热头痛，喜笑狂言见鬼，吐涎沫，风逆四肢肿，吐舌口舌痛，喉痹。

【经验】

偏历穴配曲池、尺泽、劳宫，可治疗痹证寒邪阻闭，手臂挛急，若触之寒凉，运用烧山火手法效果更佳。配中脘、气海，针后加灸，足三里灸法治疗四肢逆冷效佳。

（8）下廉（手之下廉）

【穴名释义】

侧道曰廉，穴为手阳明脉之腧穴，手阳明之脉沿前臂上方至肘外侧，穴当臂之侧边，上廉穴下 1 寸，故名下廉。

【主治】

《铜人》：治头风，臂肘痛，溺黄。

《针灸大成》：主飧泄，劳瘵，小腹满，小便黄，便血，狂言，偏风热风，冷痹不逆，风湿痹，小肠气不足，面无颜色，痃癖，腹痛如刀刺不可忍，腹胁痛满，狂走，侠脐痛，食不化，喘息不能行，唇干涎出，乳痈。

（9）上廉（手之上廉）

【穴名释义】

侧边曰廉，穴为手阳明脉之腧穴，手阳明之脉沿前臂上方至肘外侧，穴当臂之侧边，下廉穴之上，故名上廉。

【主治】

《铜人》：治脑风头痛，小便难黄赤，肠鸣气走疰痛。

《针灸大成》：主……胸痛，偏风半身不遂，骨髓冷，手足不仁，喘息，大肠气。

【经验】

上廉穴配外关、尺泽、肘髎、肩髃、天宗、八邪，治疗卒中后遗症手足拘挛、麻木不仁，刺法：上廉、外关穴应用烧山火手法为佳，其余均用平补平泻。

（10）手三里（三里、上三里、鬼邪）

【穴名释义】

里，可作居解，穴为大肠手阳明之腧穴，因距手臂肘端3寸而居，故名手三里。

【主治】

《针灸大成》：主霍乱遗矢，失音气，齿痛，颊颔肿，瘰疬，手臂不仁，肘挛不伸，中风口僻，手足不随。

（11）曲池（鬼臣、阳泽）

见“单穴治验”。

（12）肘髎（肘尖）

【穴名释义】

髎与窌同，窌，空穴也，穴为手阳明大肠脉之空穴，位在肘大骨外廉凹陷，故名肘髎，或肘窌。又穴近肘外辅骨尖约寸许，故称肘尖。

【主治】

《针灸大成》：主风劳嗜卧，肘节风痹，臂痛不举，屈伸挛急，麻木不仁。

（13）手五里（手之五里、天之五间）

【穴名释义】

里，可作居解，五，喻中数，因穴在肘上3寸，行向里大脉中央，喻穴居于手部大筋（肱二头肌）中央处，故名手五里。

【主治】

《铜人》：治风劳，惊恐，吐血，肘臂痛，嗜卧，四肢不得动摇，寒热瘰疬咳嗽，目视（目𥆧）（目𥆧），痎疟，心下腹胀满。

（14）臂臑（天冲、颈冲）

【穴名释义】

膊下对腋为臑，即肩膊下内侧对腋高起之白肉，臂肘之上下皆名臂，穴在肘上7寸，肩膊下䐃肉端，即上臂三角肌，下端与肱三头肌之间，本穴是据所在部位而命名。

【主治】

《铜人》：治寒热颈项拘急，瘰疬，肩臂痛不得举。

《针灸大成》：主寒热，臂痛，不得举，瘰疬，颈项拘急。

【经验】

治疗瘰疬（颈淋巴结核），自曲池进针透过肘髎、手五里，达臂臑，刺法：28号毫针或赤医针5寸，呈45°角自曲池刺入，采用泻法，使针感向颈部走窜，无溃烂者，局部可配用1～1.5寸毫针直刺。内服香油炸鱼鳔，每日20g，10次为1个疗程，有奇效。

（15）肩髃（肩井、肩偶、肩尖、肩骨、中肩井、髃骨、偏肩）

【穴名释义】

髃，指髃骨，为肩端之骨，即肩胛骨臼端。穴在肩端两骨间，故名肩髃。

【主治】

《针灸大成》：主中风手足不随，偏风，风痪，风痿，风病，半身不遂，热风肩中热，头不可回顾，肩臂疼痛臂无力，手不能向头，挛急，风热瘾疹，颜色枯焦，劳气泄精，伤寒热不已，四肢热，诸瘿气。

（16）巨骨

【穴名释义】

巨，大也，肩端前横而大者曰巨骨，穴在肩端前横而大之巨骨上，故名巨骨。《孔穴命名的浅说》：巨骨，锁骨名曰“巨骨”，穴当其外端，故名巨骨穴。

【主治】

《铜人》：治背髆痛，胸中有瘀血，肩背不得屈伸而痛。

《针灸大成》：主惊痫，破心吐血，臂膊痛。

【经验】

治疗肩背不举、疼痛，可配肩内陵（奇穴）、曲垣、天宗、外关，刺法：1 ~ 1.5 寸毫针直刺或斜刺（不可深刺），或巨骨放血，可取得良好效果。

（17）天鼎（天顶）

【穴名释义】

鼎，为三足两耳和五味之宝器，因喻缺盆处两巨骨内侧端头与喉头突起部似三足鼎立；而人之两耳，亦恰像其形，穴居天位，故名天鼎。《谈谈穴位的命名》：天鼎，在耳下，鼎有二耳，人也有二耳，言鼎，以象形，身半以上为天，因名天鼎。

【主治】

《铜人》：治暴喑气哽，喉痹咽肿不得息，饮食不下，喉中鸣。

（18）扶突（水穴）

【穴名释义】

铺四指曰扶，扶即当今之四横指，约当同身寸 3 寸，穴在喉结突起旁3寸（一扶），故名扶突。《医经理解》：扶突，在曲颊下 1 寸，言头面突起于上，以此为扶也。

【主治】

《针灸大成》：主咳嗽多唾，上气，咽引喘急，喉中如水鸡声，暴喑气哽。

【经验】

治疗咽哑、咽痛、咽干，配太溪、合谷、天突（点刺），刺法：补太溪，泻合谷，天突点刺。降痰定喘镇咳，配丰隆、曲池，平补平泻，风门、肺俞点刺不留针。

（19）口禾髎（长频、长髎、长颊）

【穴名释义】

髎与窌同，窌，空穴也，穴为手阳明大肠脉之空穴，言其间髭出如禾，又因穴近口处，故名禾髎。

【主治】

《铜人》：治鼻衄血不止，鼻清涕生疮，口噤不开。

《针灸大成》：主尸厥及口不可开，鼻疮息肉，鼻塞不闻香臭，鼽衄不止。

（20）迎香（冲阳）

【穴名释义】

本穴在鼻孔旁。言鼻从此迎香而入，又穴属手阳明大肠经，与肺为表里，肺开窍于鼻，本穴可治鼻塞不闻香臭，因名迎香。

【主治】

《针灸大成》：主鼻塞不闻香臭，偏风口㖞，面痒浮肿，风动叶落，状如虫行，唇肿痛，喘息不利，鼻㖞多涕，鼽衄骨疮，鼻有息肉。

【经验】

治疗感冒、鼻塞不通、流涕，配曲池、合谷。治疗鼻窦炎、额窦炎，配印堂、上星、四白。治疗见风流泪，配下睛明、中渚，刺法：一般采用 1 ～ 1.5 寸毫针向下睛明方向刺，泻法或平补平泻，运用手法，达到鼻酸流泪效果最佳。

3. 足阳明胃经（45 穴）

（1）承泣（鼷穴、面髎、面髎、溪穴）

【穴名释义】

以喻泣时泪下，穴处正相承，故名。

【主治】

《针灸大成》：主目冷泪出上观，瞳子痒，远视，昏夜无见，目瞤动与项口相引，口眼㖞斜，口不能言，面叶叶牵动，眼赤痛，耳鸣耳聋。

【经验】

1 ～ 1.5 寸毫针直刺或向球后斜刺，配下睛明、攒竹、翳明（耳后奇穴）、曲池，平补平泻，治疗弱视、近视。

（2）四白

【穴名释义】

白，明也，穴在目下1寸，针4分，主目疾，使目明四方而光明，故曰四白。

【主治】

《针灸大成》：主头痛，目眩，目赤痛，僻泪不明，目痒目肤翳，口眼㖞僻不能言。

（3）巨髎

【穴名释义】

巨，大也，髎，髎与窌同，窌，空穴也，穴为胃足阳明之空穴，其穴处骨空，最寥阔，故名巨髎或巨窌。

【主治】

《铜人》：治青盲目无所见，远视，白翳覆，瞳子，风寒鼻塞，上肿壅痛，瘈疭口㖞。

《针灸大成》：主瘈疭，唇颊肿痛，口㖞僻，目障无见，远视（目荒），淫肤白膜，翳复瞳子，面风鼻肿壅痛，招摇视瞻，脚气膝肿。

【经验】

巨髎穴刺法：取1.5寸毫针直刺或斜刺，一般用泻法，配印堂、太阳、迎香、合谷，治疗鼻窦炎、面肿，效果理想。

（4）地仓（胃维、会维）

【穴名释义】

穴在口吻旁四分，隐含在口旁之意。脾主口，脾气通于口；脾属土，土，地之体也；又脾胃者仓廪之官，故曰地仓。

【主治】

《铜人》：主偏风口㖞，目不得闭，失喑不语，饮食不收，水浆漏落，眼瞤动不止，病左治右，病右治左。

《针灸大成》：瞳子痒，远视（目𥆧）（目𥆧），昏夜无见，病左治右，病右治左，宜频针灸，以取寒风气，口眼㖞斜者，以正为度。

【经验】

治疗口疮、牙龈肿痛配颊车、巨髎、外关、合谷、三阴交，刺法：1.5 寸毫针向病位方向斜刺，泻法，三阴交补法；治疗流涎，配承浆，可见奇效。

（5）大迎（髓孔）

【穴名释义】

下颌骨前方之骨称“大迎骨”，穴当其处，故名。又因手阳明大肠经上入颧骨，下方通络于齿根，而足阳明胃经下行的一支，即由此大迎穴的前面向下经过人迎，两经交会迎合，故名大迎。

【主治】

《铜人》：治寒热颈痛，瘰疬口㖞，齿龋痛数欠立，风痉口噤，牙疼，颊颔肿，恶寒舌强不能语，针入三分，息七呼，可灸三壮，今附风痛浮肿，目不得闭，唇吻瞤动不止，当针之即愈。

《针灸大成》：主风痉，口噤不开，唇吻瞤动，颊肿牙疼，寒热颈痛瘰疬，口㖞齿龋痛，数欠气恶寒，舌强不能言，风壅面浮肿，目痛不得闭。

（6）颊车（机关、曲牙、鬼床、鬼林）

【穴名释义】

穴在耳下曲颊端牙车骨处，故名颊车。又穴位于颊之机轴转动处，故名机关。

【主治】

《铜人》：治牙关不开，口噤不语，失喑，牙车疼痛，颔颊肿，颈强不得回顾，其穴侧卧开口取之。

【经验】

治疗牙痛：上牙痛配下关、大迎、翳风、中渚、牙痛点，刺法：先刺牙痛点，泻法；下牙痛配巨髎、地仓、大迎、合谷、牙痛点，先刺牙痛点，泻法。治疗腮腺炎，配翳风、人迎、阿是，直刺三针，曲池、合谷，刺法：1.5 寸毫针，均用泻法，补太溪，效果显著，1 次消肿，3 次治愈。

（7）下关

【穴名释义】

因穴在下腭与上腭联合交关的下方，《针灸经穴图考》说："在颧骨弓下际，即下牙床半月歧之陷窝中。"是腭骨运动的机关，故名下关。

【主治】

《铜人》：疗聤耳有脓汁出，偏风口目㖞，牙车脱臼，其穴侧卧闭口取之，针入四分，得气即泻，禁不可灸，牙龈肿处，张口以三棱针出脓血，多含盐汤，即不畏风。

（8）头维（颡大）

【穴名释义】

足阳明脉气行于人身胸腹部，维络于前，故又二阳为维之称。维，又有隅之意，四角为维，穴为足阳明脉之腧穴，位在头部额角发际，故名头维。

【主治】

《铜人》：治头偏痛，目视物不明，今附治微风眼睑瞤动不止，风泪止。

《针灸大成》：主头痛如破，目痛如脱，目瞤，目风泪出，偏风，视物不明。

【经验】

治疗失眠证，头维配内关、神门、三阴交，刺法：1.5 寸毫针向头顶方向直刺，运用手法，令头昏沉胀效果最佳；治疗偏头痛，配攒竹、率谷、太阳、百会、列缺、中脘，刺法平补平泻。

（9）人迎（天五会、五会）

【穴名释义】

穴属于阳明胃经，因正值切诊部位的人迎脉，故以为名。

【主治】

《铜人》：治吐逆霍乱，胸满喘呼不得息，项气闷肿，食不下。

《针灸大成》：主……咽喉瘰肿，瘰疬。

【经验】

人迎穴刺之要慎，沿动脉边缘处进针，不可速刺，缓慢送针，手法为振颤、雀啄，不可大幅度捻转。

（10）水突（水门、水关）

【穴名释义】

穴处掌握水津之出入，故名水突。《腧穴命名汇解》：水突，突者触也，以其主治水饮上呛，咳逆上气，故名水突。

【主治】

《铜人》：治咳逆上气，咽喉痈肿，呼吸短气，喘息不得卧。

（11）气舍

【穴名释义】

舍，有后留之意。穴在颈部，人迎下，在天突穴的两旁凹陷中，为足阳明胃经脉气注留处所，故名气舍。

【主治】

《铜人》：治咳逆上气，瘿瘤，喉痹，咽肿，颈项强、不得回顾。

【经验】

气舍为足阳明胃经脉气留注之处，故对胃气上逆、呕恶、食道肿物刺之奇效。配中脘、内关、至阳、上巨虚，平补平泻法，进针要慎，得气留针。

（12）缺盆

【穴名释义】

巨骨上的凹陷处，如半个破盆形，称为缺盆，穴当起处，故名。

【主治】

《铜人》：寒热瘰疬，缺盆中肿，外溃则生，胸中热满，腹大水气，缺盆中肿，汗出喉痹咳嗽。

《针灸大成》：主息奔，胸满，喘急，水肿瘰疬，喉痹，汗出寒热，缺盆中肿，外溃则生，胸中热满，伤寒胸热不已。

【经验】

缺盆为手足十二经脉所过之处，通过缺盆联络十二脏腑，其穴位于肺尖之处，刺之应慎，对于喘急咳嗽、喉痹、胸膜炎，配俞府、彧中、曲池、太溪，效果很好。但刺法、进针不可过速。慎进慎出。选用 1 ~ 1.5 寸毫针，得气即可。

（13）气户

【穴名释义】

按俞府乃肾足少阴经脉气会聚之处，本穴又属足阳明脉气所发之处，似可谓气之内户，即受纳气之门户，故名气户。

【主治】

《针灸大成》：主呃逆上气，胸背痛，喘不得息，不知味，胸胁支满，喘急。

（14）库房

【穴名释义】

库，兵车藏也，胸似库，藏心肺，穴居胸膺，又谓穴在气户之后，而喻穴居深处入库，故名库房。

【主治】

《针灸大成》：主胸胁满，呃逆上气，呼吸不至息，唾脓血浊沫。

【经验】

库房不可直刺，向胸骨柄方向斜刺，治疗乳汁不足，配膻中、乳根、少泽，平补平泻法。

（15）屋翳

【穴名释义】

屋，车盖也；翳，华盖也；肺者，五脏六腑之盖也，肺为华盖，穴主肺疾，又因穴在气户、库房之后而喻其深而隐曲，故名屋翳。

【主治】

《针灸大成》：主呃逆上气，唾血多浊沫脓血，痰饮，身体肿，皮肤痛不可近衣，淫泺，瘈疭不仁。

（16）膺窗

【穴名释义】

窗，作道孔解，穴在屋翳下1寸6分，喻为胸膺所通气之机，故为膺窗。

【主治】

《铜人》：治胸满短气，唇肿乳痛，寒热卧不安。

《针灸大成》：主……肠鸣泄泻，乳痛寒热。

（17）乳中（当乳）

【穴名释义】

乳，指乳房。穴在乳头正中，故名乳中。

【主治】

《针灸大成》：乳窍不得通，汁不得出。

《图翼》：一传胎衣不下，以乳头向下尽处，俱灸之即下。

（18）乳根（薜息）

【穴名释义】

穴处于乳房之根部，故名乳根。

【主治】

《针灸大成》：主胸下满闷，胸痛膈气，不下食，噎病，臂痛肿，乳痈，乳痈，凄惨寒痛，不可按抑，呃逆，霍乱转筋，四厥。

【经验】

治疗乳痈选用三棱针，在乳根穴或红肿部位刺络放血，再用毫针团刺。针刺前先用左手食、中指夹住乳头，用右手食、中指，沿乳峰向乳根方向轻轻下滑，促使乳道通达，血脉疏散，然后针刺放血，效果非常理想。

（19）不容

【穴名释义】

喻水谷至此已满，不能再容纳，故名不容。

【主治】

《铜人》：治腹满，痃癖不嗜食，腹虚鸣呕吐，胸背相引痛，喘呃口干，痰癖胁下痛，垂肋疝癖。

《针灸大成》：主……吐血，肩胁痛，口干，心痛，胸背相引痛，喘呃，不嗜食，腹虚鸣，呕吐，痰癖，疝癖。

（20）承满

【穴名释义】

穴与上腹相对，上穴不容似水谷相溢，下穴则相承而满，犹言承者已满也，故名承满。

【主治】

《铜人》：治肠鸣腹胀，上喘气逆，食饮不下，肩息，唾血。

【经验】

以上诸穴处于胸部，距心肺较浅。《内经》曰：胸背如并。意指不可深刺、直刺，一般斜刺。

（21）梁门

【穴名释义】

穴系胃之津液关要。为胃气出入之重要门户，故名梁门。《概述腧穴的命名》：经气流注重要的地方作关梁，足阳明在上腹部有两个穴位，正当胃气出入重要的门户，故名“关门”和“梁门”。

【主治】

《铜人》：治胁下积气，食饮不思，大肠滑泄，谷不化。

【经验】

梁门配三脘、天枢、内关、梁丘、足三里、公孙，治疗胃痛、胃胀、消化不良、纳呆。刺法：1.5 寸毫针直刺，寒证加灸，实证泻法，先刺公孙、梁丘，疼痛缓解后再刺余穴。

（22）关门

【穴名释义】

《会元针灸学》：关门者，胃气出入食下关胆汁入胃助消化而润肠之门，故名关门。

【主治】

《铜人》：治遗溺善满，积气肠鸣，卒痛，泻痢，不欲食，腹中气游走，侠脐急，痎疟振寒。

《针灸大成》：主善满积气，肠鸣卒痛，泻痢，不欲食，腹中气走，侠肠急痛，身肿，痎疟振寒，遗溺。

（23）太乙（太一）

【穴名释义】

太，作通解，小肠谓之乙。穴在关门下 1 寸，肠屈曲似乙形，穴主肠疾，有通肠之意，故曰太乙；又释：太乙，水辰神名，穴在腹，坤为腹，坤居正北，应古星相太乙，故名太乙。

【主治】

《铜人》：治癫疾狂走，心烦吐舌。

（24）滑肉门（滑幽门、滑肉）

【穴名释义】

滑，利也，脾生肉，阳明者，胃肠也……阳明主肉，脾与胃相表里，穴为足阳明脉气所发，善治脾胃之疾。为利脾胃之门，位在太乙下1寸，腹之滑肉处，故名。

【主治】

《铜人》：治癫疾，呕逆，吐舌。

（25）天枢（长溪、谷门、长鸡、长谷、循际、循元、补元、长维）

【穴名释义】

天枢之上，天气主之，天枢之下，地气主之，以天枢喻作天地之气相交之中点，所谓气交之分。人生活其中，穴正居人身之中点，如象天枢正当天地交合之际，为分清理浊之司，犹如上下经气所通之枢纽。天枢又为北斗七星之第1星，穴居腹部，应天枢之星象，故名天枢。

【主治】

《铜人》：疗夹脐切痛，时上冲心，烦满呕吐，霍乱寒症，泄利食不化，女子月事不时，血结成块，肠鸣腹痛不嗜食。

《针灸大成》：主奔豚，泄泻，胀疝，赤白痢，水痢不止，食不下，水肿腹胀肠鸣，上气冲胸，不能久立，久积冷气，绕脐切痛，时上冲心，烦满呕吐，霍乱，冬月感寒泄痢，疟寒热狂言，伤寒饮水过多，腹胀气喘，妇人女子癥瘕，血结成块，漏下赤白，月事不时。

【经验】

天枢穴可直刺1.5 ~ 3寸毫针，治疗肠鸣腹泻，配中脘、气海、下巨虚、三阴交、内关；腹部减肥，配三脘、大巨、期门、关元、阴陵泉、三阴交，深刺振动手法，效果良好。

（26）外陵

【穴名释义】

外，作表解，陵，冢也，穴在天枢下1寸，为地气所主，穴居腹表，其处腹肌隆起，喻腹直肌隆起且长者如陵，穴当其处，故名外陵。

【主治】

《针灸大成》：主腹痛，心下如悬，下引脐痛。

（27）大巨（液门、腋门）

【穴名释义】

大，通也，巨，大也，穴在天枢下2寸，即腹之方大处，有通调肠道之功能，故名。

【主治】

《针灸大成》：治少腹胀满，烦渴，小便难，颓疝偏枯，四肢不收，惊悸不眠。

【经验】

大巨可深刺，配天枢、气海、足三里、三阴交，治疗腹泻、腹胀。刺法：1.5～3寸毫针直刺。

（28）水道

【穴名释义】

《穴名选释》：水道，“道”指道路，本穴位在脐下3寸，关元旁2寸，关元为小肠之募，小肠主分清别浊，通调水道，本穴有通调水道，使水液渗注于膀胱的功能，故以为名。

【主治】

《铜人》：治少腹满引阴中痛，腰背强急，膀胱有寒，三焦结热，小便不利。

《针灸大成》：主妇人小腹胀满，痛引阴中，胞中瘕，子门寒，大小便不通。

【经验】

治疗妇人经血不畅、少腹痛、月经量少，配关元、中极、合谷、太溪，刺法：水道可直刺，不宜过深，1 ~ 1.5 寸即可，平补平泻法。

（29）归来（溪穴、溪谷）

【穴名释义】

归，还也；来，还也，凡固肾脏阴寒之气上逆或肝经气火冲逆而见咳逆、骨痿、少气及卵上入腹、痛引茎等症，针灸此穴，即可还复而愈，故名归来。

【主治】

《针灸大成》：主小腹贲豚，卵上入腹，引茎中痛，七疝，妇人血脏积冷。

【经验】

归来一般常用于妇科疾病，可直刺 1.5 寸毫针，尤其对月经量少、少腹寒冷者，多用灸法。

（30）气冲（气街、羊屎）

【穴名释义】

气冲是足阳明胃经气血输注的重要俞穴，在它上面的是气街穴，在它下面的是三里穴，本穴居归来穴下 1 寸，为胃经脉气上输之处，又为冲脉所起，故名。

【主治】

《铜人》：治肠中大热，不得安卧，腹有逆气上攻心，腹胀满淫泺，月水不利。身热腹中痛，溃疝阴肿难乳，子上抱心，痛不得息，气冲腰痛，不得俯仰，阴萎茎中痛，两丸骞痛不可忍。

《针灸大成》：主腹满不得正卧，颓疝，大肠中热，身热腹痛，大气石水，阴萎茎痛，两丸骞痛，小腹贲豚，腹有逆气上攻心，腹胀满，上抱心痛不得息，腰痛不得俯仰，淫泺，伤寒胃中热，妇人无子，小肠痛，月水不利，妊娠子上冲心，生难胞衣不出。

【经验】

气冲可直刺，用3寸毫针，缓慢进针，对治疗下肢沉重、卒中后遗症、下肢不遂、迈步困难、抬腿受限者，使针感沿经向下走窜。留针30分钟，起针后患肢倍感轻松。

（31）髀关

【穴名释义】

鱼腹股外侧曰髀；关，作界上之门，因喻足阳明之脉从此入髀，犹如髀界之关门，故名。

【主治】

《铜人》：治膝寒不仁痿厥，股内筋络急。

《针灸大成》：主腰痛，足麻木……不屈伸，小腹引喉痛。

【经验】

髀关，治疗下肢寒凉，中风半身不遂，下肢迈步困难、沉重。配伏兔、迈步（奇穴）、血海、太溪。刺法：补太溪，余穴平补平泻即可。

（32）伏兔（外丘、外勾）

【穴名释义】

因喻左右各三指按捺，上有肉起如兔状，髀前膝上的起肉又形似一兔伏卧，穴当其处，故名伏兔。

【主治】

《针灸大成》：主膝冷不得温，风劳痹逆，狂邪，手挛缩，身瘾疹，腹胀少气，头重脚气，妇人八部诸疾。

【经验】

伏兔可直刺，手法不宜过重。

（33）阴市（阴鼎）

【穴名释义】

阴市为足阳明脉气之俞穴，胃为水谷所归，五味皆入如市杂，故有“胃为之市”之说。市者，言其所聚也，内属阴，穴为阴气所聚之处，故名阴市。

【主治】

《铜人》：治寒疝少腹痛，胀满，腰以下伏兔上，寒如注水。

《针灸大成》：主腰脚如冷水，膝寒，痿痹不仁，不屈伸，卒寒疝，力痿少气，小腹痛，胀满，脚气，脚以下伏兔上寒，消渴。

【经验】

阴市，治疗风寒痹证，配风市，具有散风活络、温经散寒之功效，一般采用平补平泻法。

（34）梁丘（跨骨、鹤顶）

【穴名释义】

穴在腹直肌与腹外侧肌之间，因喻穴肉注起犹如梁丘，故以为名。

【主治】

《铜人》：治大惊，乳痛，寒痹膝不能屈伸。

《针灸大成》：主膝脚腰痛，冷痹不仁，跪难屈伸，足寒。

【经验】

梁丘为胃经郄穴，具有特殊作用。凡十二经的郄穴，均可治疗本脏腑的病位之疼痛，又有缓解急性疼痛的效果。本穴治疗胃脘疼痛，配公孙、内关、中脘，一般均用泻法。

（35）犊鼻

【穴名释义】

犊，牛子也，喻所在部位形如小牛之鼻，故以为名。

【主治】

《针灸大成》：主膝中痛不仁，难跪起，脚气，膝髌肿溃者不可治，不溃者可治，若犊鼻坚硬勿便攻，先洗熨，微刺之愈。

（36）足三里（鬼邪、下三里、下陵、下陵三里、下虚三里）

【穴名释义】

里，居也，穴为足阳明脉气汇聚之处，位在膝下 3 寸胻骨外侧而居，故名。

【主治】

《铜人》：治胃中寒，心腹胀满，胃气不足闻食臭，肠鸣腹痛食不化，秦承祖云：诸病皆治，食气水气，蛊毒痃癖，四肢肿泄，膝胻酸痛，目不明。

《针灸大成》：主……脏气虚惫，真气不足，腹痛食不化，大便不通，心闷不已，卒心痛，腹有逆气上攻，腰痛不得俯仰，小肠气，水之蛊毒，鬼击，痃癖，四肢满，膝胻酸痛，目不明，产妇血晕。

【经验】

足三里为胃经合穴，多气多血之穴，可直刺 1 ～ 2 寸。每日灸三里数壮，可收延年益寿之功。治疗冠心病、心绞痛，配膻中、内关、三阴交等；治疗疲劳综合征，配内关、三阴交，补法，可见奇效。

（37）上巨虚（上廉、巨虚上廉）

【穴名释义】

巨虚，谓胻外方大空虚处，因喻穴处空虚，居巨虚下廉之上，故名上巨虚，或巨虚上廉。

【主治】

《铜人》：治飧泄腹胁支满，狂走侠脐腹痛，食不化，喘息不能行，甄权云：治脏气不足，偏风胀腿，手足不仁，可灸以年为壮。

《针灸大成》：主脏气不足，偏风脚气，腰腿手足不仁，脚胫酸痛屈伸难，不久立，风水膝肿，骨水冷疼，大肠冷，食不化，飧泄，劳瘵，夹脐腹两胁痛，肠中切痛雷鸣，气上冲胸，喘息不能行，不能久立，伤寒胃中热。

【经验】

上巨虚可直刺或向上斜刺，治疗腹胀、肠鸣，可配三阴交、天枢、气海、中脘，尤以上腹效佳。

（38）条口

【穴名释义】

穴处按之，虚大有口，又直长条而下，故名条口。《腧穴命名汇解》：条口，狭长为条，出入经过之处为口，在取该穴时，须令患者正坐，使足跟着地，足尖向上，足处肌肉凹陷，出现一条口形状，因名条口。

【主治】

《铜人》：治膝胻寒酸痛，足缓履不收，湿痹足下热。

《针灸大成》：主足麻木，风气，足下热，不能久立，足寒膝痛，胫寒湿痹，脚痛胻肿，转筋，足缓不收。

【经验】

条口直刺1～2寸，对治疗卒中后遗症足内翻效果显著，以深刺2寸，针感向足踝走窜可见立效。

（39）下巨虚（下廉、巨虚下廉）

【穴名释义】

巨虚，谓胻外方大空虚处，穴在上廉下3寸，因喻穴处空虚，居巨虚上廉之下，故名。

【主治】

《铜人》：治少腹痛飧泄，次指间痛，唇干涎出不觉，不得汗出，毛发焦，脱肉少气，胃中热不嗜饮食，泄脓血，胸胁少腹痛，暴惊狂言非常，女子乳痛，喉痹，胫肿，足跗不收。

《针灸大成》：主小肠气不足，面无颜色，偏风腿痿，足不履地，热风冷痹不遂，风湿痹，喉痹，脚气不足，沉重，唇干……伤寒胃中热，不嗜食，泄脓血，胸胁小腹控睾而痛，时窘之后，当耳前热若寒甚，若独肩上热甚及小指次指间热痛……跟痛。

【经验】

下巨虚直刺或针尖向腹部方向斜刺，疗效同上巨虚，但偏于下腹，治疗少腹胀满、肠鸣，多用灸法。

（40）丰隆

【穴名释义】

丰隆系足阳明络穴，在外踝上8寸，于条口穴外侧凹陷中，别走足太阴脾经，因足阳明胃经谷气隆盛，治此处丰溢，其肉丰满而隆起，故名丰隆。

【主治】

《针灸大成》：主厥逆，大小便难，怠惰，腿膝酸，屈伸难，胸痛如刺，腹若刀切痛，风痰头痛，风逆四肢肿，足青身寒湿，喉痹不能言，登高而歌，弃衣而走，见鬼好笑，气逆则喉痹卒喑，实则癫狂泻之，虚则足不收，胫枯，补之。

【经验】

丰隆可直刺，常用于治疗痰盛之症，不论卒中后遗症之痰盛，还是喘咳之痰多，皆可刺之。先泻丰隆，再刺其他配穴，效果显著。

（41）解溪（鞋带）

【穴名释义】

穴在系鞋带处，故名解溪。又因解溪乃阳明经火穴，上为胻骨，下为跗骨，分解于此穴陷中，故名。

【主治】

《铜人》：治风面浮肿，颜黑，厥气上冲，腹胀，大便下重，瘈惊，膝股胻肿，转筋，目眩，头痛，癫疾，烦心悲泣，霍乱，头风面目赤。

《针灸大成》：主……眉攒疼不可忍。

【经验】

将足面仰起，于凹陷中直刺。配太溪、足三里，补法，颊车、颧髎灸法，留针30分钟，可美容，使面部皮肤变白且滋润。配丘墟、照海、绝骨治疗卒中后遗症足下垂，可收消肿止痛之功。

（42）冲阳（会原、趺阳、会骨、会屈、会涌）

【穴名释义】

冲，通道也，阳明多气多血，喻穴处为本经阳气之通道，故名冲阳。

【主治】

《针灸大成》：主偏风口眼㖞斜，跗肿，齿龋，发寒热，腹坚大，不嗜食，伤寒病振寒而欠，久狂，登高而歌，弃衣而走，足缓履不收，身前痛。

【经验】

冲阳采用直刺或斜刺，手法常用雀啄，泻法。

（43）陷谷

【穴名释义】

因喻有骨节而后有溪谷，穴在骨节后凹陷中，穴下陷如深谷，故名陷谷。

【主治】

《针灸大成》：主面目浮肿及水病善噫，肠鸣腹痛，热病无度，汗不出，振寒疟疾。

（44）内庭

【穴名释义】

见“单穴治验”。

（45）厉兑

【穴名释义】

岸危处曰厉，兑，穴也，喻穴，临危处；又穴与脾脉相通，兑为口，主口疾，故名。

【主治】

《铜人》：治尸厥，口噤气绝，状如中恶，心腹胀满，热病汗不出，寒热疟不嗜食，面肿足胻寒，喉痹齿龋，恶风鼻不利，多惊好卧。

《针灸大成》：主……狂欲登高而歌，弃衣而走，黄疸，鼽衄，口㖞唇裂，颈肿，膝膑肿痛，循胸、乳、气膺，伏兔、胻外廉、足跗上皆痛，消谷善饥，溺黄。

【经验】

厉兑为井穴，直刺 2 ~ 3 分，常用于休克、昏厥，为急救之穴。

4. 足太阴脾经（21 穴）

（1）隐白（鬼垒、鬼眼、阴白）

【穴名释义】

土者金之母，白者金之色，足太阴坤土，上接手太阴乾金。穴位在足大趾端内侧，为足太阴脉所起，手太阴经气所隐，故名隐白。

【主治】

《铜人》：治腹胀喘满，不得安卧，呕吐食不下，暴泄衄血，卒尸厥不识人，足寒不能温。

《针灸大成》：主……妇人月事过时不止，小儿客忤，慢惊风。

【经验】

隐白穴采用 0.5 ~ 1 寸毫针直刺，治疗夜寐不宁，乱像纷纭，噩梦惊醒，配内关、神门、三阴交，效佳。

（2）大都

【穴名释义】

大都乃脾经之荥穴。古者，邑有先庙曰都;《周礼 · 地官》言，四县为都，脾为土脏，乃四象之母，荥为火穴，又土之母，合乎先庙之义，经脉十二之次序，脾居四位，又合乎四县曰都之义，其穴在足大趾本节高起之后，赤白肉皆丰满，故名大都。

【主治】

《针灸大成》：主热病汗不出，不得卧，身重骨疼，伤寒手足逆冷，腹满善呕，烦热闷乱，吐逆，目眩，腰痛不可俯仰，绕踝风，胃心痛，腹胀胸满，心蛔痛，小儿客忤。

【经验】

大都穴采用1寸毫针直刺或向心斜刺，治疗小儿虫疾，配下脘、天枢、关元及脐周四穴（上下左右各隔0.5寸），尤以小儿俯卧入睡者效佳。

（3）太白

【穴名释义】

太，大也，穴在足大趾后内侧核骨下，赤白肉际陷中，故名；又释：察日行以处位太白，太白者，西方金之精，穴为土穴，土生金，西方金，其色白，西方白色……其应四时，上为太白星，穴应太白之星名，故名太白。

【主治】

《铜人》：治身热烦满，腹胀食不化，呕吐，泄脓血，腰痛，大便难，气逆，霍乱，腹中切痛。

《针灸大成》：主……膝股胻酸转筋，身重骨痛，胃心痛，腹胀胸满，心痛脉缓。

（4）公孙

见“单穴治验”。

（5）商丘（商坵）

【穴名释义】

丘，喻土之高处，商丘者，金也。穴为太阴所行，金气之所聚，位在足内踝下微前凹陷处，其处骨隆起似小丘，故名商丘。

【主治】

《针灸大成》：主腹胀，肠中鸣不便，脾虚令人不乐，身寒善太息，心悲，骨痹，气逆，痔疾，骨疽蚀，魇梦，痫瘈，寒热好呕，阴骨内痛。气壅，狐疝走上下，引小腹痛，不可俯仰。脾积痞气，黄疸，舌本强痛，腹胀，寒疟，溏，瘕泄水，面黄，善思善味，食不消，体重节痛，怠惰嗜卧，妇人绝子，小儿慢风。

【经验】

商丘穴采用 1 ~ 3 寸毫针直刺或向照海穴透刺，治疗踝关节肿痛、僵直，配阳陵泉、绝骨、八风，效佳。

（6）三阴交（承命、太阴、下之）

【穴名释义】

穴在内踝上 3 寸，骨下凹陷处，为足太阴、足厥阴、足少阴之会，故名三阴交。

【主治】

《针灸大成》：主脾胃虚弱，心腹胀满，不思饮食，脾病身重，四肢不举，腹胀肠鸣，溏泄食不化，痃癖，腹寒，膝内廉痛，小便不利，阴茎痛，足痿不能行，疝气，小便遗，胆虚，食后吐水，梦遗失精，霍乱，手足逆冷，呵欠，颊车蹉开，张口不和，男子阴茎痛，元脏发动，脐下痛不可忍，小儿客忤。妇人临经行房，羸瘦，癥瘕，漏血不止，月水不止，妊娠胎动，横生，产后恶露不行，去血过多，血崩晕，不省人事。如经脉塞闭不通，泻之立通。经脉虚耗不行者，补之，经脉益盛则通。

【经验】

三阴交是肝、脾、肾三经交会穴，本穴归属脾经，可直刺、向心斜刺，或向对侧（绝骨穴）透刺，为临床常用穴。具有健脾利湿、抗疲劳之功效。治疗疲劳综合征，配内关、足三里、中脘，运用补法留针 30 分钟，立效；治疗死胎不下、月经量少、少腹痛，配合谷、中极、曲骨，泻法；治疗失眠，配内关、神门、安眠（奇穴）、足三里，平补平泻，效果十分理想。

（7）漏谷（太阴络、阴经）

【穴名释义】

穴在内踝上 6 寸，骨下凹陷处，为足太阴络，因喻本经络脉由此漏而别走分出，穴似谷孔，故名漏谷。

【主治】

《针灸大成》：主肠鸣，强欠，心悲气逆，腹胀满急，痃癖冷气，食饮不为肌肤，膝痹足不能行。

【经验】

漏谷穴采用 1 ~ 1.5 寸毫针直刺或向膝方向斜刺，治疗下肢寒凉、沉重，配膝眼、血海、足三里，采用烧山火手法。

（8）地机（脾舍、地箕）

【穴名释义】

机，要也，穴在膝下 5 寸，内侧骨下陷中。足太阴脾脉之郄，脾属土，土为地之体，因喻足太阴气血所聚之要穴，故名地机。

【主治】

《铜人》：治女子血瘕，按之如汤沃股内至膝，丈夫溏泻，腹胁气胀水肿，腹坚不嗜食，小便不利。

《针灸大成》：主腰痛不可俯仰。

【经验】

地机为足太阴脾经郄穴，可治疗本经所发疼痛疾病，采用 1 ~ 1.5 寸毫针直刺或斜刺，治疗膝关节积液，配阴陵泉、关元、血海，平补平泻。

（9）阴陵泉（阴之陵泉）

【穴名释义】

泉，水原也，穴属水，在膝下内侧辅骨下陷中，足太阴脉气汇合之处，穴与阳陵泉相对。膝突如陵，陵起于上，泉出于下，穴当其处，故以为名。

【主治】

《铜人》：治腹中寒不嗜食，隔下满水胀腹坚，喘逆不得卧，腰痛不得俯仰，霍乱疝瘕，小便不利，气淋，寒热不节。

《针灸大成》：主……遗精，尿失禁不自知……阴痛，胸中热，暴泻飧泄。

【经验】

阴陵泉可直刺或向对侧（阳陵泉）透刺，治疗癃闭，配三阴交、关元、水道，1.5 寸毫针雀啄泻法，尿立排；治疗膝关节肿痛、弯曲受限，配血海、阳陵泉、三阴交，泻法。

（10）血海（百虫巢、血郄）

【穴名释义】

穴在膝膑上内廉白肉际 2 寸，足太阴脾脉气所发。脾，主裹血，温五脏。穴为脾血归聚之海，具祛瘀血、生新血之功能，属女子生血之海，故名血海。

【主治】

《铜人》：治女子漏下恶血，月事不调，逆气腹胀。

【经验】

血海，具养血、活血之功，采用直刺或斜刺，治疗月经不调、月经量少、血虚之证，以 1.5 寸毫针向胸腹斜刺，补法；治疗膝关节肿痛、下肢浮肿、足踝肿痛、行走不便，向膝关节方向斜刺，平补平泻；治疗贫血，配膈俞、至阳、中脘，补法。

（11）箕门（太阴内市）

【穴名释义】

箕为扬末去糠之具，穴在鱼腹上越两筋间阴股内廉，即于膝盖内缘直上 8 寸取之。取穴时，需两展其足，状如箕舌；又为脾气所出之门，故名箕门。

【主治】

《铜人》：治淋遗溺，鼠鼷肿痛，小便不通。

【经验】

箕门采用1～1.5寸毫针直刺，治疗卒中后遗症，患肢不遂、抬腿受限、迈步困难，配髀关、伏兔、迈步、足三里、阴陵泉，平补平泻，效佳。

（12）冲门（上慈宫、前章门）

【穴名释义】

冲门上去大横5寸，在府舍下横骨两端，腹股沟纹动脉处，因喻太阴之气，由此而上冲于腹，故名冲门。

【主治】

《针灸大成》：主腹寒气满，腹中积聚疼，癃，淫泺，阴疝，妇人难乳，妊娠子冲心，不得息。

【经验】

冲门穴采用3寸毫针直刺，治疗半身不遂、下肢沉重、迈步抬腿不举，配阳陵泉、气海、迈步（奇穴）、太溪，刺法：3寸毫针直刺，针感走窜足踝，平补平泻。

（13）府舍

【穴名释义】

府，指脏腑，舍，言其所居，穴为足太阴脾脉之腧穴，足太阴阴维厥阴之会，位在腹结下3寸。足太阴脉贯胃，属脾络嗌（通咽）。三阴脉上下一一入腹，络肝脾，结心肺，穴入诸脏腑聚集所居之处，并主其症，故名府舍。

【主治】

《针灸大成》：主疝瘕，痹中急痛，循胁上下抢心，腹满积聚，厥气霍乱。

【经验】

府舍直刺或向腹部斜刺，治疗子宫下垂，小肠疝气，配关元、中极、归来、提托（奇穴）、足三里、三阴交，1.5 寸毫针平补平泻。

（14）腹结（肠窘、肠屈、肠窟、阳窟、阳结、腹出）

【穴名释义】

穴在大横下 1 寸 3 分，为腹气之所结聚，主腹内诸疾，故名腹结。

【主治】

《针灸大成》：主咳逆，绕脐痛，腹寒泻痢，上抢心，咳逆。

【经验】

腹结为临床不常用之穴，可直刺。一般用于治疗肠套叠、肠梗阻。泻法强刺激可缓解疼痛。

（15）大横（肾气、人横）

【穴名释义】

横，平线为横，谓旁侧也。穴在腹哀下 3 寸，直脐旁，即在天枢穴向外横开 2 寸，天枢为大肠之募，内有大肠横过，穴当其位，故名大横。

【主治】

《针灸大成》：主大风逆气，多寒善悲，四肢不可举动，多寒洞痢。

【经验】

大横穴采用 1.5 ~ 3 寸毫针直刺，治疗腹胀、肠鸣，配天枢、气海、上巨虚，灸法治疗腹中寒气凝结效佳。

（16）腹哀（肠哀、肠屈）

【穴名释义】

穴在日月下 1.5 寸，因血居腹部，于此常有哀鸣之声，故以为名。

【主治】

《针灸大成》：主寒中食不化，大便脓血，腹中痛。

【经验】

腹哀可直刺 1 ~ 1.5 寸，不可深刺。

（17）食窦（命关）

【穴名释义】

窦，空也，穴在天溪下 1 寸 6 分凹陷处，喻食气从此空穴而入，故名食窦。

【主治】

《针灸大成》：主胸胁支满，膈间雷鸣，常有水声，膈痛。

【经验】

食窦穴采用 1 ~ 1.5 寸毫针直刺或斜刺，不可深刺，治疗胸胁胀满，配期门、大包、膻中、内关、太溪，平补平泻。

（18）天溪

【穴名释义】

肉之大会为谷，肉之小会为溪，穴在胸乡下 1 寸 6 分凹陷处，居天位。取穴时，需手外开，从膻中穴旁开 6 寸，在第 6 肋间肌肉之会合处，连于筋骨间是穴。应肉之小会，故名天溪。

【主治】

《铜人》：治胸中满痛，乳肿贲膺，咳逆上气，喉中作声。

《针灸大成》：主……妇人乳肿溃痈。

【经验】

天溪不可深刺，直刺 0.5 ~ 1 寸，斜刺 1.5 寸，治疗奔豚之气上冲于胸，配膻中、期门。临床中较少应用。

（19）胸乡

【穴名释义】

乡，所在处之意。穴在周荣下 1 寸 6 分凹陷处，若卧不得转侧，本穴主之。因穴居胸侧所在处而称胸之乡，故名胸乡。

【主治】

《针灸大成》：主胸胁支满，引胸背痛不得卧，转侧难。

【经验】

胸乡直刺 0.5 ~ 1 寸，斜刺 1.5 寸，可用灸法。

（20）周荣

【穴名释义】

穴为足太阴脾脉之腧穴，位在中府下 1 寸 6 分凹陷处，脾主运化，诸湿肿满，皆属于脾。因穴主胸胁胀满，饮食不下，针灸则统血散精，周荣全身，故以意为名。

【主治】

《针灸大成》：主胸胁满不得俯仰，食不下，喜饮，咳唾秽脓，咳逆多淫。

【经验】

周荣，不常用穴，不可深刺，直刺 3 ~ 8 分，禁灸法。

（21）大包（大胞）

【穴名释义】

穴在渊腋下 3 寸，脾之大络，因喻总统阴阳诸络，灌溉五脏，无所不包，故名大包。

【主治】

《铜人》：治腹有大气，气不得息，胸胁中痛。

《针灸大成》：主胸胁中痛，喘气，实则身尽痛，泻之，虚则百节尽皆纵，补之。

【经验】

大包，脾之大络，统属五脏之首，五脏之疾均可针刺大包，疏通五脏之气，可灸温五脏之寒。直刺 0.5 ~ 1 寸，斜刺 1.5 寸，不可深刺，手法不宜提插捻转或雀啄。治疗胸胁满胀，配期门、日月、曲池、足三里，泻法。治疗胸闷不舒、癔症发作，配膻中、中脘、内关，泻法。

5. 手少阴心经（9 穴）

（1）极泉

【穴名释义】

高及甚为极，君位曰极，如登极，取至高无上之意，穴在腋下筋间动脉，入胸中，为手少阴心脉之腧穴。心者，君主之宫，其穴甚高，如君登极，至高无上，心脉流注，似泉水下流，故名极泉。

【主治】

《针灸大成》：主臂肘厥寒，四肢不收，心痛干呕，烦渴，目黄，胁满痛，悲愁不乐。

【经验】

极泉穴不宜深刺，采用 1 寸毫针，举臂动脉应手处取穴，缓慢进针，雀啄术，不提插捻转，针感沿经达上肢内侧及胸胁即可。

（2）青灵（青灵泉）

【穴名释义】

穴在肘上 3 寸，为心经腧穴。心者，生之本，神之变，意即心是生命的根本。神灵智慧变化起源之处；穴属心脉，主头部神志疾患，故以为名。

【主治】

《铜人》：在肘上 3 寸，举臂取之。治肩臂不举，不能带衣，头痛振寒，目黄胁痛。

【经验】

用1 ~ 1.5 寸毫针直刺或斜刺，点刺不留针，治疗卒中后遗症上臂不举，伸肘举臂取之，不留针。治疗黄疸型肝炎、目黄，取之不留针或放血疗法。

(3)少海(曲节)

【穴名释义】

少海者，水也，在肘内廉节后凹陷处，为手太阴脉气汇聚之处，因喻穴为少阴之海，故名少海。

【主治】

《铜人》：治寒热齿龋痛，目眩发狂，呕吐涎沫，项不得回顾，肘挛腋胁下痛，四肢不得举，甄权云：屈手向头取之，治齿寒脑风头痛。

《针灸大成》：主齿寒，脑风头痛，气逆噫哕，瘰疬，心疼，手颤健忘。

【经验】

少海穴直刺或透曲池，不可速刺，缓刺进针到地部行补泻手法，以达到气至病所。

(4)灵道

【穴名释义】

穴在掌后1.5寸，或曰1寸。心藏神，灵，神也。穴为手少阴脉所行之经穴，经营于此，喻心脉之渠道，故名灵道。

【主治】

《针灸大成》：主心痛，干呕，悲恐，相引瘈疭，肘挛，暴喑不能言。

【经验】

用1寸毫针直刺或斜刺，治疗失眠梦多，配神门、内关、三阴交，补法。

(5)通里(通理)

【穴名释义】

本穴在腕后1寸，为手少阴之络，手太阴络系从本穴分出，走向手太阳经其支脉别而上行，沿本经循环心中，联系舌根，归属目系，凡邪实膈间、支而不畅、虚不能言者，本穴可通其脉气。穴系手少阴脉气别通为络之居处，故名通里。

【主治】

《铜人》：治热病卒心中懊侬，数欠频呻，悲恐目眩头痛，面亦而热心悸肘臂臑痛，实则支隔，虚则不能言，苦呕喉痹，少气遗溺。

《针灸大成》：主目眩头痛，热病先不乐，数日懊侬，数欠频呻悲，面热无汗，头风，暴喑不言，目痛心悸，肘臂臑痛，苦呕喉痹，少气遗溺，妇人经血过多崩中。

【经验】

用1寸毫针直刺或斜刺，治疗卒中后遗症失语，配哑门、增音（奇穴），哑门、增音，点刺泻法，留针30分钟，补法。治疗心中烦闷、心悸不宁，配膻中、鸠尾、内关、三阴交，平补平泻。

（6）阴郄（石宫、少阴郄）

【穴名释义】

穴在掌后脉中，去腕0.5寸，手少阴郄，穴为心手少阴脉之郄穴，故名阴郄。

【主治】

《铜人》：治失喑不能言，洒淅振寒，厥逆心痛，霍乱胸中满，衄血惊恐。

《针灸大成》：主鼻衄吐血。

【经验】

阴郄穴为心经郄穴，用0.5 ~ 1寸毫针，刺之治疗心绞痛发作，配膻中、中脘、内关、足三里、三阴交，治疗胸痹效佳。

（7）神门（锐中、中都、兑冲）

【穴名释义】

心者，君主之官，神明出焉；心藏神，主神，穴为心脉之腧穴，为心气所出之处，故名神门。

【主治】

《铜人》：治疟心烦，甚欲得饮冷，恶寒则欲处温中，咽干不嗜食，心痛数噫，恐惊，少气不足，手臂寒，喘逆，身热犯悲哭，呕血上气，遗溺，大小人五痫。

《针灸大成》：主手臂寒，面赤喜笑，掌中热而啘，目黄胁痛，喘逆身热，狂悲狂笑，呕血吐血，振寒上气，遗溺失音，心性痴呆，健忘，心积伏梁，大小人五痫。

【经验】

神门穴为临床常用之穴，本穴有安神除烦之功。采用 0.5 ~ 1 寸毫针直刺，治疗心血不足、气虚，配内关、足三里、太溪、膻中，补法；治疗心烦意乱、安神，配中脘、通里、气海、期门、太冲或行间，平补平泻。

（8）少府（兑骨）

【穴名释义】

穴在小指本节，后凹陷中处，与手厥阴经劳宫穴相平直。府，文脏也，引申聚集之义。因喻本穴为手少阴脉气汇聚之处，故名少府。

【主治】

《铜人》：治烦满少气，悲恐畏人，掌中热，肘腋挛急，胸中痛，手卷不伸。

《针灸大成》：主痎疟久不愈，振寒。阴挺出，阴痒阴痛。遗尿偏坠，小便不利，太息。

【经验】

少府穴采用 1 ~ 2 寸毫针直刺或透劳宫穴，治疗手臂拘挛，配合谷、外关、曲池，平补平泻。

（9）少冲（经始）

【穴名释义】

本穴在手小指内侧之端，若去指甲角如韭叶之处，属本经井穴，犹如井泉之发，脉气正深，为手少阴心脉冲出之所在，又少也可喻小，韭叶者也，作少许解，故以为名。

【主治】

《铜人》：治热病烦满，上气心痛，痰冷少气，悲恐善惊，掌中热，胸中痛，口中热，咽中酸，乍寒乍热，手挛不伸，引肘腋痛。

《针灸大成》：主热病烦满，上气嗌干渴，目黄，臑臂内后廉痛，胸心痛，痰气，悲惊寒热，肘痛不伸，张洁古治前阴臊臭，泻肝行间，后于此穴以治其标。

【经验】

少冲为急救常用之穴，采用 3 ~ 5 分毫针直刺，治疗昏厥，泻法直刺，立醒；配内关，治疗心绞痛，泻法立缓。

6. 手太阳小肠经（19 穴）

（1）少泽（小结、小吉）

【穴名释义】

少，小也。穴在手小指之端，去爪甲一分凹陷处，手太阳脉井穴，心脉交于本穴，心与小肠相合，似山泽通气，故名少泽。

【主治】

《铜人》：治疟寒热，汗不出，喉痹舌强，口干心烦，臂痛瘈疭，咳嗽，颈项急不可顾，目生肤翳覆瞳子。

《针灸大成》：主口中涎唾。

【经验】

用 2 ~ 3 分毫针直刺或斜向掌腕刺，治疗产后乳少，配膻中、乳根、中脘，因肝郁气滞回乳加配期门、行间，泻法。

（2）前谷（手太阳）

【穴名释义】

穴当手小指外侧本节前凹陷处，其所在处骨肉相会凹陷如谷，故名前谷。

【主治】

《铜人》：治热病汗不出，痎疟，癫疾，耳鸣，颔肿，喉痹，咳嗽，衄血，颈项痛、鼻塞不利，目中白翳，臂不得举。

《针灸大成》：主颊肿引耳后……妇人产后无乳。

【经验】

用2～3分毫针直刺，可用灸法。

（3）后溪

【穴名释义】

穴在手小指外侧，本节后凹陷处，握拳时，穴处肉起如山峰，按之似小溪之曲处，故名后溪。

【主治】

《铜人》：治疟寒热，目赤生翳，鼻衄耳聋，胸满颈项强，不得回顾，癫疾，臂肘挛。

《针灸大成》：主……痂疥。

【经验】

用1～3寸毫针直刺，透劳宫、合谷，泻法治疗肩臂不举，边刺边抬举上肢；治疗卒中后遗症手臂拘挛，配外关、郄门、曲池、天井，透针法，五指伸开，效显。

（4）腕骨

【穴名释义】

穴在手外侧前起骨（豌豆骨）下凹陷之处，故名腕骨。

【主治】

《针灸大成》：主热病汗不出，胁下痛不得息，颈颔肿，寒热，耳鸣，目冷泪生翳，狂惕，偏枯，臂肘不得屈伸，痎疟头痛，惊风，瘈疭，五指掣，头痛。

【经验】

用0.5～1寸毫针直刺，或斜向腕刺，治疗黄疸，配胆俞、至阳、阳陵泉或胆囊穴（奇穴），泻法；治疗五指拘挛，配外关。

（5）阳谷

【穴名释义】

本穴为手太阳脉之经穴，位在手外侧腕中，兑骨下（天骨茎突前外下方）凹陷处，其处不如阳溪、阳池之宽深，形似小谷，故名阳谷。

【主治】

《铜人》：治癫疾狂走，热病汗不出，胁痛，颈颔肿，寒热，耳聋，耳鸣，齿龋痛，臂腕外侧痛不举，妄言左右顾，瘈疭目眩。

《针灸大成》：主……小儿瘈疭，舌强不嗍乳。

【经验】

阳谷穴采用0.5 ~ 1寸毫针直刺，治疗舌强不语，配增音（奇穴）、上廉泉、天突（点刺），泻法。

（6）养老

【穴名释义】

穴在手踝骨上（即天骨茎突）一寸，腕后1寸凹陷处，为手太阳小肠经之郄。考小肠之功能为吸收水谷所化之精微，以供养全身，又因本穴可治由外因侵犯本经脉气所发生的病变，以及本经主液体所发生的病变，如耳聋、目视不明、肩臂疼痛等老年病，故名养老。

【主治】

《针灸大成》：主肩臂酸疼，肩欲折，臂如拔，手不能自上下，目视不明。

【经验】

用3分 ~ 1寸毫针直刺或斜刺，治疗目视不明用泻法。

（7）支正

【穴名释义】

正，正经也，支，络脉也，穴为手太阳络，位在腕背横纹上

5 寸，手太阳正经之上，其支别络于手太阴之脉，故曰支正。

【主治】

《铜人》：治寒热颔肿，肘挛，头痛目眩，风虚惊恐，狂惕。

《针灸大成》：主风虚，惊恐悲愁，癫狂，五劳，四肢虚弱，肘臂挛难屈伸，手不握，十指尽痛，热痛先腰颈酸，喜渴，强项，疣目。实则节弛肘废，泻之；虚则生疣小如指，痂疥，补之。

【经验】

用 0.5 ~ 2 寸毫针斜刺向腋下肩背，治疗卒中后遗症肘臂拘挛、五指不握，配少海、肩内陵（奇穴），腋缝透胛缝，实者泻法，虚者补法，加灸。

（8）小海

【穴名释义】

小肠手太阳之脉，循咽，下膈，抵胃，属小肠；小肠与胃相连，胃为水谷之海，又六经为川，肠胃为海，穴为小肠经脉气汇合之处，喻为小肠经之海，故名小海。

【主治】

《铜人》：治寒热齿龈肿，风眩颈项痛，疡肿振寒，肘腋肿少腹痛，四肢不举。

《针灸大成》：主颈颔，肩臑，肘臂外后廉痛……小腹痛，痫发羊鸣，戾颈，瘈疭狂走，颔肿不可回顾，肩似拔，臑似折，耳聋，目黄，颊肿。

【经验】

用 0.5 ~ 1 寸毫针直刺，治疗肘臂肿痛，配曲池、郄门、劳宫；治疗网球肘，配肘尖扬刺，曲池透小海。

（9）肩贞

【穴名释义】

贞，正也，穴在肩胛骨外缘弯曲处之下，两骨（指肩胛骨与肱骨）分解之间，肩髃穴之凹陷处，那是肩之正处，故名肩贞。

【主治】

《针灸大成》：主伤寒寒热，耳鸣耳聋，缺盆肩中热痛，风痹，手足麻木不举。

【经验】

用 1 ~ 1.5 寸毫针直刺，或向对侧刺 3 寸，注意定位准确，避免伤及胸腔，可用灸法。

（10）臑俞（臑输）

【穴名释义】

穴在肩髎穴后内下方肩胛骨上廉凹陷处，即当上肢的上节内侧之处，为手太阳脉之俞穴，因膊下对腋为臑，穴当其处，故名臑俞。

【主治】

《铜人》：治寒热肩肿，引胛中痛，臂酸无力。

《针灸大成》：主臂酸无力，肩痛引胛，寒热气肿胫痛。

【经验】

用 0.5 ~ 1 寸毫针直刺，准确选穴，不可深刺。

（11）天宗

【穴名释义】

天者，阳之宗。宗者，属也。穴为小肠手太阳脉之俞穴。小肠宗天气所生。穴在秉风后大骨下陷处，居天位，为手太阳小肠经脉气所属，故名天宗。

【主治】

《针灸大成》：主肩臂酸痛，肘外后廉痛，颊颔肿。

【经验】

用 1 ~ 1.5 寸毫针直刺，治疗肩臂肿痛、不举、项强、颈项肿痛，效果显著。运用手法，使针感气至病所，效果更佳。

（12）秉风

【穴名释义】

秉，执也，操持亦皆执也。穴为手阳明、手太阳、手足少阳四脉之会，位在天髎外，肩上小颙骨后，主治风病，故名秉风。

【主治】

《铜人》：治肩痛不能举。

【经验】

用 0.5 ~ 1 寸毫针直刺，不可深刺，治疗肩臂不举、颈项疼痛，配巨骨、曲垣、天宗，平补平泻，虚者加灸。

（13）曲垣

【穴名释义】

卑曰垣，墙也。穴在肩中央胛骨曲陷处。胛似墙，其穴比秉风低卑，故名曲垣。

【主治】

《铜人》：治肩痛，周痹，气注肩膊，拘急疼闷。

【经验】

用 0.5 ~ 1 寸毫针直刺，不可深刺，治疗风湿热，配大椎放血；治疗肩臂肿痛、颈项活动受限，配天宗、天柱、外关，平补平泻。

（14）肩外俞

【穴名释义】

穴在肩胛上廉，去脊 3 寸陷中，因其位于肩中俞之外侧，故名肩中俞。

【主治】

《铜人》：治肩胛痛，热而寒至肘。

【经验】

肩外俞穴采用 0.5 ~ 1 寸毫针直刺，不可深刺，斜刺 1.5 寸，可用灸法。

（15）肩中俞

【穴名释义】

穴在肩胛内廉，去脊 2 寸凹陷中，即在肩井与大椎之中间，故名肩中俞。

【主治】

《铜人》：治寒热，目视不明，咳嗽上气，唾血。

【经验】

用 0.5 ~ 1 寸毫针直刺，斜刺 1.5 寸，治疗视神经炎、弱视，配翳明（奇穴）、头窍阴、中渚、曲池，平补平泻，虚者加灸。

（16）天窗（窗笼、窗龙、窗聋）

【穴名释义】

小肠者，天气所生也。穴在曲颊下，扶突穴后，颈升动脉凹陷处，居天位，窗通孔也。穴系天部通气之孔穴，故名天窗。

【主治】

《针灸大成》：主痔瘘，颈痛，肩痛引项不得回顾，耳聋颊肿，喉中痛，暴喑不能言，齿噤中风。

【经验】

用 0.5 ~ 1 寸毫针直刺，不可深刺，手法不可提插、捻转或雀啄得气。

（17）天容

【穴名释义】

容，或也。穴为小肠脉之俞穴。小肠者，天气主之，其脉自此入面容，又穴在耳下曲颊后，居天位，其处广而有容，故名天容。

【主治】

《针灸大成》：主喉寒热，咽中如鲠，瘿颈项痈，不可回顾，不能言，胸痛，胸满不得息，呕逆吐沫，齿噤，耳聋耳鸣。

【经验】

用0.5 ~ 1寸毫针直刺，或斜刺向脊1.5寸，治疗甲状腺肿大，配曲池、至阳、太溪、局部三针，泻法，虚者加灸。

（18）颧髎（兑骨、权髎）

【穴名释义】

髎，空穴也。穴在烦骨下廉陷中之空穴，“烦”，即颧，故名颧髎或颧窌。

【主治】

《针灸大成》：主口㖞，面赤目黄，眼瞤动不止，（出页）肿齿痛。

【经验】

用0.5 ~ 1寸毫针直刺，斜刺1.5寸，治疗牙痛，配下关、颊车、合谷，斜向牙齿，上牙痛效果佳。

（19）听宫（多所闻）

【穴名释义】

宫，五音之首，针此穴能听五音，可以恢复听力，又因此穴在耳屏前，深居于耳轮之内，而以宫相喻，故名听宫。

【主治】

《铜人》：治耳聋，如物填塞无所闻，耳中嘈嘈，心腹满，臂痛，失声。

《针灸大成》：主失音，癫疾，心腹满，聤耳。

【经验】

听宫穴为治疗耳聋、耳鸣常用之穴，张口凹陷中取之，手法提插捻转，针感沉胀，耳内发热，效佳，虚则补之，实则泻之，配曲池、四渎、翳风，效果显著。

7. 足太阳膀胱经（67穴）

（1）睛明（多泪孔、精明、泪控、目内眦、内眦处）

【穴名释义】

穴在目内眦处，即在目内眦边缘角上1分许，主目视不明，故名睛明。

【主治】

《铜人》：攀睛翳膜覆瞳子，恶风汗出，目内眦痒痛，小儿雀目，疳眼，大人气眼冷泪，目视不明，大眦胬肉侵睛，针入1.5寸，留三呼，禁不可灸，雀目者，宜可久留针，然后速出针。

《针灸大成》：主目远视不明，恶风泪出，憎寒头痛，目眩内眦赤痛，（目巟）（目巟）无见，眦痒，淫肤白翳，大眦攀睛胬肉，侵睛雀目，瞳子生瘴，小儿疳眼，大人气眼冷泪。按东垣曰：刺太阳、阳明出血，则目愈明。盖此经多血少气，故目翳与赤痛从内眦起者，刺睛明、攒竹，以宣泄太阳之热，然睛明刺一分半，攒竹刺一分三分，为适浅深之宜。今医家刺攒竹，卧针直抵睛明，不补不泻，而又久留针，非古人意也。

【经验】

用1～1.5寸毫针直刺，令患者闭目沿目眦角凹陷中缓慢进针，如遇阻力，不可强进，随针下空洞感轻微提插捻转，指弹。眼睛周围毛细血管丰富，起针时应左手用棉球按压15～30秒，缓慢轻轻出针，避免皮下出血。该穴对治疗眼疾效果显著，治疗见风流泪，配下睛明、承泣、曲池，1次即愈，久病3次即愈；治疗青光眼，配攒竹、球后、曲池；治疗近视眼，配太阳、聪会、翳明；治疗视神经炎，眼底出血，弱视，配头维、聪会、曲池、光明、瞳子髎、中脘。

（2）攒竹（员在、始光、夜光、明光、员柱、光明、小竹、眉中、元柱、眉本、眉头）

见“单穴治验”。

（3）眉冲

【穴名释义】

眉冲两穴，当眉头直上入发际之处，便是本穴所在，足太阳之脉，起于目内眦，系经眉头直冲向上至本穴，故名眉冲。

【主治】

《针灸资生经》:《明堂》上经有眉冲穴，而《铜人》经无之，理目五股痛，头痛鼻塞等疾，所不可度者，其穴与曲差相近，故附于此。

《针灸大成》：主五痫，头痛，鼻塞。

【经验】

用 0.5 ~ 1.5 寸毫针直刺或向头顶斜刺，治疗感冒引起闭塞，配迎香、合谷。

（4）曲差（鼻冲）

【穴名释义】

曲差：侠神庭两旁各 1.5 寸入发际，因喻自攒竹而上，曲而向外，略有参差，故名曲差。

【主治】

《铜人》：治心中烦满，汗不出，头顶痛，身体烦热，目视不明。

《针灸大成》：主目不明，鼽衄，鼻塞，鼻疮……项肿。

【经验】

用 0.5 ~ 1.5 寸毫针直刺或向头顶斜刺，治疗厥阴头痛，配四神聪、行间、足临泣。

（5）五处（巨处）

【穴名释义】

穴在督脉旁去上星 1.5 寸，因喻穴居足太阳膀胱经起始第 5 个穴位处，故名五处。

【主治】

《针灸大成》：主脊强反折，瘛疭癫疾，头风热，目眩，目不明，目上戴不识人。

【经验】

用0.5～1寸毫针直刺或斜刺，治疗卒中后遗症、肢体不灵活，配攒竹、风池、风府，泻法。

（6）承光

【穴名释义】

承光，下载上也，穴在五处后2寸，足太阳之脉，起目内眦睛明穴，上额循攒竹，过神庭，历曲差、五处、承光、通天，自通天斜行左右，相交于顶上百会穴，有下载上之意，又穴主目疾，使目光明，故名承光。

【主治】

《针灸大成》：主风眩头痛，呕吐心烦，鼻塞不闻香臭，口㖞，鼻多清涕，目生白翳。

【经验】

用0.5～1寸毫针直刺或斜刺，治疗偏头痛或后头痛，配风池、头维、率谷，泻法。

（7）通天（天白、天伯、天白）

【穴名释义】

穴在承光后1.5寸，穴处为至高之地，喻脉气通于天之意，故名通天。

【主治】

《铜人》：治颈项转侧难，鼻塞闷，偏风口㖞，鼻多清涕，衄血头重。

《针灸大成》：主……瘿气，鼻衄，鼻疮，鼻窒，鼻多清涕，头旋，尸厥，口㖞，喘息，头重，暂起僵仆，瘿瘤。

【经验】

用 1 ~ 1.5 寸毫针直刺或斜刺，治疗白内障，配睛明、攒竹；治疗落枕，配风池、天柱、绝骨；治疗癫狂，配哑门、大椎、陶道（点刺不留针）、内关、劳宫、中脘。

（8）络却（强阳、脑盖）

【穴名释义】

穴在通天后 1.3 寸，足太阳直行的经脉，从顶巅内深入络于脑髓，不出向下，行时却而向后，穴当其处，故名络却。

【主治】

《针灸大成》：主头眩耳鸣，狂者瘈疭，恍惚不休，腹胀，青盲内障，目无所见。

【经验】

用 0.5 ~ 1.5 寸毫针直刺或斜刺，治疗瘿瘤，配局部三针、曲池，留针 30 分钟。

（9）玉枕

【穴名释义】

玉枕在络却穴后 7 分，脑户穴两旁 1.3 寸，玉枕骨处，又主失枕，故名玉枕。

【主治】

《铜人》：治目痛不能视，脑风络痛，不可忍者。

《针灸大成》：主目痛如脱，不能远视，内连系急，头风痛不可忍，鼻窒不闻。

【经验】

玉枕穴采用直刺或斜刺，治疗行走失衡，小脑发育不全，配头窍阴、风府。

（10）天柱

【穴名释义】

穴在斜方肌起始部，项后发际大筋外廉凹陷处，即柱骨（大椎穴上接脑下之椎骨）的两旁，居天位，又应天柱星名，故名天柱。

【主治】

《铜人》：治足不任身体，肩背痛欲折，目瞑视，今附治颈项筋急不得回顾，头旋脑痛。

《针灸大成》：主……头风鼻不知香臭，脑重，目如脱，项如拔，项强不得回顾。

【经验】

用 1 ~ 1.5 寸毫针直刺，禁灸，治疗高血压症，配风池、曲池、百会、足三里、三阴交、太溪、太冲。

（11）大杼

【穴名释义】

穴为背中大腧，因在背腧之中，它的部位高居于五脏六腑各穴之上，又位在杼骨之端，故名大杼。

【主治】

《铜人》：痎疟，颈项强不可俯仰，头痛，振寒，瘈疭，气实胁满，伤寒汗不出，脊强喉痒，烦满风劳气咳嗽，胸中郁郁，身热目眩。

《针灸大成》：主膝痛不可屈伸，伤寒汗不出，腰脊痛，胸中郁郁，热甚不已，头风振寒，项强不可俯仰，痎疟，头旋，劳气咳嗽，身热目眩，腹痛，僵仆不能久立，烦满里急，身不安，筋挛癫疾，身踡挛急脉大。

【经验】

大杼穴为八会穴中的骨会，对治疗骨病具奇效，采用 1 ~ 1.5 寸毫针直刺或斜刺向脊，治疗腰脊背痛，配大椎、风门、至阳、命门、委中；治疗膝关节痛，配血海、膝眼、阳陵泉、绝骨；治疗强直性脊柱炎，配华佗夹脊穴，效果理想。

（12）风门（热府）

【穴名释义】

穴在第2椎下两旁，各1.5寸，是风邪入侵体内之门户，又主风疾，故名风门。

【主治】

《铜人》：治伤寒颈项强，目瞑多嚏，鼻鼽出清涕，风劳呕逆上气，胸背痛喘，气卧不安，针入5分，留7呼，今附若频刺泄诸阳热气，背永不发痈血。

《针灸大成》：主发背痈疽，身热上气喘气，咳逆胸背痛，风劳呕吐，多嚏，鼻鼽出清涕，伤寒头项强，目瞑，胸中热，卧不安。

【经验】

风门乃风入之门户，采用直刺1寸或斜向脊1.5寸，治疗风寒感冒咳嗽，配肺俞、曲池、风池、大椎，立止。刺法：风门、肺俞刺后拔罐，大椎放血拔罐，见红即可，曲池、风池泻法，咳嗽加尺泽、列缺。凡风邪入侵之疾，取风门皆有效。

（13）肺俞

【穴名释义】

五脏之腧，背，肺之为脏，附着于第3椎中，穴在第3椎下两旁各1.5寸，是肺气转输输注之穴，是治肺之重要腧穴，故名肺俞。

【主治】

《铜人》：治上气呕吐，支满不嗜食，汗不出，腰背强痛，寒热喘满，虚烦口干，传尸骨蒸劳，肺痿咳嗽，针入三分留七呼，得气即泻出。《针灸甲乙经》《甄权针经》云：在第3椎下两旁，以搭手左取右，右取左，当中指末是穴，治胸中气满，背偻如龟，腰强头目眩，令人失颜色。

《针灸大成》：主瘿气，黄疸，劳瘵，口舌干，劳热上气，腰脊强痛，寒热喘满，虚烦，传尸骨蒸，肺痿咳嗽，肉痛皮痒，呕吐支满不嗜食，狂走欲自杀，背偻，肺中风，偃卧，胸满短气，瞀闷汗出，百毒病，食后吐水，小儿龟背。

【经验】

膀胱经的背部俞穴，会聚了各脏腑之气，每一个俞穴都能治疗本脏腑所发作之疾病，同时各俞穴亦有共同点和不同点，临床应合理配穴、经常应用，但其位置在背部，自肺俞至三焦俞绝不可深刺，不可用提插手法，直刺 5 ~ 8 分或斜刺 1.5 寸，运用补泻手法可采用迎随补泻，根据三阴三阳、阴升阳降的原理，逆经为泻，顺经为补，针尖向脊刺入可谓平补平泻，运用捻转、雀啄、振颤或刮针手法使之得气。自肾俞至白环俞可直刺 1.5 寸或更深，均可用灸法或放血，心阴不足者心俞不宜用灸法。

肺俞可采用 5 ~ 8 分毫针直刺或斜刺，治疗皮肤病可配大椎（放血）、曲池、尺泽（放血或针刺）。

（14）厥阴俞

【穴名释义】

厥阴俞，即心包络俞也，穴在肺俞与心俞之间，是手厥阴心包络，气血输注之处，厥阴有消尽之意，本穴可治心气不固，四肢厥逆之证，故名厥阴俞。

【主治】

《铜人》：治逆气呕吐，心痛，留结胸中烦闷。

《针灸大成》：主咳逆牙痛，心痛，胸满呕吐，留结烦闷。

【经验】

用 0.5 ~ 0.8 寸毫针直刺或斜刺 1.5 寸，治疗心阴不足，夜寐不宁，乱梦纷纭，配心俞、魂门、魄户、神门、太溪。刺法：厥阴俞针尖向上刺，魂门、魄户针尖向脊刺，留针 30 分钟，夜尿频加命门。

（15）心俞（背俞、伍焦之间、心之俞）

【穴名释义】

心形如未放莲花，附着于脊之第5椎，穴在第5椎下两旁各1.5寸，是心气转输输注之穴，是治心疾之重要腧穴，故名心俞。

【主治】

《铜人》：治心中风，狂走发痛，语悲泣，心胸闷乱烦满汗不出，结积寒热，呕吐，不下食，咳唾血。

【经验】

心俞既可止自汗也可发汗（汗为心之液），治疗心烦意乱，胸闷不舒，配厥阴俞、肝俞、肾俞、膈俞、内关、神门；治疗健忘，记忆力减退，配聪会、膈俞，治疗自汗，配合谷、止汗穴（三阴交后1寸），均为补法，可加灸。

（16）督俞（高益、高盖）

【穴名释义】

督俞，亦称督脉俞，在第6椎下两旁各1.5寸，言督脉之气转输输注之穴，故名督俞或督脉俞。

【主治】

《针灸大成》：主寒热心痛，腹痛雷鸣气逆。

【经验】

用5～8分毫针直刺或斜刺1.5寸，治疗高血压，配百会、天柱、曲池、三阴交，泻法；治疗强直性脊柱炎，配华佗夹脊穴，平补平泻。

（17）膈俞（七焦之间）

【穴名释义】

穴在第7椎下两旁各1.5寸，内应横膈，为主膈胃寒痰、噎膈等疾之腧穴，故名膈俞。

【主治】

《铜人》：治咳而呕逆，膈胃寒痰食饮不下，胸满支肿，两胁痛，腹胀胃脘暴痛，热病汗不出，喉痹，腹中积癖，默默嗜卧，四肢怠惰，不欲动，身常湿，不能食，食则心痛，周痹，身皆痛。

《针灸大成》：主心痛，周痹，吐食翻胃，骨蒸，四肢怠惰，嗜卧，痃癖，咳逆呕吐，鬲胃寒痰，食饮不下，热病汗不出，身重常湿，不能食，食则心痛，身痛肿胀，胁腹满，自汗盗汗。

【经验】

膈俞为八会穴中的血会，可治疗一切血疾，用 5 ~ 8 分毫针直刺或斜刺 1.5 寸，治疗缺铁性贫血，配大杼、命门、肝俞、脾俞、血海、足三里，补法；治疗肺结核咯血，配肺俞、心俞、气海、列缺、尺泽；治疗慢性呃逆，配至阳（自至阳上 0.5 寸向腰骶方向进针），泻法。

（18）肝俞

【穴名释义】

穴在第 9 椎下两旁各 1.5 寸，内应肝，是肝气转输输注之穴，是治肝之重要腧穴，故名肝俞。

【主治】

《千金》云：咳引两胁急痛不得息，转侧难，撅肋下与脊相引而反折，目戴上，目眩循眉头痛，惊狂衄衄，起则目（目巟）（目巟），生白翳，咳引胸中痛，寒疝少腹痛，唾血短气，热病瘥后，食五辛目暗，肝中风，踞坐不得低头，绕两目连额上色微青。积聚痞痛。

《针灸大成》：主多怒，黄疸鼻酸，热病后目暗泪出，目眩，气短，咯血，目上视，咳逆，口干，寒疝，筋寒，热痉筋急相引，转筋入腹将死。

【经验】

肝主筋开窍于目，采用 5 ~ 8 分毫针直刺或斜刺 1.5 寸，平肝息怒，配胆俞、肾俞、内关，可加配太冲或行间、太溪；治疗目赤，红眼病，配至阳、睛明、丝竹空，泻法，加耳尖放血。

（19）胆俞

【穴名释义】

穴在第 10 椎下两旁各 1.5 寸，为胆气转输输注之穴，是治肝之重要腧穴，故名胆俞。

【主治】

《铜人》：治心腹胀满，呕则食无所出，口苦舌干，咽中痛，食不下，目黄，胸胁不能转侧，头痛振寒汗不出，腋下肿。

《针灸大成》：主头痛，振寒汗不出，腋下肿胀，口苦舌干，咽痛干呕吐，骨蒸劳热，食不下，目黄。按《资生经》所载，崔知悌平取四花穴，上二穴是膈俞，下二穴是胆俞，四穴主血，故取此以治劳瘵。后世误以为四花穴为斜取，非也。

【经验】

用 5 ~ 8 分毫针直刺或斜刺 1.5 寸，治疗胆囊炎、胆道蛔虫、胆结石，平肝利胆，配肝俞、日月、胆囊穴（阳陵泉直下 2 横指），泻法。

（20）脾俞（十一焦之间）

【穴名释义】

穴在第 11 椎下两旁相去脊各 1.5 寸，是脾气转输输注之穴，是治脾之重要腧穴，故名脾俞。

【主治】

《铜人》：治腹胀引胸背痛，食引倍多，身渐羸瘦，黄疸，善欠，胁下满，泻痢体重，四肢不收，痃癖积聚，腹痛不嗜食，痎疟寒热。

《针灸大成》：主腹胀，引胸背痛，多食身瘦，痃癖积聚，胁下满，泻痢，痎疟寒热，水肿气胀引脊痛，黄疸，善欠，不嗜食。

【经验】

用5 ~ 8分毫针直刺或斜刺1.5寸，治疗四肢沉重，迈步吃力，下肢浮肿，配肝俞、三焦俞、肾俞、阴陵泉、三阴交；治疗卒中后遗症半身不遂，尤为体弱者，平补平泻法。

（21）胃俞

【穴名释义】

穴在第12椎下两旁各1.5寸，是胃气转输输注之穴，是治胃之重要腧穴，故名胃俞。

【主治】

《铜人》：治胃中寒，腹胀不嗜食，羸瘦，肠鸣腹痛，胸胁支满，脊痛筋挛。

《针灸大成》：主霍乱，胃寒，腹胀而鸣，翻胃呕吐，不嗜食，多食羸瘦，目不明，腹痛，胸胁支满，脊痛筋挛，小儿羸瘦，不生肌肤。

【经验】

用5 ~ 8分毫针直刺或斜刺1.5寸，治疗脾胃不和、升降失调，配脾俞、三焦俞、大包、足三里、三阴交，平补平泻；治疗顽固性神经衰弱、失眠，配心俞、厥阴俞、肝俞、胆俞、三焦俞、肾俞、内关、神门、太溪，补法；治疗小儿疳积，配四缝放血。

（22）三焦俞

【穴名释义】

穴在第13椎下两旁各1.5寸，是三焦之气转输输注之穴，是治三焦病患之重要腧穴，故名三焦俞。

【主治】

《铜人》：治肠鸣腹胀，水谷不化，腹中痛，欲泄注，目眩头痛，吐逆饮食不下，肩背拘急，腰脊强，不得俯仰。

《针灸大成》：主脏腑积聚，胀满羸瘦，不能饮食，伤寒头痛。

【经验】

用 5 ~ 8 分毫针直刺或斜刺 1.5 寸，治水谷不化，通利三焦，运化水湿，治疗膈塞不通，配膈俞、至阳、鸠尾；治疗小儿疳积、消化不良，配四缝放血，脾俞、胃俞点刺不留针，腹胀配下巨虚。

（23）肾俞（高盖）

【穴名释义】

穴在第 14 椎下两旁各 1.5 寸，应肾，是肾气转输输注之穴，是治肾之重要腧穴，故名肾俞。

【主治】

《铜人》：治虚劳，羸瘦，耳聋，肾虚，水肿，久冷，心腹胀满，两胁满，少腹急痛，目视（目巟）（目巟），少气溺血，小便浊，出精，阴中疼，五劳七伤，虚惫，脚膝拘急，足寒如冰，头重身热振慄，腰中四肢淫泺，洞泻食不化，身肿如水。

《针灸大成》：主……肾中风，踞坐而腰痛，消渴五劳七伤，虚惫，脚膝拘急，腰寒如冰，头重身热，振慄，食多羸瘦，面黄黑，肠鸣，四肢淫泺，洞泻食不化，身肿如水，女人积冷气成劳，乘经交接，羸瘦寒热往来。

【经验】

用 5 ~ 8 分毫针直刺或斜刺 1.5 寸，治疗肾虚腰痛，腰肌劳损，配命门、大肠俞、腰阳关、太溪，补法，加灸；治疗阳痿早泄，配关元、命门、中极、百会，补法，加灸；治疗妇女月经不调，配气海、关元、中极、归来、血海、三阴交，或肝俞、脾俞、命门，平补平泻法。

（24）气海俞

【穴名释义】

气海俞在第 15 椎下两旁各 1.5 寸，为人之生气注输所出之处，与任脉之气海穴相对，是与人身原气有直接关系之穴位，故名气海俞。

【主治】

《针灸大成》：主腰痛痔漏。

【经验】

用1～1.5寸毫针直刺，气海俞亦为周身之气集聚之处，治疗气虚，配足三里、肾俞，补法加灸，效果显著。

（25）大肠俞

【穴名释义】

穴在第16椎下两旁各1.5寸，是大肠之气转输输注之穴，是主大肠病之重要腧穴，故名大肠俞。

【主治】

《铜人》：治腰痛，肠鸣腹胀，绕脐切痛，大小便不利，洞泻，食不化，脊强不得俯仰。

《针灸大成》：主脊强不得俯仰，腰痛，肠中气胀，绕脐切痛，多食身疲，肠鸣，大小便不利，洞泻食不化，小腹绞痛，东垣曰：中燥治在大肠俞。

【经验】

用1～1.5寸毫针直刺，可调理大肠，治疗腹中气窜，尤为食后感受风寒，腹中游走窜痛，配上巨虚、下巨虚、三阴交，平补平泻加灸，效佳。

（26）关元俞

【穴名释义】

穴在第17椎下两旁各1.5寸，与任脉之关元穴相对，为人体阳气交关之处，又“关”，联络也，联络元气之俞穴，故名关元俞。

【主治】

《铜人》：主风劳腰痛，泻痢虚胀，小便难，妇人瘕聚。

【经验】

用 1 ~ 1.5 寸毫针直刺，治疗妇女月经不调，配肾俞、命门、太溪，补法，加灸，配三阴交、肝俞、膈俞、脾俞，平补平泻。

（27）小肠俞

【穴名释义】

穴在第 18 椎下两旁各 1.5 寸，是小肠之气转输输注之穴，是主小肠病之重要腧穴，故名小肠俞。

【主治】

《铜人》：治小便赤涩淋沥，少腹疠痛，脚肿，短气，不嗜食，大便脓血出，五痔疼痛，妇人带下。

《针灸大成》：主膀胱，三焦津液少，大、小肠寒热，小便赤不利，淋沥遗溺，小腹胀满，疠痛，泻痢脓血，五色赤痢下重，肿痛，五痔，头痛，虚乏消渴，口干不可忍，妇人带下。

【经验】

用 1 ~ 1.5 寸毫针直刺，治疗膀胱炎、尿路感染，配三焦俞、肾俞、膀胱俞、阴陵泉、三阴交，平补平泻。

（28）膀胱俞

【穴名释义】

穴在第 19 椎下两旁各 1.5 寸，是膀胱之气转输输注之穴，是主膀胱病之重要腧穴，故名膀胱俞。

【主治】

《铜人》：治风劳腰脊痛，泻痢腹痛，小便赤涩，遗溺，阴生疮少气，足（胻）寒，拘急不得屈伸，女子瘕聚，脚膝无力。

【经验】

用 1 ~ 1.5 寸毫针直刺，治疗痔疮疼痛，配长强、承山，泻法；治疗膀胱炎、尿道炎，配八髎、肾俞、三阴交，泻法。

（29）中膂俞（脊内俞、中膂、中膂内俞）

【穴名释义】

膂，背脊肉也，穴在第20椎下两旁各1.5寸，侠脊胂而起，即侠脊椎两旁隆起的肌肉之中，故名中膂俞或中膂内俞，或脊内俞。

【主治】

《铜人》：治肠冷赤白痢，肾虚消渴汗不出，腰脊不得俯仰，腹胀胁痛。

【经验】

用1～1.5寸毫针直刺，治疗腰骶疼痛，下蹲困难，配白环俞、腰阳关、下髎，平补平泻，加灸。

（30）白环俞（玉环俞、玉房俞）

【穴名释义】

环，绕也，足太阳膀胱经之支脉从腰部夹脊柱外侧直下贯臀部至此穴后再回绕至上髎穴，穴主白浊、白带，本穴可因经穴之环形与主治作用而命名。

【主治】

《铜人》：治腰背挛急痛，大小便不利。

《针灸大成》：主手足不仁，腰背痛，大小便不利，腰髋痛，脚膝不遂，温疟，腰背冷疼，不得久卧，劳损虚风，腰背不便，筋挛臂缩，虚热闭塞。

（31）上髎

【穴名释义】

髎，与窌同，窌，空穴也，人身骶骨叫髎骨，穴为足太阳脉之空穴，位在第1空，腰踝下，夹脊凹陷处，即在骶骨第1孔中，居上，故名上髎或上窌。

【主治】

《铜人》：治腰膝冷痛，呕逆，鼻衄寒热症，妇人绝嗣，阴挺。

《针灸大成》：主大小便不利，呕逆，膝冷痛，鼻衄，寒热症，阴挺，妇人白沥，绝嗣。

【经验】

上髎采用 1 ~ 2 寸毫针直刺，治疗赤白带下，配中髎、腰阳关、阴陵泉、三阴交，寒者加灸；治疗妇女不孕，配命门、太溪、关元，补法，加灸。

（32）次髎

【穴名释义】

穴为足太阳脉之空穴，在骶骨第 2 孔中，居次上，故名次髎或次窌。

【主治】

《铜人》：治疝气下坠，腰脊痛，不得转摇，急引阴器，痛不可忍，腰以下至足不仁，背膝寒，小便赤淋，心下坚胀。

《针灸大成》：主小便赤淋，腰痛不得转摇，腰以下至足不仁，背膝寒，小便赤，心下坚胀，疝气下坠，足清气痛，肠鸣注泻，偏风，妇人赤白带下。

（33）中髎（中空）

【穴名释义】

穴为足太阳脉之空穴，在骶骨第 3 孔中，居中，故名中髎或中窌。

【主治】

《铜人》：治丈夫五劳七伤六极，腰痛，大便难，腹胀不利，小便淋涩飧泻，妇人绝子带下，月事不调。

《针灸大成》：主大小便不利。

【经验】

用 1 ~ 2 寸毫针直刺，治疗腹胀下利，配阴陵泉、三阴交，平补平泻。

（34）下髎

【穴名释义】

为足太阳脉之空穴，位在第4空夹脊凹陷处，居下，故名下髎或下窌。

【主治】

《铜人》：治腰痛不得转侧，女子下苍汁不禁，阴中痛引少腹急痛，大便下血，寒湿内伤。

《针灸大成》：主大小便不利，肠鸣注泻。

【经验】

上髎、次髎、中髎、下髎均可采用1～2寸毫针直刺，共刺治疗男、女科之病效果显著，虚则补，实则泻，寒则灸，瘀则放血。

（35）会阳（利机）

【穴名释义】

穴在阴尾骨两旁，为阳脉之气所会，故名会阳。

【主治】

《铜人》：治腹中冷气，泻痢不止，久痔阳气虚乏，阴汗湿。

《针灸大成》：主腹寒，热气冷气泄泻，肠澼下血，阳气虚乏，阴汗湿久痔。

【经验】

直刺或1～1.5寸毫针斜向尾骨刺，治疗睾丸寒湿、坠痛，配命门、肾俞、太溪，补法，加灸。

（36）附分

【穴名释义】

穴在第2椎下，附项内廉，两旁相去脊各3寸，处在背部膀胱脉之第2行分支上，故名附分。

【主治】

《铜人》：治肩背拘急，凡冷客于腠，颈项强痛，不得回顾，风劳臂肘不仁。

《针灸大成》：主肘不仁，肩背拘急，风寒客于腠理，颈项不得回顾。

【经验】

用 5 ~ 8 分毫针直刺或斜刺，治疗落枕，配风池、天柱、三阳络，捻转补泻，不可提插，加灸。

（37）魄户

【穴名释义】

肺之为脏，附着于脊之第 3 椎，穴在第 3 椎下两旁各 3 寸，应肺，为肺气出入之门户。肺者气之本，魄之处，藏魄，故名魄户。

【主治】

《铜人》：治背膊痛，咳逆上气，呕吐烦满，虚劳肺痿，五尸走疰，项强不得回顾。

（38）膏肓

【穴名释义】

心附着于脊之第 5 椎，膏肓在第 4 椎下，近第 5 椎上，两旁相去脊中各 3 寸，临心；心下为膏，心下膈上曰肓，穴处心膈之间，为膏脂，肓膜之气所输；又喻疾在肓之上，膏之下，针药不能及，而以此穴灸之，即能见效，故名膏肓，或膏肓俞。

【主治】

《铜人》：主无所不疗，羸瘦虚损，梦中遗精，上气咳逆，发狂健忘。

《针灸大成》：主……传尸骨蒸……痰病。

【经验】

用 5 ~ 8 分毫针直刺或斜刺，本穴治疗百病虚，史记云“病入膏肓，难治也”。治疗盗汗，配肺俞、心俞、命门、肾俞，补法，加灸。

（39）神堂

【穴名释义】

心形如未放莲花，附着于脊之第5椎，神堂在第5椎下两旁各3寸，应心。心者，生之本，神之变也；心藏神，心为明堂；又经气留住而深居之穴位称堂，穴为心神留住之堂，主心疾，故名神堂。

【主治】

《铜人》：治肩痛，胸腹满，洒淅寒热，背脊强急。

《针灸大成》：主腰背脊强急不可俯仰，洒淅寒热，胸满气逆上攻，时噎。

【经验】

用5～8分毫针直刺或斜向脊刺，治疗早期食道癌，配膻中、天突（不留针），华佗夹脊穴（胸椎4～7），泻法。

（40）譩譆（五胠俞）

【穴名释义】

穴在肩膊内廉，夹第6椎下两旁各3寸，因喻医者用手指按压，并嘱病者呼出譩譆之声，该穴即应手而动，按之觉异，故以为名。

【主治】

《铜人》：治腋拘挛暴脉，急行胁痛，热病汗不出，温疟肩背痛目眩，鼻衄，喘逆腹胀，肩膊内廉痛不得俛仰。

《针灸大成》：主头风汗不出，劳损不得卧，温疟寒疟，背闷气满，腹胀气眩，胸中痛引腰脊，腋拘胁痛，目眩，目痛鼻衄，喘逆，背膊内廉痛，不得俛仰，小儿食时头痛，五心热。

（41）膈关

【穴名释义】

穴在第7椎下两旁各3寸凹陷处，即在膈俞旁横开1.5寸，是膈之关要处，故名膈关。

【主治】

《铜人》：治背痛恶寒，脊强俯仰难，食饮不下，呕秽多涎唾，胸中噎闷。

《针灸大成》：主……大便不节，小便黄。

（42）魂门

【穴名释义】

《医经理解》：魂门，在九椎下，肝藏魂也。

【主治】

《铜人》：治食饮不下，腹中雷鸣，大便不节，小便赤黄。

《针灸大成》：主尸厥走疰，胸背连心痛。

（43）阳纲

【穴名释义】

穴在第10椎下两旁各3寸凹陷处，胆俞之旁。胆为甲木，是阳气之纲领，主肝疾，故名阳纲。

【主治】

《铜人》：治腹满腹胀，大便泻痢，小便赤涩，身热目黄。

《针灸大成》：主肠鸣腹泻，饮食不下，小便赤涩，腹胀身热，大便不节，泄痢赤黄，不嗜食，怠惰。

（44）意舍

【穴名释义】

脾附着于脊之第11椎，穴在第11椎下两旁各3寸，应脾，脾藏意，舍言所居，穴为脾气所居，主脾疾，故曰意舍。

【主治】

《铜人》：治腹满虚胀，大便滑泄，背痛恶风寒，食饮不下，呕逆不止，消渴目黄。

【经验】

用0.5～1寸毫针直刺，治疗糖尿病，配胰俞、胃俞、脾俞、三焦俞，蒸馏水或维生素B_{12}穴位注射。

（45）胃仓

【穴名释义】

穴在第 12 椎下两旁各 3 寸，在胃俞之旁，主胃疾，是胃气之仓，故名胃仓。

【主治】

《铜人》：治腹内虚胀水肿，食饮不下恶寒，背脊不得俯仰。

（46）肓门

【穴名释义】

肓，膜也，人身肓膜之间，为三焦之气往来，穴在第 13 椎下两旁各 3 寸，在三焦俞之旁，主三焦病，是三焦之气往来出入之门户，故名肓门。

【主治】

《针灸大成》：主心下痛，大便坚，妇人乳疾。

（47）志室（精宫）

【穴名释义】

肾有两枚，附脊之第 14 椎。志室在第 14 椎下两旁各 3 寸陷者中，应肾，肾藏志，室比喻经气留住之所，穴为肾气留住之处所，主肾疾，故名志室。

【主治】

《铜人》：治腰脊强痛，食饮不消，腹中坚急，阴痛下肿，失精，小便淋沥。

《针灸大成》：主阴肿，阴痛，背痛，腰脊强直，俯仰不得，饮食不消，腹强，梦遗，失精，淋漓，吐逆，两胁急痛，霍乱。

【经验】

用 0.5 ～ 1 寸毫针直刺，治疗阳痿、早泄，配肾俞、命门、关元、三阴交、八髎，补法，加灸。

（48）胞肓

【穴名释义】

胞，脬也，脬，膀胱也。肓，膜也，穴在第 19 椎下两旁各 3 寸，膀胱俞之旁位于膀胱脂膜之间，主膀胱疾患，故名胞肓。

【主治】

《铜人》：治腰痛恶寒，少腹坚急癃闭，下重不得，小便涩痛，腰背卒痛。

《针灸大成》：主腰脊急痛，食不消，腹坚急，肠鸣，淋漓，不得大小便，癃闭下肿。

【经验】

用 1 ~ 1.5 寸毫针直刺，治疗腰骶痛，膀胱炎，配八髎、命门、三阴交、阴陵泉，平补平泻，加灸。

（49）秩边

【穴名释义】

秩，次也，次，包含行列与舍止的意思，穴在第 21 椎下两旁各 3 寸凹陷处，因喻穴居膀胱经背部排列边侧最下处，故名秩边。

【主治】

《铜人》：治腰痛不能俯仰，小便赤涩，腰尻重不能举，五痔发肿。

（50）承扶（皮部、肉郄、阴关）

【穴名释义】

承，止也，扶，作匍匐同音，穴在尻臀下股阴上陷纹中，即臀之尽止处，因穴当承受上身而辅助下肢，故名承扶。

【主治】

《针灸大成》：主腰脊相引如解，久痔，尻臀肿，大便难，阴胞有寒，小便不利。

【经验】

用1.5～3寸毫针直刺，为治疗卒中后遗症常用之穴，治疗坐骨神经痛，配环跳、秩边、委中、风市、阳陵泉，下肢寒可加灸。

（51）殷门

【穴名释义】

殷，大也，穴在承扶与委中之连线上，肉郄下6寸，股后大腿当中，穴处较为广大，为膀胱经脉气所出入之门户，故名殷门。

【主治】

《铜人》：治腰脊不可俯仰，举重，恶血注之股外肿。

【经验】

用1.5～2寸毫针直刺，为治疗腰痛、下肢痛常用之穴，一般先取殷门，后刺配穴，治疗腰痛效果突出。

（52）浮郄

【穴名释义】

郄，作隙，穴似空隙，在委阳上1寸，因喻脉至殷门又浮折而上，故名浮郄。

【主治】

《铜人》：治小肠热，大肠结，股外经筋急，髀枢不仁。

《针灸大成》：霍乱转筋……小便热，大便坚。

【经验】

用1～1.5寸毫针直刺，治疗腓肠肌痉挛，可配承山、风市，平补平泻，可加灸；治疗膝关节退行性变，活动受限，配此穴有效。

（53）委阳

【穴名释义】

委阳为足太阳之别络，位在足太阳之前，足少阳之后，出于腘中外廉两筋间，因喻穴居委中之外侧寸许，并可委曲而取之，外为阳，故名委阳。

【主治】

《铜人》：治腋下肿痛，胸满膨膨，筋急身热，飞尸遁注，痿厥不仁，小便淋沥。

【经验】

用 1 ~ 1.5 寸毫针直刺，治疗膝骨关节病，不可屈伸，配委中、阴谷、血海、膝眼，泻法。

（54）委中（血郄、委中央、中郄、郄中、腿凹、曲脉内）

【穴名释义】

穴在腘窝中央，横纹中腘动脉处，正当足膝委折之中，委曲而取之，故名委中。

【主治】

《针灸大成》：主膝痛及拇指，腰侠脊沉沉然，遗溺，腰重不能举，小腹坚满风痹，髀枢痛，可出血，痼疹皆愈，伤寒四肢热，热病汗不出，取其经血立愈。委中者，血郄也，大风发眉堕落，刺之出血。

【经验】

用 1 ~ 1.5 寸毫针直刺，风湿热病、皮肤病、高热无汗、中暑，委中放血立愈，配尺泽放血效果更佳；四总穴歌：腰背委中求，治疗腰、背、脊沉痛，必先刺委中泻法，再刺配穴；治疗骨关节病、腘窝囊肿，采用毫针深刺或火针围刺。

（55）合阳

【穴名释义】

穴在腘横纹中央下 2 寸，太阳之脉，外行的一支从腰中下夹脊柱外侧下行贯串臀部，进入腘窝中，另一支从肩膊内左右分别下行，过肩胛内缘向下经过股骨大转子部，沿大腿外侧后缘下行合腘中，穴当太阳经二条支脉相合处之下，故名合阳。

【主治】

《铜人》：治腰脊强引腹痛，阴股热，膝胻酸重履步难，寒疝，阳偏痛，女子崩中。

【经验】

用 1 ~ 1.5 寸毫针直刺，治疗妇女崩带不止，配三阴交、阴陵泉，可加灸。

（56）承筋（腨肠、直肠）

【穴名释义】

穴在腨肠中央凹陷处，言承于足膝后两筋之下，故名承筋。

【主治】

《铜人》：治寒痹转筋，支肿，大便难，脚腨酸重，引少腹痛，鼻鼽衄，腰背拘急，霍乱。

《针灸大成》：主腰背拘急，大便秘，腋肿，痔疮，胫痹不仁，腨酸，脚急跟痛，腰痛，鼻鼽衄，霍乱，转筋。

【经验】

用 1 ~ 1.5 寸毫针直刺，治疗痔疮，配承山、长强，泻法；治疗霍乱，配委中放血；治疗足跟痛，配太溪，泻法。

（57）承山（肠山、鱼腹、肉柱、鱼腰、伤山）

【穴名释义】

穴在兑腨肠下分肉间，陷者中，言承载一身如山之重，故名承山。

【主治】

《针灸大成》：主大便不通，转筋，痔肿，战栗，不能立，脚气膝肿，胫酸脚跟痛，筋急痛，霍乱，急食不通，伤寒水结。

【经验】

用 1 ~ 1.5 寸毫针直刺，治疗癫痫，配腰奇穴（经外奇穴）、四神聪，平补平泻。

（58）飞扬（厥阴、厥阳、厥扬）

【穴名释义】

穴在足外踝上 7 寸，为足太阳之络脉，谓有飞而走足少阴经，又喻针此穴能扬步似飞，故名飞扬。

【主治】

《铜人》：治野鸡痔，疬节风，足指不得屈伸，头目眩，逆气鼽衄，癫疾，寒疟。

《针灸大成》：主痔肿痛，体重，起坐不能，步履不收，脚节腨酸肿，战栗不能久立坐，足指不能屈伸，目眩痛，历节风，逆气，癫疾，寒疟，实则鼽窒，头背痛，泻之。虚则鼽衄，补之。

（59）跗阳（附阳、付阳）

【穴名释义】

穴在足外踝上 3 寸，筋骨间，跗骨之阳侧，又因本穴附于太阳经与少阳经之间，阳跻脉过此返附其中，三阳相扶，故名跗阳或附阳。

【主治】

《铜人》：治痿厥风痹，头重额痛，髀枢股胻痛，瘈疭风痹不仁，时有寒栗，四肢不举。

《针灸大成》：主霍乱转筋，腰痛不能久立，坐不能起，髀枢股腨痛，痿厥，风痹不仁，头重额痛，时有寒热，四肢不举。

【经验】

用 1 ~ 1.5 寸毫针直刺，或透向飞扬穴，治疗股骨头坏死引起的疼痛，配环跳、承扶、局部围刺，平补平泻。

（60）昆仑（下昆仑）

【穴名释义】

穴为膀胱脉之经穴，位在足外踝后跟骨上凹陷处，其位比井、荥、输、原之穴皆高，喻跟骨骨起之状如昆仑，故以昆仑为名。

【主治】

《针灸大成》：主腰尻脚气，足腨肿不得履地，鼽衄，腘如结，踝如裂，头痛，肩背拘急，咳喘满，腰脊内引痛，伛偻，阴肿痛，目眩如脱，疟多汗，心痛与背相接，妇人产难胞衣不出，小儿发痫瘈疭。

【经验】

用1～1.5寸毫针直刺（透太溪穴），治疗太阳头痛（后头痛），配四神聪、风池、风府、头窍阴，必先刺昆仑，泻法，引邪下行。

（61）仆参（安邦）

【穴名释义】

穴在跟骨下凹陷处，阳跻之本，仆，附也，穴为膀胱经之腧穴，受阳跻脉所参附，又故之卑为仆，因喻古时仆参见主人，行屈膝礼，手指垂处，正当其穴，故名仆参。

【主治】

《铜人》：治足跟痛不得履地，脚痿转筋，尸厥如中恶状，霍乱吐逆，癫痫狂言见鬼。

《针灸大成》：主足痿，失履不收，足跟痛不得履地，霍乱转筋，吐厥，尸厥，癫痫，狂言见鬼，脚气膝肿。

【经验】

用5～8分毫针直刺，或斜刺1.5寸，治疗踝关节肿痛，配丘墟、照海、解溪、绝骨。

（62）申脉

【穴名释义】

申脉，阳跻脉所生也，在足外踝下凹陷处，穴为膀胱脉之腧穴，申时气血注于膀胱脉，故名申脉。

【主治】

《铜人》：治腰痛不能举体，足胻寒不能久立坐，若下舟车，中痛。

《针灸大成》：主风眩，腰脚痛，胻酸不能久立，如在舟中，劳极，冷气逆气，腰髋冷痹，脚膝屈伸难，妇人血气痛，洁古曰：痫病昼发，灸阳跻。

【经验】

用 5 ~ 8 分毫针直刺，治疗卒中后遗症足内翻，配解溪、昆仑，泻法；治疗足底无根，踩棉感，发软，配涌泉，补法。

（63）金门（关梁、梁关）

【穴名释义】

穴为足太阳膀胱脉之郄，穴之上 1 寸是申脉，申支属金，足太阳膀胱脉申时气血注此门户，故名金门。

【主治】

《铜人》：治霍乱转筋，膝胻酸，身战不能久立，癫痫，尸厥，暴疝，小儿发痫，张口腰头身反折。

（64）京骨（大骨）

【穴名释义】

京，大也，位在足外侧大骨下，又京作原，古通用，京即原字，穴为足太阳膀胱脉之原，故名京骨。

【主治】

《铜人》：治膝痛不得屈伸，目内眦赤烂，发痫寒热善惊，不欲食，筋挛足胻酸，髀枢痛，颈项强，腰背不可俯仰，衄衄血不止，目眩。

《针灸大成》：主头痛如破，腰痛不得屈伸，身后侧痛，目内眦赤烂，白翳侠内眦起，目反白，目眩，发疟寒热，善惊，不欲食，筋挛，足胻髀枢痛，颈项强，腰背不可俯仰，伛偻，鼻衄不止，心痛。

【经验】

用 0.3 ~ 5 分毫针直刺，斜刺 1 寸，常配穴治疗眼疾，治疗头顶及后头痛，配四神聪，先泻京骨，后刺头部穴位。

（65）束骨（刺骨）

【穴名释义】

穴在足小趾外侧，本节凹陷处，喻为骨之收束处，故名束骨。

【主治】

《铜人》：治腰痛如折腘如结，耳聋，恶风寒，目眩，项不可回顾，目内眦赤烂。

《针灸大成》：主腰脊痛如折，髀不可曲，腘如结，腨如裂，耳聋，恶风寒，头颅项痛，目眩身热，目黄泪出，肌肉动，项强不可回顾，目内眦赤烂，肠澼、泄、痔、疟、癫狂，痈疽背生疔疮。

【经验】

用0.3 ~ 5分毫针直刺，斜刺1寸，治疗泄泻，配天枢、大巨、足三里、下巨虚，热泻泻法，寒泻加灸。

（66）足通谷

【穴名释义】

穴在足小趾外侧，本节前凹陷处，喻为足太阳脉气所过，并又通于肾足少阴经之然谷，故名通谷。

【主治】

《铜人》：治头重目眩，善惊引鼻衄，颈项痛，目（目𥆧）（目𥆧），甄权云：结胸留饮，胸满食不化，可灸三壮，针入三分。

【经验】

用0.3 ~ 5分毫针直刺，治疗消化不良，配中脘、天枢、足三里、三阴交，小儿点刺（不留针），加灸。

（67）至阴

【穴名释义】

穴在足小趾外侧，去爪甲分许，趾之小，阳之尽意，喻穴为足太阳膀胱经所出，足太阳膀胱经至此终于此穴，而交至于足少阴肾经，故名至阴。

【主治】

《铜人》：治目生翳，鼻塞头重，风寒从足小指起，脉痹，上下带，胸胁痛无常，转筋，塞疟汗不出烦心，足下热，小便不利，失精。

《针灸大成》：主……目痛，大眦痛，根结篇云：太阳根于至阴，结于命门，命门者，目也。

【经验】

用3～5分毫针直刺，治疗滑精，配命门、肾俞，补法，加灸；治疗胎位不正，患者仰卧宽衣解带，重灸双侧，3次胎位即转为头先露位。

8. 足少阴肾经（27穴）

（1）涌泉（地冲、地衢、蹶心）

【穴名释义】

涌泉者，足心也，即穴居足心凹陷之处。本穴为肾少阴经之井穴。肾属水，喻穴为泉水初出之处，犹如泉之涌出于下，故名涌泉。

【主治】

《铜人》：治腰痛大便难，心中结热，风疹风痫，心痛不嗜食，妇人无子咳嗽，身热喉痹，胸胁满目眩，男子如蛊，女子如妊娠，五指端尽痛，足不得践地。

《针灸大成》：主尸厥，面黑如炭色，咳吐有血，渴而喘，坐欲起，目（目𥄉）（目𥄉）无所见，善恐，惕惕然如人将捕之，舌干咽肿，上气嗌干，烦心，心痛，黄疸，肠澼，股内后廉痛，痿厥，嗜卧，善悲欠，小腹急痛，泄而下重，足胫寒而逆，腰痛，大便难，心中结热，风疹，风痫，心病饥不嗜食，咳嗽身热。喉闭舌急失音，卒心痛，喉痹，胸胁满闷，头痛目眩，五指端尽痛，足不践地，足下热。男子如蛊，女子如娠，妇人无子，转胞不得尿。

【经验】

涌泉穴为临床常用之穴，乃为肾经所出之井穴，采用1～1.5寸毫针直刺，治疗头目眩晕，配风池、百会、太溪；治疗足底无根，手足心发热，配昆仑；治疗奔豚气，配期门、关元。本穴常用补法或平补平泻法。

（2）然谷（龙渊、龙泉、然骨）

【穴名释义】

然，即燃的本字。穴属荥火，在足内踝前起大骨下凹陷处，喻穴如火之燃于谷间，故名然谷。

【主治】

《针灸大成》：主咽内肿，不能内唾，时不能出唾，心恐惧如人将捕，涎出喘呼少气，足跗肿不得履地，寒疝小腹胀，上抢胸胁，咳唾血，喉痹，淋沥白浊，胻酸不能久立，足一寒一热，舌纵，烦满，消渴，自汗，盗汗出，痿厥，洞泄，心痛如锥刺，坠堕恶血留内腹中，男子精泄，女子无子，阴挺出，月事不调，阴痒，初生小儿脐风口噤。

【经验】

用1～1.5寸毫针直刺，治疗卒中后遗症足外翻，配承山、拇外翻（承山穴内1寸）、解溪，泻法；治疗糖尿病口渴，配太溪、三阴交；治疗心悸、心慌，配内关、神门，一般采用平补平泻法。

（3）太溪（吕细）

见“单穴治验”。

（4）大钟（太钟）

【穴名释义】

钟，注也，聚也。穴在足跟后冲踵中，足少阴大络别注之处，亦是经脉之聚而分之处，故名大钟。

【主治】

《铜人》：治实则小便淋闭，洒洒腰脊强痛，大便秘涩，嗜卧，口中热，虚则呕逆，多寒，欲闭户而处，少气不足，胸胀喘息舌干，咽中食噎不得下，善惊恐不乐，喉中鸣，咳唾血。

《针灸大成》：主呕吐，胸胀喘息，腹满便难，腰脊痛，少气，淋沥洒淅，腹脊强，嗜卧，口中热，多寒，欲闭户而处，少气不足，舌干，咽中食噎不得下，善惊恐不乐，喉中鸣，咳唾气逆，烦闷，实则闭癃泻之，虚则腰痛补之。

【经验】

大钟穴为肾经络穴，用 5 ~ 8 分毫针直刺，具通络舒筋之功，对治疗足跟痛、下肢痿软效显。

（5）水泉

【穴名释义】

泉，水源也，穴去太溪下 1 寸，在足内踝下，足少阴肾脉之郄，为肾之气血所深集之处。肾为水脏，主水，穴似深处之水源，又谓是水所出，故名水泉。

【主治】

《铜人》：治月事不来，来即多，心下闷痛，目（目肓）（目肓）不能远视，阴挺出，小便淋沥，腹中痛。

【经验】

用 5 ~ 8 分毫针直刺，常用于治疗月经量多，补法，加灸。

（6）照海（阴跻）

【穴名释义】

穴在足内踝下 1 寸，喻其处如海之大，而下有然谷穴相对，穴如火之照于海也，故名照海。

【主治】

《铜人》：治嗌干，四肢懈惰，善悲不乐，久疟，卒疝，少腹痛呕吐嗜卧，大风偏枯半身不遂，女子淋沥阴挺出。

《针灸大成》：主咽干，心悲不乐，四肢懈惰，久疟，卒疝，呕吐嗜卧，大风默默不知所痛，视如见星，小腹痛，妇女经逆，四肢淫泺，阴暴跳起或痒，漉清汁，小腹偏痛，淋，阴挺出，月水不调。洁古曰：痫病夜发灸阴跻，照海穴也。

【经验】

用5～8分毫针直刺，可透丘墟，常用于治疗痹证，半身不遂，足踝沉重，垂足，足内翻。治疗带下，配三阴交、水道、归来、中极。

（7）复溜（伏白、昌阳、补命、复白）

【穴名释义】

穴在足内踝上2寸凹陷处，系自大钟等穴复溜而上，故名。

【主治】

《针灸大成》：主肠澼，腰脊内引痛，不得俯仰起坐，目视（目巟）（目巟），善怒多言，舌干，胃热，虫动涎出，足痿不收履，胻塞不自温，腹中雷鸣，腹胀如鼓，四肢肿，五肿水病（青、赤、黄、白、黑，青取井，赤取荥，黄取俞，白取经，黑取合）血痔，泄后肿，五淋，血淋，小便如散火，骨寒热，盗汗，汗注不止，齿龋，脉微细不见或时无脉。

【经验】

复溜穴采用1～1.5寸毫针直刺，治疗自汗，配合谷，补法。

（8）交信

【穴名释义】

穴在足内踝上2寸，少阴前，太阴后，筋骨间。因肾经之脉从此穴交会到脾经之三阴交穴去，脾属土，在五德中主信，故命名为交信。

【主治】

《铜人》：治气淋溃疝，阴急，股引腨内廉骨痛，又泻痢赤白，女子漏血不止。

《针灸大成》：主气淋，气淋溃疝，阴急，阴汗，泻痢赤白，气热癃，股枢内痛，大小便难。淋，女子漏血不止，阴挺出，月经不来，小腹偏痛，四肢淫泺，盗汗出。

【经验】

用 1 ~ 1.5 寸毫针直刺，治疗妇女月经不止，配关元、气海或命门、肾俞，补法，加灸。

（9）筑宾

【穴名释义】

宾，客也，表示由外入内的人——宾客，穴为足少阴之腧穴，又为阴维之郄。穴以足少阴脉为主，阴维脉为客，似在足少阴经上筑一宾舍，迎阴维脉之来临，“宾”字隐含阴维脉所发，故名。

【主治】

《针灸大成》：主癫疝，小儿胎疝，痛不得乳，癫疾狂易，妄言怒骂，吐舌，呕吐涎沫，足腨痛。

【经验】

用 1 ~ 1.5 寸毫针直刺，治疗下肢痿软，抽筋，配足三里、承山，平补平泻，加灸。

（10）阴谷

【穴名释义】

穴为肾少阴经之合穴，在膝下胫骨内上髁的后方，大筋之下，小筋之上，两筋间如谷，故名阴谷。

【主治】

《针灸大成》：主膝痛如锥，不得屈伸，舌纵涎下烦逆，溺难，小便急引阴痛，阴痿股内廉痛，妇人漏下不止，腹胀满不得息，小便黄，男子如蛊，女子如娠。

【经验】

用 1 ~ 1.5 寸毫针直刺，可治疗女子不孕，膝关节骨关节病屈伸不利。

（11）横骨（下极、屈骨、屈骨端、曲骨）

【穴名释义】

穴在大赫下1寸，肓俞下5寸，因穴在阴上横骨中，故名横骨。

【主治】

《针灸大成》：主五淋，小便不通，阴器下纵引痛，小腹满，目赤痛，从内眦始五脏虚竭，失精。

【经验】

用1～1.5寸毫针直刺，或呈45°向曲骨斜刺，治疗阴疝，阴挺，配气海、三阴交；治疗癃闭，配阴陵泉，泻法。

（12）大赫（阴维、阴关）

【穴名释义】

赫，盛也。大赫在气穴下1寸，冲脉少阴之会，言其穴阴气之盛大，精气之阜聚，故名大赫。

【主治】

《针灸大成》：主虚劳失精，男子阴器结缩，茎中痛，目赤痛以内眦始，妇人赤带。

【经验】

用1～1.5寸毫针直刺，治疗男女房事过度腰酸腿软之证，常配横骨、关元、三阴交、命门，补法，加灸。

（13）气穴（胞门、子户）

【穴名释义】

穴在四满下1寸，正当膀胱下口。为水气所出，又穴为肾脉之腧穴，肾主纳气是为纳气之穴，亦谓肾气归聚之穴，故名气穴。

【主治】

《针灸大成》：主贲豚，气上下引腰脊痛，泻痢不止，赤痛内眦始，妇人月事不调。

【经验】

用 1 ~ 1.5 寸毫针直刺，治疗奔豚气走窜，配蠡沟、期门、太冲，泻法，先刺蠡沟、太冲。

（14）四满（髓府）

【穴名释义】

穴在中注下 1 寸，值膀胱中水气所四满，故名。

【主治】

《铜人》：治脐下积聚疝瘕，肠澼切痛振寒，大腹石水，妇人恶血疠痛。

《针灸大成》：主积聚疝瘕，肠澼，大肠有水，脐下切痛振寒，目内眦赤痛。妇人月水不调，恶血疠痛，贲豚上下，无子。

（15）中注

【穴名释义】

穴在肓俞下五分，冲脉足少阴之会，穴值膀胱以上，为水气所中注，亦是肾气注入冲脉的穴位，故名中注。

【主治】

《针灸大成》：主小腹有热，大便坚燥不利，泄气，上下引腰脊痛，目内眦赤痛，女子月事不调。

【经验】

用 1 ~ 2 寸毫针直刺，治疗实证大便燥结，配天枢、支沟、太溪。

（16）肓俞

【穴名释义】

穴在商曲下 1 寸，脐旁 5 分。属肓膜之俞，又有肾脉由此循行深入肓膜之意，故名。

【主治】

《铜人》：治大腹寒疝，大便干燥，腹中切痛。

《针灸大成》：主腹切痛，寒疝，大便燥，腹满响响然不便，心下有寒，目赤痛从内眦始，按诸家俱以疝主于肾，故足少阴经髎穴灸治疝，丹溪以疝木肝经，与肾绝无相干，足以证千古之讹。

【经验】

用1～2寸毫针直刺，常用于治疗眼疾。

（17）商曲（商曲、商舍）

【穴名释义】

商曲，石关下1寸，穴临腹，内应肠，肠回转而曲，商，大肠金也，本穴正值腹肠之曲折处，故名商曲。

【主治】

《针灸大成》：主腹痛，腹中积聚，时切痛，肠中痛不嗜食，目赤痛从内眦始。

（18）石关（石阙）

【穴名释义】

穴在阴都下1寸，肾为水脏，主水，水亦称石，穴又值胃脘，是饮食之关也，故名石关，或食关。

【主治】

《铜人》：疗脊强不利，多唾，大便秘涩，妇人无子，藏有恶血，上冲腹中，疠痛不可忍。

《针灸大成》：主哕噫呕逆，腹痛气淋，小便黄，大便不通，心下坚满，脊强不利，多唾，目赤痛从内眦始，妇人无子，脏有恶血，血上冲腹，痛不可忍。

【经验】

石关穴采用1～1.5寸毫针直刺，可灸，治疗不孕症，依据妇人临床症状配穴治疗。

（19）阴都（食宫、通关、食吕、石宫）

【穴名释义】

腹为阴，阴中之阴，肾也。肾者主水，都，水所聚也，穴在通谷下1寸，冲脉足少阴之会，故名阴都。

【主治】

《针灸大成》：主身寒热疟病，心下烦满，逆气，肠鸣，肺胀气抢，胁下热痛，目赤痛，从内眦始。

【经验】

阴都穴采用1～1.5寸毫针直刺，治疗瘀血不下，妇人不孕，配关元、中极、三阴交、蠡沟，先刺三阴交、蠡沟，泻法。

（20）腹通谷（通谷）

【穴名释义】

肉之大会曰谷。穴在幽门下1.5寸陷中，通冲脉，为冲脉足少阴之会，正是腹部肌肉大的汇集处，故名。又一说，路通山中为谷，《园治》云："曲径通幽。"穴近幽门，肾脉行走至此，似经过屈曲委细之小路，犹如通过深山幽谷，故名通谷。

【主治】

《针灸大成》：主失欠口喎，食饮善呕，暴喑不能言，结积留饮，痃癖胸满，食不化，心恍惚喜呕，目赤痛，从内眦始。

【经验】

用5～8分毫针直刺，治疗项强活动受限，配风池、天柱、外关，先刺腹通谷，泻法。

（21）幽门（上门）

【穴名释义】

穴在巨阙两旁各0.5寸凹陷中，当冲脉至胸中散处，属冲脉，肾经交会之穴，因两阴交尽称幽，故以为名。

【主治】

《针灸大成》：主小腹胀满，呕吐涎沫，喜唾，心下烦闷，胸中引痛，满不嗜食，里急数咳健忘，泻痢脓血，目赤痛从内眦始，女子心痛，逆气，喜吐食不下。

【经验】

用 5 ~ 8 分毫针直刺，治疗记忆力减退，配聪会。

（22）步廊

【穴名释义】

穴在神封下 1 寸 6 分凹陷中，足少阴肾经经足走胸，本穴系由腹部幽门穴转而向上走胸，犹如即此而步入胸之廊庑，用以代表通路之意，穴喻肾脉之通道，故名步廊。

【主治】

《针灸大成》：主胸胁支满，痛引胸，鼻塞不通，呼吸少气，咳逆呕吐，不嗜食，喘息不得举臂。

【经验】

用 3 ~ 5 分毫针直刺，或斜刺 1.5 寸，治疗哮喘，配膻中、孔最、尺泽。

（23）神封

【穴名释义】

穴为肾脉之腧穴，肾者，封藏之本，穴临心，主心疾，心者神之变，藏神，故名神封。

【主治】

《针灸大成》：主胸满不得息，咳逆，乳痈，呕吐，洒淅恶寒，不嗜食。

（24）灵墟（灵墙）

【穴名释义】

灵，神也，穴在心旁主心疾，心藏神；又“墟”有君居处之义，穴在心君居处之旁，故名灵墟。

【主治】

《铜人》：治胸胁支满，痛引胸不得息，咳逆呕吐，胸满不嗜食。

《针灸大成》：主胸胁支满，痛引胸不得息，咳逆呕吐，不嗜食。

【经验】

用3～5分毫针直刺，或斜刺1.5寸，治疗急性乳腺炎，配神封，泻法。

（25）神藏

【穴名释义】

穴为肾脉之腧，肾者封藏之本，位在彧中下1寸6分陷处，迎心，穴主心疾，心藏神，故名神藏。

【主治】

《铜人》：治胸胁支满，咳逆喘不得息，呕吐胸泄不嗜食。

《针灸大成》：主呕吐，咳逆喘不得息，胸泄不嗜食。

【经验】

神藏穴采用3～5分毫针直刺，或斜刺1.5寸，治疗咳逆，配孔最、列缺，平补平泻。

（26）彧中（域中、或中）

【穴名释义】

彧本作“有彧”、文貌，有文章也。肺为华盖，相傅之官，是文郁之府，位在俞府下1寸6分，去胸中行2寸，故名彧中。

【主治】

《针灸大成》：主咳逆喘息不能食，胸胁支满，涎出多唾。

【经验】

用3～5分毫针直刺，或斜刺1.5寸，治疗肾虚作喘，配俞府、膻中、中脘、曲池、尺泽，补法；治疗哮喘痰盛加孔最、丰隆，泻法。

（27）俞府（输府）

【穴名释义】

穴在巨骨下，去璇机旁2寸凹陷中，谓肾气传输聚合处，故名俞府或输府。

【主治】

《针灸大成》：主咳逆上气，呕吐，喘嗽，腹胀不下食饮，胸中痛久喘，灸七壮效。

【经验】

用3～5分毫针直刺，或斜刺1.5寸（斜向胸骨柄方向），同彧中穴治疗哮喘，配合拔火罐或艾灸，胸部穴位切不可深刺。

9. 手厥阴心包经（9穴）

（1）天池（天会）

【穴名释义】

穴在乳后1寸，腋下3寸，居天位，穴处凹陷似池，应天池星名，故以为名。

【主治】

《铜人》：治寒热，胸膈烦满，头痛，四肢不举，腋下肿，上气，胸中有声，喉中鸣。

《针灸大成》：主胸中有声，胸膈烦泄，热病汗不出，头痛，四肢不举，腋下肿，上气，寒热，痎疟，臂痛，目（目𥉂）（目𥉂）不明。

【经验】

用5～8分毫针直刺，或斜刺1.5寸，治疗乳腺疾病，配膻中、乳根、中脘、少泽。治疗乳少，补法；治疗乳腺炎，泻法。

（2）天泉（天湿、天温）

【穴名释义】

泉为水所出，心主脉循此穴下行似泉水下流，穴在曲腋下去臂2寸，居天位，又借用天上星名天泉，故名天泉。

【主治】

《针灸大成》：主目（目巟）（目巟）不明，恶风寒，心病，胸肋支泄，咳逆，膺背胛间，臂内廉痛。

【经验】

用 1 ~ 1.5 寸毫针直刺，治疗臂内廉痛，后背抬举困难，配曲泽、内关、侠白，泻法。

（3）曲泽

【穴名释义】

曲泽者，水也，泽，水之钟也。钟，又归聚之义。本穴为手心主脉之合穴，系喻水之归聚。穴在肘内廉下凹陷处，屈肘可得。屈可作曲解，故名曲泽。

【主治】

《针灸大成》：主心痛，善惊，身热，烦渴口干，逆气，呕涎血，心下澹澹，身热，风疹，臂肘手腕不时动摇，头清汗出不过肩，伤寒逆气呕吐。

【经验】

曲泽穴采用 1 ~ 1.5 寸毫针直刺，治疗皮肤病，配委中放血；治疗肘腕摇动，配内关、曲池、聪会，补法；治疗半身不遂，手臂拘挛，配腋缝透胛缝、间使、郄门。

（4）郄门

【穴名释义】

穴在去腕 5 寸，手厥阴郄穴。郄通隙。穴居桡骨与尺骨间隙处，两侧如门，故名郄门。

【主治】

《针灸大成》：主呕血，衄血，心痛呕哕，惊恐畏人，神气不足。

【经验】

用 1 ~ 1.5 寸毫针直刺，治疗痔疮久治不愈，配承山，平补平泻；治疗半身不遂，手臂拘挛，配曲池、尺泽、间使。

（5）间使（鬼路）

【穴名释义】

掌后3寸两筋间陷中，为心包络脉所行之经穴，心者，君主之官，而包络系心主之脉，由心主宰，间有臣使之意故名间使。

【主治】

《铜人》：治心悬如饥，卒狂胸中澹澹恶风寒。呕吐怵惕，寒中少气。掌中热，腋肿肘挛，卒心痛，多惊，瘖不得语，咽中如哽。

《针灸大成》：主伤寒结胸……中风气塞，涎上昏危……鬼邪，霍乱干呕，妇人月水不调，血结成块，小儿客忤。

【经验】

用1～1.5寸毫针直刺，治疗心痛、心慌、心动过速，配膻中、神门，补法；治疗风湿性心脏病，配大椎、心俞、厥阴俞、足三里，平补平泻。

（6）内关

【穴名释义】

关，联络也。穴为手心主络，别走联络手少阳脉，又能联络内脏，主治内脏之疾。位在掌后内侧去腕2寸，两筋间陷中，与外关相对而属内，故名内关。

【主治】

《铜人》：治目赤支满，中风肘挛，实则心暴痛，虚则心烦惕惕。

《针灸大成》：主手中风热，失志，心痛，目赤，支满肘挛，实则心暴痛泻之，虚则头强补之。

【经验】

用1～1.5寸毫针直刺，有活血通络之功，治疗心绞痛发作，泻法立止；治疗心悸、胸闷、心动过速，配神门，补法；止呕，降逆，配中脘，平补平泻；内关穴治疗癔病，神志病效果亦佳。

（7）大陵（鬼心、手心主）

【穴名释义】

穴在掌后两筋间凹陷处，因其隆伏较大，掌骨犹如大陵，故名。

【主治】

《铜人》：治热病汗不出，臂挛腋肿，善笑不休，心悬善饥。喜悲泣及惊恐，目赤小便如血，呕逆狂言不乐，喉痹口干，身热头痛，短气胸胁痛。

《针灸大成》：主热病汗不出，手心热，肘臂挛痛，腋肿，善笑不休，烦心，心悬若饥，心痛掌热，善悲泣惊恐，目赤目黄，小便如血。呕啘无度，狂言不乐，喉痹，口干，身热头痛，短气，胸胁痛，恶疮疥癣。

【经验】

用5～8分毫针直刺，治疗神志病，配大椎、陶道（不留针），内关，泻法；治疗心绞痛，心悸，心率及脉率不齐，配神门、通里，补法。

（8）劳宫（五里、掌中鬼路、营宫）

【穴名释义】

手掌四周位列八卦，穴居中宫，人劳倦则掌中热，劳，勤也。穴为心包络之荥火穴，臣使之官，代心主之宫行政而劳，故名劳宫。

【主治】

《针灸大成》：主中风，善怒，悲笑不休，手痹，热病数日汗不出，怵惕，胁痛不可转侧，大小便血，衄血不止，气逆呕哕，烦渴食饮不下，大小人口中腥臭，口疮，胸胁支泄，黄疸目黄，小儿龈烂。

【经验】

用0.5 ~ 1寸毫针直刺，治疗手指、腕挛急，泻法；治疗手心出汗，平补平泻。

（9）中冲

【穴名释义】

穴在手中指之端，为心包脉所冲出之处，故名中冲。

【主治】

《针灸大成》：主热病烦闷，汗不出，掌中热，身如火，心痛烦满，舌强。

【经验】

用3 ~ 5分毫针直刺，治疗中风实证（中腑），可用泻法缓解；治疗头痛如破，配四神聪、太阳，必先刺中冲，再刺头部穴位；治疗小儿夜啼，双侧灸法。

10. 手少阳三焦经（23穴）

（1）关冲

【穴名释义】

穴在手小指次指端，去爪甲角分许，因喻穴为少阳之冲，本经之关界又是心包至此之关会，故名关冲。

【主治】

《针灸大成》：主喉痹喉闭，舌卷口干，头痛霍乱，胸中气噎，不嗜食，臂肘痛不可举，目生翳膜，视物不明。

【经验】

用1 ~ 3分毫针直刺，常用于急救。

（2）液门（掖间、腋门、掖门）

【穴名释义】

门，繁体从二户象形，穴在小指次指间凹陷处，小指次指之间似“门”字象形。穴为手少阳脉之所溜，犹似液泽之门，故名液门。

【主治】

《针灸大成》：主惊悸妄言，咽外肿，寒厥，手臂痛不能自上下，痎疟寒热，目赤涩，头痛，暴得可聋，齿龋痛。

【经验】

用5～8分毫针直刺，治疗手臂红肿疼痛，配外关、中渚、合谷、八邪，泻法。

（3）中渚（吓都）

【穴名释义】

渚，遮也，能遮水使旁回也；三焦者，决渎之官，水道出焉，穴为三焦脉之木穴，木能遮水，使水旁回；而穴居手小指次指本节后凹陷处，如《诗·召南》载："江有渚。"三焦水道似江，穴居其中如渚，故名中渚。

【主治】

《铜人》：治热病汗不出，目眩头痛耳聋，目生翳膜，久疟咽肿，肘臂痛，手五指不得屈伸。

【经验】

用0.5～1寸毫针直刺，为治疗头目眩晕、头痛、耳疾必取之穴，必先刺，再随证配穴。

（4）阳池（别阳）

【穴名释义】

穴为手少阳脉之原穴，位在手背腕上凹陷处，其处凹陷如池，背为阳，故名阳池。

【主治】

《针灸大成》：主消渴口干，烦闷，寒热疟，或因折伤手腕，捉物不得，肩臂痛不得举。

【经验】

用3～5分毫针直刺，或斜刺1寸，治疗心中烦闷、局部囊肿，配神门，采用扬刺泻法；治疗腕关节肿痛或类风湿性关节炎，配外关、合谷、中渚，齐刺或扬刺泻法。

（5）外关

【穴名释义】

穴为手少阳之络，在腕后2寸凹陷处，别行心主外关，此与内关相对而属外，故名外关。

【主治】

《针灸大成》：主耳聋，浑浑焞焞无闻，五指尽痛不能握物。实则肘挛，泄之，虚则不收，补之，又治手臂不得屈伸。

【经验】

用1～1.5寸毫针直刺，透内关。外关是三焦经络穴，又是八脉交会穴，治疗腕肘十指肿痛，多用平补平泻法；治疗高血压证，配曲池、合谷、阳陵泉、三阴交，平补平泻法；治疗耳鸣，耳聋，配中渚、翳风、听宫，实则泻，虚则补；治疗胁肋痛，泻外关，令患者深呼吸。

（6）支沟（飞虎）

【穴名释义】

穴为手少阳脉所行之经穴，位在腕后3寸两骨凹间陷处，古时穿地为沟，因其支脉直透手厥阴之间使穴，谓其脉之所行，犹如水之注于沟中，故名支沟。

【主治】

《针灸大成》：主热病汗不出，肩臂酸重，胁腋痛，四肢不举，霍乱呕吐，口噤不开，暴喑不能言。心闷不已，卒心痛，鬼击，伤寒结胸，疮疥癣，妇人妊娠不通，产后血昏不省人事。

【经验】

用1～1.5寸毫针直刺，透间使，可治疗心绞痛；治疗便秘，配天枢，泻法，先刺支沟。

（7）会宗

【穴名释义】

穴在腕后3寸空中即支沟穴之尺侧旁约0.5寸处，为手少阳之郄，是经气会宗所在，故名会宗。

【主治】

《针灸大成》：主五痫，肌肤痛，耳聋。

（8）三阳络（过门、通间、通门）

【穴名释义】

三阳络，在臂上大交脉支沟上1寸，是三阳络脉所交之处，故名三阳络。

【主治】

《铜人》：治嗜卧身体不欲动，耳卒聋，齿龋，暴喑不能言。

【经验】

用1～1.5寸毫针直刺，治疗暴喑不语，泻之。

（9）四渎

【穴名释义】

穴在肘前5寸外廉凹陷处，为三焦脉之腧穴，三焦者中渎之府，决渎之官，穴通水道，于三阳络之后，故名四渎。

【主治】

《铜人》：治暴气耳聋，齿龋痛。

【经验】

用1～1.5寸毫针直刺，主治下牙疼痛，泻法；治疗肘臂疼痛，抬举受限，配曲池、外关、天井，实则泻，虚则补，加灸。

（10）天井

【穴名释义】

天井者土也。土，地之体也，地出水曰井，三焦者，水道出焉，亦含“井”义。穴在肘外大骨之后，两筋间凹陷处，居天位，又应天井星名，故名天井。

【主治】

《针灸大成》：主心胸痛，咳嗽上气短气不得语，唾脓，不嗜食，寒热凄凄不得卧，惊悸瘈疭，癫疾，五痫。风痹，耳聋嗌肿，喉痹汗出，目锐眦痛，颊肿痛，耳后臑臂肘痛，捉物不得，嗜卧，扑伤腰髋疼，振寒颈项痛，大风默默不知所痛，悲伤不乐，脚气上攻。

【经验】

用0.5 ~ 1寸毫针直刺，或斜刺1.5寸，治疗游走痹效佳，治疗颈淋巴结核，配曲池透臂臑，平补平泻。

（11）清冷渊（清冷泉、清泉）

【穴名释义】

水治曰清，冷水为名，渊，潭名。三焦者，水道出焉，三焦脉气血流注至此穴，似水注入深潭，又应古水名清冷渊，故以为名。

【主治】

《针灸大成》：主肩痹痛，臂臑不能举，不能带衣。

（12）消泺

【穴名释义】

消，散也，泺，泊名。穴在肩下3寸，肘尖约去6寸，臂外骨内肘斜分间，为三焦脉之腧穴。三焦是全身水液通行的路径，三焦脉流注此穴，似水流入散泊之中，故名消泺。

【主治】

《针灸大成》：主风痹，颈项急，肿痛寒热，头痛癫疾。

【经验】

用1 ~ 1.5寸毫针直刺，治疗风痹，平补平泻；治疗热痹，泻法。

（13）臑会（臑髎、臑交）

【穴名释义】

穴在肩前廉去肩端 3 寸宛宛中，肩下臑肉处，即上肢的上节内侧，三角肌后缘处，为手阳明、手少阳结脉之会，故名臑会。

【主治】

《针灸大成》：主臂痛无力，痛不能举，寒热，肩肿引胛中痛。项瘿气瘤。

【经验】

用 1 ~ 1.5 寸毫针直刺，治疗肩臂不举疼痛，配天宗、肩髎、胛缝，泻法；治疗淋巴结炎、甲状腺肿大、囊肿，局部围刺配臑会，平补平泻。

（14）肩髎

【穴名释义】

髎与窌同，窌，空穴也。穴为三焦脉之空穴，位肩端臑上，故名肩髎或肩窌。

【主治】

《针灸大成》：主臂痛，肩重不能举。

【经验】

用 0.5 ~ 1 寸毫针直刺，或向肘方向斜刺 1.5 ~ 2 寸，治疗肩关节周围炎，配肩髃、前肩髃、天井、曲池，泻法。

（15）天髎

【穴名释义】

穴在肩缺盆中上毖骨之间凹陷处，即肩井与曲垣二穴之间，因穴属天部的骨空，故名天髎。

【主治】

《铜人》：治肩肘痛引颈项急，寒热，缺盆中痛，汗不出，胸中烦满。

（16）天牖

【穴名释义】

穴在颈筋间，缺盆上，天容后，天柱前，完骨后，发际上。夹耳后1寸，牖以通气，耳为天部之窗牖，故名天牖。

【主治】

《针灸大成》：主暴聋气，目不明，耳不聪，夜梦颠倒，面青黄无颜色，头风面肿，项强不得回顾，目中痛。

【经验】

天牖穴采用5～8分毫针直刺，可治疗夜寐不宁，也常用于美容，补法，加灸。

（17）翳风

见“单穴治验”。

（18）瘈脉（资脉、套脉）

【穴名释义】

穴在耳根后鸡足青络脉，即耳后青络脉形如鸡爪处。瘈，牵掣之意，喻耳后之络脉牵引处，主瘈疭，故名瘈脉。

【主治】

《铜人》：治头风耳鸣，小儿惊痫，瘈疭，呕吐，泻痢无时，惊恐眵瞢，目睛不明。

【经验】

用3分毫针直刺，治疗小儿癫痫，配腰奇、四神，泻法不留针。

（19）颅息（颅囟）

【穴名释义】

穴在耳后间青络脉，耳以报息，喻此为头颅之报息处。穴又主喘息，故名颅息。

【主治】

《铜人》：治身热头重，胁痛不得转侧，风痉耳聋，小儿发痫，瘈疭呕吐涎沫，惊恐失精，瞻视不明。

《针灸大成》：主耳鸣痛，喘息，小儿呕吐涎沫，瘈疭，发痫，胸胁相引，身热头痛不得卧，耳肿及脓汗。

（20）角孙

【穴名释义】

穴在耳郭中间上，发际下，即耳轮向耳屏对折时，耳郭上端的尖端处。因与太阳、少阳经的孙脉会于耳角，故名角孙。

【主治】

《针灸大成》：主目生翳肤，齿龈肿，唇吻强，牙齿不能嚼物，龋齿，头项强。

（21）耳门

【穴名释义】

穴在耳前起肉当耳缺者，即耳珠上的缺口处，顾名思义，为耳之门户，故名耳门。

【主治】

《铜人》：治耳有脓汁出，生疮膣，耳聤耳鸣，耳如蝉声，重听无所闻，齿龋。

【经验】

用 3 ~ 5 分毫针直刺，主治耳疾，治疗三叉神经痛，面疾，自耳门穿过听宫、听会，一针三穴，平补平泻。

（22）和髎

【穴名释义】

穴为三焦脉之空穴，位在耳前兑发下横动脉，即鬓发后下缘，颞浅动脉横过处。耳不听五声之和为聋，肾和则耳能闻五音，穴主治耳聋等一切耳疾，使耳能闻（听）五音，故名耳和髎或和髎。

【主治】

《针灸大成》：主头重痛，牙车引急，颈颔肿，耳中嘈嘈，鼻涕，面风寒，鼻准上肿，痈痛，招摇视瞻，瘈疭，口僻。

【经验】

用0.5～1寸毫针直刺，可治疗面瘫眼不闭合者。

（23）丝竹空（巨髎、目髎、巨窌、月髎）

【穴名释义】

丝竹，音乐之总称，丝谓琴瑟，竹谓箫管。穴在眉后凹陷处，其穴似箫管之孔。孔与空通。又穴近耳，以此喻耳常闻丝竹之音，故名丝竹空。

【主治】

《针灸大成》：主目眩头痛，目赤，视物（目巟）（目巟）不明，恶风寒，风痫，目戴上不识人，眼睫毛倒，发狂吐涎沫，发即无时，偏正头痛。

11. 足少阳胆经（44穴）

（1）瞳子髎（太阳、前关、后曲）

【穴名释义】：

髎，音寥，骨空也。穴在目外去眦0.5寸之骨空阔处，正值瞳子，故名瞳子髎。又髎与窌同，故又写瞳子窌。

【主治】

《针灸大成》：主目痒，翳膜青白，青盲无见，远视（目巟）（目巟），赤痛泪出多眵（目蔑），内眦痒，头痛，喉闭。

【经验】

用3～5分毫针直刺，或向眼角外斜刺1.5寸，本穴主要治疗眼疾，以及面瘫眼闭和不全。

（2）听会（后关、听诃、机关、听呵）

【穴名释义】：

穴在耳前凹陷处，张口得之，动脉应手，即在颞浅动脉处手按压有感。听会者，为耳听之窍会，主听觉病，故名听会。

【主治】

《针灸大成》：主耳鸣耳聋，牙车脱臼相离一两寸，牙车急不得嚼物，齿痛恶寒物，狂走瘈疭，恍惚不乐，中风口喎斜，手足不随。

【经验】

用 0.5 ~ 1 寸毫针直刺，或向下斜刺 1.5 寸，可治疗风寒侵牙导致牙齿及牙龈酸痛者。

（3）上关（客主人、太阳、客主）

【穴名释义】

耳前曰关，穴在耳前上廉起骨端，故名上关。又因穴为手足三阳诸脉之会，少阳为主，阳明为客，如客与主人相聚，故客主人。

【主治】

《针灸大成》：主唇吻强，口眼偏邪，青盲，䀮目（目𥆧）（目𥆧），恶风寒，牙齿龋，口噤，嚼则鸣痛，耳鸣耳聋，瘈疭沫出，寒热，痉引骨痛。

【经验】

用 0.5 ~ 1 寸毫针直刺，不可深刺，治疗急性牙痛，泻法；治疗下颌关节炎，可灸。

（4）颔厌

【穴名释义】

穴在耳前曲角颞颥上廉，约当悬颅，头维两穴之间。颔，额角也。厌，合也。喻额角合动处即穴之所在，故名颔厌。

【主治】

《针灸大成》：主偏头痛，头风目眩，惊痫，手卷手腕痛，耳鸣，目无见。目外眦急，好嚏，颈痛，历节风汗出。

（5）悬颅（髓孔、髓中、米啮）

【穴名释义】

穴正在头部曲角颞颥中。囟前为发际，发际前为额颅，颔厌居上，此穴似下悬于额颅之间，故名悬颅。

【主治】

《针灸大成》：主头痛，牙齿痛。面肤赤肿，热病烦满，汗不出，头偏痛，引目外眦赤，身热，鼻洞浊下不止，传为鼽，目昏瞢瞑目。

【经验】

用3～5分毫针直刺，可治疗头痛。

（6）悬厘

【穴名释义】

穴在头部曲角颞颥下廉，同悬颅止争毫厘，故名悬厘。

【主治】

《针灸大成》：主面皮赤肿，头偏痛，烦心不欲食，中焦客热，热病汗不出，目锐眦赤痛。

（7）曲鬓（曲发）

【穴名释义】

鬓，颊发也，为面颊之崖岸处，即额角两旁耳上鬓际当颧骨弓之后上方处。因喻穴居面颊耳上方崖岸发之曲处，故名曲鬓。

【主治】

《针灸大成》：主颊颔肿，引牙车不得开，急痛，口噤不能言，颈项不得回顾，脑两角痛为巅风，引目眇。

【经验】

用3～5分毫针直刺，或向头顶方向斜刺，可治疗头痛。

（8）率谷（率角、蟀容、率骨）

【穴名释义】

穴在耳上入发际1.5寸，嚼而取之，足太阳、足少阳之会。

肉之大会曰谷。率，循也。因喻穴循耳上而为肉会，故名率谷。

【主治】

《铜人》：治隔胃寒痰伤酒，风发脑两角强痛，不能饮食，烦满呕吐不止。

《针灸大成》：主痰气膈痛，脑两角强痛，头重，醉后酒风，皮肤肿，胃寒，饮食烦满，呕吐不止。

【经验】

用 0.5 ~ 1 寸毫针直刺，或斜刺 1.5 寸，治疗偏头痛，配太阳、攒竹、列缺，泻法；治疗脑中风或卒中后遗症，针健侧，斜刺泻法。

（9）天冲

【穴名释义】

冲，作通道解。穴在率谷后 5 分，因穴居天位，而喻其通行天上，并应天上星名天冲，故名天冲。

【主治】

《铜人》：治头痛癫疾，风痉，牙龈肿，善惊恐。

【经验】

用 3 ~ 5 分毫针直刺，或斜刺 1 寸，治疗癫痫或风邪犯上而头痛，配风池、四神聪。

（10）浮白

【穴名释义】

浮，作行字解，白，作阴字解。穴在耳后，入发际 1 寸，因喻本穴在头部循经路线上，上有天冲，下有窍阴，本穴偏行于下，上阳下阴，以白比作阴，故名浮白。

【主治】

《铜人》：治发寒热喉痹，咳逆痰沫，胸中满不得喘息。耳鸣嘈嘈无所闻，颈项痛肿及瘿气，肩背不举，悉皆治之。

《针灸大成》：主足不能行，耳聋耳鸣，齿痛，胸满不得息，胸痛。

【经验】

用3～5分毫针直刺，或斜刺1寸，常用于治疗半身不遂，行走困难者，泻法。

（11）头窍阴（枕骨、恍骨）

【穴名释义】

窍，作空字解。穴在头部完骨上，枕骨下，摇动有空，是髓之会，故为阴精所窍，又因穴居头部耳后阴侧空窍处，故名头窍阴。

【主治】

《针灸大成》：主四肢转筋，目痛，头项颔痛引耳嘈嘈，耳鸣无所闻，舌本出血，骨劳，痈疽发厉，手足烦热，汗不出，舌强胁痛，咳逆喉痹，口中恶苦之。

【经验】

用3～5分毫针直刺，或斜刺1.5寸，常用于治疗小脑萎缩、脑血栓、行走失衡、后头痛。

（12）完骨

【穴名释义】

玉枕骨下高以长，在耳后曰完骨，穴在耳后入发际四分，穴当其处，故名完骨。

【主治】

《铜人》：治头痛烦心，癫疾，头面虚肿，齿龋偏风，口眼㖞斜，颈项痛不得回顾，小便赤黄，喉痹颊肿。

《针灸大成》：主足痿失履不收，牙车急……头风耳后痛，烦心。

【经验】

用3～5分毫针直刺，或斜刺1.5寸，常用于治疗癫疾，治疗头面虚肿，配中脘、阴陵泉、三阴交，补法。

（13）本神（直耳）

【穴名释义】

穴在曲差两旁各 1.5 寸，在发际，足少阳阳维之会。内应脑，脑者，人之本，主神志病，故名本神。

【主治】

《针灸大成》：主惊痫吐涎沫，颈项强急痛，目眩，胸相引不得转侧，癫疾呕吐涎沫，偏风。

【经验】

用 3 ～ 5 分毫针直刺，或斜刺 1.5 寸，治疗卒中后遗症（半身不遂），治疗癫痫配腰奇。

（14）阳白

【穴名释义】

穴在眉上 1 寸，直瞳子，足少阳、阳维之会。白，明也。穴主治目疾，使目光明，故名阳白。

【主治】

《针灸大成》：主瞳子痒痛，目上视，远视（目𥇦）（目𥇦），昏夜无见，目痛目眵，背腠寒栗，重衣不得温。

【经验】

用 3 ～ 5 分毫针直刺，或斜刺 1.5 寸，可治疗口眼㖞斜，额纹消失，针尖向眉心方向，平补平泻；治疗额窦炎、前头痛，可配中脘穴，泻法。

（15）头临泣

【穴名释义】

穴当头部目上眦直上，入发际 5 分陷中，目者，泣之所出，穴临其上，故名头临泣。

【主治】

《铜人》：治中风不识人，目眩鼻塞，目生白翳多泪。

《针灸大成》：主枕骨合颅痛，恶寒鼻塞，惊痫反视，大风，目外眦痛。

【经验】

用3 ~ 5分毫针直刺，或向头顶斜刺1.5寸，该穴为足太阳、足少阳、阳维之会穴，治疗眼疾疗效显著，治疗弱视，配睛明、攒竹，平补平泻。

（16）目窗（至荣）

【穴名释义】

窗，通孔也，穴在临泣后1寸，主目疾，是通目气之孔穴，故名目窗。

【主治】

《铜人》：治头目浮肿，痛引目外眦赤痛，忽头旋，目（目𥇦）（目𥇦），远视不明。针入三分，可灸五壮，三度刺，目大明。

《针灸大成》：主……寒热汗不出，恶寒。

【经验】

用3 ~ 5分毫针直刺，或斜刺1.5寸，治疗视力模糊，配睛明、本神、曲池，平补平泻。

（17）正营

【穴名释义】

穴在目窗后1寸，足少阳、阳维之会。穴居正顶之上谓足少阳、阳维两脉之气所营结，故名。

【主治】

《针灸大成》：主目眩瞑，头项偏痛，牙齿痛，唇吻急强，齿龋痛。

（18）承灵

【穴名释义】

穴在正营后1.5寸，因喻穴居高位有承天之灵，故名承灵。

【主治】

《针灸大成》：主脑风头痛，恶风寒，鼽衄鼻窒，喘息不利。

【经验】

用3～5分毫针直刺，或斜刺1寸，可治疗感冒鼻塞或鼻窦炎，泻法。

（19）脑空（颞颥）

【穴名释义】

穴在承灵后1.5寸，侠玉枕骨下凹陷中。主脑疾，是通脑之空穴，故名脑空。

【主治】

《铜人》：治脑风头痛不可忍，目瞑心悸，发即为癫风，引目眇，劳疾羸瘦，体热颈项强，不得回顾。

（20）风池（热府）

【穴名释义】

穴在颞颥后发际凹陷处。穴处似池，为治风要穴，故名风池。

【主治】

《针灸大成》：主洒淅寒热，伤寒温病汗不出，目眩苦，偏正头痛，痎疟，颈项如拔，痛不得回顾。目泪出，欠气多，鼻鼽衄，目内眦赤痛，气发耳塞，目不明，腰背俱疼，腰伛偻，引项筋无力不收，大风中风，气塞涎上不语，昏危，瘿气。

【经验】

风池穴为足少阳、阳维之会，有疏风活血通络之功，用1～1.5寸毫针直刺，不可斜刺咽喉方向，可向对侧眼部斜刺，可治疗因脑部疾患引起各证，泻法，为治疗卒中后遗症必选之穴。治疗因风邪入侵清窍而头痛，平补平泻，针感应达头部。

（21）肩井（膊井）

【穴名释义】

井，深也。穴在肩上凹陷处，居肩之深处，故名肩井。

【主治】

《针灸大成》：主中风，气塞涎上不语，气逆，妇人难产，堕胎后手足厥逆，针肩井立愈。头项痛，五劳七伤，臂痛，两手不得向头。若针深闷倒，急补足三里。

【经验】

用5～8分毫针直刺，向外方斜刺1寸，不可深刺。治疗肩臂不举，手足逆冷，加灸。

（22）渊液（泉液）

【穴名释义】

渊，深也。穴在腋下3寸宛宛中。腋之深处，故名渊液。

【主治】

《针灸大成》：主寒热，刀马疡，胸满无力，臂不举。不宜灸，灸之令人生肿蚀马疡，内溃者死，寒热者生。

（23）辄筋

【穴名释义】

穴在腋下3寸，复前行1寸，著胁，即渊液穴再向前1寸，附着胁肋之处便是。两车相倚曰辄，辄筋，即说其穴倚于筋间，故名辄筋。

【主治】

《针灸大成》：主胸中暴满不得卧，太息善悲，小腹热，欲走，多唾，言语不正，四肢不收，呕吐宿汁，吞酸。

【经验】

辄筋穴为足少阳脉气所发之处，用3～5分毫针直刺，斜刺1寸，可治疗口苦、吞酸、胁下痛，泻法，不得深刺，运针不可提插。

（24）日月（神光、胆募）

【穴名释义】

穴在期门下1.5寸，胆募也。胆者，中正之官，决断出焉，喻决断务求其日月，以明察秋毫。“明”字，从日从月，故名日月。

【主治】

《针灸大成》：主太息善悲，小腹热欲走，多唾，言语不正，四肢不收。

【经验】

用 5 ~ 8 分毫针直刺，斜刺 1 寸，治疗呃逆吞酸，配内庭、内关、中脘；治疗胆囊炎、黄疸，配胆囊穴（腓骨小头下两横指）、三阴交、期门；治疗胁下痛，配期门、中脘、支沟。

（25）京门（气府、气俞、肾募）

【穴名释义】

京，古与“原”通，本穴为肾募。肾间动气为人体生气之原，肾气亦即人身之原气，募者，有募原之义，意为脏腑原气募集之处，穴为肾脏原气募集之处，故名京门。

【主治】

《针灸大成》：主肠鸣，小肠痛，肩背寒，痉，肩胛内廉痛，腰痛不得俯仰久立，寒热腹胀引背不得息，水道不利，溺黄，小腹急肿，肠鸣洞泻，髀枢引痛。

【经验】

肾之募穴，肾气结聚之门户，用 3 ~ 5 分毫针直刺，斜刺 1 ~ 1.5 寸，可治疗肠鸣泄泻、尿急、尿黄、水道不利。

（26）带脉

【穴名释义】

穴在季肋下 1.8 寸，足少阳、带脉之会。如带绕身，管束诸经，又主带脉病及妇人经带疾患，故名带脉。

【主治】

《针灸大成》：主腰腹纵，溶溶如囊水之状，妇人小腹痛，里急后重，瘈疭，月事不调，赤白带下。

【经验】

足少阳、带脉二脉之会，采用8分～1寸毫针直刺，斜刺1.5寸，可治疗腰胁背痛，平补平泻。

（27）五枢

【穴名释义】

穴在带脉下3寸。五，喻五方之位，五居其中。穴在腹位，腹部胆经五穴上有京门、带脉，下有维道、居髎，五枢居中，穴属脏气之枢要，故名五枢。

【主治】

《针灸大成》：主痃癖，大肠膀胱肾余，男子寒疝。阴卵上入小腹痛，妇人赤白带下，里急瘈疭。

【经验】

用8分～1寸毫针直刺，斜刺1.5寸，治疗奔豚之气游走，配期门、京门、中脘、气海。

（28）维道（外枢）

【穴名释义】

穴在五枢前下0.5寸，足少阳、带脉之会，维者连接也，道者路也，以维系一身，维护阴阳脉之道路，故名维道。

【主治】

《铜人》：治呕逆不止，三焦不调，水肿不嗜食。

【经验】

用8分～1寸毫针直刺，斜刺1.5寸，可治疗三焦结滞、阴挺，泻法。

（29）居髎

【穴名释义】

居，蹲也，髎，空穴也。穴在髂前上棘与股骨大转子最凸点连线的中点，髂骨上凹陷处。需蹲而取之，故名居髎。

【主治】

《铜人》：治腰引少腹痛，肩引胸臂挛急，手臂不得举而至肩。

【经验】

用 1.5 ~ 3 寸毫针直刺，治疗卒中后遗症（半身不遂），坐骨神经痛，腿足痿痹诸疾，常用之穴。

（30）环跳（环谷、髋骨、髀枢、分中、髌骨、髀压、枢合中、枢中）

【穴名释义】

穴在髀枢中，侧卧伸下足，屈上足取之。如单足跳跃之状，或喻穴为环转跳动之处，故名环跳。

【主治】

《针灸大成》：主冷风湿痹不仁，风疹遍身，半身不遂，腰胯痛蹇，膝不得转侧伸缩。

【经验】

用 2 ~ 4 寸毫针直刺，治疗坐骨神经痛，配阳陵泉、昆仑、风市，泻法，针感应似通电直达足尖。

（31）风市

【穴名释义】

市，意为杂聚之处。穴在膝外两筋间，立时舒垂两手附着腿部，当中指头所点凹陷处。位临阳市之旁，为风气所聚之处，是治风之要穴，故名风市。

【主治】

《针灸资生经》：疗冷痹脚胫麻，腿膝酸痛，腰重起坐难。

《针灸大成》：主中风腿膝无力，脚气、浑身瘙痒，麻痹、历风疮。

【经验】

用 1.5 ~ 2 寸毫针直刺，为治疗卒中后遗症必选之穴。可治疗风邪侵入引发遍身瘙痒；治疗风邪侵入阻闭引发疼痛诸疾，配阴市。

（32）中渎

【穴名释义】

穴在髀骨外，膝上5寸分肉间凹陷处，喻脉气所发，如入髀骨中之沟渎，故名中渎。

【主治】

《铜人》：治寒气入于分肉之间。痛攻上下，筋痹不仁。

（33）膝阳关（寒府、阳陵、关陵、关阳）

【穴名释义】

穴在阳陵泉上3寸膝部，犊鼻外凹陷处，为足少阳经之关，故名膝阳关。

【主治】

《针灸大成》：主风痹不仁、膝痛不可屈伸。

【经验】

用5～8分毫针直刺，向下斜刺1.5寸，治疗骨关节病，膝关节肿痛（尤为外廉），配膝眼、阳陵泉、绝骨，泻法。

（34）阳陵泉

【穴名释义】

穴与阴陵泉相对。内侧为阴，外侧为阳。穴在膝下1寸，腓骨头前下方凹陷中，因喻穴旁之骨隆起如陵，比作高陵出泉之处，故名阳陵泉。

【主治】

《针灸大成》：主膝伸不得屈，髀枢膝骨冷痹，膝股内外廉不仁。偏风半身不遂，脚冷无血色，苦喉中介然，头面肿，足筋挛。

【经验】

用1～1.5寸毫针直刺，治疗身热黄疸，配阴陵泉、期门、胆俞，泻法；治疗胁肋痛，必先刺阳陵泉，再刺配穴。

（35）阳交（阳维郄、别阳、足髎、阳维、足窌）

【穴名释义】

穴在足外踝上 7 寸，斜属三阳分肉间。喻斜趋三阳之分而与三阳屈曲交会，故名阳交。

【主治】

《针灸大成》：主胸满肿，膝痛足不收，寒厥惊狂、喉痹、寒痹、膝胻不收。

（36）外丘

【穴名释义】

穴在外丘上 7 寸，其处丰肉隆起如丘，故名外丘。

【主治】

《铜人》：治肤痛痿痹，胸胁胀满，颈项痛恶风寒，癫疾。今附狂犬所伤，毒不出，发寒热，速以三壮，又可灸所啮之处，立愈。

【经验】

用 1 ~ 1.5 寸毫针直刺，补法，加灸，能辅助小儿钙离子的吸收。

（37）光明

【穴名释义】

光明，即眼也。穴在足外踝上 5 寸，足少阳络，别走厥阴，少阳厥阴主眼。故穴主眼疾，使眼恢复光明，故以为名。

【主治】

《针灸大成》：主淫泺，胫酸，胻疼不能久立，热病汗不出，卒狂，与阳辅疗法同，虚则痿躄，坐不能起，补之。实则足胻热，膝痛，身体不仁，善啮颊，泻之。

【经验】

足少阳之络，别走厥阴，用 1 ~ 1.5 寸毫针直刺，肝开窍于目，故配此穴治疗眼疾，尤其治疗弱视，补法有奇效。

（38）阳辅（分肉、绝骨）

【穴名释义】

穴为足少阳脉之经火穴，位在足外踝上4寸，因处辅骨之阳侧，故名阳辅。

【主治】

《针灸大成》：阳辅主腰溶溶如坐水中，膝下浮肿，筋挛，百节酸痛，实无所知，诸节尽痛，痛无常处，腋下肿痿，喉痹，马刀夹瘿，膝胻酸，风痹不仁，厥逆，口苦太息，心胁痛，面尘，头角颔痛，目锐眦痛，缺盆中肿痛，汗出振寒，疟，胸中、胁、肋、髀、膝外至绝骨外踝前痛，善洁面青。

（39）悬钟（绝骨、髓会）

【穴名释义】

穴在足外踝上3寸动脉中，即胫前动脉处，因喻穴处尖骨下外踝形如悬钟，故以为名。

【主治】

《针灸大成》：主心腹胀满，胃中热，不嗜食，脚气、膝胻痛，筋骨挛痛足不收，逆气，虚劳寒损，忧恚、心中咳逆，泄注、喉痹、颈项强、肠痔瘀血，阴急，鼻衄，脑疽，大小便涩，鼻中干、烦满狂，易中风手足不随。

【经验】

为髓会，用1～1.5寸毫针直刺，可透三阴交，治疗急性颈项强痛，落枕，泻法；治疗脚气，配三阴交、八风，泻法。

（40）丘墟（坵墟）

【穴名释义】

四旁高，中央下曰丘。墟，大丘也。穴在足外踝下如前凹陷处，因其处似大丘，故名丘墟。

【主治】

《针灸大成》：主胸胁满痛不得息，久疟振寒、腋下肿，痿厥坐不能起，髀枢中痛，目生翳膜，腿胻酸，转筋，卒疝，小腹坚，寒热颈肿，腰胯痛，太息。

【经验】

用0.5～1寸毫针直刺，斜刺1.5寸，可透照海，主治踝关节肿痛，活动障碍，治疗垂足、足内翻，配解溪、绝骨，平补平泻。

（41）足临泣

【穴名释义】

穴在足小趾次指本节后间凹陷之处，足少阳脉之俞穴，穴临于足，其气上通于目，主目疾，目者，泣之所出，故名足临泣。

【主治】

《铜人》：治胸中满，缺盆中及腋下肿，马刀疡瘘，善啮颊，天牖中肿，淫泺胫酸目眩，枕骨合颅痛，洒淅振寒、妇人月事不利，季胁支满，乳痈，心痛，周痹痛无常处，厥逆，气喘不能行，痎疟目发。

【经验】

用8分～1寸毫针直刺，治疗少阳头痛（偏头痛），配风池、率谷、太阳、攒竹、列缺，必先刺足临泣，泻法，再刺头部诸穴。

（42）地五会（地五）

【穴名释义】

地指足，穴在足小趾次指本节后间凹陷处，为五脏之气所会，故名地五会。

【主治】

《铜人》：治内伤唾血，足外皮肤不泽，乳肿。

《针灸大成》：主腋痛内损唾血，足外无膏泽，乳痈。

（43）侠溪（夹溪）

【穴名释义】

侠溪者，水也。有水可称溪。穴在足小趾次趾歧骨间，本节前之凹陷处，因喻穴处两趾相夹间如溪，故名侠溪。

【主治】

《针灸大成》：主胸胁支满，寒热，伤寒热病汗不出，目外眦赤，目眩颊颔肿，耳聋，胸中痛，不可转侧，痛无常处。

（44）足窍阴

【穴名释义】

穴在足小趾次趾之端，去爪甲如韭叶，即第4趾端外侧爪甲角1分许之处。井穴犹如阳终阴始，阳根于阴，本穴为少阳经之井穴，根于足部窍阴，故名足窍阴。

【主治】

《针灸大成》：主胁痛，咳逆不得息，手足烦热，汗不出，转筋、痈疽，头痛心烦，喉痹，舌强口干。肘不可举，卒聋，魇梦、目痛、小眦痛。

【经验】

用3～5分毫针直刺，或向上斜刺1.5寸，治疗爆发性耳聋，泻法，必先刺此穴，再刺配穴。

12. 足厥阴肝经（14穴）

（1）大敦（大顺、水泉）

【穴名释义】

敦，大也，厚也。穴在足大趾端，去爪甲如韭叶及三毛中，即在大趾爪甲根部外侧后二分许从毛际，因喻其趾端最敦厚，形似圆盖之敦器，故名大敦。

【主治】

《针灸大成》：主五淋，卒疝七疝，小便数遗不禁，阴头中痛，汗出，阴上入小腹，阴偏大，腹脐中痛，悒悒不乐，病左取右，病右取左，腹胀肿病，小腹痛，中热喜寐，尸厥状如死人，妇人血崩不止，阴挺出，阴中痛。

【经验】

用3～5分毫针直刺，常用于急救，如尸厥、昏厥、妇人血崩，重用手法，平补平泻或泻法。

（2）行间

【穴名释义】

穴在足大趾间动脉凹陷处，因喻其脉行于两趾之间，而入本穴，故名行间。

【主治】

《针灸大成》：主呕逆，洞泄，遗溺癃闭，消渴嗜饮，善怒，四肢满，转筋，胸胁痛，小腹肿，咳逆呕血，茎中痛，腰痛不可俯仰，腹中胀，小肠气，肝心痛，色苍苍如死状，终日不得息，口㖞，癫疾，短气，四肢逆冷，嗌干烦渴，瞑不欲视，目中泪出，太息，便溺难，七疝寒疝，中风，肝积肥气，发痎疟，妇人小腹肿，面尘脱色，经血过多下止，崩中，小儿急惊风。

【经验】

用5～8分毫针直刺，美容面肤。润泽肌肤，配足三里、三阴交、中脘，以及面部按摩，效佳；治疗肝气盛，肝旺，配太冲，泻法，左行间，右太溪，或右行间，左太溪。

（3）太冲（大冲）

【穴名释义】

穴在足大趾本节后2寸凹陷处。肝也，其原出于太冲，即穴属肝经之原穴。太、大也；冲，通道也。喻本穴为肝经大的通逆所在，亦即元（原）气所居之处，故以为名。

【主治】

《针灸大成》：主心痛脉弦，马黄，瘟疫，肩肿吻伤，虚劳浮肿，腰引小腹痛，两丸骞缩、溏泄、遗溺，阴痛，面目苍色、胸胁支满，足寒、肝心痛，苍然如死状，终日不得息，大便难，便血，小便淋，小肠疝气痛，颓疝，小便不利、呕血呕逆，发寒、嗌干善渴、肘肿、内踝前痛，淫泺，胻酸，腋下马刀疡瘘。唇肿，女子漏下不止，小儿卒疝。

【经验】

用5～8分毫针直刺，治疗高血压，配百会、太溪，补太溪，泻太冲。

（4）中封（悬泉）

【穴名释义】

穴在足内踝前1寸，取穴时伸足见凹陷，伸足显筋间，穴为腕中筋肉封聚之处，故名中封。

【主治】

《针灸大成》：主痎疟，色苍苍，发振寒，小腹肿痛，食快快绕脐痛，五淋不得小便，足厥冷，身黄有微热，不嗜食，身体不仁，寒疝，腰中痛，或身微热，痿厥失精，筋挛，阴缩入腹相引痛。

【经验】

用8分～1寸毫针直刺，治疗身体不仁，风邪走窜，配大椎（点刺不留针）、风市、阴市、中脘，平补平泻；治疗滑精，配命门、关元，补法。

（5）蠡沟（交仪）

【穴名释义】

蠡为盛水之瓢，《汉书·东方朔传》载：“以蠡测海。”为狭小之义。穴在内踝上5寸，胫骨与比目鱼肌之间，以手摸时，有如狭小之沟，故名蠡沟。

【主治】

《铜人》：治卒疝，少腹肿时少腹暴痛，小便不利如癃闭，数噫恐悸，少气不足腹中痛，悒悒不乐，咽中闷如有瘜肉状，背拘急不可俯仰。

《针灸大成》：主疝痛，小腹胀满，暴痛如癃闭……脐下积气如石，足胫寒酸，屈伸难，女子赤白带下，月水不调，气逆则睾丸卒痛，实则挺长，泻之；虚则暴痒，补之。

【经验】

用 5 ~ 8 分毫针直刺，斜刺 1.5 寸，本穴为肝经络穴，治疗梅核气，配天突、膻中、内关，必先泻蠡沟，点刺天突不留针；治疗奔豚之气游走，配中脘、关元、足三里，必先泻蠡沟。

（6）中都（中刺、中郄、太阴、大阴）

【穴名释义】

都，流水所聚之处。穴在内踝上 7 寸胻中，为足厥阴郄，因喻肝之气血似水之流聚，穴当胫骨之中部，故名中都。

【主治】

《针灸大成》：治肠澼，㿉疝，小腹痛不能行立，胫寒，妇人崩中，产后恶露不绝。

【经验】

用 5 ~ 8 分毫针直刺，治疗下肢湿热痹，配血海、阳陵泉、阴陵泉、三阴交、膝眼，泻法。

（7）膝关

【穴名释义】

穴在犊鼻下 2 寸凹陷处，因穴处正值两腿骨相交之关节，为通利膝部生膏泽之阴关，并主膝病，故名膝关。

【主治】

《铜人》：治风痹、膝内痛引膑不可屈伸，喉咽中痛。

【经验】

用 1 ~ 1.5 寸毫针直刺，可治疗寒湿痹、游走痹、类风湿。

（8）曲泉

【穴名释义】

穴在膝内辅骨下，大筋上，小筋下凹陷处，即在膝内侧腘窝横纹端，屈曲其膝可得其穴。穴合水，喻水之高，而有来源者为泉，故名曲泉。

【主治】

《铜人》：治女子血瘕，按之如汤浸股内，少腹肿，阴挺出。

《针灸大成》：主㿉疝，阴股痛，小便难，腹胁支满，癃闭，少气，泻痢，四肢不举，实则身目眩痛，汗不出，目（目巟）（目巟），膝关痛，筋挛不可屈伸，发狂，衄血下血，喘呼，小腹痛引喉咽，房劳失精，身体极痛，泄水下利脓血，阴肿，阴茎痛，胻肿，膝胫冷疼。

【经验】

用1～1.5寸毫针直刺，肝虚则补，可治疗四肢关节筋挛，不可屈伸，风劳失精，补法。

（9）阴包（阴胞）

【穴名释义】

穴为足厥阴脉之腧穴，位在膝上4寸，股内廉两筋间，股内廉属阴，包，妊也，引申穴主腹部诸疾及胞宫病，故名阴包或阴胞。

【主治】

《针灸大成》：主腰尻引小腹痛，小便难，遗溺，妇人月水不调。

（10）足五里

【穴名释义】

穴在阴廉下，去气冲3寸。里，可作居解，穴正居足厥阴肝经尽处前数第5个穴位，也称五脏之里道，故名足五里。

【主治】

《针灸大成》：主肠中满，热闭不得溺，风劳嗜卧。

【经验】

1 ~ 1.5 寸毫针直刺，常用于治疗嗜睡。

（11）阴廉

【穴名释义】

穴在羊矢下，去气冲 2 寸动脉中，羊矢者，在阴旁股内约文（纹）缝中，皮肉骨有核如羊矢，侧边曰廉，因穴在阴旁股内侧纹缝中，故名阴廉。

【主治】

《铜人》：治妇人绝产，若未经生产者，可灸三壮即有子，针入八分，留七呼。

【经验】

用 1 ~ 3 寸毫针直刺，直刺使针感沿经走窜至足面，治疗卒中后遗症、半身不遂、抬腿困难、下肢沉重，配迈步穴（奇穴）。

（12）急脉

【穴名释义】

穴在阴毛中，阴上两旁相去同身寸之 2.5 寸，行小腹下，引阴丸，寒则为痛，其脉甚急，穴当其处，故名急脉。

【主治】

《类经图翼》：急脉，可灸不可刺，病疝小腹痛者，即可灸之，按此穴，自《针灸甲乙经》以下诸书皆无，是遗误也。

【经验】

用 1 ~ 1.5 寸毫针直刺，在动脉应手旁进针，不可提插捻转，治疗半身不遂，抬腿困难，下肢沉重，可加灸。

（13）章门（肘尖、长平、肋髎、脾募、季肋、季胁、胁髎、胁窌）

【穴名释义】

穴在大横外，直脐季胁端，即相当11浮肋端。乐竟为一章，竟有尽止之意，故文词意尽语止亦曰章。因穴为脏会，以喻脏气之会而为章，穴主脏病之门户，故名章门。

【主治】

《铜人》：治肠鸣盈盈然食不化，胁痛不得卧，烦热，口干不嗜食，胸胁支满，喘息，心痛，腰不得转侧，伤饱身黄羸瘦，贲豚，腹肿，脊强，四肢懈惰，善恐少气厥逆，肩臂不举。

《针灸大成》：吐逆，饮食却出，腰痛不得转侧，腰脊冷疼，溺多白浊，伤饱身黄瘦。

【经验】

用5～8分毫针直刺，斜刺1.5寸，治疗胆囊炎、胆道蛔虫、胆结石，配胆囊穴（腓骨小头直下两横指），泻法；治疗两胁窜痛，泻法。

（14）期门

【穴名释义】

穴在第2肋端，不容旁各1.5寸，上直两乳。期，周一岁也，岁有十二月，三百六十五日，厥阴为十二经脉之终，期间为三百六十五穴之终，故以期名，又穴为人之气血归入之门户，故名期门。

【主治】

《铜人》：治胸中烦热，贲豚上下，目青而呕，霍乱泻痢，腹坚硬，大喘不得安卧，胁下积气，女子产余积，食饮不下，胸胁支满，心中切痛，善噫，若伤寒过经不解，当针期门，使经不传。

《针灸大成》：伤寒心切痛，喜呕酸，食饮不下，食后吐水，胸胁痛支满，男子妇人血结胸满，面赤火燥、口干消渴，胸中痛不可忍。伤寒过经不解，热入血室，男子则由阳明而伤，下血谵语，妇人月水适来，邪乘虚而入及产后余疾。

【经验】

用 8 分 ~ 1.5 寸毫针直刺，治疗两胁胀满，肝气郁滞。治疗糖尿病，配胰俞、脾俞、三焦俞，直刺或穴位注射；治疗反胃吞酸，配内庭，常用平补平泻法。

13. 任脉（24 穴）

（1）会阴（屏翳、平翳、下极、金门、下阴别、海底）

【穴名释义】

穴为任脉别络，侠督脉、冲脉之会，位在前后两阴之间，故名会阴。

【主治】

《铜人》：治小便难，窍中热，皮疼痛，谷道瘙痒，久痔相通者死，阴中诸病前后相引痛，不得大小便，女子经不通，男子阴端寒，冲心很很。

《针灸大成》：治阴汗，阴头痛，阴中诸病，前后相引痛，不得大小便，男子阴端寒冲心，窍中热，皮疼痛，谷道瘙痒，久痔相通，女子经水不通，阴门肿痛。卒死者，针 1 寸补之。溺死者，令人倒拖出水，针补，尿屎出则活，余不可针。

【经验】

用 5 ~ 8 分毫针直刺，还可火针点刺，治疗外阴白斑（白塞氏病），火针点刺大小阴唇。

（2）曲骨（尿胞、屈骨、屈骨端）

【穴名释义】

穴在横骨上中极下 1 寸阴毛部凹陷处，因喻穴位居横骨中央屈曲之处，故名曲骨。

【主治】

《铜人》：治少腹胀满，小便淋涩不通，𤸷疝、少腹痛，妇人赤白带下，恶合。

《针灸大成》：主失精，五脏虚弱，虚乏冷极。

【经验】

用1～1.5寸毫针直刺，治疗痛经，配中极、关元、归来、合谷、三阴交，实则泻，寒则补加灸。

（3）中极（玉泉、气原、气鱼、膀胱募）

【穴名释义】

穴在脐下4寸，足三阴任脉之会。《张衡赋》曰："垂万象乎列星，仰四览乎中极。"穴应星名，居天之中，因穴在腹部，喻有天体垂布之象，其位居人体上下左右之中央，故名中极。

【主治】

《铜人》：治五淋，小便赤涩失精，脐下结如覆杯，阳气虚惫，疝瘕水肿，贲豚抱心，甚则不得息，恍惚尸厥。妇人断绪，四度针，针即有子。故却时任针也，因产恶露不止，月事不调，血结成块，针入八分，留十呼，得气即泻，可灸百壮至三百壮止。

《针灸大成》：主冷气聚，时上冲心，腹中痛，脐上结块，贲豚抢心，阴汗水肿，阳气虚惫，小便频数，失精绝子，疝瘕，妇人产后恶露不行，胎衣不下，月事不调，血结成块，子门肿痛不端，小腹苦寒，阴痒而热，阴痛，恍惚尸厥，饥不能食，临经行房羸瘦，寒热，转脬不得尿。

【经验】

中极，膀胱经之募穴，足三阴任脉之会，故对周身关节痛有一定效果。用1～1.5寸毫针直刺，治疗男子阳痿、早泄，配气海、关元、太溪，加灸；治疗小儿遗尿，配气海、水道、归来、足三里、三阴交，加灸，进针运用手法使针感达少腹至阴器。

（4）关元（次门、下绝）

【穴名释义】

穴在脐下3寸，为男子藏精、女子蓄血之处，是人生之关要，真元之所存，元阴元阳交关之所，穴属元气之关隘，故名关元。

【主治】

《铜人》：治脐下疠痛，小便赤涩，不觉遗沥，小便处痛状如散火，溺血，暴疝痛，脐下结血块如覆杯，转胞不得尿，妇人带下瘕聚，因产恶露不止，月脉断绝，下经冷。

《针灸大成》：主积冷虚乏，脐下绞痛，渐入阴中，发作无时，冷气结块痛，寒气入腹痛，失精白浊，溺血七疝，风眩头痛，转脬闭塞，小便不通，黄赤，劳热，石淋五淋，泻痢，贲豚抢心，脐下结血，状如覆杯，妇人带下，月经不通，绝嗣不生，胞门闭塞，胎漏下血，产后恶露不止。

【经验】

用1～1.5寸毫针直刺，为补肾之穴，临床治疗虚证，男补关元，女补气海，加灸。

（5）石门（利机、精露、丹田、命门、绝孕、俞门、三焦募）

【穴名释义】

穴在脐下2寸。石，有坚硬之意。穴主少腹坚痛，历代医家传为妇人禁针之处，犯之无子。所谓女子不通人道者名石女，亦寓此意，穴为任脉之气出入之门户，故名石门。

【主治】

《铜人》：治腹胀坚硬支满，妇人因产恶露不止，遂结成块，崩中漏下。

《针灸大成》：主伤寒小便不利，泻痢不禁，小腹绞痛，阴囊入小腹。贲豚抢心，腹痛坚硬，卒疝绕脐，气淋血淋，小便黄，呕血不食谷，谷不化，水肿，水气行皮肤，小腹皮敦敦然。

【经验】

用1～1.5寸毫针直刺，本穴深刺加灸，治疗妇女绝育。

（6）气海（脖胦、下肓、丹田、季胦、下气海）

【穴名释义】

穴在脐下1.5寸，为男子生气之海，故名气海。

【主治】

《铜人》：治脐下冷气上冲，心下气结成块，状如覆杯，小便赤涩，妇人月事不调，带下崩中，因产恶露不止，绕脐疞痛，脏气虚惫，真气不足，一切气疾久不瘥差。

《针灸大成》：主伤寒、饮水过多，腹胀肿，气喘心下痛，冷病面赤，脏虚气惫，真气不足，一切气疾久不瘥，肌体羸瘦，四肢力弱，贲豚七疝，小肠膀胱肾余，癥瘕结块，状如复杯，腹暴胀，按之不下，脐下冷气痛，中恶脱阳欲死，阴证卵缩，四肢厥冷，大便不通，小便赤，卒心痛，妇人临经行房羸瘦，崩中，赤白带下，月事不调，产后恶露不止，绕脐疞痛，闪着腰痛，小儿遗尿。

【经验】

气海穴乃补气回阳固脱之穴，采用1～1.5寸毫针直刺，治疗下焦虚冷，配中脘、关元、足三里，补法加灸；治疗呕吐不止，配中脘、天枢、内关、三阴交，平补平泻法；阳虚脱证，中脏，速灸气海，可急救。

（7）阴交（少关、横户、黄户、小关、丹田）

【穴名释义】

穴在脐下1寸，居腹，腹为阴。穴又为任脉、冲脉、少阳交会之处，故名阴交。

【主治】

《针灸大成》：主气痛如刀搅，腹（月真）坚痛，下引阴中，不得小便，两丸骞，疝痛，阴汗湿痒，腰膝拘挛，脐下热，鬼击，鼻出血，妇人血崩，月事不绝，带下，产后恶露不止。绕脐冷痛，绝子，阴痒，贲豚上腹，小儿陷囟。

【经验】

用 1 ~ 1.5 寸毫针直刺，治疗小儿虫疾、绕脐痛、喜俯卧，配脐周上、左、右各相隔 1 寸 3 穴。

（8）神阙（气舍、气合、命蒂、脐中、维会）

【穴名释义】

穴当脐中，喻为元神之阙庭，故名神阙。

【主治】

《铜人》：治泻痢不止，小儿乳利不绝，腹大绕脐痛，水肿鼓胀肠中鸣，状如流水声，久冷伤惫。

《针灸大成》：主中风不省人事，腹中虚冷，伤败脏腑，泻痢不止，水肿鼓胀，肠鸣状如流水声，腹痛绕脐，小儿奶利不绝，脱肛，风痫，角弓反张。

【经验】

神阙，禁针，填盐灸，治疗妇女血寒不孕，中脏脱证。

（9）水分（中守、分水）

【穴名释义】

穴在下脘下 1 寸，脐上 1 寸，因此穴能分利腹部水气之清浊，主水病，故名水分。

【主治】

《铜人》：治腹坚如鼓，水肿肠鸣，胃虚胀不嗜食，绕脐痛冲胸不得息，针入八分，留三呼，泻五吸，若水病灸之大良，可灸七壮至百壮止。

《针灸大成》：主水病，腹坚肿如鼓，转筋，不嗜食，肠胃虚胀，绕脐痛冲心，腰脊急强，肠鸣状如雷声，上冲心，鬼击，鼻出血，小儿陷囟。

【经验】

水分，一般不针，治疗上证应用灸法。治疗小便不利，配阴陵泉、三阴交，重灸。

（10）下脘（幽门）

【穴名释义】

脘，胃腑也，又通管，穴在建里1寸，脐上2寸，当胃之下口，故名下脘。

【主治】

《铜人》：治腹痛，六腑之气寒，谷不转，小便赤，腹坚硬癖块，脐上厥气动，日渐羸瘦。

《针灸大成》：主脐下厥气动，腹坚硬，胃胀。

【经验】

用1～1.5寸毫针直刺，治疗胃寒水谷不化，小儿疳积，配气海、上脘、中脘、天枢、上巨虚，平补平泻或补法，加灸。

（11）建里

【穴名释义】

五邻为1里，胃肠有邻里之称，建，有立之意，穴在中脘下1寸，下脘上1寸，以喻穴立胃部中下之间，故名建里。

【主治】

《铜人》：治心下痛不欲食，呕逆上气，腹胀身肿。

《针灸大成》：主腹胀，身肿，心痛，上气，肠中疼，呕逆，不嗜食。

【经验】

用1～1.5寸毫针直刺，治疗腹中肠鸣，配天枢、中脘、足三里，平补平泻。

（12）中脘（上纪、胃脘、太仓、中管、胃募）

见“单穴治验”。

（13）上脘（胃脘、上纪、上管、胃管）

【穴名释义】

穴在巨阙下1寸，当胃之上口，故名上脘。

【主治】

《铜人》：治心中热烦，贲豚气胀不能食，霍乱吐利，身热汗不出，三焦多涎，心风惊悸，心痛不可忍，伏梁气状如覆杯，针入八分，先补后泻之神验，如风痫热病，宜先泻后补，其疾立愈。

《针灸大成》：主腹中雷鸣相逐，食不化，腹疞刺痛，霍乱吐利，腹痛，身热，汗不出，翻胃呕吐食不下，腹胀气满，心忪惊悸，时吐血，痰多吐涎，奔豚，伏梁，二虫，卒心痛，风痫，热病，马黄黄疸，积聚坚大如盘，虚劳吐血，五毒疰不能食。

【经验】

用1～1.5寸毫针直刺，治疗黄疸型肝炎，胆囊炎，胆结石，配期门、气海、阳陵泉，泻法可加灸。

（14）巨阙（心募）

【穴名释义】

穴在鸠尾下1寸。巨，大之意，阙，帝王之宫庭。穴为心之募，募为经气结聚处。心者，君主之宫。因喻穴居心君至尊之地，为心经脉气结聚较多之处，故名巨阙。

【主治】

《铜人》：治心中烦满热病，胸中痰饮，腹胀暴痛，恍惚不知人，息贲时唾血，蛕虫心痛，蛊毒霍乱，发狂不识人，惊悸少气。

《针灸大成》：主上气咳逆，胸满短气，背痛胸痛，痞塞，数种心痛，冷痛，蛔虫痛，蛊毒猫鬼，胸中痰饮，先心痛，先吐，霍乱不识人，惊悸，腹胀暴痛，恍惚不止，吐逆不食，伤寒烦心，喜呕发狂，少气腹痛，黄疸，急疫，咳嗽，狐疝，小腹胀噫，烦热，膈中不利，五脏气相干，卒心痛，尸厥。

【经验】

巨阙，心之募穴，用 1 ~ 1.5 寸毫针直刺，治疗真心痛效佳，3 寸毫针斜向膻中卧刺，泻法；治疗胃脘上部（贲门部位）胀痛，食不下，配中脘、内关，平补平泻。

（15）鸠尾（尾翳、臆前、神府）

【穴名释义】

穴在臆前蔽骨下 0.5 寸。蔽骨，即蔽心骨，鸠尾骨。即穴处胸前鸠尾骨之下，因其骨垂形如鸠尾，故以为名。

【主治】

《铜人》：治心风惊痫发癫，不喜闻人语，心腹胀满，胸中满，咳逆数噫喘息，喉痹咽壅，水浆不下。

《针灸大成》：主息贲，热病，偏头痛引目外眦，噫喘，喉鸣……癫痫狂走，不择言语，心中气闷，不喜闻人语，咳唾血，心惊悸，精神耗散，少年房劳，短气少气。

【经验】

用 0.5 ~ 1 寸毫针直刺，向膻中方向斜刺 3 寸，针刺时先令患者举臂，见空隙方刺，如心脏扩大者，不慎刺中者亡。治疗冠心病，心绞痛，配膻中、中脘、内关、足三里、三阴交，可使心电图好转，沿胸骨柄与膻中对刺，禁灸。

（16）中庭

【穴名释义】

穴在膻中下 1.6 寸凹陷处，喻穴居心位，心居中而处尊，犹如至中之殿庭，故名中庭。

【主治】

《铜人》：治胸胁支满，噎塞，食饮不下，呕吐还出。

《针灸大成》：小儿吐奶。

【经验】

中庭为任脉气所发之处，采用3～5分毫针直刺，斜刺1.5～2寸，治疗喘咳，痰不出，配俞府、彧中；治疗癔病发作，泻法。

（17）膻中（元儿、作亶、名气儿、元见、上气海、胸堂）

见“单穴治验”。

（18）玉堂（玉英）

【穴名释义】

穴在紫宫下1寸6分凹陷处，正居心位，心者，君主之官，因古以玉堂作殿名，故喻本穴似君主之居处，而名玉堂。

【主治】

《针灸大成》：主胸膺疼痛，心烦咳逆，上气，胸满不得息，呕吐寒痰。

【经验】

用3～5分毫针直刺，斜刺1～1.5寸，治疗痰喘胸满，痰不易咳出，配孔最、列缺、曲池，泻法；治疗梅核气，配天突（点刺）、中脘，泻法。

（19）紫宫

【穴名释义】

紫宫，星名。乃紫微垣之异名。紫微垣十五星，一曰紫微，天帝之座也。天子之所居。紫宫又指心而言，因心应洛书九紫离卦。穴在华盖下1寸6分凹陷处，正心位，心者，君主之官，喻穴为君主之居，又应紫宫星名，故名紫宫。

【主治】

《铜人》：治胸胁支满，胸膺骨疼，饮食不下，呕逆，上气烦心。

《针灸大成》：主……咳逆吐血，唾如白胶。

【经验】

用3～5分毫针直刺，治疗心烦，吐血，配内关、尺泽，补法。

（20）华盖

【穴名释义】

穴在璇玑下1寸凹陷处，主肺疾，肺之为脏，有称五脏之华盖，又因华盖为天上九星之星名，以喻天象，故名华盖。

【主治】

《铜人》：治胸胁支满，痛引胸中，咳逆上气，喘不能言。

《针灸大成》：主喘急上气，咳逆哮嗽，喉痹咽肿，水浆不下，胸胁支满痛。

【经验】

华盖穴采用3～5分毫针直刺，斜刺1～1.5寸，可治疗食道癌，中风饮食呛咳，泻法。

（21）璇玑（旋机）

【穴名释义】

穴在天突下1寸中央凹陷处，下临紫宫，居天位，应天象，下应心君，喻有斗运于天，机运于身之意，故名璇玑。

【主治】

《针灸大成》：主胸胁支满痛，咳逆上气，喉鸣喘不能言，喉痹咽痛，水浆不下，胃中有积。

（22）天突（玉户、天瞿）

【穴名释义】

穴在璇玑上1寸，因喻穴处之脉气突起于天部，故名天突。

【主治】

《铜人》：治咳嗽上气，胸中气噎，喉中状如水鸡声，肺痈咯唾脓血，气咽干，舌下急，喉中生疮，不得下食。

《针灸大成》：主面皮热，上气咳逆，气暴喘，咽肿咽冷，声破，喉中生疮，喉猜猜喀脓血，喑不能言，身寒热，颈肿，哮喘，喉中翕翕如水鸣声，胸中气梗梗，侠舌缝青脉，舌下急，心与背相控而痛，五噎，黄疸，醋心，多唾，呕吐，瘿瘤。

【经验】

天突刺法：令患者平视，按之凹陷中进针 3 ~ 5 分毫针直刺，沿胸骨柄向下缓慢送针 1 ~ 1.5 寸，提插捻转，拇指前送后拉使患者感到上吊样难过马上出针，对治疗梅核气、急慢性咽炎、喘咳、饮食不下、呛咳、胸闷效果甚佳。

（23）廉泉（舌本、本池、本地）

【穴名释义】

穴在颔下，结喉上，舌本下。廉，这里作棱形解，因喉头结节如棱，且舌根下伴有舌下腺体，津液所出犹如清泉，故名廉泉。

【主治】

《针灸大成》：主咳嗽上气，喘息，呕沫，舌下肿难言，舌根缩急不食，舌纵涎出，口疮。

【经验】

用 0.5 ~ 1 寸毫针直刺，向咽喉方向斜刺 1.5 寸，治疗卒中后遗症舌强不语，吞噬困难，食不下，配增音（奇穴）或金津、玉液放血，泻法。

（24）承浆（天池、悬浆、垂浆、鬼市、重奖）

【穴名释义】

穴在颐前下唇棱下凹陷处，因喻水浆入口，穴处正相承，故名承浆。

【主治】

《针灸大成》：主偏风，半身不遂，口眼㖞斜，面肿消渴，口齿疳蚀生疮，暴喑不能言。

【经验】

承浆穴采用3 ~ 5分毫针直刺，治疗中风流涎，小儿流涎，配夹承浆（承浆穴旁0.5寸）；补法可治七疝。

14. 督脉（28穴）

（1）长强（气阴邪、橛骨、气之阴郄、蹶骨、穷骨、骨骶）

【穴名释义】

穴在脊骶端，即脊椎尾骶骨处，为督脉别络，督脉，诸阳脉长，其气强盛。穴当其处，故名长强。

【主治】

《针灸大成》：主肠风下血，久痔瘘，腰脊痛，狂病，大小便难，头重，洞泄，五淋，疳蚀下部，小儿囟陷，惊痫瘈疭，呕血，惊恐失精，瞻视不正，慎冷食，房劳。

【经验】

用0.5 ~ 1寸毫针直刺，或向下斜刺1.5寸，可治疗尾骨疼痛，平补平泻可加灸。

（2）腰俞（背解、髓孔、腰柱、腰户、髓空、腰产、髓俞、髓府）

【穴名释义】

穴在第21椎节下间，为腰之输气处，并为主治腰痛之俞穴，故名腰俞。

【主治】

《针灸大成》：主腰髋腰脊痛，不得俯仰，温疟汗不出，足痹不仁，伤寒四肢热不已，妇人脉闭溺赤。

【经验】

用1 ~ 1.5寸毫针直刺，治疗双足寒冷，寒痹，可以烧山火手法起温经散寒之功。

（3）腰阳关

【穴名释义】

穴在第16椎节下间，背为阳，属太阳之关，喻穴处同太阳经相关要，且位在腰部，故名腰阳关。

【主治】

《针灸聚英》：主膝外不可屈伸，风痹不仁，筋挛不行。

【经验】

用0.5～1寸毫针直刺，治疗腰骶疼痛，配大肠俞、八髎、腰眼，平补平泻，可加灸。

（4）命门（属累、竹杖、精宫）

【穴名释义】

穴在第14椎节下间。当肾中间，为精道所出，是生之门，死之门，喻穴处关乎生命之门，故名命门。

【主治】

《针灸大成》：主头痛如破，身热如火。汗不出，寒热痎疟，腰脊相引痛，骨蒸五脏热，小儿发痫，张口摇头，身反折角弓。

【经验】

命门穴为督脉气所发，采用1～1.5寸毫针直刺，命门为后天之本，尤为男子。治疗肾虚腰痛，男子泻精，配肾俞、志室、太溪，补法；治疗女子赤白带下，配八髎、气海、关元、中极、三阴交，平补平泻；治疗耳鸣，配曲池、中渚、太溪、听宫、翳风，补法；治疗手足寒痹效佳。

（5）悬枢

【穴名释义】

穴在第13椎节下间，悬，系也，物之有所系，属者称悬，这里比喻本穴系属督脉枢要之处，故名悬枢。

【主治】

《铜人》：治积气上下行，水谷不化，下利，腰脊强不得屈伸，腹中留积。

【经验】

用 1 ～ 1.5 寸毫针直刺，治疗腰脊强痛。

（6）脊中（神宗、脊俞）

【穴名释义】

脊柱骨为 21 节，穴在第 11 椎节下间，居脊柱之中部，故名脊中。

【主治】

《针灸大成》：主风痫癫邪、黄疸，腹满，不嗜食，五痔便血，温病，积聚，下利，小儿脱肛。

【经验】

用1 ～ 1.5 寸毫针直刺，可治疗肛门疼痛，呕吐反胃。

（7）中枢

【穴名释义】

枢，中也，凡脊柱有21椎，穴在第 10 椎节与第 11 椎节中间，位临脊柱之中，为督脉之中枢。故以为名。

【主治】

《素问・气穴论》：背与心相控而痛，所治天突与十椎者。《类经图翼》：一传云，此穴能退热进饮食，可灸三壮，常用常效。未见佝偻。

【经验】

用 1 ～ 1.5 寸毫针直刺，可治疗身黄腹满，食呕舌强直，视力减退。直刺运用手法使针感上下走窜，治疗四肢寒热；治疗腰痛不能卧，配命门、肾俞。

（8）筋缩（筋束）

【穴名释义】

穴在第 9 椎节下间，因其脉气与肝俞相通，肝主筋，肝病则筋肉挛缩，穴主挛缩、筋缩，因以为名。

【主治】

《针灸大成》：主癫疾狂走，脊急强，目转反戴，上视，目瞪，痫病多言，心痛。

【经验】

用 0.5 ~ 1 寸毫针直刺，可治疗癫狂，惊悸。

（9）至阳（肺底）

见“单穴治验”。

（10）灵台

【穴名释义】

灵台者，心也，穴在第 6 椎节下间，内应心，喻穴为心灵至尊之处，故名灵台。

【主治】

《类经图翼》：今俗以灸气喘不能卧及风冷以咳，火到便愈。

《针灸大成》：见《素问》。今俗灸之，以治气喘不能卧，火到便愈。

【经验】

灵台穴采用 0.5 ~ 1 寸毫针直刺，治疗风寒久咳，配风门、肺俞，平补平泻，加灸；治疗腰脊强痛，配命门、筋缩、至阳，泻法。

（11）神道（脏俞）

【穴名释义】

穴在第 5 椎节下间。应心，心藏神，穴主神，为心气之通道，主心疾，故名神道。

【主治】

《铜人》：治寒热头痛，进退往来痎疟，恍惚悲愁，健忘惊悸，可灸七七壮至百壮止。小儿风痫瘈疭，可灸七壮。

《针灸大成》：主伤寒发热，头痛，进退往来，痎疟，恍惚，悲愁健忘，惊悸，失欠，牙车蹉，张口不合。小儿风痌，瘈疭，可灸七壮。

【经验】

神道穴采用0.5 ~ 1寸毫针直刺，主治神志疾病，重用灸法，配背部俞穴可治疗腰脊强痛。

（12）身柱（尘气、智利毛、知利气、知利介）

【穴名释义】

穴在第3椎节下间，言骨柱于上，横接两膊，为一身之柱干，故名身柱。

【主治】

《针灸大成》：主腰脊痛，癫病狂走，瘈疭，怒欲杀人，身热，妄言见鬼，小儿惊痫。

【经验】

用1 ~ 1.5寸毫针直刺，治疗神志病，精神分裂，配大椎、陶道、至阳，点刺不留针，泻法，使针感沿脊上下走窜；治疗虚痨咳嗽，配肺俞、肾俞、命门，补法。

（13）陶道

【穴名释义】

丘形上有两丘相重累，曰陶，穴在大椎节下间，第2椎节上间。大椎、二椎似两丘相重累。为督脉之气通行之道，故名陶道。

【主治】

《铜人》：督脉、足太阳之会。治头重目瞑，洒淅寒热，脊强汗不出。

《针灸大成》：主痎疟寒热，洒淅脊强，烦满，汗不出，头重，目瞑，瘈疭，恍惚不乐。

【经验】

陶道穴为督脉、足太阳之会，可配大椎，泻法，治疗神志病。

（14）大椎

见“单穴治验”。

（15）哑门（舌根、喑门、厌舌、横舌、舌横、舌肿）

见“单穴治验”。

（16）风府（舌本、鬼枕、曹溪、惺惺、鬼穴、鬼林）

【穴名释义】

穴在项上入发际1寸，因本穴主治中风舌缓等风疾，故名风府。

【主治】

《铜人》：治头痛，颈急不得回顾，目眩，鼻衄，喉咽痛，狂走目妄视。

《针灸大成》：主中风，舌缓不语，振寒汗出，身重恶寒……偏风半身不遂，鼻衄，咽喉肿痛，伤寒狂走欲自杀，目妄视，头中百病，马黄黄疸。

【经验】

用1～1.5寸毫针直刺，令患者取正坐位，平视前方，医者左手固定针，右手缓慢进针，得气不再深刺，可治疗暴喑不语，目眩复视，一般不留针，禁灸。

（17）脑户（合颅、会额、会颅、匝风）

【穴名释义】

穴在枕骨上，强间后1.5寸，枕骨中为脑之所居，穴在其上，故名脑户。

【主治】

《铜人》：治目睛痛不能远视，面赤目黄，头肿。

《针灸大成》：主面赤目黄，面痛，头重肿痛，瘿瘤。

【经验】

脑户穴采用3～5分毫针直刺，慎用针，一般采用灸法，可治疗癫痫，口噤不开。

（18）强间（大羽）

【穴名释义】

穴在后顶后1.5寸，即顶骨与枕骨人字缝之间，因骨质强硬，穴在其间，故名强间。

【主治】

《铜人》：治脑旋目运，头痛不可忍，烦心呕吐涎沫，发即无时，颈项强，左右不得回顾。

《针灸大成》：主头痛目眩，脑旋烦心，呕吐涎沫，项强左右不得回顾，狂走不卧。

【经验】

强间穴采用0.5 ~ 1寸毫针直刺，斜刺1.5寸，令患者端坐取穴，可治疗后头痛。

（19）后顶（交冲）

【穴名释义】

顶，巅也。穴在百会后1.5寸，居巅之后，与前顶相对应，故名后顶。

【主治】

《针灸大成》：主头项强急，恶风寒，风眩，目（目𥆧）（目𥆧），额颅上痛，历节汗出，狂走癫疾不卧，痫发瘈疭，头偏痛。

【经验】

后顶穴采用0.5 ~ 1寸毫针直刺，可治疗目眩不明，视物模糊，后头痛。

（20）百会（三阳五会、巅上、天满）

【穴名释义】

穴在头顶中央。人头者，诸阳之会，穴为手足三阳、督脉之会。百病皆主，故名百会。

【主治】

《铜人》：治小儿脱肛久不瘥，风痫中风，角弓反张，或多哭，言语不择，发即无时，盛则吐沫，心烦惊悸健忘，痎疟耳鸣耳聋，鼻塞不闻香臭。

《针灸大成》：主头风中风，言语謇涩，口噤不开，偏风半身不遂，心烦闷，惊悸健忘，忘前失后，心神恍惚，无心力，痎疟，脱肛，风痫，青风，心风……汗出而呕，饮酒面赤，脑重鼻塞，头痛目眩，食无味，百病皆治。

【经验】

百会穴为五脏六腑奇经三阳百脉之会，因此本穴对治疗周身疾病都有价值，用 0.5 ~ 1 寸毫针直刺，斜刺 1.5 寸，顺经为补，逆经为泻，降压逆经刺，升压顺经补，治疗脱肛重用灸法。

（21）前顶

【穴名释义】

顶，巅也。穴在囟会后 1.5 寸骨间凹陷处，正是左右顶骨接合处的骨缝间，因其位在巅之前，与后顶相对应，故名前顶。

【主治】

《铜人》：疗头风目眩，面赤肿，小儿惊痫，风痫瘈疭，发即无时，鼻多青涕，顶肿痛。

【经验】

前顶穴采用 0.5 ~ 1 寸毫针直刺，斜刺 1.5 寸，对治疗卒中后遗症有活血醒脑开窍之功。

（22）囟会（囟上、囟门、鬼门、顶门）

见“单穴治验”。

（23）上星（神堂、名堂、鬼堂）

【穴名释义】

上星，在颅上直鼻中央，入发际 1 寸凹陷处，如星之居上，故名。

【主治】

《铜人》：治头风面虚肿，鼻塞不闻香臭，目眩，痎疟振寒，热病汗不出，目睛痛不能远视。

《针灸大成》：主面赤肿，头风，头皮肿，面虚，鼻中息肉，鼻塞头痛，痎疟振寒，热病汗不出，目眩，目睛痛，不能远视。口鼻出血不止。不宜多灸，恐拔气上，令人目不明。

【经验】

用0.5～1寸毫针直刺，斜刺1.5寸，治疗鼻塞配迎香。

（24）神庭（发际）

【穴名释义】

庭者，颜也。穴在发际，直鼻，意即指本穴同鼻相垂直而近颜面部。因穴居头颅之上，脑在其中，而脑为元神之府，为人神之所出入处，故名神庭。

【主治】

《铜人》：治癫疾风痫，戴目上不识人，头风目眩，鼻出清涕不止，目泪出，惊悸不得安寝。

《针灸大成》：主登高而歌，弃衣而走，角弓反张，吐舌……呕吐烦满，寒热头痛，喘渴。

【经验】

神庭穴为督脉、足太阳、足阳明之会，采用3～5分毫针直刺，多用灸法，主治神志病，鼻衄。

（25）素髎（面王、面正、准头、鼻准）

【穴名释义】

髎，与窌同。窌，空穴也。穴为鼻柱端之空穴，因肺开窍于鼻，其色白素即白色，故名素髎或素窌。

【主治】

《铜人》：《外台》云不宜灸。《千金》：治鼻塞，瘜肉不消，多涕生疮。

《针灸大成》：主……鼻窒，喘息不利，鼻㖞僻，鼽衄。

【经验】

用3～5分毫针直刺，可治疗煤气中毒，泻法立效。

（26）水沟（人中、鬼客厅、卒死、鬼市、鼻人中、鬼宫）

【穴名释义】

穴居鼻柱下沟中央，其穴正夹于手足阳明经之中，如经水交合，故名。

【主治】

《铜人》：治消渴，饮水无度，水气遍身肿，先笑无时，癫痫语不识尊卑，乍喜乍哭，牙关不开，面肿唇动，状如虫行，卒中恶。

《针灸大成》：主……鬼击，喘喝，目不可视，黄疸，马黄，瘟疫，通身黄，口㖞僻。灸不及针，艾炷小雀粪大。水面肿，针此一穴，出水尽即愈。

【经验】

用1～2分毫针直刺，向上斜刺1寸，常用于急救，治疗昏厥、休克、癫狂等，治疗面肿，点刺放血出黄色液体即愈。

（27）兑端（兑通锐、唇上端、壮骨）

【穴名释义】

兑为口，以卦喻形体。穴在唇上端，故名兑端。

【主治】

《铜人》：治癫疾吐沫，小便黄，舌干，消渴衄血不止，唇吻强齿断痛。

《针灸大成》：主……鼻塞，痰涎，口噤鼓颔，炷如大麦。

【经验】

用1～2分毫针直刺，斜刺1寸，可治疗牙龈肿痛，口疮，口臭。

（28）龈交（龈缝筋中）

【穴名释义】

穴在唇内齿上龈缝中，龈，齿根肉也，穴处门齿齿根部，为任、督、足阳明之交会所在，故名龈交。

【主治】

《铜人》：治面赤心烦痛，颈项急不得回顾，新附治小儿面疮、癣久不除，点烙亦佳，鼻塞不利，目泪眵汁，内眦赤痒痛，生白肤翳，鼻中瘜肉蚀疮。

《针灸大成》：主鼻中息肉，蚀疮，鼻塞不利，额頞中痛，颈项强，目泪眵汁，牙疳肿痛，内眦赤痒痛，生白翳，面赤心烦，马黄黄疸，寒暑瘟疫。小儿面疮癣，久不除，点烙亦佳。

【经验】

用2～3分毫针直刺，不宜灸，可治疗牙龈肿痛。

三、单穴治验

1. 囟会

囟会穴是督脉穴位。

（1）位置与解剖

位于头部，当前发际正中直上2寸（百会前3寸），是出生后头部最后闭合的部位。针刺入经皮肤、皮下组织、帽状腱膜到达穴区，穴区有滑车上神经和颞浅动脉分布。

（2）古代相关论述

《百症赋》：囟会连于玉枕，头风疗以金针。《玉龙歌》：卒暴中风，顶门、百会。《针灸资生经》：囟会、上星皆治鼻衄。

（3）主治功效

配百会治头昏，多睡；配支沟、血海治血虚头晕；配迎香治嗅觉麻痹。

（4）临床应用

①小儿弱智

主穴：囟会、百会。配穴：太溪、足三里、三阴交、绝骨、中脘。

随症加减：行走不利者加肾俞、命门；口齿不清者加增音、廉泉；手脚乱动不安者加膻中、内关、通里。

刺法：1 寸毫针向百会方向斜刺。

方义：弱智以先天不足、髓海失养为临床常见证，治疗法则以健脾益肾、补脑生髓，故取囟会健脑益智，百会开窍醒脑，二穴相配可达到健脑聪慧之功。太溪为肾经原穴，可滋阴补肾。三阴交为足三阴经之交会穴，脾胃乃后天之本、生化之源，故可调补气血，养脑生髓。绝骨八会穴之“髓会”健骨生髓，中脘补中益气，几穴相合可达健脑生髓、益智聪慧之功。

病例

陈某，女，5 岁。

主诉：先天智力不健全，反应迟钝。

现病史：患儿 2 岁左右父母发现其与同龄孩子相比反应迟钝，说话和走路都有差距，走路不稳，易兴奋不能自控。随后各处求医。经朋友介绍前来治疗。

望诊：患者体形瘦弱，走路不稳，目光不能与人对视，说话口齿不清、流涎，面色灰暗，少光泽，舌质淡，苔薄白。

切诊：脉细数。

辨证：肾精不足，髓海失养。

立法：补肾健脾，养血荣筋，生髓，健脑益智。

处方：囟会、百会、中脘补法；太溪、绝骨、足三里、三阴交双侧补法；内关、通里、膻中、攒竹、风池平补平泻；地仓泻法。每星期治疗 3 次。经过 3 周治疗后，患儿说话吐字清晰许多，流涎减少，能够与人对视片刻，并与人交谈，回答还迟缓，走路见好转，兴奋次数有所减少。同法继续治疗中。

②健忘

主穴：囟会。配穴：太溪、足三里、三阴交、绝骨、中脘。

随症加减：肾虚健忘者加肾俞、命门；心慌失眠健忘者加膻中、内关、通里、安眠。

刺法：1 寸毫针向百会方向斜刺。

方义：健忘一般以肾精亏虚、气血不足、髓海失养为临床常见证，治疗法则以健脾益肾、理气养血健脑，取囟会健脑醒神益智，太溪为肾经原穴，可滋阴补肾。三阴交为足三阴经之交会穴，脾胃乃后天之本、生化之源，故可调补气血、养脑生髓。绝骨八会穴之“髓会”健脑生髓，中脘补中益气，几穴相合可达健脑醒神、益智聪慧之功。

病例

马某，女，59 岁。

主诉：健忘、失眠、心慌 3 年有余。

现病史：患者自绝经后 2 年逐渐发现健忘频繁，同时还伴有心慌失眠。

望诊：面色㿠白，略显浮肿，舌质淡，苔薄白。

切诊：脉细数。

辨证：肾阴不足、髓海失养。

立法：补肾健脾，益气养血、健脑生髓。

处方：囟会、百会、气海补法，太溪、绝骨、足三里、三阴交，双侧补法；内关、通里、膻中、鸠尾、中脘、安眠平补平泻；阴陵泉泻法。第 1 次治疗后心慌失眠有所好转，经 5 次治疗后健忘有所减轻，经过一个疗程 10 次治疗后基本能够深度睡眠 5 ~ 7 个小时，心慌症状完全消失，记忆力明显好转。继续巩固治疗 2 个疗程痊愈，满意而归。

2. 印堂

印堂穴属于经外奇穴，出自《玉龙歌》(《千金翼方》称曲眉)。印指印染，居处为堂，古人常于两眉间点染红点，显示貌美，穴当其处，因名印堂。

（1）位置与解剖

在额部，当两眉的中点。针刺入经皮肤、皮下组织、降眉间肌到达穴区。穴区浅层有滑车上神经分布，深层有面神经颞支和内眦动脉分布。

（2）临床应用

①面部暗沉

主穴：印堂。配穴：中脘、期门、内关、足三里、三阴交。

随症加减：便秘加曲池；气虚加气海、关元；失眠多梦加安眠（位于翳明穴与风池之间）。

刺法：1 寸毫针向鼻尖方向平刺。

方义：面部暗沉多因气滞血瘀、肝失条达所致。主穴印堂能调和面部气血、亮肤散瘀。取中脘补中益气，通达三焦。内关宽胸解郁，补养心神。三阴交为足三阴经之交会穴，调理脾胃，补益肝肾。胃经合穴足三里扶正培元。期门肝之募穴，可疏肝理脾，调气活血。

病例

刘某，女，42 岁，2010 年 3 月初诊。

主诉：失眠多梦 1 年余。

现病史：患者自述 1 年前与家人发生争吵后开始失眠，食欲不佳，半年前开始感觉心慌气短，面部有少量色斑，最近面部斑块颜色越来越重，而且面积加大。

望诊：患者面色灰暗，两侧面颊有较重斑块，舌暗，苔白。

切诊：脉沉细。

诊断：黄褐斑，失眠，心悸。

辨证：肝郁气滞，阴阳失和。

论治：疏肝理脾，调气活血。

处方：印堂、三阴交、中脘平补平泻；足三里、通里、内关、膻中、鸠尾补法；期门、安眠泻法。沿黄褐斑边沿采用齿轮针法。

每周治疗 3 次，治疗 1 周后面色好转，斑块见淡，睡眠好转，心慌减轻，一个疗程 10 次治疗后面有光泽，斑块散开，睡眠完全好转，心慌症状消失。后经过两个疗程的巩固治疗后，面色红润，斑块全部消失。

②低血压

主穴：印堂。配穴：中脘、风池、升压点、内关。

随症加减：伴有头晕头胀者加百会，头维；伴有心慌失眠者加膻中、通里、安眠。

刺法：1 寸毫针向鼻尖方向平刺。

方义：低血压是由于阴阳平衡失调所引起的病证。主穴印堂，平衡阴阳，升压醒神。风池清利头目，调和气血。取中脘调畅气机，通达三焦。内关宽胸散结调和气血。配合手针升压点达到升压目的。

病例

王某，女，60 岁，2010 年 8 月初诊。

主诉：经常感觉头部不适 1 年余。

现病史：感觉头部不适，偶尔起身会感觉眩晕，眼前发黑，测血压为 80/45mmHg。

望诊：患者面色㿠白，舌淡，苔白。

切诊：脉沉细。

诊断：低血压。

辨证：阴阳失衡，气血不足。

论治：调补阴阳，补益气血。

处方：印堂、三阴交、中脘平补平泻；足三里、通里、内关、膻中、鸠尾补法；安眠泻法，配合手针升压点（位置手背腕横纹中点，阳池穴下 0.5 寸）。

第 1 次治疗后血压升高 20mmHg，第 2 次治疗后眩晕好转，头脑轻灵，一个疗程 10 次治疗后，面色见红润，头部不适、眩晕等症状消失，测血压 110/70mmHg。巩固治疗 2 个疗程，痊愈而归。

3. 攒竹（始光、圆柱、夜光、光明）

攒竹是足太阳膀胱经腧穴。

（1）位置与解剖

位于眼内眦上眉头陷中，眉毛内侧端、眶上切迹处。

（2）古代相关论述

《百症赋》：目中漠漠，即寻攒竹、三间。《针灸大成》记载此穴治“癫邪”。

（3）功效主治

清热祛风，明目利窍，降逆止呃，通络止痉。治疗呃逆、急性腰扭伤、抽搐等疗效颇佳。该穴可以明显提高迷走神经的张力，解除膈肌痉挛，用治呃逆，每用必验，堪称特效穴。攒竹穴向鱼腰、鱼尾卧刺为通经刺，通经活络，行瘀导滞。通过穴位的刺激、神经的调节，可改善睑肌迟缓无力的状态。本穴所属之经，经巅顶入里联络脑。即可治因风邪内动之抽搐。因经脉所过，主治所及，即可治疗腰疼。

（4）现代认识

《身经通考》指出：“……手太阳小肠经与足太阳膀胱经相通……小肠有病而膀胱亦病，是同经同气之相感也。”说明手足同名经在疾病传变和治疗作用上是互相关联的。手太阳小肠经，沿食管下行穿过横膈经过胃部，属于小肠，故取膀胱经之攒竹穴可过小肠经之循行将治疗信息传达至横膈及胃部，以平膈和胃、降逆止呃。

中医治疗头痛首辨病在何经，前额及两眉棱骨属阳明头痛。眉棱骨痛即为眶上神经痛，攒竹穴下实为眶上孔所在，内有三叉神经之分支眶上神经通过。针刺攒竹穴即直接刺激了眶上神经，引起神经冲动，沿着传入神经传导到神经中枢，通过各级中枢的整合作用，对病变部分起到镇痛和调节作用。眶上神经属三叉神经的眼支，为感觉神经，分布于前额、头顶、上睑皮肤及结膜。多数眶上神经痛患者往往不能发现直接致病原因，可能与情绪变化、视力疲劳等有关。

（5）临床应用

金伯华教授擅长用攒竹单穴治疗呃逆，也用此治疗抽搐、腰痛。

操作：左手食指、中指将患者眉头夹起，右手持 1.5 寸或 1 寸毫针向眉梢方向卧刺，左右攒竹取法相同，针呈交叉样，反复提插捻转 3 次，每次相隔 1 至 2 分钟，每次持续时间 0.5 分钟，继之拇指向前捻转，使整个眉毛有酸麻胀痛感，再左手拇指向前、右手拇指向后使眉毛发紧。留针 20 分钟，呃逆即止。此法治呃逆 50 余例，轻则 1 次，重则 4 次痊愈。

病例 1

朱某，男，43 岁，1994 年 8 月 9 日初诊。

主诉：呃逆不止 2 个月。

现病史：患者 2 月前因脑血管瘤破裂形成右侧半身不遂，抢救治疗后继发呃逆，服中西药无效，右手握力消失。

望诊：体形胖，面色暗，浮肿（+）。

闻诊：喉中痰声，呃逆声。

切诊：脉弦细。

辨证：风中经络，三焦不通。

立法：散风活络，通达三焦。

取穴：攒竹。

操作：见上，在治疗中风前，先按上法刺双侧攒竹，以求急则治标、缓则治本之法。

治疗经过：令病人仰卧，宽衣解带，双侧攒竹同时进针，提插捻转后，振颤、雀啄。左手拇指向前捻半圈，右手拇指向后捻半圈，捻转过程中 1 ~ 2 分钟呃逆即止，留针 20 分钟。起针后再治半身不遂，该患者隔日针刺，共 3 次呃逆消失；半月后又发作，按前法针刺 1 次即止；又 10 日饮食过饱，呃逆再发，针刺 1 次痊愈至今。

病例 2

胡某，男，50 岁。2012 年 7 月 6 日初诊。

主诉：呃逆 3 日。

现病史：患者 3 日前开始呃逆发作，口干，便秘，小便黄，纳寐正常。既往曾有呃逆病史。

望诊：舌红，苔黄腻。

切诊：脉弦滑。

辨证：胃气上逆，中焦有热。

治法：降逆止呃，清热。

针刺：攒竹（手法见上）。

患者针刺后呃逆明显减轻，未再复诊。

4. 翳风

翳风穴是手少阳三焦经穴，又为手足少阳之会，“翳”，原指羽扇，用作遮掩。首见于《针灸甲乙经》。

（1）位置与解剖

穴在风池之前耳根部，为耳垂所掩蔽。《针灸甲乙经》谓其“在耳后陷者中，按之引耳中”;《针灸集成》谓“在耳根部，距耳五分”;《针灸大成》谓“耳后尖角陷中，按之引耳中痛”;《针经》中有“先以铜钱二十文，令患者咬之，循取穴中……针灸俱令人咬钱令口开”。

肌肉：由浅到深为锁乳突肌，头夹肌，头最长肌，二腹肌后腹。神经：耳大神经，深层当面神经干从颅骨穿出处。血管：有耳后动、静脉和颈外浅静脉。

（2）古代相关论述

《针灸甲乙经》：口僻不正，失欠脱颔，口噤不开，翳风主之。《针灸资生经》：暴喑不能言，翳风、通里。《针灸大成》：主耳鸣耳聋，口眼㖞斜，脱颔颊肿，口噤不开，不能言。

（3）功效主治

牵正口僻，聪耳消肿，利颊。主治：耳鸣、耳聋、口眼歪斜、口噤、颊肿、牙痛、瘰疬、暴喑、牙关急痛、耳中湿痒、耳红肿痛、视物不清。近人报道：面瘫、腮腺炎、聋哑、颞颌关节痛。

临床配伍：①配地仓、承浆、水沟、合谷治口噤不开。②配听宫、听会，有通窍复聪的作用，主治耳鸣，耳聋。③配地仓、颊车、阳白、承泣，有活血祛风通络的作用，主治面神经麻痹。④配下关、颊车、合谷，有活络消肿的作用，主治颊肿。

刺灸法：直刺 0.8 ~ 1.2 寸，可灸。如治聋可向内上方刺入，治哑可向内下方刺入；治面瘫时还可向下颌骨前面的上下方透刺。不用直接灸，艾条温灸 5 ~ 10 分钟。

（4）现代认识

本穴在耳的深部有面神经干，耳深部里面有一出径孔，面部神经由径孔出来散布到整个面部。“耳为宗脉之所聚”，手少阳三焦经经脉和经筋均循行过面部。无论从神经学还是经络穴来讲，翳风穴对治疗、诊断面瘫和判断预后都有依据。在针刺翳风穴时，患者整个面部发热发麻就说明了这一点。

（5）临床应用

金伯华教授应用翳风穴诊断治疗面瘫、面抽有独到之处。凡是翳风穴压痛明显，切诊胀满，似有物堵塞，或有棉球状、豆状、弹弦状阳性反应物，说明面瘫病情程度重。痛点越明显，病情越重，痛点减轻消失，则病情向愈。

治疗面瘫，深刺翳风穴 1.5 ~ 2 寸，采用独创的“牵拉针刺法”，四白向上，阳白向下、攒竹透鱼尾可使眼睑闭合，先刺地仓后刺颊车可使口唇向患侧牵拉，使酸、麻、胀感等扩散到患侧面部，以宣散局部气血壅滞，面部经络气血的通畅，则面部经气、经筋、筋肉迅速恢复。随着翳风穴深刺痛点减轻，切诊耳后翳风穴松软，症状也就好转。皱眉、眼闭合、唇歪、额纹随着恢复。面抽患者，应以远端取穴为主，翳风穴应浅刺，手法宜轻。

病例 1

赵某，男，36 岁。2010 年 7 月 16 日初诊。

主诉：左侧面瘫 2 小时。

现病史：患者自述于昨晚开始出现左侧面紧发木，嗜睡，颈项疼痛，今日晨起漱口，口角流涎，上唇歪斜，其他尚无感觉。唇向右侧歪，左额纹消失，左眼闭合不全，口角下垂，鼓腮吹气，右侧漏气，耳后翳风穴明显压痛。

望诊：舌苔薄白。

切诊：脉象沉弦。

辨证：风邪侵袭，经络受阻。

立法：散风活络，舒通经气。

主穴：翳风。配穴：攒竹透鱼尾、四白、阳白、地仓透颊车、风池、健侧合谷、患侧列缺。

方义：主穴翳风，祛风通络，疏散壅滞；颊车、地仓、攒竹疏通面部经气，舒筋活络；风池有疏散风邪之效；合谷善治头面诸疾，配列缺可疏解表邪、和营通络。

手法：平补平泻。

针刺后嘱病人，病情还要进展，因耳后翳风穴压痛明显，次日患者复诊果然加重。眼已不能闭合，唇歪发展，流涎，翳风穴仍压痛。又经 4 次治疗，唇歪矫正，眼闭合好转，耳后痛点减轻，经 7 次治疗面部表情恢复正常，耳后翳风穴痛点消失，面部外观正常，经 2 年追访，疗效巩固。

病例 2

李某，男，42 岁，2012 年 8 月 12 日初诊。

主诉：面抽 5 个多月。

现病史：患者自 2011 年 3 月突发面抽，一直针刺治疗，效果不满意。患者精神弱，寐不实，纳正常，二便调。

望诊：舌质红，薄白苔，边有齿痕。

切诊：脉弦滑。

辨证：气滞血瘀，肝风内动，血失所养。

立法：平肝疏络，养血。

主穴：翳风。配穴：太溪、足临泣、太冲、风池、攒竹、地仓、颊车、合谷。

方义：翳风祛风通络，疏散壅滞；太冲、足临泣平肝潜阳，泻肝胆经之热；太溪滋肾水，以养阴柔肝；颊车、地仓、攒竹疏通面部经气，舒筋活络；风池有疏散风邪之效；合谷为治头面专穴，舒通经气，效果显著。

手法：先刺太冲、足临泣，用泻法；太溪补法，手法较重。再刺面部穴位，平补平泻，手法宜轻。

刺太冲、足临泣、太溪后，面抽即止。再浅刺面部诸穴，患者自觉面部倍感轻松。治疗 4 次后，面抽较前明显好转，可控制。但每遇紧张、情绪波动时，面抽不自主发作。嘱其调畅情志，继续针刺 6 次，临床治愈。

5. 哑门

哑门穴是督脉俞穴，出自《素问・气穴论》，别名喑门、舌厌、舌横、舌根、舌肿，督脉阳维两经交会穴。

（1）位置与解剖

项后正中线上，入发际上 0.5 寸，在项韧带和项肌中，深部为弓间韧带和脊髓，有枕动、静脉分支及棘间静脉丛，布有第 3 颈神经和枕大神经支。水平与寰枢椎椎间相对，深部为延髓与脊髓延续部分，上邻枕骨大孔。深刺与向上斜刺均具有很大的危险性，而浅刺则难以得气影响疗效。《素问·刺禁论》指出："刺头中脑户，入脑立死。"

（2）古代相关论述

历代医著多有论述哑门是治疗喑哑、厥症、癫痫、癔病等诸多病证的有效穴。《素问·气穴论》王冰注：不可灸，灸之令人喑。《针灸甲乙经》：项强，舌缓，喑不能言。《铜人腧穴针灸图经》：治颈项强，舌缓不能言，诸阳热气盛，鼻衄血不止，头痛风汗不出，寒热风痉，脊强反折，瘛疭，癫疾头重。《针灸资生经》：舌急刺喑门，舌缓刺风府，得气即泻。

《百症赋》：兼关冲，治舌缓不语为紧要。

《医宗金鉴·刺灸心法要诀》：哑门风府只宜刺，中风舌缓不能言。颈项强急及瘛瘲，头风百病与伤寒。注：哑门、风府二穴，主治中风舌缓，暴喑不语，伤风伤寒，头痛项急不得回顾及抽搐等病。

（3）功效主治

①暴喑，舌缓不语；②中风，癫狂痫，癔病；③头重，头痛，颈项强急。操作方法：正坐位，头微前倾，项部放松，向下颌方向缓慢刺入 0.5 ~ 1 寸；不可向上深刺，以免刺入枕骨大孔，伤及延髓。

（4）现代认识

此穴位于舌项部，针刺后可以增加椎基底动脉供血，改善损伤脑组织的氧供应，促进侧支循环的建立，有利于病变中枢神经系统及皮质延髓束损害的恢复。根据经络学说，哑门位于督脉，督脉"起于下极之俞，并于脊里，上至风府，入属于脑"，可以很好改善中风、癫狂等脑病。

（5）临床应用

①癔瘫

主穴：哑门。配穴：内关、膻中、中脘、足三里、三阴交。

刺法：首针哑门，强刺务必使针感上达巅顶，下通脊柱，左右走窜。同时加以语言诱导，增强患者信心，令其家属帮助患者活动。继针膻中泻法，内关、中脘、足三里、三阴交平补平泻，调理气血。

方义：癔瘫多由情志不舒，气机郁滞，五脏气机失和，脑失所养造成。哑门穴为督脉经穴，督脉阳维两经交会穴，可以很好地解郁通脑。针刺时通过手法运用，针感可以上达头顶，下至脊柱，左右走窜，使经脉疏通畅达。取膻中疏通任脉经气，宽胸解郁。取胃募中脘补中益气，通达三焦。内关为心包经络穴，能活血通络。胃经合穴足三里扶正培元，皆由于脾胃为“后天之本”，补益中土以利气血生化，化源充足以养心活血。三阴交为足三阴经之交会穴，脾脉属脾络胃上注于心，故可调血化瘀，补益心络。诸穴相合则可标本兼治。

病例

张某，男，36岁。1988年4月9日初诊。

主诉：四肢瘫痪1年余。

现病史：患者1年前因家庭矛盾导致四肢瘫痪，逐渐加重。于无锡中医医院住院治疗3个多月，各项检查无明显阳性结果，经针灸、按摩、中西药治疗无明显好转。现患者双上肢活动受限，下肢瘫痪，呈软瘫状，面呈焦虑神色，纳差，睡眠不实，二便可，语言清晰，四肢躯干无疼痛。查体：四肢肌力1级，肌张力正常，无肌肉萎缩，病理征未引出。血压：125/60mmHg。

望诊：患者体形消瘦，面色萎黄，少光泽，舌质淡，苔薄白根黄。

切诊：脉细数。

辨证：情志不畅，气机失调，经脉失养。

立法：调畅气机，理气宽胸，条达经脉。

取穴及刺法：患者坐位，以 1.5 寸毫针直刺哑门，深度以刺到海绵状物质为止，左手固定，右手运用手法。针尖向左针感达右侧，针尖向右针感达左侧，大幅度捻转，运用泻法，然后针尖回原位，经雀啄，拇指上下捻转，使针感上达头顶，下至脊柱。同时加以语言诱导，劝解病人增强信心，告知病人各项检查正常，脏腑无器质性病变，这种针法治疗有奇效，可以迈步行走。再令家人搀扶患者从床上站立，2 人搀扶下患者当即可以迈步。同时继续予以强刺激捻转，患者可沿病房缓慢行走，继针内关、中脘、膻中、中脘、足三里、三阴交，快刺不留针，条达三焦气血。嘱其家属可逐渐帮患者功能锻炼。

经 3 次治疗后患者食欲增加，夜寐安好，上肢活动进步。可自行起坐，站立行走需人搀扶。患者住院治疗半个多月，出院已能正常行走。经半年 2 次随访，患者一切正常，恢复工作。

②癫痫

主穴：哑门、大椎、陶道、腰奇、鸠尾。配穴：阳陵泉、筋缩、太冲、内关、膻中、天突、中脘、丰隆。

刺法：首选哑门穴，点刺不留针，泻法。再刺膻中，针尖向中脘方向。其中膻中、天突用泻法，其他穴平补平泻。

方义：癫痫多由痰浊阻滞，气机逆乱，蒙蔽清窍而发病。主穴哑门条达督脉，解郁通脑，大椎、陶道、腰奇、鸠尾为治疗癫痫的效穴，以交通任督，调理阴阳。阳陵泉为筋会，配筋缩可以解痉止搐。太冲为肝经原穴，可平肝息风。内关为心包经络穴，可舒心解郁宽中，膻中能通畅上焦气机，解郁消滞。天突可通利气道，宽胸理气，降逆。内关亦能宽胸解郁，补养心神。取中脘补中理气，资化源以养心神，通达三焦。太冲为肝经原穴，可疏肝理气以调情志。中脘、丰隆均为化痰要穴。

病例

张某，女，36岁。2008年6月12日初诊。

主诉：癫痫3年。

现病史：患者3年前因与人吵架突然昏仆，全身抽搐，不省人事，口吐白沫，牙关紧闭，1 ~ 2分钟后缓解。经脑电图检查诊为癫痫。初发作时每月1 ~ 2次，随后每周1次，常白天发作，逐渐加重，苏醒后全身酸痛，周身乏力，短则3 ~ 5分钟，长则10多分钟。服用抗癫痫药物、中药治疗控制不理想。现神态呆滞，双目直视，懒言，语言低沉，纳差，夜寐欠安，大便干结，小便正常。月经错后3 ~ 5天，色淡，无血块，家人陪伴就诊。

望诊：患者面色晦暗少光泽，舌质淡苔薄白。

切诊：脉弦细。

辨证：情志不遂，脏腑失调，气机逆乱。

立法：疏肝理气，调理脏腑，疏导气机。

取穴及刺法：患者坐位，以1.5寸毫针直刺哑门，深度以刺到海绵状物质为止，左手固定，右手运用手法。大幅度捻转，运用泻法，经雀啄，拇指上下捻转，使针感上达头顶，下至脊柱，哑门、大椎、陶道、点刺不留针。腰奇以3寸毫针刺入，向肛门方向，提插捻转泻法，再提到皮部，向椎体方向使针感上下走窜，不留针。其他穴位平补平泻。留针20分钟。

经1周3次治疗，1周内未发作，精神好转，夜寐安，继以前法治疗。经1个疗程10次治疗后，3周仅发作1次，持续时间1 ~ 2分钟即缓解，语言增多，神态自如，抗癫痫药物减到早晚各1片，继续针治3个疗程，癫痫一直未再发作，恢复正常工作，将癫痫药物撤掉，换服息风化痰汤药治疗，嘱其调畅情志。随访1年未发作。

③小儿脑瘫

主穴：哑门、风府、四神聪、囟会。配穴：大椎、肝俞、肾俞、太溪、内关、中脘、足三里、三阴交。

手法：一般穴用平补平泻；气海、足三里用补法。点刺不留针。

方义：哑门、风府、四神聪、囟会醒脑开窍，健脑益智；大椎疏通督脉经气，助阳通络；肝俞、肾俞、太溪调补肝肾，生精益髓；内关通心络安神；中脘条达三焦；足三里、三阴交健脾益胃，养肝肾补气血。

病例

于某，男，7 岁。2012 年 9 月 14 日初诊。

主诉：出生时缺氧致脑瘫 7 年。

现病史：患儿出生时缺氧，出生后四肢瘫软，发育迟缓，只会叫“妈”，注意力不能集中，走路蹒跚，口角流涎，二便不能自理。

望诊：头发稀疏，面色红，双目呆滞，对呼叫有反应，苔薄白。

切诊：脉细数。

辨证：先天禀赋不足，清窍失养，经脉不通。

立法：滋补肝肾，濡养清窍，痛经活络。

取穴及刺法：第 1 组为风府、哑门、大椎、至阳、命门、心俞、肝俞、肾俞、太溪。第 2 组为哑门、四神聪、囟会、攒竹、中脘、内关、合谷、气海、关元、足三里、三阴交。两组交替取穴，平补平泻，得气即可不留针。

针刺治疗 1 个疗程 10 次后，患儿状态明显好转，视物有神，反应较前灵活，流口水减轻，走路稳健，小便已知，可有意识拉保姆上厕所。继针 3 个疗程，患儿可自行走路，起立下蹲欠稳，可简单交流 3 ~ 6 个单词，理解增强，流涎消失。诸症好转，回家乡用药调理。

6. 大椎

大椎穴是督脉腧穴，出自《素问·骨空论》，别名百劳、上杼，手足三阳督脉交会穴。

（1）位置与解剖

《太平圣惠方》中记载大椎穴“在项第1椎下陷者中”，后正中线上，第7颈椎棘突下凹陷中，在腰背筋膜、棘上韧带及肌间韧带中，有颈横动脉分支和棘间皮下静脉丛，布有第8颈神经后支的内侧支。

（2）古代相关论述

历代医著多有论述，主治外感病证，骨蒸潮热，癫、狂、痫等神志病，项强、脊痛、风疹、痤疮要穴。《针灸甲乙经》曰：“脊强互引，恶风时振栗，喉痹，大气满，喘，胸中郁郁，气热，肮肮项强，寒热，偃仆不能久立，烦满里急，身不安席，大椎主之。”《类经图翼》曰：“大椎，主治五劳七伤，乏力，风劳食气，咳症久不愈。”《千金方》曰：“凡灸疟者，必先问其病之所先发者先灸之。从头项发者，于未发前预灸大椎尖头，渐灸过时止；从腰脊发者，灸肾俞百壮；从手臂发者，灸三间。”《玉龙歌》曰：“大椎能泻胸中之热及诸热气。”

（3）现代认识

①热病，疟疾；②恶寒发热，咳嗽，气喘，骨蒸潮热，胸痛；③癫、狂、痫，小儿惊风；④项强，脊痛；⑤风疹，痤疮。

（4）临床应用

大椎穴临床应用非常广泛。根据中医经络腧穴理论，大椎穴具有近治、远治及特殊作用。近治作用是大椎穴位于颈项部，配百劳穴能治头项疼痛，如落枕、颈椎病、颈椎增生、颈瘿等病。远治作用如配长强穴，有通调督脉，主治背脊强痛。大椎还具有特殊作用。如有解热退烧之功效，无论是实热、虚热或寒热往来均有作用。《针灸甲乙经》言："大椎为三阳督脉之会。"大椎穴属阳主表，对外感六淫之邪在表者皆能疏解，配合谷、中冲，能解表泄热，主治伤寒发热，头昏。大椎配腰俞，有通督行气、清解寒热往来的作用。

①痤疮

主穴：大椎、肺俞、颜面局部。配穴：曲池、合谷、足三里、三阴交。

随症加减：心火上炎加内关、间使；肠胃湿热加中脘、天枢。

刺法：大椎、肺俞放血拔罐；颜面痤疮局部1寸毫针齿轮刺法。

方义：痤疮以肺经风热、肠胃湿热为临床常见表证，久则气血不和瘀血阻络，治疗法则以清热凉血、健脾利湿为法，故取大椎、肺俞放血拔罐疏通局部气血，清利上焦风热、凉血化瘀。合谷、曲池分别为手阳明大肠经之原穴、合穴，取之以清泻阳明，从而达到调理中焦脾胃、促进气血运行之力的作用。足三里、三阴交调节气血，平衡阴阳，加强活血化瘀。

病例

李某，女，28岁。2012年8月8日初诊。

主诉：颜面痤疮5年。

现病史：患者5年前颜面痤疮，经期发作明显，食辛辣刺激食物加重，下颌、脑门及口唇周边散在红色痤疮，伴有细小白色脓点，纳差，大便偏稀不成形，小便正常，平素急躁，自觉胸口发热，口苦，夜寐安。月经色暗，有血块，伴痛经。

望诊：体形中等，面色暗，少光泽，颜面多发红色痤疮伴白色脓点。舌质淡，苔白腻有齿痕。

切诊：脉沉细。

辨证：脾虚湿热，肝郁血瘀。

立法：清热凉血，健脾利湿。

处方：大椎、肺俞、风门放血拔罐，颜面局部齿轮刺法，曲池、合谷、内关、足三里、三阴交。该患者经 2 次针刺后颜面痤疮较前好转，胸口发热减轻，口苦消失，经期腹痛减轻，未再新发，舌脉同前。继以上法治疗 2 个月，颜面痤疮明显减少，面色红润。

②多汗症

主穴：大椎、肺俞、风门。配穴：风池、曲池、尺泽、三阴交。

随症加减：倦怠乏力加脾俞、肾俞；心悸加内关、至阳；失眠加神门。

刺法：首选大椎、肺俞、风门，补法，其他穴平补平泻。

方义：多汗症分为自汗和盗汗。自汗多为营卫失和、气血不足引起。主穴大椎为督脉穴位，督脉为阳脉之海，总督诸阳，卫气充盛则能固表止汗。肺俞、风门、尺泽可以调理肺卫之气，宣肺固表。曲池为阳明经合穴，阳明经多气多血，配合脾经三阴交，可以补益气血。

病例

袁某，女，30 岁。2012 年 8 月 31 日初诊。

主诉：产后多汗 3 年余。

现病史：3 年前产后多汗，汗出恶风寒，以白天汗出为主，倦怠乏力，纳可，夜寐多梦，二便调。月经周期长，色暗，伴痛经，时有白带。

望诊：患者体形中等，面色暗，少光泽，舌质淡，苔薄白，有齿痕。

切诊：脉细、微滑。

辨证：产后气血不足，营卫失和。

立法：调和营卫，健脾利湿。

处方：针大椎、肺俞、风门，补法，颜面局部齿轮刺法，风池、曲池、尺泽、三阴交、至阳、脾俞、三焦俞、肾俞、命门，后背拔罐。该患者经2次针刺后汗出恶风、夜寐安好，舌脉同前。继以上法治疗10次，汗出消失。

③上肢麻木

主穴：大椎、颈夹脊。配穴：肩井、天宗、肩髃、曲池、外关、合谷。

手法：一般穴用平补平泻。

方义：主穴大椎为督脉穴位，手足三阳经交会，可疏通上肢经脉痹阻，通经活络。颈夹脊即华佗夹脊延伸至颈部，可以疏通督脉两旁经气，荣养筋脉。肩井、天宗、肩髃、曲池、外关、合谷均为手三阳经经气所注，可调和气血。

病例

黄某，女，36岁。

主诉：颈部疼痛伴右手麻木2周。

现病史：患者2周前劳累后出现颈部疼痛伴右手麻木，以尺侧麻木为主，畏寒不适，无头晕头痛，颈部正中疼痛明显，无心悸胸闷，自觉乏力，纳可，夜寐安，大便正常。

望诊：患者精神好，面色无华，舌质淡红，苔薄白。

切诊：脉细数，尺弱。

辨证：风寒痹阻。

立法：温经散寒通络。

取穴及刺法：大椎、陶道、颈6～7间隙、旁开夹脊、天宗、肩井、肩髃、肩贞、曲池、外关、合谷、八邪。该患者经3次针刺后麻木消失，颈部活动减轻，乏力消失，临床痊愈。

④抑郁症

主穴：大椎、陶道、哑门。配穴：第1组为肺俞、心俞、膈俞、至阳、肝俞、胆俞、脾俞、胃俞、肾俞、命门。第2组为攒竹、膻中、鸠尾、中脘、内关、期门、气海、关元、足三里、太冲。

手法：哑门点刺，1.5 寸毫针，将针尖向下颌方向直刺 1 ~ 1.2 寸，到针下有海绵状感觉即行退针，泻法；大椎、陶道点刺不留针，泻法。膻中、鸠尾用 3 寸毫针对刺，其他诸穴均以平补平泻，每次患者针完主穴后，分别取俯卧位及仰卧位针刺第 1 组及第 2 组穴位轮换。

方义：大椎、陶道、哑门 3 穴均为督脉经穴，总督诸阳，入脑，为治抑郁之效穴。第 1 组经穴通督脉及膀胱经为主，通过脏腑募穴调理五脏六腑经气，通腑以行气解郁。第 2 组经穴：攒竹醒神入脑，膻中为八会穴中的气会，心包之募穴，配鸠尾也是治抑郁的经验穴，中脘为胃之募穴，通手少阴、手少阳、手阳明经，通利三焦经气。取太冲可平肝息风，内关可舒心解郁宽中，期门疏肝利胆，气海、关元培补元气。

病例

张某，男，41 岁。

主诉：抑郁 3 年。

现病史：3 年前因工作紧张，压力大而逐渐出现精神抑郁，乏力，失眠倦怠，情绪低下，语言减少，渐及记忆力减退，反应迟钝，伴阳痿，心悸胸闷，纳食不香，腹胀痛，周身畏寒不适，头晕，二便尚可。口服抗抑郁药物利培酮控制。

望诊：患者面色晦暗少光泽，神态呆滞，精神萎靡，肌肤痛觉减弱，家人陪伴就诊。舌暗，苔薄白。

切诊：脉沉细。

辨证：劳累过度，脏腑失调，情志不遂，气机郁结。

立法：调理脏腑，通调气机，疏导情志。

取穴及刺法：哑门点刺，1.5 寸毫针，将针尖向下颌方向直刺 1 ~ 1.2 寸，到针下有海绵状感觉即行退针，泻法；大椎、陶道点刺不留针，泻法。每次患者针完主穴后，分别取俯卧位及仰卧位针刺第 1 组及第 2 组穴位轮换。

经治疗5次后，患者精神好转，语言增多，面有光泽，并带喜色。治疗1个疗程10次后心悸胸闷消失，记忆力恢复，反应灵敏，阳痿好转。经3个疗程治疗后，已能恢复正常工作，貌如常人。

7. 膻中

膻中穴是心包经之募穴，八会穴属气会。足太阴、足少阴、手太阳、手少阳、任脉之会。别名：元儿、胸堂、上气海、元见。

（1）位置与解剖

膻中穴位于胸部，当前正中线上，平第4肋间，两乳头连线的中点，属任脉腧穴。《难经·三十一难》曰："玉堂下1寸6分，直两乳间陷者是。"局部解剖：在胸骨上，有胸廓内动、静脉的前支穿行，布有第4肋间神经前支的内侧皮支。

（2）古代相关论述

膻中穴属心包经之募穴，又是气（宗气）聚会之处，为八会穴之气会。又系任脉，足太阴、足少阴、手太阴、手少阴之交会穴。《素问·灵兰秘典论》：膻中者，臣使之官，喜乐出焉。《灵枢·邪客》：宗气积于胸中，出于喉咙，以贯心脉，而行呼吸焉。《千金方》：膻中、华盖，主短气不得息，不能言；膻中、天井，主胸心痛。《针灸大成》：乳痈，针乳痛处、膻中、大陵、委中、少泽、俞府；无乳，膻中、少泽，此二穴神效。《杨敬斋针灸全书》：气疾痛，膻中、肺俞、气海、三里。《百症赋》：膈疼饮蓄难禁，膻中、巨阙便针。《针灸甲乙经》：咳逆上气，唾喘短气不得息，口不能言，膻中主之。《针灸大成》：主上气短气，咳逆，噎气，膈气，喉鸣喘咳，不下食，胸中如塞，心胸痛，风痛，咳嗽，肺痈唾脓，呕吐涎沫，妇人乳汁少。《行针指要歌》：或针气，膻中一穴分明记。《胜玉歌》：噎气吞酸食不投，膻中七壮除膈热。

（3）现代认识

依据膻中穴所在位置及其性质，凡情志失和、气机失畅、外邪侵袭、肺气壅滞、痰气交阻、闭塞气道，以及心血瘀阻、心络挛急、气滞不行、乳络不畅所引起的心、肺、胸、膈、乳部病证，刺灸能通畅气机，理气、散瘀、通络。主治：咳嗽、哮喘、胸痛、噎膈、呃逆、反胃、少乳、心悸、心烦、胸闷、癔症昏厥等。现代研究认为，刺激膻中穴可调节神经功能，松弛平滑肌，扩张冠状动脉。临床实践证明，凡一切气机不调之病变均可取膻中穴治疗，如肺气不降、胃气上逆、肝气不舒、心气郁滞等证。刺膻中穴能有效促进乳汁的分泌。

（4）临床应用

①胸痹（冠心病）

主穴：膻中、鸠尾。配穴：内关、足三里、三阴交、中脘。

随症加减：心绞痛加通里、乳根；胸闷加期门；口干加太溪。

刺法：3 寸毫针对刺；膻中向鸠尾方向直刺，鸠尾向膻中方向向上刺。

方义：冠心病以心络瘀阻、气滞血瘀为临床常见病机，治疗以活血化瘀、通络止痛为法则，故取膻中疏通局部气血。鸠尾为任脉络穴，可助膻中疏通之力。内关为心包经络穴，能活血通络而止痛。三阴交为足三阴经之交会穴，脾脉属脾络胃上注于心，故可调血化瘀，补益心络。取胃募中脘补中益气，胃经合穴足三里扶正培元，皆由于脾胃为“后天之本”，补益中土以利气血生化，化源充足以养心活血。诸穴相合则可标本兼治。

病例

武某，女，82 岁。

主诉：间歇心前区疼痛半年有余。

现病史：患者 20 余年前在某医院诊断为“冠心病”。半年前开始突发心前区疼痛，逐渐加重，为刀割样疼痛，向右上肢内侧放射、抽痛，酸痛，伴胸闷，咽堵感。于 8 月份入住铁路医院治疗，输液服药 20 余日，疗效不佳，转入阜外医院治疗，该院建议行心脏搭桥手术，患者恐惧，不愿手术，并查患食道囊肿，回家疗养越发严重。虽日夜服“消心痛”（异山梨酯，下同）16 片，仍发作频繁，彻夜不能眠，抽痛放射至右上肢内侧，伴咽痛，喉堵，纳可，耳聋，少言，二便调。患者素有糖尿现病史，常年服降糖药，血压为 125/60mmHg。

望诊：体形中等，面色暗，少光泽，舌质淡，苔薄白。

切诊：脉弦、浮大。

辨证：心血不足，胸阳不振，脉络不通。

立法：通心络，活血，振奋胸阳。

处方：增音（奇穴）、天突、中脘点刺不留针，膻中、鸠尾、内关双侧平补平泻，足三里、三阴交双侧补法。隔两日治疗 1 次。经过 2 次治疗后，患者感觉轻松，疼痛发作次数减少，且程度亦减轻，“消心痛”减至 12 片，加中药丹参滴丸。经过 1 个疗程的治疗，患者心绞痛未发作，胸闷、咽堵、胃脘不适均消除，“消心痛”已停服，查心电图，明显好转。

②癔病

主穴：膻中、天突。配穴：中脘、期门、内关、足三里。

随症加减：哭闹加太渊、尺泽；昏睡加囟会、劳宫。

刺法：首选天突穴，点刺不留针，泻法；再刺膻中，针尖向中脘方向。其中膻中穴、天突穴用泻法，其他穴平补平泻。

方义：癔病主因为情志失调致气机郁滞为患。主穴膻中能通畅上焦气机，解郁消滞。天突可通利气道，宽胸理气，降逆。内关亦能宽胸解郁，补养心神。取中脘补中理气，资化源以养心神，通达三焦。太冲为肝经原穴，可疏肝理气以调情志。

刺膻中时因使用强刺激泻法，能使患者苏醒而发出哭声，且大口呼气。起针后患者完全苏醒，诉说压抑的心情，感到轻松。

病例

张某，女，26 岁。

家属代诉：新婚不久，因和婆婆生气，内心压抑不舒，情急无法排泄，致使四肢抽搐、昏厥，呼唤无反应，全家十分心急。

望诊：患者双目紧闭，呼吸急促，两拳紧握，欲哭无泪形态，仰卧于床，面赤。

切诊：脉弦数。

辨证：气滞肝郁，肝风内动，故致四肢抽搐，肝气积于胸中，三焦不通，导致昏厥。

立法：疏肝理气，疏通三焦，振奋胸阳。

取穴及刺法：膻中透皮后先向咽喉方向进针，用提插捻转泻法，然后将针退回原位，不出针再向中脘方向刺入，大幅度捻转泻法。行针过程中患者苏醒，张口不发声。再刺内关，振奋胸阳，患者发声而哭，令其放声哭喊，将胸中郁闷排出。然后，刺中脘、太冲，留针 20 分钟。起针后，泻天突降气，不留针。治疗后患者如同常人，感觉周身乏力，胸中尚存郁闷，令其好好休息，今后不要再生气，全家表示感谢。1 周后追访，患者从次日起一切如常。

③少乳（乳汁缺少）

主穴：膻中、乳根。配穴：中脘、气海、内关、足三里、三阴交、少泽。

随症加减：体虚者灸神阙；气滞者加期门，点刺至阳穴。

手法：一般穴用平补平泻；气海、足三里用补法。

方义：膻中可调气通络催乳，内关有宽胸解郁、理气行滞之功，少泽为生乳、通乳的经验效穴，气海穴有补益元气、疏调气机作用。中脘、足三里、三阴交调补脾胃、化生气血，以济乳汁生成。

一般针后乳汁分泌较多，针刺 3 次后能满足婴儿的需要，也可以适当配合催乳的中药，令其多喝汤水之类，忌生气。

病例

于某，女，28 岁。

主诉：乳汁缺少近 1 周。

现病史：患者 4 月初在医院生一女孩，顺产，婴儿健康，产后次日乳房发胀，下午给婴儿喂奶可饱腹，3 日后出院，在家中由婆婆照料调理饮食，但奶水逐渐减少，已不能满足婴儿的需要，经询问，知回家后因生一女孩，发现婆婆不太愉快，故心中不悦，郁闷，逐渐奶少。虽食很多鱼汤、排骨汤等，奶水仍不见增。

望诊：精神好，面有光泽，乳房较松软，舌淡红，苔薄白。

切诊：脉弦细。

辨证：肝气郁结，冲任不调。

立法：疏肝理气，条达冲任，疏通三焦。

取穴及刺法：膻中用 3 寸毫针向左侧乳根横刺，得气后提插捻转，使乳房发胀，然后将针退回膻中原位，不出针再向右侧乳根横刺，用同样手法使乳房发胀，将针再退回留于膻中。配中脘泻法，通达上、中、下三焦。内关泻法。气海、足三里、三阴交平补平泻。太冲泻法。留针 30 分钟，隔日 1 次，共针 5 次，奶水恢复能满足婴儿饱腹。

④咳喘

主穴：膻中、俞府、彧中。配穴：曲池、尺泽、列缺、太溪。

风寒引发者可先刺大椎、肺俞、风门，不留针，均采用平补平泻的手法；太溪用补法。

方义：膻中疏通气机，平喘止咳。俞府、彧中为肾经之腧穴，又为肺部之近处穴，取之能理气降逆，止咳平喘。曲池善调和营血，降逆活络，有助疏通肺部经络。尺泽、列缺宣肃肺经经气。太溪为肾经原穴，补之可益肺肾之气，使上有所主而下有所摄，气机得以升降。

刺法：膻中取3寸毫针，进针后向鸠尾方向平刺，得气后用平补平泻法。俞府、彧中用1.5寸毫针向胸骨柄方向平刺，补法。曲池、尺泽直刺至地部，平补平泻法，列缺向肘方向横刺，平补平泻法。太溪直刺，补法。痰多者加丰隆，泻法。

起针后立感舒适，喘咳大减，慢性哮喘经1～3个疗程（10次为1个疗程）可治愈，并精神好转。咳时遗尿可消除，以上针刺方法效果很好，患者很满意。

病例

陈某，男，60岁。

主诉：咳喘反复发作6年。

现病史：6年前因感冒引起咳喘，感冒愈后，一旦每逢外感均引发咳喘，并逐年加重，秋冬季发作更为频繁。经服中药、西药治疗亦经久不愈。精神十分痛苦，且时而有黄痰或白痰，黏稠不易咯出。咳喘尿失禁、纳呆、短气，便溏、倦怠、少气无力。

望诊：患者面色白，少光泽，时而张口呼气，端肩驼背，痛苦面容，舌质淡，薄白苔。

切诊：脉沉细、无力。

辨证：乃肾虚哮喘，肾不纳气，肺气虚，又脾虚不运聚湿生痰，痰贮于肺，经年日久，益伤损肺、肾及脾气，故外感或寒冷季节发作频繁。

立法：补肾益肺，温助心阳，健脾利湿，补益气血。

取穴及刺法：膻中、俞府、彧中、中脘、内关、列缺、足三里、太溪（双侧）。先刺太溪，补法，调动肾之原气上升于肺，再刺膻中振奋胸阳，与俞府、彧中用补法，余穴平补平泻法，痰多泻丰隆。留针30分钟。1个疗程（10次）治疗效果显著，哮喘明显好转，喘时不再端肩，痰少，尿频除，食欲增进，3个疗程后，患者面色红润、有光泽，精神振作，善言谈，痰大量减少，已如常人，患者十分高兴。追访2年，每逢秋冬季很少发作，患者万分感谢。

⑤梅核气

西医“神经官能症”之一，即“咽神经官能症”。

主穴：天突、膻中、鸠尾。配穴：中脘、天枢、气海、阳陵泉、太冲。

手法：首先点刺天突，后刺膻中、鸠尾，针尖向下刺。太冲、膻中穴应用泻法；其他穴平补平泻。

方义：天突为任脉、阴维脉交会穴，可降气化浊，涤痰宣通脾气。膻中疏通局部气血。鸠尾为任脉络穴，可助膻中疏通之力。中脘补中理气资化源以养心神，通达三焦。气海穴有补益元气疏调气机作用。太冲为肝经原穴，可疏肝理气以调情志。阳陵泉为胆经之合穴，可疏肝利胆，调畅气机。

病例

陈某，女性，40 岁，农民。

主诉：咽喉堵闷 5 年。

现病史：因生气所致，喉科检查未见异常。后就诊于内科，钡餐 X 线检查食道未见异常。西医诊断为咽神经官能症。先后服用沉香舒气丸、加味逍遥丸及中药汤剂 50 余剂，均未见效。患者自感胸闷、气逆、心烦，喉中似有物堵闷，吐之不出，咽之不下，痛苦难忍。然饮食、吞咽正常。

望诊：面容憔悴，精神萎靡，舌质淡，薄白苔。

切诊：脉象沉、弦、细，左寸脉弱。

辨证：气滞郁结于喉中，胸中逆气上扰。

立法：化滞降气，通利三焦，振奋胸阳，养心阴。

主穴：膻中、鸠尾、天突。配穴：中脘、天枢、内关、足三里、太冲。

刺法：点刺天突，后刺膻中、鸠尾，针尖向下，用泻法。中脘、天枢、内关、足三里为平补平泻。太冲为泻法，10 次为 1 个疗程。

经治疗 3 次后，患者精神好转，憔悴面容有所缓解，喉中堵物时有减轻，继拟前法治疗。又经 5 次治疗后，喉中堵闷明显减轻，精神好转，心烦减，增加了治疗信心。继续拟前法治疗，又经 1 个疗程治疗，患者恢复正常，面带喜色，喉中堵物消失，感觉舒畅，心情愉快，倍感舒适，气色如常。经多方观察，病已治愈，后随访 2 年未再复发。

⑥癫痫

主穴：腰奇、陶道、大椎、心俞、厥阴俞点刺不留针。膻中、内关、四神聪、囟会、合谷，痰盛加丰隆、足三里、三阴交或太溪。

手法：腰奇点刺，1.5 寸毫针，先将针尖向脊椎上方斜刺，用泻法；再将针尖向长强刺，泻法，不留针。然后选膻中、中脘、四神聪、囟会、攒竹，配以内关、神门、足三里，均以平补平泻。

方义：取腰奇、鸠尾为治痫之效穴，以交通任督，调整阴阳。取太冲可平肝息风，阳陵泉、筋缩二穴相配可解痉止搐。人中属督脉络于脑，有开窍醒神之功而救急。间歇期取丰隆，可和中化痰。内关可舒心解郁宽中。取四神聪、囟会为醒脑开窍效穴。腰奇、鸠尾如前所述。大椎、陶道二穴均为治痫之效穴。膻中为八会穴中的气会，心包之募穴，也是治癫痫的经验穴。中脘为八会穴中之腑会，胃之募穴，通手少阴、少阳、阳明，通利三焦舒气。临床中应根据患者的不同症状表现，对证选配相关穴位，可取得较好的治疗效果。

病例

赵某，男，28 岁。

主诉：癫痫 5 年。

现病史：5 年前突然昏仆，全身抽搐，不省人事，口吐白沫，牙关紧闭3～5分钟。经查脑电图，诊为癫痫。初发作时每半个月1次，随后每周1次。苏醒后头痛，周身乏力。服用抗癫痫药已达极量，同时针灸治疗似不能控制。

望诊：患者面色晦暗、少光泽，神态呆滞，两目直视，触其肌肤无痛觉，麻木不仁，家人陪伴就诊。舌暗，苔薄白。

切诊：脉弦滑。

辨证：劳累过度，脏腑失调，情志不遂，气机逆乱。

立法：调理脏腑，通调气机，疏导情志。

选穴：腰奇、大椎、陶道、四神聪、囟会、内关、足三里、太溪、天冲，双侧取穴。先以3寸毫针刺入腰奇，向肛门方向刺，提插捻转，泻法，然后将针抽回原位，再向椎体方向刺（头的方向），运用同样手法使针感上下走窜，不留针。大椎、陶道点刺不留针，泻法。太冲泻法，其余穴位平补平泻。

经治疗5次后，患者精神好转，语言增多，面有光泽，并带喜色。1个疗程后患者抗癫痫药减量。经3个疗程治疗，癫痫一直未发作，恢复正常工作，抗癫痫药撤掉，换用曾氏化风丹，嘱其稳定情绪，不可过劳。查其脑电图已无异常反应，半年后追访，观其貌如常人。

⑦不寐（失眠）

主穴：膻中、中脘、安眠。配穴：囟会、内关、神门、足三里、三阴交。睡眠不实者可配头维。

刺法：安眠用泻法，其他穴平补平泻。针刺以上疾病一般用平补平泻，虚证用灸法。足三里、三阴交、太溪用补法。癔病、心绞痛，膻中穴用泻法。

方义：内关为心包经络穴，神门为手少阴经原穴，二穴相配，既宁心安神，又抑心悸、心烦、入睡难。足三里、三阴交，一为阳明胃经合穴，一为肝、脾、肾三经交会穴，取之和胃安神，协调三阴，调和气血。安眠、心俞、脾俞等背部俞穴，可养心脾、补气血。隐白可治多梦易惊。心俞、肾俞可交通心肾，泻心火。太溪补肾水。肝火上扰，肝、胆俞清泄肝胆之火。

病例

关某，女，55岁。

主诉：失眠20余年，加重半年。

现病史：自31岁起因工作紧张思虑过度引发失眠。近半年来入睡困难，躺下即觉头脑空虚，胡思乱想，无法控制，甚至彻夜不眠，次日头昏脑涨、身倦乏力，不思饮食，精神负担很重。中医服药针灸半年未停，拒服西药，效果不显。

望诊：体形瘦，面色晦暗，面带愁容，舌质淡，苔薄白。

切诊：脉沉细弱。

辨证：劳思伤脾，心脾两虚。

立法：宁心安神，补益心脾。

取穴与刺法：安眠、膻中、内关、神门、足三里、三阴交（双侧）补法，留针30分钟。治疗4次后患者可入睡5个小时，但易醒多梦，心烦，同上法加膻中、隐白、魂门、魄户、命门（双侧），平补平泻。第2个疗程结束，患者精神饱满，已如常人，病愈而归。

⑧噎膈（食道癌）

主穴：膻中。配穴：鸠尾、中脘、天突、胸1至胸12华佗夹脊穴。

方义：膻中疏利上焦气机、开胸通络，鸠尾宽胸利膈，中脘和胃导滞，天突降痰利气，胸1至胸12华佗夹脊穴治胸腔内疾患。

刺法：先刺天突，泻法不留针，膻中、鸠尾对刺，中脘直刺，平补平泻，留针20分钟。起针后患者俯卧位，依据肿瘤在食道上位置，选相应夹脊穴，1.5 ~ 2寸毫针向对侧进针，使针感放射至督脉两侧。

一般1个疗程后患者纳食较顺利，反胃缓解，吞噎减轻，精神好转。可连续治疗，配合用药，每治疗1个疗程后休息2天。

病例

王某，男，52岁。

主诉：吞咽困难近3个月。

现病史：3个月前饮食吞咽自感不顺，时有障碍，背部隐痛。经西医院钡餐造影，见食道下段有绿豆粒大小物体，诊断为食道癌早期，需手术根除。但所处位置靠近贲门，难度较大，患者意先采用服药及针灸等保守疗法，并密切观察，如见发展再行手术。

望诊：体质尚可，未见重病容，面有光泽，精神亦好，舌质淡，薄白苔。

切诊：脉沉、弦、微涩。

辨证：乃邪气结瘀食管，气血运行不畅，导致吞咽不顺而隐痛。

立法：活血化瘀，疏通瘀结，扶正祛邪。

取穴及刺法：天突泻法，不留针，膻中、鸠尾对刺泻法，中脘平补平泻，留针20分钟，起针令患者俯卧位，筋缩、至阳用泻法，不留针，自胸1至胸12华佗夹脊穴对刺泻法，针感均反应到对侧，放射到督脉、前胸，留针30分钟，隔日1次。

经1个疗程（10次）治疗，患者倍感舒适，饮水较治疗前顺利，继续治2个疗程后，吞咽也见进步，食欲增加，再做钡餐检查，肿瘤缩小呈米粒样，患者十分高兴，继续治疗，连续3个大疗程（90次），配合太极拳锻炼，适当服药，饮食已正常，吞咽无障碍，略见发胖，隐痛消失，再做检查，已找不到占位性病变，停止治疗，继续观察。

⑨呃逆

主穴：膻中。配穴：鸠尾、天突、期门、至阳、膈俞。

刺法：用1.5寸毫针自天突穴（患者坐位）进针透皮后角度小于45°沿胸骨柄内侧直刺，提插捻转使之得气后，拇指向前后捻转，患者感到似绳紧束后出针。令患者仰卧，用3寸毫针自膻中向中脘方向平刺，泻法。鸠尾用1.5寸毫针向内下斜刺，期门向下斜刺，以得气为度。留针30分钟，起针后令患者俯卧，刺至阳、膈俞穴，泻法不留针。

方义：膻中开胸降气，疏利气机。鸠尾宽胸利膈。天突能和中降逆。膈俞有利膈镇逆之功。期门疏肝理气降逆。至阳疏通阳气，有调中降逆之效。对慢性经久不愈，气滞所发呃逆疗效显著，经1个疗程（10次）完全可达治愈。

病例

王某，女，29岁。

主诉：呃逆间断发作1年。

现病史：呃逆已1年，时轻时重，精神越集中发作越频繁，已不能授课，心中烦躁，夜寝不宁，纳呆，精神倦怠，懒言，见大夫则发作频繁，不能控制。经中药、西药、针灸、按摩治疗，有时可暂时缓解，但持续时间不长，已严重影响工作。

望诊：体瘦高个，精神倦怠，面色晦暗，两目无神，舌质淡，苔薄白。

切诊：脉沉、弦、细。

辨证：乃因七情所伤，肝郁气逆、肝气乘胃、胃气上冲，故呃声连续，加之久治不愈，导致气血不足，故心神不宁、纳呆、精神倦怠等。

立法：疏肝理气，降逆，调和气血。

穴位及刺法：至阳穴上以3寸毫针向下平刺，用泻法，再针膈俞向脊柱方向平刺，泻法。令患者仰卧，膻中3寸针向鸠尾方向，鸠尾向膻中对刺，平补平泻。期门、中脘平补平泻。配内关、足三里、三阴交（双侧），补法调和气血、振奋心阳，留针

30 分钟，起针后刺天突，用泻法。

经 3 次治疗后患者精神好转，食欲增加，呃逆次数减少，面有喜色，经 1 个疗程（10 次）治疗，明显好转，呃逆可以自己控制，面有光泽，体重增加 2kg，可以工作，又巩固治疗 3 个疗程（30 次），期间出现不同症状变化，加减穴位，结束治疗继续观察，患者已恢复如常人，1 年后经追访，一切正常。

（5）小结

《素问·举痛论》：怒则气上，喜则气缓，悲则气消，恐则气下，惊则气乱，思则气结。《灵枢·口问》：悲哀愁忧则心动，心动则五脏六腑皆摇。气机的不调或者逆乱，可以损及脏腑，导致多种疾病。膻中为八会穴之气会，尤擅长调畅气机，《灵枢·海论》：膻中者，为气之海。《行针指要歌》：或针气，膻中一穴分明记。金氏以膻中穴为主，运用特有的金氏针刺手法，平刺、透刺、对刺、点刺等多种刺法，辨证施治，治疗各种气机郁结、痹阻、逆乱所致心、肺、胸、膈、乳部位疾患，如胸痹、癔症、咳喘、癫痫、顽固性呃逆、噎膈等多种疑难杂症，以及乳少、失眠、梅核气、心悸等，均得到显著效果，值得广大医家重视。

8. 中脘

（1）位置与解剖

中脘，为任脉腧穴，在上腹部，当前正中线上，脐中上 4 寸，因位于胃脘部，上、下脘之间而得名。又称胃脘、太仓、中管、上纪。穴下内部有腹壁上动脉，分布着肋间神经前皮支，内通肤膜，正当胃之小弯。

（2）古代相关论述

“中脘”一词最早见于《针灸甲乙经》，别称上纪（《素问·气穴论》）、胃脘（《素问·气府论》）、太仓（《灵枢·根结》）、中管（《千金方》）。《针灸甲乙经》“胃胀者，腹满胃脘痛，鼻闻焦臭，妨于食，大便难”，“心痛有塞，难以俯仰，心疝冲胃，死不知人”，“腹胀不通，寒中伤饱，食欲不化”，“小肠有热，溺赤黄”，“溢饮胁下坚痛”。《针灸大成》：“主伤暑及内伤脾胃，心脾痛，疟疾，痰晕，痞满，翻胃，能引胃中生气上行。”《难经》：“腑会中脘。疏曰：腑病治此。”东垣：“气在于肠胃者，取之足太阴、阳明；不下，取三里、章门、中脘。”又：“胃虚而致太阴无所禀者，于足阳明募穴中引导之。”

本穴为胃之募，腑之会，可用治一切腑病，尤以胃的疾患为先，有疏利中焦气机、补中气之功。这是因为手太阴脉“还循胃口”，足阳明脉“下膈属胃络脾”，手太阳脉“抵胃属小肠”，足太阴脉“属脾络胃”，且胃与脾、心、肺、肝、胆、大小肠相互影响。加之脾胃为“后天之本”“气血生化之源”，若脾胃虚弱，化源不足，不能上养心神，则可导致心神失养，出现失眠、痫疾、癫狂。刺中脘，可镇心安神。该穴为手太阳、手少阳、足阳明与任脉之交会穴，是肺经之起。胃之募穴，在腑为腑会，是脾胃生化输布的枢纽、营卫气血之源，且痰湿生于脾、腑以通为顺，故刺中脘，可使三焦气化，散布精微于五脏六腑，能开胃止痛、行气化痰湿。概而言之，中脘穴具有补中气、理中焦、化滞和中之功。

（3）现代认识

现代临床常应用该穴治疗：①中医病证：胃痛、腹胀、呕吐、吐血、肠鸣、泄泻、纳呆、食积不化等脾胃病，黄疸、呃逆、吞酸等肝胆病，癫狂、产后血晕、晕厥、失眠等神志病，另可应用治疗虚劳、哮喘、水肿等。②西医病证：急慢性胃炎、胃扩张、胃痉挛、胃下垂、消化性溃疡、急性肠梗阻、膈肌痉挛、肝炎、子宫下垂、食物中毒等。

金伯华教授在临症中，非常注重调理脾胃，“保胃气，理三焦”是她的主要学术思想之一。她认为，脾胃消化功能的正常与否，对疾病的治疗和预后有着十分重要的意义。脾胃乃经脉元气的根本，脾胃虚弱，气血无源，经气无生，百脉空虚，病邪得以乘虚而入；脾胃健运，化气生血，四肢百骸得以濡养，机体抗病能力增强，驱邪外出，人体才能强健。临症中，面对病人错综复杂的病理变化，她重视脾胃，调理后天之本，常能出奇制胜。在针刺取穴中，善用中脘，体现了她的这一学术思想。在中医理论的基础上，扩大了中脘穴的治疗范围，有很多独到之处。

（4）功效主治

乃胃经之气聚集之处，为胃之募穴，又为六腑之会穴，中焦的气会穴，是任脉、手太阳、手少阳、足阳明经的交会穴。胃腑病，多在其募穴出现压痛或异常反应，检查该穴，有助于鉴别胃腑病的虚实寒热等。主治胃、上腹和中焦气机失常，以及在病理上与胃有关的疾病。主要具有 4 种功能。

①治疗胃及与胃有关的病证

胃同脾、心、肝、肺、胆、大肠、小肠在经脉的循行上有络属关系，手太阴肺经“还循胃口，上膈”；足阳明胃经“下膈，属胃，络脾”，其经别“属胃，散之脾，上通于心”，足太阴经脉“属脾络胃……复从胃别上膈，注心中”，其络脉“入络肠胃”；手太阳经脉“抵胃，属小肠”；足厥阴经脉“夹胃，属肝，络胆”。

由于这些经脉循行均与胃有密切关系，所以取胃之募穴中脘，可治疗由于这些脏器功能失常所造成的疾病，如胃脘疼痛、饮食停积、痰湿阻胃、寒湿内停等。采用不同的手法，实证可泻，虚证可补。

正如古人所论，“脾家之证有多般，致成反胃吐食难，黄疸亦须寻腕骨，金针必定夺中脘”。《肘后歌》言：“伤寒腹痛蟲寻食，吐蛔乌梅可难攻，十日九日必定死，中脘回还胃气通。”《玉龙歌》言：“九种心痛及脾疼，上脘穴内用神针，若还脾败中脘补，二针神效免灾侵。”

②补益中气

中脘为胃之募穴，脾与胃相表里，故脾胃虚弱，中气不足，可取中脘治疗，补益中气，健脾和胃。正如古人所论，“若还脾败中脘补”。(《玉龙歌》)“中脘主伤者及内伤脾胃……能引胃中生气上行”。(《医学入门》)

③理气

中脘为腑之会穴，是六腑之气聚会之处，又为中焦之气会穴，《难经》提出:“腑会中脘。”因六腑与三焦之气皆会于中脘，故中脘具有调气机升降、理三焦的作用。

对于中脘的理气作用，古人多有论述，《杂病穴法歌》指出:“胀满中脘，三里揣。”《针灸甲乙经》曰:“心下大坚，中脘主之。”《百症赋》曰:“中脘、下脘治腹坚。”《穴性赋》曰:“解郁升清降浊用中脘。”《经穴性赋》曰:“化湿滞，和胃气，理中焦，调升降，腑气得通，清升浊降，积滞则可消化。”

④治疗与痰饮有关疾病

胃与脾相互表里，因脾失健运，水湿不化，聚而生痰所致疾病均可取中脘治疗，以调理脾胃、理气消痰，故中脘为治痰要穴之一。

古人对此论曰:“或针痰，先刺中脘三里间。”(《行针指要赋》)“溢饮胁下坚痛，中脘主之。”(《针灸甲乙经》)“一切痰饮，取丰隆，中脘。”(《医学纲目》)

⑤中脘的针刺手法与疗效的关系

用补法，可补益中气，健胃补中；用泻法，可和胃导滞，祛痰消积；用泻法配艾灸或烧山火，能暖胃逐邪，温通腑气；用泻法配透天凉，清胃散邪；用艾条灸或远红外线照射，每次20 ~ 30分钟，温阳益胃，暖胃散邪。

（5）临床应用

除治疗一般的脾胃病，如胃脘痛、呕吐、吞酸、腹胀、泻泄等疾病，还可治疗很多其他种病，有独特之处，如呃逆、口疮、梅核气、痫证、痹证、中风等。

①呃逆

呃逆以气逆上冲、喉间呃呃连声、声短而频、令人不能自制为主证。其主要病理机制是各种因素引起的胃失和降，胃气上逆。取刺中脘，既可调理气机之升降，又可和胃止呃，为金老治呃之常用穴，主要治疗胃中寒凉和气逆痰阻两型。

胃中寒凉型：症见呃声沉缓，膈间及胃脘不舒，得热则减，得寒益甚，饮食减少，舌苔白润，脉象迟缓。

治法：取刺中脘，用泻法加用艾灸或远红外灯照射，温中散寒，加取内关、足三里，平补平泻，理气和胃，共奏温中暖胃、和胃止呃之效。

气逆痰阻型：症见呃声连连、胸胁胀闷，由抑郁恼怒而发。情志转舒则稍缓，或时有恶心，饮食不下，头目眩晕，舌苔白腻，脉弦而滑。

治法：取刺鸠尾、中脘，用3寸针自鸠尾刺入，斜向下透刺到中脘，用强刺激，泻法，酌配内关、丰隆，用泻法，理气消痰，和胃止呃。

②口疮

口疮指口腔内糜烂、疼痛、《内经》称之为“口糜”“口疳”“口疡”“口疮”。

因足阳明胃经脉循行“回出环绕口唇；脾主肌肉四肢，开窍于口”，故口与脾胃关系最为密切，胃火热证或胃阴不足、虚火口炎均可循经上干口唇，导致口疮，故治疗口疮取中脘具有清降胃火、泄热止痛之功。

胃火热证：症见口中糜烂，疡面颜色鲜红，伴有口干渴，喜冷饮，口臭，大便干，舌边红，苔黄，脉滑数。

治法：取刺中脘，用泻法，清泻胃火；加用地仓、颊车，泻法，疏通局部气血，与中脘共奏清泄胃火、止痛除疮之效。

胃阴不足，虚火上炎，症见口中糜烂，疮面色暗红或泛白，口舌干燥，舌光红少津，脉细数。

治法：取刺中脘，先用泻法，清泻胃火，待火证不明显后，使用平补平泻法，养阴泻火；加用局部取穴，地仓、颊车，共奏清热养阴之效。

病例

马某，女，60岁

主诉：口腔内局限性溃烂10年，加重1周。

现病史：口腔内局部溃烂，疼痛10年，反复发作，近日疼痛加剧，伴心烦急躁，口干渴。

望诊：舌边红，苔少。

切诊：脉弦。

辨证：胃阴不足，虚火上炎。

立法：以滋阴清热泻火为大法。

取穴及刺法：中脘，用泻法，配用地仓、颊车。针2次后，疼痛大减，口干渴除，中脘改用平补平泻之法，余穴同前，共针10次，疮面愈合，未复发。

方解：初诊时患者虚火上炎之势明显，故取中脘用泻法可清降胃之虚火，三诊时火势已减，仅用养阴清热之法，中脘用平补平泻之法。地仓、颊车疏通局部之气血，共奏清热养阴、泻火止痛之效。

③痫证

痫证是一种发作性神志异常的疾病，俗称“癫痫”或“羊痫风”。其特征为发作性精神恍惚，甚则突然仆倒，昏不识人，口吐涎沫，两目上视，四肢抽搐。本病的形成，大抵由于七情失调、先天因素、饮食不节、劳逸过度，或患其他病之后，造成脏腑失调、痰浊阻滞、气机逆乱、风阳内动所致，而尤以痰郁作祟最为重要。《医学纲目・癫痫》曰："癫痫者，痰郁逆上也。"故消痰理气是治疗痫证的重要法则。

中脘为胃之募穴，化痰要穴之一，可化痰消积、解郁理气。主要治疗肝风痰浊为主的痫证。痫证发作前常有眩晕、胸闷、乏力等症，亦有并无明显先兆者，发则突然跌倒，神志不清，抽搐吐痰，或有尖叫或二便失禁。舌苔白腻，脉象弦滑。

治疗以中脘为主穴，用泻法，理气涤痰，配用百会、风池，开窍定痫，共奏理气豁痰、开窍镇痫之效。

病例

贾某，男，19岁。

主诉：间歇性发作突然跌倒3年，近日加重。

现病史：3年前始，无明显诱因突然跌倒，昏不识人，口吐白沫，伴有尖叫，约0.5分钟后可自行缓解，对发作无记忆，近1个月加剧，发作次数频繁，脑电图示为"癫痫"。曾服用镇静抗癫痫药（药名不详），效不显。

望诊：舌淡苔腻。

切诊：脉弦。

辨证：肝风痰阻型。

立法：以涤痰开窍为法。

取穴：中脘、风池、百会，用泻法。针刺后，未发作，连针20次后，病情控制，病人离京返家。

方解：中脘涤痰通络，风池镇肝息风，百会开窍醒神，诸穴共奏化痰息风、开窍安神之效。

④梅核气

梅核气主要表现为咽中不适，喉中如有物堵，咯之不出，咽之不下，胸中窒闷，或兼胁痛，舌苔白腻，脉弦滑。其病机是由于郁怒不畅，肝失条达，气失疏泄，肝气郁结，肝郁乘脾，脾失健运，生湿聚痰，痰气郁结于胸膈所致。

中脘为胃之募穴，治痰要穴之一。足厥阴肝经脉“夹胃属肝络胆”，与胃有经脉上的络属关系，取中脘既可疏泄肝胆，调理三焦，又可健脾理气，化痰解郁。中脘用泻法，配天突，清咽利膈。

病例

王某，女，57岁。

主诉：喉中如有物梗3天。

现病史：3天前因与家人争吵后，感喉中如有物堵，咳之不出，咽之不下，伴有胸胁胀满，急躁易怒，善太息，纳谷不馨。

望诊：舌淡红，苔白。

切诊：脉弦。

辨证：为肝气不舒，气郁痰阻。

立法：理气疏肝，解郁化痰。

取穴：中脘，配膻中、天突，泻法，针后即感喉堵减轻，连针3次，诸症全消，后因气恼后，上症复发，均以此法治疗而获效。

方解：中脘理气消痰，膻中为气之会穴，开胸散结，天突清咽利喉，共奏理气开郁、降逆消痰之效。

⑤痹证（类风湿性关节炎）

痹证是以关节疼痛、肿胀、活动障碍为主要表现的疾病。金老认为痹证发生外因虽以感受风、寒、湿三气为主，但正气不足、抗邪无力是导致痹证发生的内在因素，正所谓“皆因体虚，受风寒湿之气而成痹也”（《济生方》）。

在痹证治疗中，注重调理脾胃，脾胃功能强健，可以化气生血，润养四肢百骸，增强人体抗病能力，驱邪外出，痹证得瘥。故中脘穴是金老治痹证之主穴，主要治疗寒湿痹阻，湿热阻痹，气血不足3型。

寒湿痹阻型，中脘用补法，补益中气，扶助正气，配用三阴交，散寒祛湿。

湿热阻痹型，用中脘穴，加用局部放血，清泄邪热，凉血通络。

气血不足型，中脘用法同前，加补足三里，以加强补益气血之效。

以上 3 型均可酌配局部循经取穴。

⑥中风

中风是以卒然昏仆，不省人事，伴有口眼㖞斜，言语不利，半身不遂，或不经昏仆而仅以㖞僻不遂为主证的疾病。本文主要讨论中经络及后遗症期痰浊阻络的治疗。

取中脘用泻法，理气消痰，配用风池、曲池，风池疏风通络，曲池活血通络，共奏消痰通络之效，可酌加局部循经取穴。

病例

赵某，男，54 岁。

主诉：关节肿痛 3 年余。

现病史：3 年前无明显诱因关节肿胀，疼痛，局部喜暖，得热则舒，伴有自汗，纳呆、腹胀，倦怠乏力，夜卧不宁，大便溏，因行走困难，已病休在家。

望诊：舌淡苔白。

切诊：脉缓。

辨证：气血不足。

立法：调补气血。

取穴：中脘为主穴，加足三里、曲池、昆仑、合谷。治疗 30 次后，关节疼痛大减，精神大振，对治疗充满信心。治疗半年后，关节疼痛基本消失，肿胀已除，已能上班，并能搬车上下楼。

穴解：方中中脘用补法，补益中气，增加抗病能力；余穴均用平补平泻之法，足三里、曲池、昆仑、合谷活血通经，消肿止痛，共奏益气健脾、活血止痛之功。

（6）小结

脾胃为气血生化之源，为后天之本，脾又主运化水湿。中脘为胃之募穴，六腑之会穴，三焦之气会穴，具有调理脾胃，补益中气，调畅气机，祛湿去痰之功效。在临床中，中脘穴除了治疗与胃腑有关的病证外，尚可应用于多种疾病。这些疾病虽多种多样，但其总的病理变化均与中脘理气化痰、补益中气有关，在中医辨证论治的基础上，抓住主要病理变化，故均取中脘治疗而奏效。不仅扩大了中脘穴的应用范围，也体现了脾胃在人体防病治病中的重要作用。

9.至阳

（1）位置与解剖

至阳穴位于背部正中、第7胸椎下方。取穴的方法有2种：一是让病人低头，颈后隆起的骨突为第7颈椎，由此往下数到第7个骨突即第7胸椎，其下方凹陷处就是至阳穴。二是让病人双手自由下垂，用手摸病人的肩胛骨，在肩胛骨下角的下方即为第7肋间，第7肋间水平线与正中线相交处即为第7胸椎下方，也即至阳穴所在。后一种方法尤适宜于冬季不便脱衣的情况下取穴。

（2）古代相关论述

关于至阳穴的主病，《针灸大成》集明以前之经验，归纳为“主腰脊痛，胃中寒气，不能食，胸胁支满，身羸瘦，背中气上下行，腹中鸣，寒热解箭，淫泺胫酸，四肢重痛，少气难言，卒疰忤，攻心胸”。但自清代以降，针灸文献对该穴主病之发挥则已少见。

至阳穴是后背督脉上阳气最盛的地方，自然是阳光普照，全身受益，《难经·二十八难》曰：“督脉者起于下级之腧，并于脊里，上至风府，入属于脑。”针刺督脉可振奋诸阳。调整全身机能，促进脑与脊髓的改善。

（3）现代认识

现代常用于治疗胃痉挛、胆绞痛、胆囊炎、膈肌痉挛、肋间神经痛、强直性脊柱炎、发热等。配阳陵泉、日月主治胁肋痛、黄疸、呕吐；配心俞、内关主治心律不齐、胸闷、烦躁、嗜睡、梦游。

至阳穴尚可治疗更多的病证，凡见有该穴压痛及舌胖、苔滑腻、脉沉弦滑等体征，就表明是阳郁不伸、气机不利，均可取至阳穴针刺，运用提插捻转调气法，使针感逐步传至背胁脚腹。

（4）功效主治

调和阴阳、补脑益髓，通脑定惊、安神益智，宣通心阳、活血化瘀，通达三焦、和胃止痛，通阳化浊、止晕定眩。

（5）临床应用

金伯华教授在临床中独取至阳穴治疗胸痹、中风、癫痫、胃脘痛、眩晕症，疗效显著。

操作：患者俯卧位，宽衣解带。用 1 ~ 1.5 寸毫针刺到皮下，即人部稍停，直到地部，再提针至皮下，再到地部，针下有鱼食钩感觉后，拇指向前，向后捻转，使针感上达巅顶，下至腰骶，或旁达背胁，前至胸腹，即针感行至病所之意。

病例 1

郝某，女，26 岁。

主诉：胃脘不适 2 年余。

现病史：患者 2 年前自妊娠后出现胃脘不适，纳呆，不思饮食，形体消瘦，寐可，二便调。

望诊：舌淡，苔白。

切诊：脉细滑。

辨证：脾胃不和，升降失调。

立法：健脾利湿，调和脾胃。

操作：患者取坐位背部朝医者，至阳穴定位见上，用 1.5 寸毫针刺到皮下，直达地部，再提至皮下，再到地部，使针下有鱼食钩感后拇指向前捻转，使针感到达前胸腹。起针。再嘱患者仰卧位针刺中脘、天枢、气海、关元、三阴交、内庭，平补平泻。灸神阙。

患者针刺 4 次后症状缓解，针治 10 次后痊愈。

方义：至阳穴位于上下胸之间，与胃脘相对，浅层有胸神经后支的皮之分布，深层有胸神经后支和肋间后动脉背侧支分布，针刺时可通达上中下三焦，和胃止痛，慢性胃脘痛多灸至阳穴以达调和脾胃之功。

病例 2

邓某，女，53 岁。2012 年 5 月 25 日初诊。

主诉：前胸间断疼痛 3 日。

现病史：患者 3 天前与家人生气后，前胸间断疼痛，伴胸闷，气短，后背发沉，腰痛，纳寐可，二便调。

望诊：舌淡，苔薄白。

切诊：脉沉细滑。

既往史：甲状腺结节多发，子宫肌瘤 1 年余。

辨证：肝郁气滞，心阴不足，胸阳不振。

治法：疏肝理气，活血化瘀，滋补心阴，振奋心阳。

操作：患者取坐位背部朝医者，至阳穴定位见上，用 1.5 寸毫针刺到皮下，直达地部，再提至皮下，再到地部，使针下有鱼食钩感后拇指向前捻转，使针感到达前胸腹。使针感穿越膈俞后起针。再嘱患者仰卧位针刺：膻中透鸠尾、中脘、期门、内关、合谷、足三里、三阴交；神阙灸。

方义：至阳穴与膈俞同位于第 7 胸椎横线上，且仅有半寸之距，故其主治必有“血会膈俞之活血化瘀之功”。《素问·骨空论》曰：“督脉者其少腹直上者，贯脐中央，上贯心入喉。”至阳穴又为阳脉之海，故又可温通胸阳而治疗胸痹。

10. 曲池

（1）位置与解剖

曲池位于桡侧腕长伸肌起始部，肱桡肌的桡侧。有桡返动脉的分支。布有前臂背侧皮神经，内侧深层为桡神经本干。因在肘部屈曲凹陷处而得名，手阳明脉流注至此穴时，似水流入池中。

（2）古代相关论述

《玉龙歌》：凡患伛者，补曲池泻人中；两肘拘挛筋骨连，艰难动作欠安然，只将曲池针泻动，尺泽兼行见圣传。《百症赋》：半身不遂，阳陵远达于曲池；发热仗少冲、曲池之津。《席弘赋》：曲池两手不如意，合谷下针宜仔细。《马丹阳十二穴歌》：曲池拱手取，屈指骨边求。善治肘中痛，偏风手不收，挽弓开不得，筋缓莫梳头，喉闭促欲死，发热更无休，遍耳风癣癞，针着即时瘳。《肘后歌》：鹤膝肿痛难移步，尺泽能舒筋骨疼，更有一穴曲池妙，根寻源流可调停；腰背若患挛急风，曲池 1.5 寸攻。《胜玉歌》：两手酸痛难执物，曲池，合谷共肩髃。《杂病穴法歌》：头面耳目口鼻病，曲池，合谷为之主。《标幽赋》：肩井。曲池甄权刺臂痛而复射。《通玄指要赋》：但见两肘之拘挛，仗曲池而平扫。《针灸甲乙经》：伤寒余热不尽。胸中满，耳前痛，齿痛，目赤痛，颈肿，寒热，渴饮辄汗出，不饮则皮干热。目不明，腕急，身热，惊狂，躄痿痹重，瘈疭，癫疾吐舌，曲池主之。《针灸铜人》：治肘中痛，偏风半身不遂，刺风瘾疹，喉痹不能言，胸中烦满，筋缓捉物不得，挽弓不开，屈伸难，风臂肘细而无力，伤寒余热不尽，皮肤干燥。《针灸大成》：主绕踝风，手臂红肿，肘中痛，偏风半身不遂，恶风邪气，泣出喜忘，风瘾疹，喉痹不能言，胸中烦满，臂膊疼痛，筋缓捉物不得，挽弓不开，屈伸难，风痹，肘细无力，伤寒余热不尽，皮肤干燥，瘈疭癫疾，举体痛痒，如虫啮，皮脱作疮，皮肤痂疥，妇人经脉不通。

（3）功效主治

曲池穴为多气多血之穴，临床最常用穴位之一。一般用 1.5 寸毫针泻法或平补平泻，可祛风散邪，清热透表，配艾灸可祛风散邪，温经散寒，活血通络止痛，局部可舒筋通络，治疗经筋病。用补法，可强壮局部经筋。

（4）临床应用

①胁痛

常见胁痛症可包括肋软骨炎、肋间神经痛、胸部外伤等，患者深呼吸、咳嗽时加重，甚者可见活动受限、不能侧卧等。针刺时让患者呈正坐位，90°屈肘，肘臂与肩平，医者直刺进针，直达地部，得气后提至天部。此时嘱患者深吸气，同时迅速将针进入地部，待患者吸气至极致时，嘱患者剧烈咳嗽一声，同时将针提至天部。一般反复操作 3 次，患者症状即消失。

方义：手阳明经脉下入缺盆，络肺，下膈，属大肠。经脉所过，主治所及。故胁部虽没有手阳明经穴，但亦为手阳明经所过。曲池为大肠经合穴，阳明为多气多血之经，而“合”，又有汇合之意，恰如百川归入大海，故曲池穴气血最为充盛，具有通调气血、舒经活络之功，用其治胁痛，效果颇佳。

病例

田某，女，43 岁。

主诉：左胁下痛 3 日。

现病史：3 天前因与家人生气，即感左胁下刺痛，放射至胸背，胸闷短气，吸气咳嗽痛剧，呼吸困难，曲背弯腰痛加剧，经按摩、敷药治疗无效，纳少、便调，难以入寐。

望诊：面带愁容少光泽，舌苔薄黄，张口呼吸。

闻诊：无异常。

切诊：脉细数。

辨证：肝郁气滞，脉络不通。

立法：疏肝解郁，通经活络。

取穴：曲池。

治疗经过：进行手法后患者即感胸闷缓解，继续进针，咳嗽吸气疼痛减轻，留针 10 分钟，起针后症状全消，患者满意而归。

②急性胃痛

本类患者多因饭后受风，或平素气郁所致的急性胃腹串痛，发作突然，疼痛剧烈。针刺时嘱患者仰卧，宽衣解带，屈双肘，呈 90°，医者双手直刺进针，直达地部，得气后提至天部。此时嘱患者，同时腹式呼吸，憋气同时迅速将针进入地部，鼓肚子同时将针提至天部。一般反复操作 3 次，患者症状即消失。

方义同胁痛。

病例

吴某，女，37 岁。

主诉：胃腹痛数小时。

现病史：患者素性抑郁，常有肝气走串疼痛之症，一周来因与家人生气、心情不畅，骑车上班又感寒邪，当时即感胃腹串痛难忍，伴呕恶。

望诊：面带愁容，色晦暗，舌苔薄白。

闻诊：可闻及呕恶之声。

切诊：脉细弦、微数。

辨证：寒邪凝滞，肝气走串。

立法：散寒通滞，疏肝理气。

取穴：曲池。

操作：同前。

治疗经过：手法运用过程中，呕逆即止。令患者深呼吸，疼痛缓解，留针半小时，运针 3 次，起针后疼痛全无，患者倍感舒适。愁容消失，面有喜色，回去后继续工作，隔日来表谢意，证无反复。

③肩周炎

曲池穴治疗肩周炎是所有针灸医师都常用的方法，但金伯华教授运针手法独特。患者取侧坐位或卧位，呈30°屈肘，将针直入地部，重手法在天部与地部之间提插捻转，得气后在地部振颤，拇指向前推，则针感至手，再行提插捻转，拇指向后拉，则针感至肩，再行提插捻转，然后剧烈手法拇指前推后拉，则针感在肩手之间来回走窜，此法治疗神经根型颈椎病及肩周炎皆可立获奇效。

④外感表证，外风证

肺属卫主表，外合皮毛，风邪外袭肌表，肺卫首当其冲，阳明主肌肉，联系肌表皮肤。本穴有祛邪透表和驱散外风的作用，可治疗风寒、风热、风湿等外感表证，可配大椎、风门、肺俞等。也可治疗由外风侵袭皮毛而产生的各种皮肤病。如荨麻疹、痤疮等。

⑤经脉循行通络上的病证

本穴治疗阳明经脉循行所过处的指、腕、肘、臂、肩、颈项、面颊、眼、鼻、齿疾患和穴位所在的局部经筋病，具有活血通络、祛风散寒的功效，可治疗痹证、眼疾、耳鸣、鼻炎、齿痛等。治疗眼疾，配翳明、攒竹、睛明；治疗耳鸣、耳聋，配耳门、翳风、听宫、中渚、三阳络；治疗鼻炎，配印堂、迎香；治疗齿痛，配颧髎、下关、颊车等。

⑥高血压

可配伍百会、外关、合谷、阳陵泉、太溪、太冲。

⑦痹证

既可治疗阳明经脉循行处如上肢的痹证，若合理配伍，也可治疗各种类型的痹证。风、寒、湿痹，取曲池用泻法，配加阴陵泉，祛风除湿；热痹，曲池配足三里用泻法，活血通络，凉血止痛；气血不足之痹证，曲池用补法，配补太溪、关元，补益元气。

11. 太溪

太溪穴为肾经原穴、腧穴，五行属土。太，大也。溪，溪流也。大溪、吕细。吕，古代音乐十二律中的阴律也，总称六吕，此指穴内物质为纯阴之液。细，弱也、小也。吕细一名意在形容穴内流行的地部经水水面宽大而流动缓慢，故名。

（1）位置与解剖

此穴位于足内侧，内踝后方与脚跟骨筋腱之间的凹陷处。有胫后动、静脉走行，当胫神经之经过处，布有小腿内侧皮神经。取穴时，可采用正坐，平放足底或仰卧的姿势，

（2）古代相关论述

《针灸甲乙经》：热病烦心，足寒清，多汗。《针灸大成》：主久疟咳逆，心痛如锥刺，心脉沉，手足寒至节。喘息、呕吐，疾实口中如腔，善噫，寒疝热病汗不出，默默嗜卧、溺黄、消瘅、大便难、咽肿唾血、痃癖寒热，咳嗽不嗜食，腹肋痛，瘦脊伤寒，手足厥冷。《医宗金鉴》：消渴，房劳，妇人水蛊，胸胁胀满。《通玄指要赋》：牙齿痛，吕细堪治。《杂病穴法歌》：两足酸麻补太溪。

（3）功效主治

太溪穴主要功用为补肾纳气，培土生金；滋阴益肾，壮阳强腰。主治：头痛目眩，咽喉肿痛，齿痛，耳聋，耳鸣，气喘，胸痛咯血，消渴，月经不调，失眠，健忘，遗精，阳痿，小便频数，腰脊痛，下肢厥冷，内踝肿痛。临床配伍：配少泽，有滋肾阴，清虚热的作用，治咽痛、齿痛；配飞扬为原络配穴法，有滋阴补肾的作用，治头痛目眩；配肾俞、志室，有温肾壮阳的作用，治遗精、阳痿、肾虚腰痛；配然谷穴主治热病烦心，足寒清，多汗；配肾俞穴治肾胀；配支沟穴、然谷穴治心痛如锥刺；配阳陵泉、绝骨治疗下肢疾患。操作：直刺 0.5 ~ 1.0 寸；可灸。

（4）临床应用

金氏操作手法：令患者平卧，宽衣解带，用1.5寸毫针，取双侧太溪、沿内踝骨高点后陷中向昆仑方向直刺，从天部刺至地部，左右捻转，得气后拇指向前捻转，使患者自觉针下酸、胀、麻，再以振颤手法调动肾水，嘱其做吞咽动作，以口中唾液逐渐流出为度，留针30分钟。

加减应用：太溪穴为肾经原穴，原气输注之处，既可益阴，又可补阳，阳虚者灸之可助阳以摄纳。①肾虚头痛，调动肾水，振颤后做雀啄手法使肾水上升，手法力度宜轻。②咽喉干痛、扁桃体炎等加增音（下颌骨尖至喉结两旁，1.5寸毫针刺向咽喉方向，快刺不留针），上廉泉（1.5寸毫针刺向舌根提插捻转不留针）。痰盛加天突，1.5寸毫针泻法，高热加少商放血。③腰膝酸软、腰痛、骨性关节痛与阳陵泉、绝骨配伍。

病例1

王某，男，48岁，1987年4月10日初诊。

主诉：头痛1年。

现病史：自颈项沿后脑至前额呈全头痛，双目昏胀，心烦，伴腰酸腿软，夜寐不安，口渴，喜饮、恶风寒，服中西药均无效，工作难以胜任。

望诊：双手抱头，面色暗，倦怠，舌质淡，苔白。

切诊：脉弦细。

辨证：肾元亏虚，脑窍失养。

立法：补肾益气，温养脑窍。

取穴：太溪。

操作：令患者平卧，宽衣解带，用1.5寸毫针，取双侧太溪、沿内踝骨高点后陷中向昆仑方向直刺，从天部刺至地部，左右捻转，得气后拇指向前捻转，使患者自觉针下酸、胀、麻，留针30分钟。

治疗经过：进针10分钟后，头部即感舒适，继续留针30分钟，起针后患者叙说如拿掉一块石头，倍感轻松，疼痛消失，两目清亮，高兴而归。二诊乏力好转，头痛未作，拟前法6次治愈，观察1年，未复发。

方义：太溪为足少阴肾经原穴，原气输注之处既可益阴，又可补阳，阳虚者灸之可助阳以摄纳，因此太溪可用治肾虚头痛、腰酸腿软等。

病例2

李某，女，21岁，1987年5月6日初诊。

主诉：咽干1个多月。

现病史：口舌干燥，喑哑，经多方治疗无效，五官科查未见器质性病变，咽干难忍，常用水润咽则舒适，口内无唾液分泌，夜寐不宁，纳可，二便调。

望诊：舌质暗，苔白，少津。

闻诊：略闻哑音。

切诊：脉细，微数。

辨证：肾阴不足，咽喉失润。

立法：滋补肾阴，濡润咽喉。

取穴：太溪、增音。

操作：见前。

治疗经过：进针后提插捻转片刻，令患者吞咽，口中有唾液分泌，继续提插捻转，直至咽喉自觉濡润，而后拇指向前捻针，留针30分钟，令患者不断吞咽，起针后咽喉滋润，自感舒适，治疗2次，痊愈。

方义：肾经直行之脉从肾上通肝过横膈，入肺中，循喉咙，夹舌本，因此可治疗咽喉干病证。

病例3

陈某，男，60岁，1992年10月20日初诊。

主诉：咳喘间断发作6年。

现病史：6年前因感冒引发咳喘，感冒愈后，每逢外感均引发咳喘，且逐年加重，秋冬季发作尤为频繁且时有黄痰或白痰，黏稠不易咯出。咳喘尿失禁、纳呆、便溏、倦怠、少气无力。服中、西药治疗亦经久不愈。十分痛苦。

望诊：面白少泽，短气，时而张口呼气，端肩驼背，痛苦面容，舌质淡，薄白苔。

切诊：脉沉细无力。

辨证：肾肺两虚，肾不纳气，脾虚生痰。

立法：补肾益肺，健脾利湿，温阳纳气。

取穴：太溪（双侧）、膻中、俞府、彧中、中脘、内关、列缺、足三里。

操作：先刺太溪补法，调动肾之原气上升于肺，再刺膻中振奋胸阳，俞府、彧中补法，余穴平补平泻法，痰多泻丰隆。留针30分钟。

1个疗程（10次）治疗效果显著，哮喘明显好转，喘时不再端肩，痰少，尿频除，食欲增进，3个疗程（30次）后，患者面色红润，有光泽，精神振作，善言谈，痰量大减，已如常人。追访2年，秋冬季很少发作。

方义：太溪为肾经原穴，补之可益肺肾之气，使上有所主而下有所摄，气机得以升降。膻中疏通气机，平喘止咳。俞府、彧中为肾经之腧穴，又为肺部之近处穴，取之能理气降逆，止咳平喘。

12. 公孙

公孙最早见于《灵枢·经脉》。足太阴脾经的络穴，是十五络脉之一，亦是八脉交会穴，通冲脉。

（1）位置与解剖

第1跖骨基底前下缘，赤白肉际处取穴，距太白1寸。在拇展肌中；有跗内侧动脉分支及足背静脉网；布有隐神经及腓浅神经分支。

（2）古代相关论述

《针灸甲乙经》：凡好太息，不嗜食，多寒热，汗出，病至则善呕，呕已乃衰，即取公孙及井俞。《杂病穴法歌》：腹痛公孙，内关尔。《席弘赋》：腹痛须是公孙妙，内关相应必然瘳。《拦江赋》：四日太阳宜细辨，公孙，照海一同行，再用内关施绝法。《标幽赋》：脾冷胃疼，泻公孙而立愈。《针灸铜人》：治寒疟不嗜食，卒面肺烦心狂言，腹虚胀如鼓。《针灸大成》：主寒疟，不嗜食，痫气好太息，多寒热汗出，病至则喜呕，呕已乃衰，头面肿起，烦心狂言，多饮，胆虚。厥气上逆则霍乱，实则肠中切痛泻之，虚则鼓胀补之。

（3）现代认识

针刺公孙则胃蠕动多减弱。针刺公孙、内关、梁丘等穴有抑制胃酸的分泌作用，故可和胃降逆，理脾散寒，通络止痛。

（4）临床应用

急性胃痛

操作：对急性胃痛患者，令其平卧，宽衣解带，用28号或30号、1.5寸毫针，针尖向足心方向直刺到地部，再提至天部，反复3次提插后，在地部行雀啄术，同时手揉按胃脘部，使疼痛缓解，若患者能打嗝、矢气，效果更佳。缓解后再捻针，左侧公孙穴拇指向前，右侧公孙穴拇指向后，留针半小时，起针后疼痛即止，对于急性胃痛1次即愈，尤以实证效果最佳。

方义：公孙是足太阴脾经的络穴，联络脾胃表里两经。胃主受纳，脾主运化，若气滞食积，脾胃壅滞，升降失常，运化失职，而致胃痛。公孙既助胃腑输导积滞，又助脾脏运化，脾胃调和，气机通畅，疼痛乃愈。此法治疗上述诸证50余例，轻则1次，重则3次痊愈。

病例

张某，女，51岁。

主诉：胃痛难忍4日。

现病史：饭后生气，继见胃痛、呕恶，脘痛彻背、背痛彻胸、疼痛难忍，胃脘满胀拒按、倦怠、纳少、寐不安，便少。

望诊：表情痛苦，双手护脘，面色晦暗，舌苔薄黄。

闻诊：轻微呕逆声。

切诊：脉弦紧。

辨证：肝郁气滞，中焦阻塞。

立法：疏肝理气，健脾和胃。

取穴：公孙。

操作：同上。

治疗经过：针后5分钟疼痛缓解，继续运针，胃脘部可按，留针30分钟，疼痛消失，挺胸直背，面带喜色，高兴而归，1次即愈。

治疗急性胃痛，可配中脘、梁丘、足三里、内关，先刺公孙，泻法，胃脘舒适，疼痛缓解，再刺余穴，1次治愈。

另，对于脾虚头痛，也可使用公孙，宜用补法，使针感沿经向上传导，气至病所。公孙是脾经络穴，通于冲脉，脾虚痰湿内阻、冲气夹痰上逆而致头痛，用公孙可收到满意效果。

13. 内庭

内庭是足阳明胃经荥穴，《腧穴命名汇解》：内庭，深处曰内，居处为庭，该穴主治四肢厥，善静卧恶闻声，有似深居内室，闭门独处不闻人声，故名。

（1）位置与解剖

足背第2、3趾间缝纹端，当第2、3跖骨结合部前方凹陷处。穴下有皮肤、皮下组织和趾腱膜。分布有足底内侧神经的趾足底总神经，有足背静脉网，布有腓浅神经足背支。

（2）古代相关论述

《针灸铜人》：治四肢厥逆，腹胀兼欠欠，恶闻人声，振寒咽中隐痛，口㖞齿龋痛，疟不嗜食。《针灸大成》：主四肢厥逆，腹胀满，数欠，恶闻人声，振寒，咽中隐痛，口㖞，上齿龋，疟不嗜食，脑皮肤痛，鼻衄不止，伤寒手足逆冷，汗不出，赤白痢。

（3）功效与主治

主治齿痛，咽喉肿病，口歪，鼻衄，胃病吐酸，腹胀，泄泻，痢疾，便秘，热病，足背肿痛。现代常用于治疗急慢性胃炎、急慢性肠炎、齿龈炎、扁桃体炎、趾跖关节痛等。配合谷主治牙龈肿痛；配太冲、曲池、大椎等主治热病。

（4）临床应用

脘胀吞酸

吞酸，证名。胃内酸水上攻口腔、咽溢，不及吐出而下咽。见《诸病源候论·脾胃病诸候》。又称咽酸。《医林绳墨·吞酸吐酸》：吞酸者，胃口酸水攻激于上，以致咽溢之间，不及吐出而咽下，酸味刺心，有若吞酸之状也。《寿世保元·吞酸》：饮食入胃，被湿热郁遏，食不得化，故作吞酸。

内庭穴是足阳明胃经的荥穴，具有清胃泻火、理气止痛的功效。金伯华教授常用此穴与公孙为对穴治疗脘腹痛，其中尤擅用内庭治胃酸，屡用屡效。操作时内庭向对侧直刺，或向足面斜刺，平补平泻，可配上脘、中脘、足三里、三阴交、内关。

病例

李某，女，29 岁。

主诉：胃脘胀痛、吞酸，间断发作 1 年。

现病史：间断性胃脘胀痛，时轻时重，伴吞酸，心中烦躁，夜寝不宁，纳呆，精神倦怠，懒言。服中药可缓解，但停药后又反复发作，已严重影响工作。

望诊：体瘦高个，精神倦怠，面晦暗无光泽，双目无神，舌苔黄、厚腻。

切诊：脉弦滑。

辨证：肝气犯胃，饮食积滞。

立法：消食导滞，清胃泻肝，通降治酸。

穴位及刺法：主穴：内庭、公孙。内庭向足面斜刺，平补平泻。配穴：上脘、中脘、足三里、三阴交、内关，平补平泻。

经1次治疗后患者精神好转，食欲增加，胃胀、吞酸次数减少，面有喜色。经1个疗程（10次）治疗，胃脘胀痛、吞酸症状消失，面有光泽，体重增加2kg，期间出现不同症状变化，加减穴位。1年后追访，一切正常。

14. 华佗夹脊

华佗夹脊穴是经外奇穴，是体内脏腑与体表背部相连通的点，其联络途径主要以督脉和足太阳膀胱经的联络为基础，并且这种联络有一定的特殊性。它不只具有经络的循环往复，而且借助于气街径路与上下、左右、前后经脉之气沟通，从而成为督脉和足太阳经脉气的转输点。

（1）位置与解剖

在背腰部，自第1胸椎之下至第5腰椎棘突之下两侧，后正中线旁开0.5寸，1侧17穴，左右共34穴。然在临床运用中，夹脊穴被不断扩充，据夹脊穴的位置特点及现代解剖知识，夹脊穴包括颈1至腰4脊旁0.3 ~ 1寸范围内的所有穴位。

（2）古代相关论述

夹脊穴的使用最早见于《素问·刺疟》：十二疟者……又刺项以下侠脊者必已。《素问·缪刺论》：邪客于足太阳之络，令人拘挛背急，引胁而痛，刺之从项始数脊椎侠脊，疾按之应手如痛，刺之旁三痏，立已。《黄帝内经太素·缪刺论》杨注：脊有廿一椎，以两手夹脊当椎，按痛处即是足太阳之络，其输两旁各刺三痏也。最早明确提出位置的是晋代葛洪的《肘后备急方·卷二》：华佗治霍乱已死，上屋唤魂，又以诸治皆至，而犹不瘥者，捧病人腹卧之，伸臂对以绳度两头，肘尖头依绳下夹背脊大骨穴中，去脊各1寸，灸之百壮；不治者，可灸肘椎，已试数百人，皆灸毕而起坐，佗以此术传子孙，代代皆秘之。

（3）现代认识

现代研究认为，华佗夹脊穴能调节自主神经的功能，故采用该穴治疗与自主神经功能相关的一些疾病，如血管性头痛、自主神经功能紊乱而致的头晕、肢凉、半身麻木、多汗等，效果显著。

（4）临床应用

临床应用范围较广。最常用的选穴方法是：颈部腧穴治疗头部、颈部疾患；上胸部腧穴治疗心肺、上肢疾患；下胸部腧穴治疗胃肠疾病；腰部腧穴治疗腰腹及下肢疾病。

操作方法：直刺0.3 ~ 0.5寸，或用梅花针叩刺。

金伯华教授在临床中应用华佗夹脊穴治疗噎膈、类风湿性关节炎、强直性脊柱炎、眩晕、自汗等多种疑难杂症，疗效较佳。

病例1

王某，男，47岁，1979年5月27日初诊。

主诉：周身关节痛2年。

现病史：2年来因感受寒湿周身关节痛，始于指、趾关节，晨起全身关节发僵，关节恶寒，气候变化病情加重，喜暖怕凉，经服中西药、针灸治疗无效，继而发展至踝、肘、膝、腰脊诸关节疼痛，经医院诊断为类风湿性关节炎。服激素1年，病情未控制，生活不能自理。刻下：关节疼痛麻木，痛有定处，体倦乏力。查体：痛苦病容，双腕关节Ⅰ度肿胀，双踝Ⅱ度肿胀且变形，足趾及膝关节轻度变形，腰1、腰2椎体突出，皮肤触之不热，关节肿痛呈对称性，舌淡苔白，面色晦暗，脉弦紧。类风湿因子阳性，血沉54㎜/h，X光片显示双手、双足踝、腰椎为典型类风湿改变。

诊断：尪痹（类风湿性关节炎早中期）。

辨证：肾虚体弱，腠理空虚，寒湿邪盛，闭阻关节。

治法：补肝肾，益精髓，温经散寒，活血通络。

治疗：华佗夹脊穴、曲池、外关、合谷、阳陵泉、绝骨、昆仑、太冲。并配合“追风速”经穴疗法。隔日1次。

经1个疗程（10次）治疗，关节肿痛明显好转，尤以踝关节肿消呈Ⅰ度，功能恢复。3个疗程（30次）后，诸关节肿痛减，生活可自理，类风湿因子弱阳性，血沉10㎜/h，可拄杖缓行，精神好转，面见光泽，乏力亦除。要求上班。继续2个疗程巩固疗效。复查类风湿因子阴性，血沉8㎜/h。情况良好，同意上班，追访4年，一直8小时工作，并可搬车上下楼，证属痊愈。

病例2

任某，男，5岁。1978年6月初诊。

父母代诉：患儿双下肢瘫痪2个月。

现病史：1978年4月20日见患儿下肢活动发软呈跛状，认为是扭伤，经医院检查为神经根炎，23日到市儿童医院治疗，收住院。发热，39.5℃，四肢瘫痪，呼吸困难，做气管切开术，服中西药、针灸治疗63天，无明显好转，出院经介绍来我院求治。

查体：小儿体瘦，呈慢性病容，双目无神，四肢、腰脊痿软，双手握力消失，双下肢无知觉，呈瘫痪状，上下肢肌肉萎缩，悬垂腕，垂足，腱反射消失。舌质淡红，苔白，脉细数。

诊断：痿证。

辨证：湿热未除，肝肾阴虚，脾不健运。

治法：清热利湿，滋补肝肾，健脾和胃。

治疗：取华佗夹脊穴为主，配上、中、下三脘，天枢、内关、足三里、三阴交平补平泻，后背留针10分钟，隔日1次。

治疗2次后，患儿可自己翻身，纳增。三诊患儿自行起坐，会爬行，握力增加，下肢有知觉。六诊面见光泽，目光有神，余症均见好转。10 次后患儿能扶床迈步，上肢活动自如，臂力增加，2 个疗程（24 次）后，患儿可骑三轮小车，臀部及上下肢肌肉萎缩部位开始恢复，体重增加，家长要求回老家继续巩固疗效。

连续追访 2 年，情况良好，完全可以自行活动，肌肉萎缩部位已恢复，仅脚趾尚不会全动。

病例 3

田某，男，26 岁。1989 年 4 月 8 日初诊。

主诉：腰背疼痛、脊柱强硬、活动受限 2 年。

现病史：患者于 1986 年秋开始出现腰痛，下肢沉重，随即发展至腰背脊柱，甚则两侧均疼痛，活动受限，参加训练后越加严重，腰背痛，屈伸困难，寐不安，曾服用“扶他林”（双氯芬酸，下同）、“布洛芬”及中药治疗，效不显，十分痛苦，前来求治。

查体：消瘦，痛苦病容，面色晦暗，脊柱屈伸受限，腰背前屈困难，T7-L4 及骶髂关节压痛呈阳性，血沉 88mm/h，B-27（+），脉沉细，舌质暗，苔白。

诊断：强直性脊柱炎。

辨证：肝肾阴虚，气血运行受阻，筋脉失养。

治法：滋补肝肾，活血通络，濡养筋脉。

治疗：取华佗夹脊穴：T7-L4、大椎、大杼、筋缩、至阳、命门、肾俞、腰眼、急脉、太溪，毫针直刺补法，配合“追风速”注射液注射，每次 10mL，每日 1 次。

配合中药滋补肝肾、活血通脉，药用桑寄生、川断、狗脊、当归、片姜黄、秦艽、杜仲、山药、熟地黄、生黄芪、枸杞子、山萸肉、菟丝子、蜈蚣等药。

经 2 个疗程治疗（10 次为 1 个疗程），疼痛大减，活动进展，训练后疼痛不再加重，面带喜色，继续前法治疗。3 个疗程后，病情明显好转，腰脊压痛阴性，血沉 30mm/h，活动自如，弯腰尚受限，寐安，体重增加，继续2个疗程治疗，巩固疗效。

（5）小结

从夹脊穴与经络、脏腑之间的特殊联络可以看出，夹脊穴是人体除背俞穴外和经络脏腑直接互相转输流注的腧穴，它依靠于督脉和足太阳膀胱经，借助于气街之经气的共同通路，起到了包括背俞穴在内其他腧穴不能及的调理枢纽穴作用。夹脊穴的这种共同作用，使其对许多内脏病及疑难病证具有良好的疗效，且夹脊穴的这种作用和优势在针灸临床愈来愈受到重视。

四、手针（穴）治痛

手针在临床中对治疗急症、痛证能立竿见影，取得满意效果。手针治痛继承总结了前人丰富的临床经验，取众家之长，尊古不泥，不断总结提高，从28个穴位中筛选出疗效确切的25个穴位，简便易行，见效快，患者也易接受。现分述如下：

1. 古人对疼痛的认识

（1）疼痛的病因

疼痛的病因不外乎外感六淫、内伤七情、饮食劳倦、外伤跌打，《素问·骨空论》曰："风从外入，令人振寒，汗出头痛，身重恶寒。"《素问·痹论》曰："痛者，寒气多也，有寒故痛。"《医原》曰："燥者，或肌肤刺痛，手不可扪或项背强痛……"《素问·举痛论》曰："怒则气上，喜则气缓，悲则气消，恐则气下……惊则气乱……思则气结。"说明导致疼痛的原因与七情有密切关系。《疫病篇》曰："疫则头痛如劈。"均论述了疼痛的原因。

（2）疼痛的病机

中医认为"不通则痛"。不通是导致疼痛的直接原因，是各种疼痛的病理基础。早在《内经》中，就对疼痛的病机有所认识，《素问·举痛论》曰："寒气客于脉外则脉寒……热气留于小肠、肠中痛，瘅热焦渴则坚干不得出，故痛而闭不通矣。”刘恒瑞在《经历杂论》中对《内经》的理论又有进一步认识，他认为“古人谓通则不痛，痛则不通盖为实痛而言，若执此以治诸痛则谬矣。今将余历治痛而得效者，为业医者备陈之，夫痛亦各病中之一症也，必详其所因而后之，始无差谬也”。说明了疼痛不但有实痛，而且有虚痛，疼痛只是各种病的一个症状，必须根据病因辨证治疗，才不会有差错。

2. 手针治痛的机制

手针是在体针基础上发展起来的，以中医的整体观念和相对平衡学说为基础，它是通过针刺手部的特定穴位达到治病目的的。作者经过多年临床实践，总结出 25 个治疗疼痛性疾病的有效穴位（它们的名称、部位、主治、针法将在后面具体阐述），止痛效果颇佳，而且往往 1 次见效。人体是一个统一的整体，“经络系统，外络肌表，内联脏腑，以沟通内外，运行气血，保持人体相对平衡，维持人体正常的生理活动。”

（1）手体相形

人的手形同机体，从外形上看手指就是头面，颈项、手掌则是胸腹四肢，从上至下看，中指尖端为头顶，依次向下为颈项、胸腹、上下肢；从前至后看，手的桡侧为前、尺侧为后，即拇食指为前，无名、小指为后，手掌和手背即为身体的两侧，根据手与身体对应关系，穴位的分布大体上与之相应，如：“头顶痛点”位于中指第 1 指间关节桡侧赤白肉际处；“颈项痛点”位于第 2、3 掌指关节间靠近第 2 掌指关节处；“胸痛点”位于拇指关节桡侧赤白肉际处；“腰腿痛点”位于手背腕横纹前 1.5 寸，第 2 指伸肌腱桡侧，第 4 伸指肌腱尺侧，共 2 点；“足跟痛点”位于掌面，劳宫穴与大陵穴连线近大陵穴 1/3 处；“前头痛点”位于食指第 1 指间关节桡侧赤白肉际处；“后头痛点”位于小指第 1 指间关节尺侧赤白肉际处。以此类推，不再一一举例。

（2）经络、穴位、部位间的相互通应

人体是一个有机整体，存在着阴阳相对的内在联系，人体有手足三阴、三阳经，统称之为十二经。手三阴经相对于手三阳经，足三阴经相对足三阳经。具体说来即手三阴经均分布于上肢内侧，手三阳经均分布于上肢外侧；足三阴经分布于下肢内侧，足三阳经分布于下肢外侧。同时手三阳经又相对足三阳经，手三阴经相对足三阴经，它们之间既相对又沟通，手三阳经从手走头，足三阳经从头走足，足三阴经从足走胸腹，手三阴经从胸腹走手，循环不息，往复无穷，因此针刺手部穴位可通其周身，达于各部。《内经》记载“夫四末阴阳气会者，此气之大络也”，“皮之部，输于四末”，四末即指手足，根据人体相互通应的原理取手部穴位治疗周身疾病可取得满意效果。

（3）手针治痛的机理

中医认为疼痛的直接原因是不通，手针治痛最重要的是调气，不管是虚痛，还是实痛，所谓“用针之要，在于调气”。运用手部与周身各部相对通应的关系，通调气血，贯之周身，以达“通则不痛”的目的。

3. 手针（穴）的选穴原则

（1）对应选穴

即选取与疼痛部位相对应的手部穴位，如踝扭伤取踝点，肩痛取肩痛点。

（2）归经取穴

即按疼痛性质属哪一经的病变，选取位于某一经上的穴位，如胁痛取偏头痛点，目痛取后头痛点。

手针穴位进针后在运用手法的过程中，令患者活动。如腰腿痛点，进针后边运用手法边令患者左右转腰，医者按摩腰部，疏通经络气血。如足跟痛点，进针后令患者往返走路、顿足，患者直立进针、依此类推。

在手针治痛中，均应采用“缪刺法”，即不同的疾病选取其对侧手部的相应穴位，左病取之右，右病取之左。

4. 常用的手部穴位主治及针法

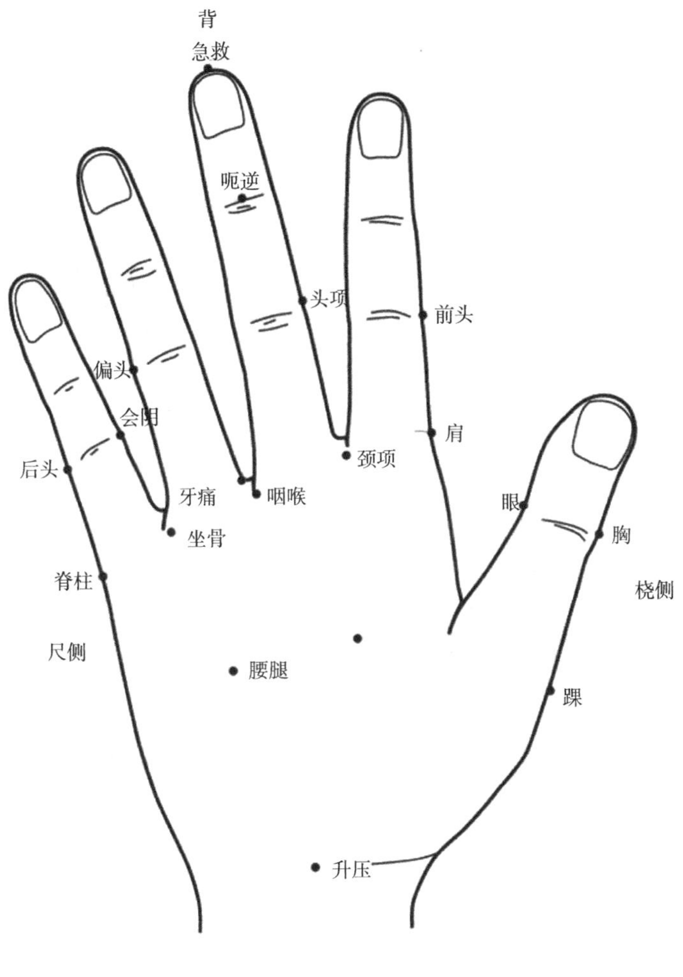

手背

头顶
掌
头面
颈项
小儿消化不良
夜尿
前
咳喘
颈项
胸腹四肢
扁桃体
桡侧
尺侧
肠胃
胸
腹
定惊
足跟
手掌、手背为身体两侧

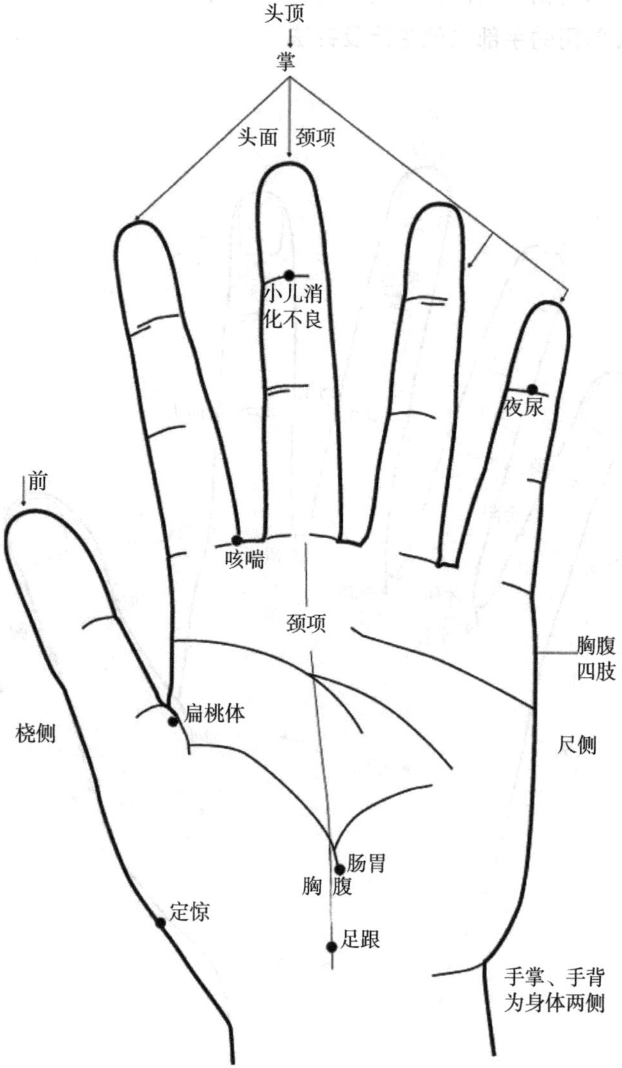

手掌

（1）腰腿痛点

手背腕横纹前 1.5 寸，第 2 指伸肌腱桡侧、第 4 伸指肌腱尺侧，共 2 点。

主治：急性腰扭伤，腰腿痛。

针法：直刺，深 0.5 ～ 1 寸，向腕方向斜刺可深 1 ～ 1.5 寸，泻法。

（2）踝痛点

拇指掌指关节桡侧赤白肉际处。

主治：踝扭伤，踝肿痛。

针法：直刺，深 1 ～ 2 分许，向腕方向刺 8 分～ 1 寸，令其旋转踝关节。

（3）胸痛点

拇指关节桡侧赤白肉际处。

主治：挫伤，肋间神经痛，胸痛。

针法：直刺，深 1 ～ 2 分许，向腕斜刺 8 分～ 1 寸，医者按揉胸部。

（4）眼痛点

拇指指间关节尺侧赤白肉际处。

主治：急性结膜炎，麦粒肿（睑腺炎，下同），红眼病。

针法：直刺，深 1 分许，斜向掌指关节 0.3 ～ 0.5 寸，配合耳尖放血效果更快。

（5）肩痛点

食指掌指关节桡侧赤白肉际处。

主治：肩周炎，肩关节痛，活动受限。

针法：直刺，深 1 分许，斜向掌指关节 0.3 ～ 0.5 寸，令其活动肩，医者按揉患处。

（6）前头痛点

食指第 1 指间关节桡侧赤白肉际处。

主治：前头痛，胃痉挛，急性胃痛。

针法：直刺，深1分许，斜刺03～0.5寸，令其深呼吸，医者按揉胃部。

（7）头顶痛点

中指第1指间关节桡侧赤白肉际处。

主治：神经性头痛，疝气疼痛。

针法：直刺，深1分许，斜刺0.3～0.5寸，疝气痛令其仰卧，小腹提气。

（8）偏头痛点

无名指第1指间关节尺侧赤白肉际处。

主治：偏头痛，胁痛。

针法：直刺，深2分许，斜刺0.3～0.5寸，令其活动头，转动胸胁。

（9）后头痛点

小指第1指间关节尺侧赤白肉际处。

主治：后头痛，目痛。

针法：直刺1～2分许，斜刺0.3～0.5寸，令其低头仰头，眼闭合。

（10）脊柱痛点

小指掌指关节尺侧赤白肉际处。

主治：急性脊间韧带损伤，脊柱痛，腰脊强直，活动受限。

针法：直刺，深2分许，斜刺5～8分，令其活动脊背，医者按揉脊柱。

（11）坐骨神经痛点

第4、5掌指关节间靠近第4掌指关节处。

主治：坐骨神经痛，双下肢痛或后腰及单下肢痛。

针法：直刺，深半寸许，斜刺5～8分，令其活动患肢，往返行走。

（12）咽喉痛点

第3、4掌指关节间靠近第3掌指关节处。

主治：急性咽喉炎，扁桃体炎，喑哑，咽干。

针法：直刺0.5寸，斜刺8分～1寸，令其吞咽唾液，咽干配太溪穴。

（13）颈项痛点

第2、3掌指关节间靠近第2掌指关节处。

主治：落枕，颈项痛，偏头痛。

针法：直刺0.5寸，斜刺8分～1寸许，令其活动颈项，左右旋转，医者按揉。

（14）牙痛点

手背第4掌指关节桡缘。

主治：牙痛。

针法:直刺0.3～0.5寸，斜刺8分～1寸，配合电针起效快。

（15）足跟痛点

掌面，劳宫穴与大陵穴连线近大陵穴1/3处，掌心尽头凹陷中。

主治：足跟痛，心痛。

针法：直刺3分，斜刺5～8分，令其站立进针，往返行走，顿足跟。

（16）会阴点

在小指桡侧第1指关节赤白肉际处。

主治：会阴痛，阴茎抽痛。

针法：直刺2分，斜刺0.3～0.5寸，令其缩阴，收腹。

（17）胃肠点

在劳宫与大陵穴连线中点。

主治：急性胃肠炎，胃痉挛。

针法：直刺0.5寸，斜刺8分至1寸，令其直背行走，医者按揉胃脘部。

（18）咳喘点

掌面食指掌指关节尺侧处。

主治：咳喘，短气。

针法：直刺0.5寸，斜刺8分～1寸，令其深呼吸，咳嗽。

（19）夜尿点

在掌面小指第2指关节横纹处。

主治：小儿遗尿，遗尿。

针法:直刺1～2分，斜刺0.3～0.5寸，梦中找厕所配内关。

（20）定惊点

在手掌侧大鱼际赤白肉际交接处中点，鱼际穴下0.5寸。

主治：镇惊，抽风。

针法：直刺0.5寸，斜刺8分～1寸。

（21）升压点

在手背腕横纹中点处。

主治：升压，头眩晕

针法：直刺3分，斜刺5～8分，令其仰卧，闭目。

（22）呃逆点

在手背中指第2指关节横纹处。

主治：呃逆，打嗝。

针法：直刺2分，斜刺0.3～0.5寸，令其吸气，呼气。

（23）扁桃体点

在掌面第1掌骨尺侧中点。

主治：扁桃体炎，咽炎，咽喉痛。

针法：直刺0.5寸，斜刺5～8分，令其吞咽唾液，吸气。

（24）小儿消化不良点

在中指第1指关节横纹中点。

主治：小儿积滞，消化不良，营养不良。

针法：直刺 1 分，皮针放血，挤出黄白色液体。

（25）急救点

在中指尖距指甲缘约 2 分处。

主治：昏厥，休克。

针法：直刺 2 分，泻法。

5. 手针（穴）操作

（1）选用 28 ~ 30 号，1 ~ 2 寸毫针，直刺或斜刺进针，一般可深至 1 寸，用中强度刺激，留针 5 ~ 10 分钟。

（2）治疗扭伤性疾病时，应令患者一边活动一边捻转行针

（3）对于疼痛严重且属实证的患者，可用强刺激捻转，运针 1 ~ 3 分钟，必要时可延长留针时间，或用皮下埋针法。

（4）如需持续刺激的患者，可加用电针或经络疏通仪治疗。

（5）一定采用缪刺，左病刺右，右病刺左，并令其活动。

（6）进针时，沿骨膜刺入。

6. 病案举例

病例 1

李某，女，40 岁，工人。1991 年 9 月 21 日初诊。

主诉：右足跟痛 1 周。

现病史：患者从事服务工作，长期站立，1 周前月经后自觉右足跟疼痛，开始不明显，逐渐加重，以致不得触地。敷“麝香虎骨膏”未见好转，无其他不适，今来我科就诊。

望诊：面色润，舌质淡，苔薄白。

闻诊：无异常。

切诊：脉沉细。

诊断：跟痛证。

辨证：肾精亏虚，脉络失养。

治法：补益肾精，充养脉络。

取穴：足跟痛点。

手法：选用28号1寸毫针，取左侧足跟痛点，直刺约3分许，同时令患者顿足，捻转1分钟，后令患者来回行走，留针10分钟，起针后患者诉疼痛基本消失，嘱其次日复诊。次日患者来诊，精神好，诉足跟基本不疼，为巩固疗效，针法同前治疗3次，疼痛全消，追访未复发。

按语：该患者为中年女性，此次发病乃因月经过后，加之劳累，而致血虚不能化精。肾主骨、藏精，肾精不足，脉道空虚，虚则不通，不荣则痛，足少阴肾经脉别走“入跟中”，根据经脉所过，主病所及，取足跟痛点因其位于掌内劳宫穴与大陵穴之间，居于手厥阴心包经之上而其与身体中足跟部相对应，又因手少阴心经与足少阴肾经有着密切的内在联系，即足少阴之脉“属肾……出络心，注胸中”，故取之以益肾生精，益血填络，荣则不痛。

由于该患者发病时间短，且无其他症状，脉虽沉细，但有力，说明其内脏及经脉无大损伤，仅为络脉之患。足跟痛乃为邪客大络，故选用缪刺法。《素问·缪刺论》曰：“夫邪客大络者，左注右，右注左，上下左右与经相干，而布于四末，其气无常处，不入于经俞，命曰缪刺。”故对于脏腑经脉受限、邪客于里的患者，采用缪刺法，就不可能取得很好疗效，可采用双侧同时取穴。

病例2

杨某，女，54岁。1999年8月12日初诊。

主诉：双足跟痛2个多月。

现病史：双足跟痛，左侧较重，近日疼痛加重，尤其晨起双足痛楚不得触地，严重影响日常生活，痛苦难忍。经服中西药、贴膏、按摩均无效，疼痛反而愈重。

望诊：面色光泽，带愁容，舌质暗，薄白苔，足跟肿（++）。

切诊：脉弦滑。经X光片显示双足跟见4 ~ 5毫米尖状骨刺。

诊断：跟痛症。

辨证：寒湿阻滞，经脉失养，气血不通。

治法：驱寒利湿，疏通四末，濡养经脉。

取穴：足跟穴，双侧。

手法：选用28号1寸毫针，取手针双侧足跟穴，直刺0.5寸深，令患者顿足行走，约1分钟，足跟痛大减，捻转运针半分钟，继续行走，10分钟后，双足疼痛全消，患者面带笑容。留针10分钟。嘱其次日复诊。

二诊疼痛大减，晨起下床双足可触地，继拟前法。5次治疗，痛肿全部消失，患者精神饱满，非常满意，令其再针2次加以巩固。经次年2月（春节）亲属回家追访，一切安好，可做农活家务，照顾孙子，万分感谢。

按语：患者年老体虚，风、寒、湿邪侵入，阻闭脉络，气血不通，湿寒留于四末。劳累过度，脉络失养，而骨刺生成，刺激周围血管、神经、肌肤，以至发炎，导致疼痛难忍。手针足跟穴，即可消炎止痛，又疏通经络气血，可达到肿消、痛除而愈的效果。

病例3

高某，男，26岁。1998年10月8日初诊。

主诉：坐骨神经痛1个多月。

现病史：自腰部沿左下肢串痛，疼痛难忍，活动受限，沉重且酸痛，时则抽痛、酸痛，昼痛难忍，夜不能寐。经医院查为“坐骨神经痛”，中西医多方治疗无效，每晚睡前家人揉按热敷，均无效，痛苦难当，不能工作。

望诊：体瘦，面色少光泽，痛苦面容，舌质暗，苔白，左下肢外观无异样，被动抬腿试验呈阳性，左下肢外侧压痛。

切诊：脉弦紧。

诊断：腰腿痛（坐骨神经痛）。

辨证：外受寒邪，闭阻经络，气血不通，筋脉失养。

治法：温经散寒，活血通脉，荣筋。

取穴：坐骨神经痛点。

手法：选用1.5寸毫针，直刺8分，沿骨膜刺入穴位，提插捻转，泻法。令其患者行走，屈伸左下肢，1分钟后疼痛缓解。继续运针1分钟，仍令其往返行走，留针10分钟，疼痛已除，破涕为笑。（因候诊人多，无床诊治，疼痛难以落座，故流泪）令其落座再行体针巩固。

二诊精神好转，夜可入寐，疼痛略缓解。拟前法。六诊后疼痛已除，精神饱满，左下肢活动自如，纳便正常，要求上班工作，令其再针4次，达1个疗程（10次）以做巩固。

按语：患者疼痛1个多月，已非急性，但就诊时疼痛难忍，先用手针止痛，再配体针巩固疗效，取得满意效果。

病例4

杨某，男。2000年4月2日初诊。

主诉：腹痛半小时。

现病史：当日午餐前腹中饥饿，午餐食馒头4个，菜汤2碗，当时下蹲用餐，进食颇急，餐后不久即腹中绞痛，欲吐。

望诊：面色黧黑，痛苦面容，弓腰屈背，双手护腹，舌质淡，薄白苔。

闻诊：呻吟声不止。

切诊：脉弦紧且数，上腹部拒按。

诊断：胃脘痛（胃痉挛）。

辨证：寒邪入内，升降失调。

治法：驱寒温胃，条达升降，和胃降逆镇痉。

取穴：手针，肠胃痛点。

手法：患者坐位，取一侧手针肠胃点，直刺提插捻转，泻法。令手麻重，捻转数分钟，疼痛缓解，可立起行走。再次捻针1分钟，患者呕吐见未消化食物，留针10分钟，胃脘舒适，疼痛已愈，高兴而归。

按语：手针治痛方便快捷，尤其对急性胃痉挛、急性肠胃炎，针后马上见效。该患者腹中空虚，急饮暴食，受纳失调，胃气上逆，脾运不化，脾气下降，故而剧痛难当。痉挛缓解，胃气下降，脾气上升，气顺则安。

7. 小结

（1）临床中疼痛性疾病是遇到最多的证候，与其说它是病，不如说它是某一疾病发展过程中表现出来的一个症状，《经历杂论》曰：“夫痛亦各病中之一证也，必详其所因而后之。”它可以同时存在于几种疾病过程中，如：头痛可见于神经性头痛、高血压引起的头痛、鼻炎引起的头痛。治疗中往往选取几个穴位协同治疗。疼痛性疾病给患者造成的痛苦很多，如果再增加针刺的疼痛，无疑给患者造成不必要的痛苦。而手针只取一个穴位，就能达到几个穴治疗的目的，所以取穴少、痛苦小为其第1个特点；其次，手部针刺方便易行，不受条件环境的限制，可以尽可能快地解除痛苦；第三，最重要的是它见效快且效果显著，常常1次见效。

（2）手针治痛的取穴机制，除了手体相形和经络、穴位、部位的相互通应，最重要的是其经络之间的内在联系。有些手部穴位位于十二经某一经上，它不但主治与其相对应的部位的病变，还具有其所在经上穴位的主治功能。如足跟痛点，位于手厥阴心包经之上，它不但可以治疗足跟痛，还可以治疗心痛、胸闷、心烦等病证。再如后头痛点，位于小指第1指间关节尺侧赤白肉际处，而手太阳小肠经之脉“起于小指之端，循手外侧上腕”，所以不但可以治疗后头痛，还可治疗目痛、咽喉病、热病、神志病，以此类推，偏头痛点、前头痛点亦如此，根据经脉之间的联系，这些穴位还可以治疗与其表里的经脉和同名经脉的病变。

（3）在取穴原则上多选用缪刺法，即左病取之右，右病取之左。所谓缪刺法，《素问·缪刺论》曰："夫邪客于皮毛，入舍于孙络，留而不去，闭塞不通不得入于经，流溢于大络，而生奇病也。夫邪客大络者，左注右，右注左，上下左右与经相干，而布于四末，其气无常处，不入于经俞，命曰缪刺。"病邪表浅，流于络脉的，可用缪刺法；而病邪深重的，我们可选用双侧同时针刺的方法，不拘于缪刺法。

第四章
专病针治

金伯华教授从医六十余载，理论功底深厚，临床经验丰富，针道医理融会贯通，形成了自己独特的诊治风格。总体可分为4部分：①在临床常见病的治疗上有一套完整的方案和方法；②对一些临床多发病的治疗具有自己的特色；③自成体系针药并用于治疗肥胖症；④美容及养生。以下逐类介绍。

一、金氏治疗常见病

1. 感冒

感冒一症，四季均可发生，尤以春、冬为多见。因春、冬两季气候多变，春为风令，风为六淫之首，善行数变，故极易犯人；冬为寒水司令，朔风凛冽，风寒相合，更易伤人。因而，感冒是感受触冒风邪所导致的常见外感疾病。

《景岳全书·伤风》曰："伤寒之病，本由外感。但邪盛而深者，遍传经络，即为伤寒；邪轻而浅者，止犯皮毛，即为伤风。皮毛为肺之合，而上通于鼻，故其在外则为鼻塞声重，甚者并连少阳、阳明之经，而或为头痛，或为憎寒发热。其在内则多为咳嗽，甚则邪实在肺而为痰、为喘。有寒胜而受风者，身必无汗而多咳嗽，以阴邪闷郁皮毛也。有热胜而受风者，身必多汗恶风而咳嗽，以阳邪开泄肌腠也。"以上所言概括了伤风的基本病因、病机和症状。前人言伤风，即现代医学称之为感冒。

（1）临床辨证

中医临床上一般将感冒分为风寒证、风热证和暑湿证 3 种证型。但在临床中一般以风寒、风热二者为多见。

①风寒证

恶寒重，发热轻，无汗，头痛，四肢酸疼，鼻塞流涕，咽痒咳嗽，咯吐稀痰，舌苔薄白而润，脉浮或浮紧。

②风热证

发热重，微恶寒，汗泄不畅，头胀痛，咳嗽，痰黏稠，咽燥，咽痛，鼻塞，流黄浊涕，口渴，舌苔薄白微黄，舌边尖红，脉浮数。

③暑湿证

身热，微恶风，汗少，肢体酸重或疼痛，头昏重胀痛，咳嗽痰黏，鼻流浊涕，心烦，口渴、渴不多饮，胸闷，泛恶，小便短赤，舌苔薄黄而腻，脉濡数。

以上 3 证的临床症状，有时不一定表现得截然分明，常常是一种综合症状，因为疾病时间的长短和症状的轻重往往会产生病机的变化。在临床上要根据邪去正安，以祛邪为主达到机体阴阳平衡的原理。

（2）*治疗方法*

金伯华教授针灸治疗感冒独特之处体现在她的选穴配伍。

首选太溪，金氏治疗感冒以太溪为主穴。太溪为足少阴肾经原穴，原为先天肾气之所发，故既能滋肾益阴，调动肾水，又可引邪下行。针对感冒引起的咽红、咽痛，太溪进针后轻度提插捻转片刻后，针尖在地部振颤、雀啄，稍待，令患者吞咽唾液，至唾液分泌明显，咽部干燥感消失为止。同时可配伍天突、增音（位于上廉泉两侧凹陷处）及上廉泉。增音穴为经外奇穴，3 穴合用对治疗咽部发炎引起的疼痛效果很好，刺之能疏通患部瘀阻，调动气血流通。

其次以经络辨证为法，选取大椎、风门、肺俞 3 穴采用刺血拔罐和点刺法，治疗风寒、风热、暑湿感冒。大椎穴及大椎穴两边各 2 分处以针速刺出血，加拔火罐，留罐 5 ~ 10 分钟。以出血色由暗红至鲜红为度。风门、肺俞用 1 ~ 1.5 寸毫针，泻法，不留针。

治疗感冒，不管什么证型，基本上都可以用这 3 个穴位。大椎为手足三阳、督脉之会所，由于督统诸阳、统摄全身阳气，而太阳主开、少阳主枢、阳明主里，故大椎可用治外感表证邪气留连阳经脉络而引起的头痛项强、发热恶寒等症。大椎刺血加拔火罐可迅速驱邪外出，达到疏风解表、清热通阳的疗效。风门、肺俞属足太阳膀胱经，2 穴相配起到祛风、解表、宣肺、利气的功效。风门为风邪入侵之门户，主治外感风邪之疾，刺之能发汗解表。肺俞主治邪客肺络，郁积寒热之症，针之能宣肺，复其清肃之能。故3穴配合能全面缓解和治疗六淫之邪所侵致的感冒症状。

这里要强调一点，不是每个感冒患者采用上法治疗后都能马上见效，中医治病强调的是辨证论治，整体观念。由于病人的体质不同、受邪的轻重不一及病程拖延等因素，一些病人在治疗后尚不能很快恢复，这就必须根据病人的不同症状，配以其他穴位进行对症治疗，简要介绍如下。

（3）随证配穴

身体疼痛、酸重乏力：曲池、合谷、足三里、三阴交。鼻塞：迎香。头痛：风池、太阳、囟会、四神聪。

方义：曲池为手阳明大肠经合穴，善和营解卫、活血散风，合谷为手阳明大肠经原穴，有通经活络之效，又能行气开窍、镇痉安神，2穴相配有疏风解表、活血通络、清热止痛的效果。足三里为足阳明胃经之合穴，为强身保健之要穴，善调和气血，调动全身运化功能，故能解除患者气血瘀滞而致的酸重困倦。三阴交顾名思义为阴经3脉交会穴，亦为健身疗疾之要穴。对于乏力、眩晕、咽干、头目昏沉之患者，针之能健脾利湿、调血养筋、清利头目。故此4穴相配对于感冒症状较重、疼痛酸重、乏力、头昏不解的患者能起到调理和消除症状的功效。迎香位于鼻窍之旁，鼻为肺窍，鼻塞乃为肺气失宣之征象，针之可宣通肺气。风池属足少阳胆经，又为三焦阳维之会，阳维脉维络诸阳，并会于督脉，与足太阳、足少阳依附非常密切，所以风池可治一切风邪为患，为搜风之要穴。伤于风，上先受之，风夹其邪上扰清窍，引起头昏眼花，脑窍胀痛，故针风池可祛头部之邪、清利头目。太阳、囟会、四神聪诸穴亦为治疗头部疾患之效穴。太阳善祛风泄热、清利头目；囟会清头散风，益智安神，是临床常用之穴；四神聪安神、聪脑、宁心。诸穴相配可速愈外感引起的头部之疾。

针刺方法：曲池、合谷泻法，足三里、三阴交平补平泻。迎香，泻法，针尖向下睛明方向以鼻酸、眼流泪效果最好。针风池时向对侧风池进针，施用大幅捻转泻法，以同侧有明显上窜酸麻感为最佳效果。太阳、囟会、四神聪均为平补平泻法。

以上为治疗感冒的基本配穴方法，临床中应依据症状的表现灵活变化，不可墨守成规，总以对证配穴和提高治疗效果为原则。例如巅顶痛比较明显，又有面红耳赤、身热烦躁、舌苔薄黄、脉弦数等表现，则知为肝阳上扰、清窍不宁，此时除了针对感冒的一般症状配穴外，还可泻太冲或行间，或同时补太溪或照海，以滋阴潜阳。

2. 咳嗽

咳嗽是因六淫外邪侵袭肺系，或脏腑功能失调，内伤及肺，致使肺失宣降，肺气上逆，冲击气道，发出咳声或伴有咳痰为主要表现的一种病证。根据临床表现又有咳与嗽之分，有声无痰谓之咳，有痰无声谓之嗽，有痰有声谓之咳嗽。西医所论的咳嗽包括上呼吸道感染、急慢性支气管炎、支气管扩张、肺炎等。本病发病率高，据统计慢性咳嗽的发病率为3%~5%，在老年人中的发病率高达10%~15%，寒冷地区发病率更高。

咳嗽的病名首见于《内经》，《内经》对咳嗽的病因、症状、证候分类、病理转归、治疗都有详细论述。《素问·咳论》指出，咳嗽是“皮毛先受邪气”，“五脏六腑皆令人咳，非独肺也”。强调咳嗽主因外邪犯肺或脏腑功能失调，病及于肺。咳嗽不止于肺，亦不离乎肺。《诸病源候论·咳嗽候》有十咳之称，可分为五脏咳、风咳、寒咳、胆咳、厥阴咳等。《景岳全书》首次把咳嗽分为外感与内伤两大类，论述了外感咳嗽和内伤咳嗽的病理过程。中医所指的咳嗽既是具有独立性的证候，又是肺系多种疾病的一个症状。这里主要论述以咳嗽为主要症状的病证。

（1）临床辨证

金伯华教授上一般将咳嗽分为风寒证、风热证和肾虚证 3 种证型。一般以风寒、风热二者为外感，肾虚证为内伤。这 3 种证型的表现概述如下：

①风寒证

咽痒、咳嗽声重、气急。咳痰稀薄色白，鼻塞流清涕。头痛，肢体酸楚，恶寒发热无汗。苔薄白，脉浮紧。

②风热证

咳嗽频剧气粗，或咳声嘶哑。咳痰不爽，痰黏稠或稠黄。喉燥咽痛，口渴。鼻流黄涕，头痛，肢楚，恶风身热。苔薄黄，脉浮数或浮滑。

③肾虚证

咳嗽日久，呼多吸少，气不得续，动甚则喘，小便常因咳甚而失禁或尿后余沥。形瘦神疲，汗出肢冷，面唇青紫，或有跗肿。舌淡苔薄，脉沉弱。或见喘咳，面红烦躁，口咽干燥，足冷，汗出如油，舌红少津，脉细。

（2）治疗方法

风寒咳嗽主因风寒袭肺，肺气失宣。当疏风散寒，宣肺止咳。常用大椎、陶道、风门、肺俞为主穴，大椎、风门、肺俞，3 穴穴义及方法感冒一节已述，再加陶道亦为督脉要穴，专治恶寒发热、咳嗽、气喘等外感诸症。以上 4 穴相配即可全面缓解和治疗外感风寒诸症。还常配曲池、外关、列缺、太溪。曲池为手阳明大肠经合穴，善和营解卫、活血散风；外关是三焦经络穴，又是八脉交会穴，泻之可清热散风；列缺为手太阴络穴，又为八脉交会穴，主治咳嗽、气喘、咽喉肿痛等肺系疾病；太溪为足少阴肾经原穴，原为先天肾气之所发，故既能滋肾益阴，调动肾水，又可引邪下行。

对风热咳嗽，基本上是在风寒基础上改动顺序和手法，例如先刺太溪，引邪下行，再取大椎、风门、肺俞加上至阳放血拔罐，清泻肺热，至阳为阳中之阳，故泄热之力强；最后泻曲池、尺泽，使肺热下走大肠，配以列缺，手太阴自此分支别走阳明，又可条达任督二脉。诸穴相配，肺热立清，咳嗽立止。风寒风热，金伯华教授取穴大致相同，只不过通过手法的变换及改变取穴的先后次序就可取得相同疗效。

肺病及肾，肺肾俱虚，气失摄纳，补肾纳气、止咳首选太溪，穴义及方法如前述。

（3）随证配穴

痰盛配丰隆，丰隆系足阳明络穴，别走足太阴脾经，因足阳明胃经谷气隆盛，至此处丰溢，其肉丰满而隆起，故名，故此穴为健脾化痰之主穴；脘闷配中脘；短气加气海；咳甚遗尿采用关元、气海、归来艾炷灸；眩晕加风池；眼涩取细针睛明透球后。

3. 喘证

喘证是指由于外感或内伤，导致肺失宣降，肺气上逆或气无所主，肾失摄纳，以致呼吸困难，甚则张口抬肩，鼻翼翕动，不能平卧为临床特征的一种病证。轻者仅表现为呼吸困难，不能平卧；重者稍动则喘息不已，甚则张口抬肩，鼻翼翕动；严重者，喘促持续不解，烦躁不安，面青唇紫，肢冷，汗出如珠，脉浮大无根，甚则发为喘脱。喘证在历代中医文献也称“鼻息”“肩息”“上气”“逆气”“喘促”等。

（1）辨证分型

根据病机可分为内伤、外感。根据病理性质可分为虚喘和实喘。金伯华教授根据临床表现将其分为 3 型。

①风寒壅肺

咳喘气逆，呼吸急促，胸部胀闷。痰多稀薄而带泡沫，色白质黏。头痛、鼻塞、无汗、恶寒、发热。舌苔薄白而滑，脉浮紧。

②痰热郁肺

喘咳气涌，胸部胀痛，痰稠黏色黄，或有血痰。伴胸中烦闷、身热，有汗，口渴喜冷饮，咽干，面红，尿赤便秘。苔薄黄、黄腻，脉滑数。

③肾虚不纳

喘促日久，呼多吸少，气不得续，动则喘甚。小便常因咳甚而失禁或尿后余沥。形瘦神疲，汗出肢冷，面唇青紫，或有跗肿，舌淡苔薄，脉沉弱。或见喘咳，面红烦躁，口咽干燥，足冷，汗出如油，舌红少津，脉细。

（2）治疗方法

风寒壅肺型为风寒上受，内舍于肺，邪气壅实，肺气不宣。治法当宣肺散寒。常用大椎、风门、肺俞、定喘、曲池、尺泽、列缺。风喘，大椎、风门、肺俞拔罐加风池。寒喘用艾条灸。纳呆加胃俞、三焦俞。大便干燥泻大肠俞。痰盛泻丰隆。

痰热郁肺型为邪热蕴肺，蒸液成痰，痰热壅滞，肺失清肃。治当清热化痰，宣肺止咳。常用大椎、肺俞、至阳、尺泽放血。大便干燥泻天枢、大肠俞。太溪、三阴交、足三里补法。曲池、列缺、丰隆泻法。

肾虚不纳型为肺病及肾，久病肺虚及肾，肺不主气，肾不纳气，肺肾俱虚，气失摄纳。当补肾纳气。常以太溪为主穴，用补法。膻中、中脘、俞府、彧中、曲池、尺泽、列缺、丰隆，平补平泻。女子用气海、男子用关元，补法加艾炷灸。腹胀者加上巨虚、内庭。

穴解：喘证取穴与咳嗽有相通之处，区别在于邪气的传导，风寒咳嗽邪气在表，表现为肺气失宣，而喘证为风寒壅肺，风寒之邪内舍于肺，表现为肺气不宣，但脉浮紧，还有风寒在表之证候，故治疗时应宣肺散邪，在治疗风寒咳嗽选穴基础上，加定喘（大椎旁开各 5 分），直刺，此穴为金伯华教授用于宣肺定喘之主穴。另外，加大肠俞泻实通便，取大承气汤之意，将肺中实邪下走大肠。痰热郁肺证与治疗风热咳嗽取穴也基本相同，只是因为邪实在肺，故泻天枢、大肠俞，下利通便。肾不纳气之证与肾虚咳嗽就更不好严格区分了，咳甚则喘，二者只是病情轻重之别，在治疗肾虚咳嗽基础上，加入俞府、彧中二穴，俞府穴为肾气传输聚合处，故名输府或俞府。彧中穴在《腧穴命名汇解》中提出：彧指郁的意思，所谓“彧中”，出其肾经脉气至此郁其中而得名。故此二穴皆为肾气聚集之所，定位又在肺区，故有纳气宣肺之功，取穴时一定注意应采用 3 ~ 5 分毫针直刺，或斜刺 1.5 寸（斜向胸骨柄方向），切不可深刺。

4. 心悸

心悸是指病人自觉心中悸动、惊惕不安，甚则不能自主的一种病证，临床一般多呈反复发作性，每因情志波动或劳累而发作，且常伴胸闷、气短、失眠、健忘、眩晕、耳鸣等症。

（1）辨证分型

①心血不足证

心悸气短，失眠多梦，面色无华，头晕目眩，纳呆食少，倦怠乏力，腹胀便溏，舌淡红，脉细弱。

②心阳不振证

心悸不安，胸闷气短，动则尤甚，形寒肢冷，面色苍白，舌淡苔白，脉象虚弱或沉细无力。

③瘀阻心脉证

心悸不安，胸闷不舒，心痛时作，痛如针刺，唇甲青紫，舌质紫黯，或有瘀斑，脉涩，或结或代。

（2）治疗方法

金伯华教授治疗心悸基本都以膻中、鸠尾、中脘、足三里、三阴交、内关为主穴。膻中、鸠尾 3 寸针对刺，余穴平补平泻。膻中为八会穴中的气会，为足太阳、足少阴、手太阳、手少阳、任脉之会。故取膻中疏通局部气血。鸠尾为任脉络穴，可助膻中疏通之力。内关为心包经络穴，能活血通络而止痛。三阴交为足三阴经之交会穴，属脾络胃上注于心，故可调血化瘀，补益心络。取胃募中脘补中益气，胃经合穴足三里扶正培元，皆由于脾胃为“后天之本”，补益中土以利气血生化，化源充足以养心活血。诸穴相合则可标本兼治。

心血不足证为心血亏耗，心失所养导致心神不宁。当补血养心，益气安神。故加神门、通里，皆补法。二者皆为手少阴心经要穴。神门为心脉之腧穴，为心气所出之处。通里为手少阴之络，手太阴络系从本穴分出，走向手太阳经其支脉别而上行，沿本经循环心中，联系舌根，归属目系，凡邪实膈间、支而不畅、虚不能言者，本穴可通其脉气。可配气海、大杼、脾俞健脾养血。

心阳不振证为心阳虚衰，无以温养心神。治当振奋心阳，安神定悸。故加至阳、三焦俞。至阳在背部督脉上，背为阳，督脉是督领诸阳之脉，其穴当七椎之下，七为阳数，该穴可谓阳中之阳。三焦俞是三焦之气转输输注之穴，是治三焦病患之重要腧穴，有主三焦病之意。二穴合用，可振奋心阳，通达三焦。

瘀阻心脉证为血瘀气滞，心脉瘀阻，心阳被遏，心失所养。治疗重在活血化瘀，理气通络。故先刺天突，天突者，人之呼吸，通乎天，从上而降下，降天突可理气通脉；再泻通里以泻膈间邪实，又因厥阴为十二经脉之终，期门为365穴之终，为人之气血归入之门户，故期门为理气活血之首选穴。3穴合用，可共奏理气活血之功。

（3）预防与调护

①调情志

经常保持心情愉快，精神乐观，情绪稳定，避免精神刺激。

②节饮食

饮食宜营养丰富而易消化，低脂、低盐饮食。忌过饥过饱、辛辣炙博、肥甘厚味之品。

③慎起居

生活规律，注意寒温交错，防止外邪侵袭；注意劳逸结合，避免剧烈活动及体力劳动；重症卧床休息。

④长期治疗

本病病势缠绵，应坚持长期治疗。配合食补、药膳疗法等，增强抗病力；积极治疗原发病胸痹、痰饮、肺胀、喘证、痹病等；及早发现变证、坏病的先兆症状，结合心电监护，积极准备做好急救治疗。

5. 不寐

不寐，指不能入睡、睡后易醒或是醒后再寐困难。

（1）病因病机

本病主因思虑劳倦、脾气受损、生化不足、心血亏耗、心神失养所致；或房劳伤肾，心肾不交，神志不宁；或因情志抑郁，心神不安；如饮食不节、脾胃不合亦能导致失眠。正如张仲景曰："劳倦思虑太过者，必致血液耗亡，神魂无主，所以不眠。"综上所述，导致不寐的原因虽多，但该证与心、肝、脾、肾诸脏密切相关。因为血由水谷精微所生成，上注于心，心得所养，受藏于肝，肝则条达柔和统摄于脾，脾则生化不息，调节有变化而为精，内藏于肾。肾精上承于心，心气下交于肾，则神安志宁。如若思虑、忧郁、劳倦、饮食不节等，伤及诸脏、精血内耗，相互影响，患发本病。

除以上病因病机外，也有很多因素引起失眠，如睡前饮咖啡、浓茶或兴奋饮料及房屋的冷热，均可造成失眠。

（2）辨证分型

①心脾两虚

难以入睡，易醒梦多，心悸，体倦神疲，健忘，纳食无味，面少光泽，舌质淡、苔薄白，脉沉细弱。

②心肾不交

心烦不眠，头晕耳鸣，口干少津，五心烦热或伴有梦遗，健忘，心悸怔忡，腰酸腿软，舌质红，脉细数。

③胃气不和

失眠，胁肋胀痛，脘闷嗳气，胀痛不舒或大便不畅，舌苔腻，脉滑。

（3）治疗方法

以宁心安神、补益心脾、交通心肾、调和胃气为法，取心、脾、肾经穴位及膀胱经背部俞穴，以补法、平补平泻法为宜。处方1：安眠（奇穴）、内关、神门、足三里、三阴交双侧补法。处方2：心俞、厥阴俞、脾俞、肾俞、太溪穴双侧补法。

胸闷心烦加膻中、大椎、陶道；肝阳上扰加双侧肝俞、胆俞、太冲；饮食无味加中脘、胃俞、隐白；心肾不交、心烦不眠加魂门、魄户、命门、太溪。

方义：内关为心包经络穴，神门为手少阴经原穴，两穴相配，既宁心安神，又抑心悸、心烦、入睡难，足三里、三阴交，一为阳明胃经合穴，一为肝、脾、肾三经交会穴，取之和胃安神，协调三阴，调和气血，安眠、心俞、脾俞等背部俞穴，可养心脾、补气血，隐白可治多梦易惊，心俞、肾俞可交通心肾，泻心火，太溪补肾水，肝火上扰，肝俞、胆俞清泄肝胆之火。

6. 头痛

头痛是一种常见病、多发病。本节所指的头痛包括高血压性头痛、神经性头痛、偏头痛等，对于颅内肿瘤所致的器质性病变，不在讨论之内。

（1）病因病机

依经络学说，手足三阳经、督脉皆上贯于头部，故有“头为诸阳之会”。又五脏精华、诸阳之气皆上贯于头，又有头为“清阳之府”“清窍”之说，若髓海空虚、清窍失养或痰浊阻络、肝阳上亢均可循经脉上扰清窍，《素问·方盛衰论》曰："气上不下，头痛巅疾"，"头痛一症，皆由清阳不升，火风乘虚上入所致"，说明头痛一证，尽管病因病机多种多样，病变涉及脏腑各异，但总的病机均由于逆气上窜，扰动清窍脑失所养而致。

（2）辨经分型

①少阳头痛

以颞侧或偏头痛为主，实证伴有心烦善怒、面赤口苦、尿黄、舌红、苔黄等症；虚证伴耳鸣耳聋、头晕目眩、脉细等症。

②阳明头痛

前头痛或太阳穴处痛，头痛剧烈、跳痛。实证伴眉棱骨痛，双目发胀，不欲饮食，脘堵，目赤，舌红，苔黄，脉弦而数；虚证伴太阳穴处疼痛、目不喜睁、少气懒言、面色萎黄、便溏、脉沉缓、苔白等。

③太阳头痛

太阳头痛以后头痛为主，太阳虚证可伴巅顶痛，夜甚昼轻，眩晕、项强，劳累或睡眠不足加重；实证可见后头跳痛，甚则不能入寐，烦躁不安，尿黄、灼热。

④厥阴头痛

以巅顶痛为主，疼痛以空痛为主，由用脑过度所致头痛，或妇女经期头痛，伴口苦咽干、心烦易怒、两胁胀痛、腰酸背痛、舌红、脉弦细等症。

（3）治疗方法

①少阳头痛

实证以疏泄少阳为法；虚证以滋阴平肝为主。实证先取足临泣、太冲用泻法，后取太溪平补平泻；虚证先补太溪，后泻足临泣，再取头部穴位率谷、风池、百会、角孙、头维、太阳、攒竹、列缺等穴。少阳实证乃由肝胆湿热或暴怒伤肝、肝火上扰清窍所致；虚证乃由肝肾不足、肝阳上扰所致，取本经之腧穴足临泣以疏泄肝胆之火，引上逆之火下行乃以清利头目。太溪乃足少阴之原穴，肾主骨生髓通于脑，且可滋水涵木，平降肝火，二穴一治实一补虚，实证先泻后补，虚证先补后泻，先治其本后治其标，标本兼治，再配局部腧穴以疏导经气，达到通经止痛目的。

②阳明头痛

实证治以和解清降，先取隐白（泻）、公孙（泻）、中脘（泻），然后根据症状，如有便溏、少气懒言、体弱，可酌加三阴交、足三里、内关；虚证以补脾益肾为法，先刺左三阴交、右太溪、足三里（双侧）、中脘，女性加气海，男性加关元。局部加用印堂、太阳、头维、囟会、合谷等。头痛一症往往在刺了足部或腿部的穴位以后，患者会立即感到轻松。所以先刺足或腿部腧穴治头痛的效果显著。阳明实证乃由饮食过度、中焦阻滞、阳明之热上扰所致，隐白乃足太阴之井穴，公孙为足太阴之络穴，别走入足阳明胃经，先针二穴以疏散中焦之热；中脘乃足阳明之募穴，胃经之气聚集之处，又为八会穴之腑会、中焦的气会穴，可疏导中焦之滞气，三穴相配，和解阳明，理气健脾，导浊气下行，促中焦运化，更配局部穴调畅经脉，共奏通经止痛之功。阳明虚证为人体久病体虚，脾胃运化失司，清阳不升，清窍失养所致。三阴交乃足三阴交会穴，又为足太阴之腧穴，补三阴交既可健运脾土运化清阳，又可补益气血濡养清窍；太溪乃肾经之原穴，取太溪以补益髓海，更配足三里、中脘、气海或关元诸穴，补脾益肾、养血生髓、升清降浊，加用头部穴位通经活血，达到止痛作用。

③太阳头痛

实证泻昆仑、绝骨、三阴交，补太溪，点刺风府、哑门，针风池、天柱、头窍阴、四神聪；虚证先补太溪，后泄昆仑，加用养老、中渚，局部取风池、头窍阴。太阳头痛重用昆仑、太溪二穴，昆仑为足太阳之经火穴，可通经活络，调畅太阳经气；太溪乃肾之原穴，取之以养脑生髓，二穴相配一阴一阳，协调阴阳。实证先昆仑后太溪，虚证先太溪后昆仑，正所谓“病先起阴者，先治其阴后治其阳；病先起阳者，先治其阳后治其阴”（《灵枢·终始》）。实证多由膀胱实热所致，加用绝骨、三阴交，绝骨乃“足三阳络”（《针灸甲乙经》），既是足太阳、少阳、阳明三经之大络，还可以调畅太阳之经气，又因“髓会绝骨”，“脑者髓之海，当灸刺绝骨以泄邪气”（《素问病机气宜保命集》）；三阴交活血理气，更配头部太阳之穴，活血理气止痛，太阳虚证乃由肾虚所致，酌加中渚、养老，“中渚主……头痛、耳鸣”（《外台秘要》），为少阳经之俞木穴，又是三焦经之母穴，补三焦经火经中的俞木穴中渚，取木能生火之意，有增强三焦元气，增强命火之功，加用局部之穴，则养髓健脑，通络止痛。

④厥阴头痛

以虚证为多，可由于肝血虚、清窍失养或肝肾阴亏精不上呈所致。治疗以平肝降逆、通络止痛为法，取穴先刺太冲、行间，配以绝骨、四神聪。太冲乃厥阴之俞土穴，又是足厥阴肝经的原穴，“病在阴之阴者，刺阴之荥输”（《灵枢·寿夭刚柔》），“治脏者治其俞”（《素问·咳论》）。行间是足厥阴之荥火穴，肝属木，行间居位属火，又是肝经的子穴，肝实者泻其子。太冲以平调肝脉，行间以清降肝火，四神聪乃经外奇穴，位于巅顶，诸穴相配，调理肝经，泄气降逆，开窍止痛。巅顶痛虚证较多，可按虚者补其母的法则配穴，同时下肢配太溪、三阴交以补肾养肝，健脾活血，能使肝之虚证得到缓解。

（4）讨论

①循经取穴治头痛是临床行之有效的治疗方法。《济生方》指出：“夫人头者，诸阳之所聚，诸阴脉皆至颈而还，独诸阳脉皆上至头耳，皆知头而皆属阳部也。且平居之人，阳顺于上而不逆，则无头痛之患，阳逆于上而不顺，冲壅于头，故头痛也。”

从头部的经脉循行看，三阳经皆上于头部，阴经中惟有肝经“上入颃颡，连目系，上出额，与督脉会与巅”，故头部的经脉循行主要为三阳经和足厥阴肝经。头痛的病因多种多样，现代人将其分为风袭经络、肝阳亢逆、气血不足3型（《针灸学》），古人的分类更是多种多样，有风寒头痛、风热头痛、热厥头痛、湿热头痛、痰厥头痛、肾虚头痛、肝厥头痛、食积头痛、血虚头痛、气虚头痛、偏头痛等（《中华针灸学》），头痛的病机虽很复杂，但都是通过相关的经络上达头部的，故抓住相关的经络，辨经取穴是治疗头痛的关键，也是一种简便易行的治疗方法。

②上病下取，先下后上的手法具有独特疗效，也是金伯华教授几十年临床经验总结。头痛之因总由气上不下所致，以上病取下，调畅气机，升清降浊而达到止痛作用。实证可泻邪热出于足下达到清利头目的作用，虚证则可平调阴阳，使清气上升濡养头目，需要指出的是，因肾主骨生髓通于脑与头部关系密切，故选用太溪在治疗头痛中有重要作用。

③辨经取穴的基础上，加用辨证取穴，“实则泄之，虚则补之”，疗效更佳。

7. 胃痛

胃痛又称“胃脘痛”，系因胃气郁滞，气血不畅，或因胃腑失于温煦及滋养所致。由于疼痛位置近心窝部，古代又称“心痛”。本病相当于现代医学的胃和十二指肠炎症、溃疡、痉挛等疾病。胃痛病因主要与情志不畅、饮食不节、劳累、受寒等因素有关。胃脘痛的原因虽各不同，但其发病机制不外乎气机阻滞、胃脉不畅，所谓不通则痛。

（1）辨证分型

①寒邪客胃

寒为阴邪，其性收引，凝滞。外受寒邪，内客胃腑，或过食生冷，造成胃气失和，凝结不散，气机不畅。

②饮食伤胃

饮食不节，胃纳过盛，脾运失调，或过饱，致胃失和降而痛。

③肝气犯胃

忧思恼怒则气郁伤肝，肝失疏泄，横逆犯胃，气机阻滞，不通则痛。

④脾胃虚弱

素体脾胃虚弱，或久病脾胃受损，或劳倦过度，或饮食不节，均可导致脾阳不振，中焦虚寒或胃阴受损，失其濡养，中虚而痛。

（2）治疗方法

理气化瘀，温里调脉止痛。取任脉经穴、足阳明经穴、手足厥阴经穴为主。

主穴：中脘、足三里、内关、公孙。配穴：寒邪客胃配气海、梁门。饮食伤胃配天枢、内庭；肝气犯胃配太冲、期门；脾胃虚弱配脾俞、三阴交。

方义：中脘为腑会穴，胃募穴，可疏理中焦气机，和胃健脾；足三里是胃之下合穴，可升清降浊，调理脾胃功能；内关、公孙为八脉交会穴，二穴相配，可宽胸理气，善治胸胃疼痛。临床上需按胃痛辨证的不同表现配以相应穴位，自能缓解胃痛的临床症状。

8. 痢疾

痢疾是以发热、腹痛、里急后重、利下赤白脓血为特征的病证，一般可分急性和慢性两大类。急性多为“湿热痢”和“疫毒痢”，慢性则属“休息痢”和“虚寒痢”。本病多发于夏秋季节，因此是夏秋季节常见的消化道传染病。

（1）病因病机

本病多由外受暑湿疫毒之气、内伤不洁生冷饮食损伤肠胃而成，但二者互为因果，往往内外交感而发病。本病的病位在肠，病邪侵入肠中，肠络受伤，气血与邪相搏，化为脓血，而致利下赤白。又因肠与胃密切相连，如果疫毒湿热之邪上攻于胃，则胃不纳食，成为噤口痢。若痢疾迁延，邪盛正衰，脾气更虚，则成久痢。若时愈时发的为休息痢。痢久不愈，或反复发作，不但伤及脾胃，进而影响到肾，导致肾气虚衰，而成为虚寒痢。

（2）辨证分型

①湿热邪盛型（湿热痢）

腹痛、下利赤白、里急后重等，并兼见肛门灼热，小溲短赤，脉滑数，苔黄腻，甚则恶寒发热、呕吐恶心及心烦口渴等。为外受暑湿热邪，内伤饮食生冷凝滞肠胃，积湿蕴热，邪积交阻，肠腑气血受伤。热胜伤血则赤多白少，湿胜伤气则白多赤少。

②寒热邪盛型（寒热痢）

下利黏滞白冻，喜暖恶寒，胸脘痞闷，口淡不渴，苔白腻，脉濡缓或迟。暑季食凉受寒，食生冷不洁之物，致寒湿不化，滞积肠腑，酝酿而成滞下。

③热滞熏蒸邪盛型（噤口痢）

利下赤白，饮食不进，甚则粒米不能入口。为邪滞蕴积，湿热留中，秽浊阻于肠腑，脾胃失其升降，或由久病伤及胃气，热滞熏蒸邪壅气逆而成。

④脾胃运化、升降失调型（休息痢）

下利久延不愈，屡发屡止，倦怠嗜睡，临而腹痛里急，面黄形羸，舌质淡，苔腻，脉濡细或虚大。为痢疾久延不愈，中虚气弱，正虚邪恋，脾胃运化失职，气血生化之源受阻，致使肾气亦虚，每因受凉或饮食不当而反复发作而成。

（3）治疗方法

主要以手足阳明经穴为主，毫针刺用泻法，偏寒者加灸，久痢者，多从脾肾选穴。主穴：合谷、天枢、上巨虚、足三里、三阴交。湿热痢者当清热利湿、理气和血，加曲池、内庭，泻法。寒湿痢者当温补脾肾，加中脘、气海、大横，加灸。噤口痢者当清热利湿、凉血解毒，加内关、内庭、曲池，泻法。休息痢者当温运脾阳、补气养血，多用膀胱经俞穴，脾俞、胃俞、肾俞或关元、气海、足三里，手法平补平泻。

合谷为手阳明之原穴，天枢为大肠之募穴，上巨虚是大肠的下合穴，足三里为足阳明之合穴，又为强壮穴，故取为主穴，是因病位在大肠，诸穴配合，可通调大肠腑气，使气调而湿化滞行，健脾益肾。取曲池、内庭是清泻肠胃邪热之气；取中脘是和胃气，而达化湿降浊的目的；气海调气以行滞，采用灸法则能温通散寒；内关为手厥阴之别络，取之以通降三焦之逆气，使正气旺盛，积滞自化；大横为足太阴、阴维之会，对虚寒痢效果尤佳；三阴交为足太阴脾经之穴，又为脾、肝、肾三经交会穴，对脾胃虚弱的久痢或便秘均有一定疗效，能起标本兼治作用。

9. 便秘

便秘是排便次数减少，粪质干硬，伴有排便困难感的病理现象。临床表现是大便次数减少，间隔时间延长或正常，但粪质干燥，排出困难，甚至非用泻药、栓剂或灌肠不能排便；或粪质不干，排出不畅。主要为大肠传导功能失常，粪便在肠内停留时间过久，水液被吸收，以致便质干燥难解。可伴见腹胀、腹痛、食欲减退、嗳气反胃等症。常可在左下腹扪及粪块或痉挛之肠型。便秘可见于多种急慢性疾病。

（1）辨证分型

本证的发生与脾胃及肾脏关系密切，可分为实证和虚证两类。

①实证

多由素体阳盛，嗜食辛辣厚味，以致胃肠积热；或邪热内燔，津液受灼，肠道燥热，大便干结；或因情志不畅，忧愁思虑过度；或久坐少动，肺气不降，肠道气机郁滞，通降失常，传导失职，糟粕内停，而成便秘。

②虚证

多由病后、产后气血两伤未复；或年迈体弱，气血亏耗所致，气虚则大肠传导无力，血虚则肠失滋润；或下焦阳气不充，阴寒凝结，腑气受阻，糟粕不行，凝结肠道而成便秘。

（2）治疗方法

当调理肠胃，行滞通便。主穴为中脘、天枢、大巨、足三里。热秘者加支沟、曲池；气虚者加脾俞、气海；血虚者加三阴交；阳虚者加关元，艾灸。主穴用毫针泻法。

天枢乃大肠募穴，疏通大肠腑气，腑气通则大肠传导功能复常。中脘为胃的募穴，使三焦之气通畅，则肠腑通调。足三里为胃经的下合穴，可以振奋胃气，使胃气降，腑气通，大便而下。天枢与足三里相配，一补一泻，调和气机，调理肠胃，传导功能即可恢复正常。支沟为三焦经络穴，其脉布达三焦，刺之宣通气机，致传导复常；曲池为手阳明大肠经腧穴，为多气多血之穴，有调和气血、通经活络、利水除湿之功；气海为任脉经穴，乃本经脉气所发，为生气之海，可调补下焦气机、补肾虚、和营血、祛寒湿，与足三里相配起到补气行水、建中化湿之功；三阴交为足太阴脾经穴，又是足三阴经之交会穴，有补脾胃、助运化、利水湿、疏下焦、通经络、滋肝肾之功；三阴交与曲池相配，有增强大肠的运化功能及健脾利湿、促进运化之功。

10. 亚健康

亚健康指非病非健康状态，这是一类次等健康状态（亚即次等之意），是介乎健康与疾病之间的状态，故又有“次健康”“第三状态”“中间状态”“游移状态”“灰色状态”等称谓。世界卫生组织将机体无器质性病变，但是有一些功能改变的状态称为“第三状态”，我国称为“亚健康状态”。

造成“亚健康状态”的原因是复杂多样的。一般认为，心因常起主导作用。随着现代化生活节奏的加快，社会竞争日趋激烈，人际关系复杂紧张，而使人的心理失衡。其次与膳食结构有关。当机体摄入热量过多或营养贫乏时，可导致机体失调。另外，个体的个性特征差异也起着特殊作用。具有过高的抱负，敌意感甚强的A型行为是造成“亚健康状态”的原因之一。具有这种行为特征的人还容易发生原发性高血压及糖尿病等。此外，“亚健康状态”形成的因素，还有过量吸烟、酗酒、大气污染、长期接触有毒物品等。

（1）诊断

我们通常说患了疾病，但在古代“疾”与“病”含义不同。“疾”是指不易觉察的小患，如果不采取有效的措施，就会发展到可见的程度，便称为“病”。这种患疾的状态，现代科学叫“亚健康”或“第三状态”，在中医学中称“未病”。“未病”不是无病，也不是可见的大病，按中医观点而论是身体已经出现了阴阳、气血、脏腑营卫的不平衡状态。

（2）辨证论治

我们的祖先早就意识到，有了疾病，除积极寻找除疾之法外，还积累了许多预防疾患的措施。《黄帝内经》曰：“圣人不治已病治未病，夫病已成而后药之，乱已成而后治之，譬犹渴而穿井，斗而铸兵，不亦晚乎？”由此可鲜明地看出，我们的祖先已认识到对疾病“未雨绸缪、防患未然”的重要。

金伯华教授认为：亚健康状态主要病机是心肾不交、脾失健运、气机失和。治疗当交通心肾、理气健脾、疏肝利胆、通达三焦。处方：内关、三阴交、足三里、中脘、灸神阙，以补法为主。内关宁心神、养心阴、通心络、振奋心阳；足三里补益气血、调和阴阳；三阴交滋阴益肾、健脾利湿、疏肝利胆、化滞行瘀；中脘通达三焦，调节五脏六腑之气血；灸神阙温煦脏腑、调阴阳。以上5穴配合治疗“亚健康”，体现了整体观念的原则。

（3）注意事项

保证合理的膳食和均衡的营养。其中，维生素和矿物质是人体所必需的营养素。人体不能合成维生素和矿物质，而维生素

C、B 族维生素和铁等对人体尤为重要，因此，每天应适当地补充复合维元素片；调整心理状态并保持积极、乐观；及时调整生活规律，劳逸结合，保证充足睡眠；增加户外体育锻炼活动，每天保证一定运动量。

二、金氏特色治疗

1. 胸痹

中医学的“胸痹”（有时亦称心痛），包括了现代医学的冠心病，真心痛是指心绞痛或心肌梗死之证，“心痛”之病名最早见于马王堆汉墓出土的《五十二病方》。其后《灵枢·五邪》也有心痛之病名，又有“卒心痛”“厥心痛”（《素问·谬刺论》）、“真心痛”（《素问·厥论》）。“胸痹”则首见于《金匮要略》。后世医家或以心痛或以胸痹称本病。均指以左胸膺部或中部发作性憋闷或疼痛为主要临床表现的一种病证。

（1）病因病机

胸部是阳气升发之处，如胸阳不振，脾运亦不健，造成寒凝瘀血，痰浊内生，痰浊和血瘀致使心脉闭阻，血行障碍，不通则痛，而见胸痛发憋。另脾阳虚，机体失于温煦，心气不足，或命门火衰及肝肾阴虚，从而导致胸阳不振。心主血脉，根据阴阳互根之理，阳损及阴，阴损及阳，最后导致阴阳俱虚，故此胸痹一证总的是以胸阳不振、气血失和、血行不畅、瘀血内阻为主要矛盾。其病位主要在心，但与脾、肾也有密切关系。

（2）辨证分型

①胸阳不振，心脉闭阻

胸闷发憋、气短，阵发性疼痛，心悸，面色暗或苍白，倦怠乏力，肢寒怕冷，或自汗出，纳差，夜寐不宁，小便清长，大便稀薄，舌质淡，胖嫩，舌苔白或腻，脉沉缓或结代。

②气滞血瘀，心络受阻

胸闷发憋，短气，心悸，阵发性胸痛，偏于左侧，痛引肩背，舌质暗、舌边有瘀点、瘀斑，烦躁，纳少，脉沉涩或结。

③脾虚聚痰，阻遏心络

一般形体肥胖，嗜睡。咳嗽痰稀，腰酸腿软，胸闷发憋，作痛，头蒙如裹，心悸不宁，时有体现，舌苔白或腻，脉滑或弦滑。

④肝肾阴虚，心血瘀阻

胸闷发憋刺痛，夜间较甚，头昏耳鸣，口干目眩，夜寐不宁，盗汗，腰酸腿软或足跟痛，舌质嫩红，脉细数或细涩。

⑤阴阳两虚，气血不继

胸闷心痛，有时夜间痛醒，心悸气短，头晕耳鸣，纳少倦怠，腰酸腿软，恶风肢冷或手心发热，夜尿频数，舌质暗紫，苔白少津，脉细数或结代。

（3）治疗方法

总的治则是活血化瘀，化滞通络，振奋心阳。根据不同证候分型配加穴位。

主穴：膻中、巨阙、内关、足三里、三阴交或心俞、厥阴俞、脾俞、肾俞。头蒙如裹加百会、囟会、太阳、四神聪、公孙。夜寐不宁加神门、头维、安眠、太溪。腰酸腿软加命门、肾俞、志室、关元、气海、太溪。心阳不振、心脉闭阻可温助心阳、宣通脉络，加中脘、通里；气滞血瘀、心络受阻可行气活血、化滞通络，加期门、太冲、血海；脾虚聚痰、心络阻遏可健脾化痰、除湿养心，加阴陵泉、丰隆（先刺，用泻法）、公孙；肝肾阴虚、心血瘀阻可滋补肝肾、活血化瘀，加太溪、膈俞、肝俞、肾俞；阴阳两虚、心血不继可调补阴阳、益气养血，加心俞、厥阴俞、命门、肝俞、脾俞。

方解：膻中属任脉经穴，又是八会穴中的气会，有调气降逆、宽胸利膈、振奋心阳之功，本穴属气会，故可行气活血，化滞通络，止痛。巨阙属任脉经穴，为心之募穴，有宁神调气、和胃利膈、调节心脏阴阳两虚之功效。内关属心包经，为心包之络穴，有理气镇痛、温补心阳、宣通脉络、宁心安神养心之功。足三里属足阳明胃经穴，为阳明胃经的合穴，有理脾胃、调气血、补虚弱、健脾化痰、除湿养心、调解阴阳、益气养血之功。三阴交属脾经，为肝、脾、肾三经交会穴，有健脾化湿、滋补肝肾、活血化瘀之功效。此 5 穴为治疗胸痹的主穴，对真心痛发作时也有显著疗效，5 穴相互配合，协同作用，能达到理想效果。

对于心脏后壁供血不足者重点选用背部俞穴。心俞宁心安神、理血调气、温助心阳；厥阴俞对治风湿心脏病、真心痛，有活血散瘀、通络止痛之功；膈俞活血化瘀，宽胸膈，舒气；脾俞调脾气、助运化、除水湿、和营血。心主血脉，脾统血，加上脾的功能亦达到活血化瘀的作用；肾俞调肾气、强腰脊。肾主水，心主火，水火既济可调阴阳、助肾阴、灭心火，达到益气养血之功。

依据临床表现，可以选加一些穴位，如百会为诸阳之会，可使清阳上升；神门为手少阴心经的原穴，有安心宁神、通络之功；通里为手少阴络穴，可宁神志、调心气，对心悸、心痛疗效理想；太冲为肝之原穴，有平肝、理血、通络的功效；配期门可达到行气活血、化滞通络的作用；丰隆为足阳明络穴，有除湿降痰、健脾之功。总之，加用的配穴都可起到对症治疗作用，从而达到治病必求其本的目的。

2. 中风

中风是以突然昏仆，不省人事，或半身不遂，言语不利，口角歪斜为主证的疾病。因起病急，变化多端，而以风行善变为特征，故称之为“中风”。本病相当于西医的脑出血、脑血栓形成、脑栓塞、蛛网膜下腔出血和高血压脑病等。

（1）病因病机

本病发生内因多为七情所伤、情绪紧张激动，外因为饮食失节、饮酒过多、劳累过度等诱因，而主要是素有气血虚亏，心、肝、肾三脏的阴阳偏盛或偏虚。倘由于情志所伤，易致心肝之火上逆，或因嗜酒，肥甘厚味过度，脾不健运，聚湿生痰，痰郁化热，肝火夹痰上扰蒙蔽清窍，以及肾阴不足，肝失所养，肝阳偏亢，导致阴阳失调、气血逆乱而致昏仆而倒等一系列“中风”症状。

本病由于发病深浅和病情程度不同，又有轻重之分。重者出现脏腑并经络症状，轻者出现经络症状，可分为中脏、中腑、中经络三种。中脏腑表现为闭证与脱证，病在心与肝的多表现为闭证，阳气偏盛于上，闭阻心神，痰浊上扰，蒙蔽心窍。病在心与肾的多表现为脱证，主要是由于阴亏于下，阳气浮越于上，阴阳相离所致。如闭证失治或治疗不当也可转为脱证，多预后不良。痰血瘀阻，气机不畅而出现偏瘫失语，口眼歪斜，肌肤不仁，肢体运动不灵活，半身不遂，舌强或不失语，病在经络，为中经络。

（2）辨证分型

本病的辨证，要鉴别闭、脱二证。闭证属实证，多由心肝火盛，痰热闭于清窍所致，脱证属虚证，多由真元虚弱，元阳暴脱所至。

①中脏腑

闭证：突然昏倒、不省人事、牙关紧闭、两手握拳、面赤身热、气粗口臭、躁扰不宁、喉中痰鸣，二便闭塞，舌质红苔黄腻、脉弦滑而数。

病证分析：肝阳暴张，阳亢风动，气血上逆，痰火壅盛，清窍闭塞。故突然昏仆、不省人事，牙关紧闭，两手握拳，面赤气粗，二便闭塞；风痰壅盛，故喉中痰鸣，乃为风夹痰火之证。

脱证：突然昏倒、不省人事、眼合口开、鼻鼾息微，手撒肢冷、遗尿、舌痿、脉细弱，或呼吸微弱、汗出如珠、如油，面赤如妆、脉微或浮大无根，是真阳外越的危候。

病证分析：由于元气衰微，阴阳离绝，脏气欲绝，证见目合口开、鼻鼾息微、手撒遗尿等危证，舌痿脉细弱为阴血亏损，元阳欲脱之象。四肢厥冷，面赤如妆、脉微或浮大无根为阴竭于下、孤阳上越，有暴脱之危。

②中经络

病未入脏腑或脏腑功能逐渐恢复，经络气血运行阻滞。证见半身不遂，肌肤不仁，口眼歪斜，舌痿，舌歪，或舌强不语，或曾有头疼眩晕，脉弦滑或数，舌质红苔白。

病证分析：阴阳失调，风痰入于经络，或中风在脏腑治疗后，脏腑功能逐渐恢复，但风痰仍壅阻经络，致经络气血运行不畅，证见半身不遂、肌肤不仁、手足麻木、口眼歪斜、言语不利；如兼有肝阳上亢、风阳上扰，证见头疼眩晕；若心肝火盛者，则可证见目赤面红、口渴咽干、烦躁等，乃风痰阻滞，脉多弦滑。

（3）*治疗方法*

①中脏腑

闭证：开窍息风，清火豁痰。取督脉和十二井穴及手足厥阴经穴为主，用毫针强刺激，泻法，以及三棱针放血。配穴：水沟、太冲、丰隆、涌泉、合谷、劳宫、内关。毫针强刺激，泻法，十二井穴用三棱针放血。

方义：此方配穴主要是平肝息风，清火豁痰，开窍起闭的功用。取督脉和十二井穴，以及手足厥阴经穴为主，此配方穴位是由于能通调人身阴阳二气，以及督脉、手足厥阴、足阳明的经气，而使机体产生调整作用的结果。闭证的病机，为阴阳之气的壅闭逆乱，取十二井穴，是通三阴三阳之经气，点刺出血是泄其壅热，使气通而闭开。督脉为诸阳经之总督，本病由于阳亢火盛，火盛则风动，故泻水沟以调督脉，使阳经上亢之气火得以清泻；肝脉上巅，泻太冲调肝经的经气，以平息上越的风火；脾胃为生痰之源，痰浊壅滞，因于气失化运，取足阳明经的别络丰隆，宣通脾胃二经之气机，使之起化浊痰的作用；而内关为手厥阴之络，又为阴维交会穴，手厥阴经脉，下膈络三焦，阴维主一身之里，故有宣通上中下三焦气机的作用。

脱证：补益阳气，回阳固脱。取任脉经穴为主，用大艾炷灸之，不拘壮数或针刺百会，足阳明经穴位，以汗收、肢温、脉起为度。配穴：关元、神阙（灸）、百会、足三里、内关补法。

方义：任脉为阴脉之海，根据阴阳互根的原理，如元阳外脱，必从阴中以救阳，关元为任脉与足三阴经之会穴，为三焦元气所出，通联命门真阳，是阴中有阳的穴位，脐为生命之根蒂，神阙位于脐中，任脉为真气所系，故重灸二穴，以回垂绝之阳，阳气复来可以挽回外脱；足三里是足阳明胃经之合穴，以通调胃腑气机，有强壮作用，为补穴；百会乃为诸阳之会，有提升回阳之功。

②中经络

平肝息风，降逆，醒脑开窍，滋阴潜阳，行气活血，通经活络，调补阴阳。以手足阳明经、太阳、少阳经和足三阴经，相互调补，方建奇功，比原独取阳明之说效果显著，运用阴阳经治疗中经络，调节脏腑功能，调和阴阳之虚实。对多年不愈，年老体弱者，运用背部俞穴及华佗夹脊穴，效果更理想。

配穴：阳经：上肢取肩髃、肩髎、臂臑、曲池、外关、腕骨、合谷、中渚。下肢取居髎、环跳、承扶、风市、委中、阳陵泉、足三里、绝骨、昆仑。阴经：上肢取前肩髃、云门、侠白、尺泽、内关、劳宫。下肢取急脉、气冲、髀关、伏兔、阴市、迈步（膑骨上沿 4 寸正中凹陷中）、阴陵泉、三阴交、太溪、涌泉。失语有瘀血者，金津、玉液放血，或深刺直达咽喉。时间长者，大椎、哑门点刺，增音、上廉泉点刺，泻法，不留针。吞咽困难或呛咳选天突、风府、增音（奇穴）、上廉泉点刺，泻法，不留针。头部选穴取血栓点三针（率谷上5分处呈三角形）。梗点平刺，风府、头窍阴、风池、攒竹、四神聪、囟会。手拘挛选八邪、合谷透后溪、腕关节齐刺。足拘挛取八风、解溪、丘墟透照海、申脉、然谷。足内翻取纠内翻（承山外1寸）深刺。足外翻取纠外翻（承山内1寸）深刺。肘拘挛取曲池透少海、天井、曲泽、郄门。抬举困难取肩井、巨骨、伴肌肉萎缩者穴位注射维生素B_1、维生素B_{12}。时间较长形成硬瘫（痉挛性瘫痪，下同）者采用十二透针，颊车透地仓，腋缝透胛缝，肩髃透臂臑，曲池透少海，外关透内关，合谷透后溪，风市透阴市，阳陵透阴陵，绝骨透三阴交，昆仑透太溪，太冲透涌泉，阴谷透膝阳关。病程较长、体质较虚形成软瘫者选华佗夹脊穴，督脉，背部腧穴，自颈5至腰4隔一椎体刺夹脊穴（督脉旁开5分），配合背部腧穴和督脉经穴，如大椎、命门。

方义：阳明经是多气多血之经，阳明经气血通畅则正气盛，就能达到输通气血、通经活络的功用。手足阳明经均上达头面，下行手部、足部，尤其足阳明胃经是较长的一条经，上至头面，下达足趾。如口眼歪斜取颊车、地仓，是就近取穴，以调局部的经气；曲池、合谷为手阳明原穴、合穴，因此有活血通络的作用；外关为手少阳之络，通于阳维脉，有疏散肌表风邪的功用；环跳、风市、阴市为阳明胃经和少阳胆经穴，有疏通气血、调节经络治麻木之功；足三里是胃经之合穴，又是阳明经之穴，因此有疏调阳明经气、使脾胃之气健运不息、强筋骨健步之功。手足三阴经有养心、通络、健脾利湿、滋阴平肝之功用，太冲为足厥阴肝经穴，肝主风，肝风内动而致中风，太冲可散风降逆、镇肝。内关、三阴交、髀关、背部腧穴及华佗夹脊穴，可调节脏腑虚实，尤其对老年体弱者更为实用。

对久治不愈的半身不遂，病程较长或未及时治疗者（甚至有的已达10年以上），采取十二透法、强刺激、大幅度捻转、提插、雀啄、振颤等手法，透穴一针可刺两条经甚至三条经，因此对调解全身经脉，疏通气血，条达脏腑，恢复元气起着重要作用。

（4）小结

每个病人都有一定的特殊性，虽然病是一类，但都有具体情况，因此辨证、立法、处方、手法都要因病制宜，因人制宜，不能千篇一律。依据多年的临床经验，对本病的认证和治疗有如下体会。

①西医诊断为脑出血和大面积脑梗死，符合中医中风病辨证中的中脏，抢救不及时或愈后不良多死亡。病情缓解形成后遗症半身不遂，多表现为肌张力下降，四肢松软无力，为软瘫。西医诊断为脑血栓形成或脑梗死在一侧面积不大者，中医辨证为中腑，经抢救后形成半身不遂，多表现为肌张力增强，患侧手足拘挛，为硬瘫。西医诊断为脑血管意外和脑血管痉挛者，表现为半身麻木及轻微半身不遂，中医辨证为中经络。经针灸治疗，软瘫者恢复比较缓慢，硬瘫及中经络者恢复较快，愈后良好，部分患者可恢复正常工作。

②多年经验总结出，诊断本病，特别是形成半身不遂后的恢复期间，观察舌下系带两侧的血管变化，对诊断脑血管病的形成及变化有一定的指导意义。如舌下血管成绳状，色暗紫，多为脑血栓形成。舌下血管成绳状细散，色暗，多为脑梗死。舌下血管散状，色暗红，深入到舌根，多为脑血管意外或脑出血。舌下血管中间粗但分支清晰，色红，多为中经络。舌下血管中间细，略散在，色红，多为中络或脑血管痉挛。采用3寸毫针沿金津、玉液直刺达咽喉，泻法，不留针，或舌下放血，对本病治疗有非常重要的意义，尤其对语言不利者可直接达到通经活络、活血化瘀之功效。

3. 面瘫

面瘫是以面部表情肌群运动功能障碍为主要特征的一种病证，一般症状是口眼歪斜。它是一种常见病、多发病，不受年龄限制。患者面部往往连最基本的抬眉、闭眼、鼓嘴等动作都无法完成。分为周围性和中枢性两种。周围性面瘫发病率很高，而最常见者为面神经炎或贝尔麻痹。平常人们所常说的面瘫，在多数情况下是指面神经炎。此处主要介绍周围性面瘫。

（1）病因病机

面瘫病因有内外因之分。隋代巢元方《诸病源候论·风口㖞候》说："风邪入于足阳明、手太阳之筋，故使口㖞僻。"除了巢氏所主张的外因说之外，清代林佩琴《类证治裁》又说："口眼㖞斜，血液衰涸，不能荣润筋脉。"喻嘉言《医门法律》也说："口眼㖞斜，面部之气不顺也。"他们认为面瘫也可因气血不足而产生。现多认为其发病是因脉络空虚，虚邪贼风乘虚而入，侵犯经络，致面部肌肉纵缓不收。风寒证多有面部受凉因素，如迎风睡眠、电风扇对着一侧吹风过久等。一般无外感表证。风热证往往继发于感冒发热、中耳炎、牙龈肿痛之后，伴有耳内、乳突轻微作痛。

（2）辨证分型

①虚证

脉络空虚、风寒痹阻可突然出现眼睑闭合不全，伴恶风寒，发热，肢体拘紧，肌肉关节酸痛，舌质淡红，苔薄白，脉浮紧或浮缓。

②实证

酒后感受风寒实邪、湿热邪毒痹阻经络可突然出现眼睑闭合不全，伴口苦，咽干微渴，肢体肌肉酸楚，舌边尖微红，舌苔薄黄，脉浮数或弦数。

（3）治疗方法

主穴：翳风、颊车、大迎、地仓、颧髎、四白、迎香、水沟、承浆、攒竹、阳白、瞳子髎、丝竹空、合谷（健侧）、列缺（患侧）。

配穴：风邪盛加风池，流泪加睛明，气滞加中脘，气血虚加足三里、神阙加灸，虚证加球后，湿热邪毒痹阻经络的加阴陵泉，并在局部放血。

采用“牵拉针刺法”，如水沟和承浆针尖斜向患侧牵拉，歪向健侧的嘴唇就可以恢复正常，四白向上、阳白向下眼睑就可以闭合，先刺地仓、后刺颊车，主牵拉次防牵拉太过。

（4）小结

①金伯华教授认为，面瘫以内伤七情、外感六淫为发病主因，初期切忌手法过重，因邪在络。如果泻其太过会引邪入里，很难恢复。正虚邪实型面瘫，扶正与祛邪同时兼顾；正安邪实者，着重用泻法；湿热邪毒壅盛者，要用放血法直接泻其湿邪。

②治疗面瘫重用“翳风”穴，“翳风”穴是发病之源，通过按压“翳风”穴可以判定疾病的发展程度，指压会感觉有明显的絮状物或球状物或索状物，对于诊断面瘫有非常重要的价值。“翳风”也是针刺面瘫的首选穴。

③根据经脉所过主治所及的理论，强调用健侧合谷、患侧列缺。

4. 面抽

面肌痉挛，又称面肌抽搐。为一种半侧面部不自主抽搐的病证。抽搐呈阵发性且不规则，程度不等，可因疲倦、精神紧张及自主运动等而加重。起病多从眼轮匝肌开始，然后涉及整个面部。本病多在中年后发生，常见于女性。本病病因不明，现代西医学对此尚缺乏特效治法。目前一般采用对症治疗，但效果均欠理想。西医治疗多采用伽马刀，中医治疗一般建议采用三位一体综合疗法。

（1）病因

面肌痉挛为阵发性半侧面肌的不自主抽动，通常情况下，仅限于一侧面部，因而又称半面痉挛，偶可见于两侧。开始多起于眼轮匝肌，逐渐向面颊乃至整个半侧面部发展，逆向发展的较少见。可因疲劳、紧张而加剧，尤以讲话、微笑时明显，严重时可呈痉挛状态。多在中年起病，最小的年龄报道为 2 岁。以往认为女性好发，近几年统计表明，发病与性别无关。该病发展到最后，少数病例可出现轻度的面瘫。

（2）临床表现

面肌痉挛即面部一侧抽搐（个别人出现双侧痉挛），精神越紧张，激动痉挛越严重。由于面肌痉挛的初期症状为眼睑跳动，民间又有“左眼跳财，右眼跳灾”之称，所以一般不会引起人们的重视，经过一段时间病灶形成，发展成为面肌痉挛，连动到嘴角，严重的连带颈部。面肌痉挛可以分为两种，一种是原发型面肌痉挛，一种是面瘫后遗症产生的面肌痉挛。两种类型可以从症状表现上区分出来。原发型的面肌痉挛，在静止状态下也可发生，痉挛数分钟后缓解，不受控制；面瘫后遗症产生的面肌痉挛，只在做眨眼、抬眉等动作时产生。

（3）检查

应常规进行脑电图、肌电图检查，必要时还应进行乳突、颅骨 X 线摄片，头颅 CT 及 MRI 检查，以排除乳突及颅骨疾患。

（4）辨证论治

辨证：脾肾不足，筋脉失养、肝风内动。

立法：调补脾肾、养血荣筋、疏肝通络。

针灸治疗：引邪下行，扶正以祛邪。

处方：太冲、足临泣、太溪、绝骨、足三里、翳风、颊车、迎香、中脘、神阙（灸）、足三里、面抽起始点。

方义：扶正祛邪，益气疏肝，温煦脏腑，通络止抽。

（5）小结

金伯华教授认为：此病以上病下取为主，引邪下行，扶助正气，足临泣、太冲，先针以引邪下行；太溪、绝骨、滋补肝肾扶助正气，邪下正上，面抽自止。面部刺法要领为轻刺、浅刺、细针操作、选穴要少。

5. 三叉神经痛

三叉神经痛，中医称之为“面痛”“面颊痛”或“面风痛”，是指三叉神经分布区域内反复发作的阵发性、短暂、剧烈疼痛。患发本病的患者，疼痛难忍，给日常生活及工作带来了诸多不便，三叉神经痛往往难以治愈。

（1）病因病机

西医认为三叉神经痛可分为原发性和继发性。原发性三叉神经痛的病因尚未明确。目前认为三叉神经在脑桥被异行扭曲的血管压迫后根，局部产生脱髓鞘变化而导致疼痛发作。继发性三叉神经痛多有明确的病因，如颅底或桥小脑角的肿瘤、转移瘤和脑膜炎、脑干梗死、多发性硬化等侵犯三叉神经的感觉根或髓内感觉核而引起的疼痛，多伴有邻近结构的损害和三叉神经本身的功能丧失。

早在明代《证治准绳》中就有记载：“面痛属火，盖诸阳之会皆在于面，而火阳类也……暴痛多实，久痛多虚……颊车发际皆痛不开口，言语饮食皆妨，在额与颊上常如糊，手触之则痛；此足阳明经受风毒传入经络，血凝滞而不行，故有此证。”面部为一身阳经之会，足三阳经筋结合于頄（面颧部），手三阳经筋会于角（头角部）。金伯华教授认为，疼痛位于眼部或眶上，多为足太阳经病变；疼痛位于鼻部、牙根、面颊、上下颌处，多为手足阳明经及手太阳经病变。

颠顶之上，唯风可即，外感风寒之邪，袭于面部经络，寒性收引，凝滞经脉，气血痹阻，遂致面痛；或因风热毒邪，浸淫面部，影响经脉气血运行而发面痛。精神因素亦可诱发此病。七情过极，郁久化火，致肝火上炎至面部经络；或肾阴不足，肝阳偏亢，引动内风，上窜面部作痛。素体脾虚，或素嗜食肥甘厚味而致脾虚，或年老正气亏虚，气虚则运血无力，日久致血液瘀滞于阳经所行面部发为面痛。金伯华教授认为，风、火、寒邪是外因，肝肾不足，气虚血瘀是其发病的内因，内外因相互作用导致面痛。

（2）诊断

①成人及老年人多发，40 岁以上患者占 70% ~ 80%，女性多于男性，骤然发作，无任何先兆，多为一侧。发作时，疼痛剧烈如刀割、电击一样，持续数秒甚至 1 ~ 2 分钟，常伴有面肌抽搐、流泪、流涎、面潮红、结膜充血等症状。

②面部三叉神经分布区阵发性剧烈疼痛，历时数秒甚至 1 ~ 2 分钟，每次疼痛情况相同。

③疼痛可由口、舌的运动或外来刺激引起，常有一“扳机点”，触之即痛，多在唇、鼻翼、眉及口腔内等处，因怕引起发作，病人常不敢洗脸，减少饮食以致面部污秽，消瘦，严重者身体虚弱，卧床不起。

④约 60% 患者疼痛发作时伴有同侧眼或双眼流泪及流口水。偶有面部表情肌出现不能控制的抽搐，称为“痛性抽搐”。有的皮肤发红、发热，约 27% 的患者痛时伴有发凉，偶有剧痒者。半数以上患者于痛时按压或揉搓患部以减轻疼痛，偶有不停咀嚼或咂嘴以减痛者。

⑤疼痛局限于一侧三叉神经一支或多支分布区，以右侧及上颌支、下颌支区多见，两侧疼痛者少见（0.6% ~ 5.3%），多先后患病，同时疼痛者更少，多一侧轻一侧重。

⑥疼痛呈周期性发作，不痛期（几日至几年）渐短，逐渐严重影响进食及休息，以致痛不欲生，自愈者少见。

（3）辨证分型

①风寒袭络

风寒之邪袭于面部阳经经络，寒性收引，凝滞经脉，气血痹阻，遂致面痛，症见颜面部疼痛，遇寒则甚，得热则舒，流清涕，或手足发凉，舌淡，苔白，脉浮。

②风热袭络

风热毒邪，浸淫面部，影响经脉气血运行而发面痛。症见面痛，痛处有烧灼感，得热则痛甚，伴流涎，目赤流泪，或口干咽痛，舌红，苔薄黄，脉数。

③肾阴不足，肝阳上亢

肾阴亏虚，肝阳上亢，阳亢化风，上窜面部阳经经络作痛。症见颜面部胀痛，或伴头晕、头痛，心烦易怒，胁痛，口苦，多梦易醒，舌红，苔薄黄，脉弦细。

④气虚血瘀

素体脾虚，或素嗜食肥甘厚味而致脾虚，或年老正气亏虚，气虚则运血无力，日久致血液瘀滞于阳经所行面部发为面痛。症见面痛如刺，固定不移，伴倦怠、乏力，舌暗淡、有瘀斑，苔薄白，脉弦细而涩。

⑤肝火上炎

多因七情过极致肝阳化火，肝火上炎至面部经络，致经络受阻而发作面痛。症见颜面部呈阵发性电击样疼痛，痛时面红目赤，伴眩晕，口苦咽干，烦躁易怒，胁肋满闷，尿黄赤，大便燥结，舌红，苔黄燥，脉弦数。

（4）治疗方法

①肾阴不足

此证型临床最为常见，当滋阴平肝，化滞通经。毫针取太溪（补）、足三里、列缺（平补平泻）、曲池、太冲、阳陵泉（泻）；火针取迎香、地仓、颧髎、四白、下牙龈扳机点。

②气虚血瘀

治当健脾益气，活血通络。毫针取太溪、照海、公孙（补）、足三里、三阴交、中脘（平补平泻）、支沟（泻）；火针取迎香、地仓、颧髎、太阳、眶上。

③肝火上炎

治当平肝息风。毫针取太溪（补）、太冲、足临泣、蠡沟（泻）、足三里（平补平泻）、中脘、曲池、三阳络（泻）；火针取牙龈、迎香、颧髎、太阳、下唇痛处，每穴快速点刺3 ~ 4下，不留针，隔日1次，10次为1个疗程。

（5）小结

金伯华教授善用火针治疗本病，疗效非常显著，多针到痛止，证属寒、热、瘀均可。火针疗法是利用一种特殊材料制成的针，将其在火上加热烧红后，迅速刺入人体一定穴位或部位以达治病目的的疗法。用其治疗本病机理如下：风寒外袭而致面痛，火针可以通过其温热之功刺激腧穴经络，温经散寒，驱邪外出，邪气散则痛缓；气虚血瘀，瘀血阻滞于面部经络，火针疗法通过其温煦机体，疏通经络，鼓舞气血运行之功，使经筋得养，则面痛缓解；风热之邪侵袭面部而发面痛者，则可利用火针驱邪之功，通过温通经络，行气活血，引动风热毒邪出于阳明经络，从而热清毒解，“热病得火而解者，犹如暑极反凉，乃火郁发之之义也”。

金伯华教授运用火针，强调“红”“准”“快”。“红”是指乘针体烧至通红时，迅速刺入穴位或部位。针体通红时施术，火针穿透力强，阻力小，并能缩短进针时间，减少病人痛苦，刺激最强，疗效最好。“准”指进针要准，因火针进针后不能再变动，如针刺不准确也不能再调整，因此要取得好的效果，进针时必须准确。“快”指进针要快，动作快可使患者不受痛苦或少受痛苦，平时必须练好指力和腕力，做到进针准确，快速敏捷。

6. 耳鸣、耳聋

耳鸣是指自觉耳内鸣响，耳聋是指听觉减退或听觉丧失。西医学神经性耳聋、中耳炎、听神经病变等疾病可参照本病。

（1）病因病机

①实证

肝火上扰型多因情志不畅，久郁化火；或暴怒伤肝，肝火内生，上盛而跃，发为耳鸣，甚则耳聋。痰火上壅型多因饮食不节，炙煿厚味，致脾胃受损，痰浊内生，火热内蕴，痰火互结，上壅清窍，与气相击，发为耳鸣，甚则耳聋。

②虚证

肝肾阴虚型多因病后失养，劳累过度，年老体衰，阴液内耗，肝肾阴亏，髓海不足，虚火内生；或阴虚阳浮，上扰清窍，发为耳鸣，甚则耳聋。肾精亏虚型多因病后失养，劳累过度，年老体衰，肾阳亏虚；或阳不化阴，以致阴阳两虚，风邪乘虚随脉入耳，与气相击，发为耳鸣，甚则耳聋。

（2）辨证论治

①实证

肝火上扰。治当清泻肝火。处方：太冲、足临泣，太溪、三阴交、角孙、率谷、翳风、听宫、听会，平补平泻，期门（泻法）。

痰火上壅，痹阻耳窍。治当散壅化痰、清利湿热。处方：三阴交、阴陵泉、丰隆、中脘、曲池、翳风、听宫、听会。

②虚证

肝肾不足，肝阳上亢。治当滋补肝肾、平肝潜阳。处方：太冲、足临泣，太溪、三阴交、足三里（补法），中脘（灸法），角孙、率谷、翳风、听宫、听会，平补平泻。

肾精不足。治当补肾添精，益气生髓。处方：太溪、足三里、中脘、关元（灸法）、中渚、翳风、听宫、听会。

（3）小结

金伯华教授认为：虚则补之，实则泻之，要灵活运用，补中有泻，泻中有补，兼而顾之。耳鸣、耳聋一般同时发作，或相互转化。早期治疗效果良好，故治疗应及早，以免发展为不可逆之恶疾。治疗要注重上病下取，先针太冲和足临泣是引邪下行，翳风穴、听宫、听会为针刺直达病所。

7. 斑秃

斑秃俗称“鬼剃头”，中医称之为“油风”，是一种骤然发生的局限性斑片状的脱发性毛发病。其病变处头皮正常，无炎症及自觉症状。又称神经性脱发。若整个头皮毛发全部脱落，称全秃；若全身所有毛发均脱落者，称普秃。

（1）病因病机

大病之后，气血耗损，或久病耗伤气血，不能温煦肌腠，毛发不得濡养，发根不固而发；情志不遂，暴怒伤肝，致肝阳暴张，引动内风，气血运行不畅，毛发不得濡养而脱发；或为情志所伤，日久致气血瘀滞、血瘀毛窍而致头发脱落。

（2）鉴别诊断

①白癣

不完全脱发，毛发多数折断，残留毛根不易被拔出，附有鳞屑。断发中易查到真菌。好发于儿童。

②梅毒性秃发

虽也呈斑状秃发，头发无疤痕形成，但边缘不规则，呈虫蛀状。脱发区脱发也不完全，数目众多，好发于后侧。伴有其他梅毒症状，梅毒血清学检查阳性。

③假性斑秃

患处头皮萎缩，光滑而带有光泽，看不见毛囊开口，斑片边缘处无上粗下细的脱发。

（3）辨证分型

①气血亏虚

脱发呈渐进性加重，范围逐渐增大，头发枯黄易断，伴倦怠乏力，气短，面色白，舌淡，苔薄白，脉细弱或沉。

②肝阳暴张

脱发突然，呈多处，大小不一，伴心烦易怒，胁痛，面红目赤，头晕，舌红，苔黄，脉弦紧。

③气滞血瘀

头发成片脱落，病程较长，或伴面色晦暗，舌暗，有瘀斑，苔白，脉弦涩。

（4）治疗方法

以上各型局部治疗基本一致，局部脱发处根据脱发范围大小给予围刺、扬刺、齐刺。

①气血亏虚：益气补血

取穴：足三里、血海、气海、公孙、太溪、三阴交。

方义：足三里升阳益胃，三阴交滋阴健脾，为气血亏虚治疗不可缺少之穴。气海为任脉之要穴，是本经脉气所发，生气之海，气血所会，为补气之要穴。“肾主精，其华在发”，故取太溪以益肾生发。公孙为足太阴经络穴，有联络脾胃二经各部气血的作用。取血海以行血养血。诸穴共奏益气补血之功。

②肝阳暴张：平肝潜阳

取穴：风池、太冲（泻）、足临泣（泻）、肝俞（泻）、胆俞（泻）、太溪（补）。

方义：肝阳暴张，引动内风，故祛风为第一要义，风池穴为手足少阳、阳维之会，为祛风要穴，可达此功。肝与肾联系密切，肝肾阴阳相互滋生、相互制约，肾阴滋养肝阴，共同制约肝阳，以使肝阳不亢，太溪为足少阴肾经之原穴，针以补法，以达滋补肾阴之功。太冲为足厥阴肝经之原穴，针以泻法，以达平肝潜阳之力，补太溪、泻太冲，共奏补肾平肝之功。取足临泣、肝俞、胆俞，针以泻法，共奏平肝潜阳之功。

③气滞血瘀：行气活血化瘀

取穴：气海、血海、膈俞、中脘、三焦俞、合谷。

方义：气海配血海，有行气活血、通经散瘀之作用。膈俞为八会穴之血会，有活血化瘀的作用。三焦是诸气上下运行的通路，取中脘、三焦俞以通达三焦。合谷为大肠原穴，能升降宣通。诸穴共奏行气活血化瘀之功。

（5）小结

①金伯华教授认为，斑秃的针灸治疗要注重局部与整体取穴相结合。局部脱发处取穴为“治标”，整体取穴则为“治本”，如此，才能做到“标本兼治”。针灸选用的主穴有：风池、上星、头维、百会，风池为祛风要穴，可驱外风及内风；上星可升清降浊；头维为足阳明胃经与足少阳胆经、阳维脉之交会穴，有向头之各部输送胃经的阳气和精微物质的作用；百会属于督脉，手足三阳经及督脉的阳气在此交会，有升阳益气之功，诸穴共奏祛风、益气之功。还要重视多种治疗方法并用，针灸可配合中药内服及鲜姜汁搓擦脱发区。

②除斑秃外，临床还有一种常见的脱发类型称为脂溢性脱发，金伯华教授认为，多由肝肾不足，气血亏虚或由气滞血瘀而致，临床上多辨证论治结合西医分型对症治疗。脂溢性脱发且头皮触之松软者，中医辨证为气虚，应重用生黄芪 30 ~ 50g，何首乌 20 ~ 30g。生黄芪为补气之圣药，有补气升阳之功效，可引气上行，使正气上达于头部，以达到固发之作用，气虚严重者，可应用炙黄芪以加强补气之功效；何首乌有补益精血、固肾乌发的作用。脂溢性脱发者不能用黑芝麻，可应用核桃仁 20g；而神经性脱发则应重用黑芝麻 20g。针灸治疗上，金伯华教授选用的主穴有风池、上星、头维、四神聪，风池为祛风要穴；上星可升清

降浊；头维为足阳明胃经与足少阳胆经、阳维脉之交会穴，有向头之各部输送胃经的阳气和精微物质的作用；四神聪为经外奇穴，有清头宁神之功，诸穴共奏清利头目之功，以达生发固发之效。属气血亏虚者，可加用足三里、中脘、至阳、大椎，配合五脏俞；属气滞血瘀者，可加用太冲、期门、血海、膈俞、命门。

8. 子宫肌瘤

子宫肌瘤属中医学“石瘕”“癥瘕”范畴。

（1）病因病机

古人对其病因病机早有所认识，如《景岳全书·妇人规》曰：“瘀血留滞作癥，惟妇人有之。其证则或由经期，或由产后，凡内伤生冷，或外受风寒，或恚怒伤肝，气逆而血留；或忧思伤脾，气虚而血滞；或积劳积弱，气弱不行，总由血运之时，余血未尽，而一有所逆，则留滞日积，而渐以成癥矣。”归纳起来，子宫肌瘤是本虚标实之证，其病因病机多为产后或经期外感六淫，内伤七情，或多产、房劳等导致气血不和，脏腑失调，进而损伤冲任，血、瘀、痰、湿相结，阻于胞宫日久积而成瘕。又因月经量多、经期延长，不断耗损阴血，消耗正气，更加重了“瘕”的存在，由此因果互生，交错盘结以致本虚标实。

（2）辨证分型

①气滞血瘀

因情志所伤，肝气郁结，气滞血瘀，瘀留胞宫，积而成癥瘕。轻者月经正常，重者经行血崩或漏下不止，乳房胀痛，小腹作胀或隐痛，有肛门部下坠感，舌质暗红，边有紫斑点，脉沉弦或细涩。

②寒凝血瘀

因产时或产后寒湿之邪乘虚而入，或经期冒雨涉水，过食生冷，致气血凝滞，瘀阻胞宫，积而成癥瘕。症见畏寒肢冷，下腹部喜温喜按，舌淡，苔白，脉沉迟。

③气虚血瘀

因素体脾虚，或饮食、劳倦、思虑伤脾气，气虚行血无力，瘀阻胞宫，积而成癥瘕。症见经期懒言乏力，月经量少，月经错后，舌淡，苔白滑或白腻。

④阴虚火旺

月经先期，经行血崩或漏下不止，胸中灼热，或下腹内觉热，乳头痒或刺痛，或乳房胀痛牵及腋窝，经后赤白带下，或黄白相杂，舌质红，苔少津或薄黄，脉弦细或细数。

（3）治疗方法

①气滞血瘀：理气行滞，化瘀消癥

处方：三阴交、足三里补法，血海、太冲、中脘平补平泻，气海补法，中极、期门、归来平补平泻，子宫穴泻法。

方义：中脘通达三焦，太冲期门疏肝理气，中极、气海、归来、子宫穴理气调经消癥，血海活血化瘀通络，足三里、三阴交调补气血。

②寒凝血瘀：温经散寒，化瘀消癥

处方：三阴交、足三里平补平泻，关元（灸）补法，中极、归来、天枢、阳陵泉、血海平补平泻，蠡沟、子宫穴泻法。

方义：关元补中益气散寒通络，三阴交、足三里调补气血，中极、归来活血散瘀通络，中脘、天枢通调三焦，温经散寒，阳陵泉、血海、子宫穴活血化瘀，散寒。

③气虚血瘀：益气养血，化瘀消癥

处方：三阴交、足三里（灸）补法，中脘平补平泻，气海（灸）、关元（灸）补法，中极、归来平补平泻，太溪、神阙（灸）补法，子宫穴泻法，内关平补平泻。

方义：三阴交、足三里调补气血，中脘通达三焦，中极、归来、子宫穴活血散瘀通络，气海、关元、神阙补中益气，补血散瘀，内关养心益气。

④阴虚火旺：滋阴清热，散瘀消癥

处方：太溪、三阴交补法，足三里、中脘、中极、归来平补平泻，子宫、曲池、公孙泻法。

方义：太溪、三阴交养阴益肾，足三里、中脘调补气血，中极、归来、子宫穴散瘀通络，曲池清热抑火，公孙健脾益阴。

（4）小结

金伯华教授认为：本病多因气滞、血瘀、劳累所致，治疗本病重在调血，再配合行气散瘀，以达到气血调和、瘀结消散之目的。除针灸外，常配用活血化癥中药如蜂房、水蛭、穿山甲、三棱、莪术等，一般肌瘤在3cm以下治疗可化，超4cm以上实性瘤不易化解。

9. 痛经

凡在经期或经行前后，出现周期性小腹疼痛，或痛引腰骶，甚至剧痛晕厥者，称为“痛经”，亦称“经行腹痛”。西医学把痛经分为原发性痛经和继发性痛经，前者又称功能性痛经，系指生殖器官无明显器质性病变者，后者多继发于生殖器官某些器质性病变，如盆腔子宫内膜异位症、子宫腺肌病。本节讨论的痛经，包括西医学的原发性痛经和继发性痛经。功能性痛经容易痊愈，器质性病变导致的痛经病程较长，缠绵难愈。

（1）病因病机

我国中医学对痛经的病因早有认识，《妇人良方大全》认为痛经有因寒、气郁、气结者。《医宗金鉴·妇科心法要诀》指出痛经有寒热、虚实之不同。《傅青主女科》认为痛经与肝、肾、脾有关。

现代中医对痛经的病因、病机有了进一步的阐述。认为经期或经期前后，血海由满盈而泻溢，气血变化急骤，这时致病因素如情志所伤、起居不慎或六淫为害等可乘机侵入，导致冲任瘀阻或寒凝经脉，使气血运行不畅，胞宫经血流通受碍，以致不通则痛；或冲任、胞宫失于濡养，不荣则痛。

（2）鉴别诊断

盆腔炎：左右少腹疼痛拒按，多伴有发热，白带增多，不具有周期性发作的特点。

经行吐衄：小腹疼痛，多伴有周期性的吐衄或衄血，且经量减少或不行等。

异位妊娠：可有停经史，阴道有少量血，突起一侧少腹撕裂样痛，腹部检查有明显压痛及反跳痛，妊免试验阳性。

堕胎：有停经史和早孕反应，阴道流血和腹痛时往往可见胚胎排出，尿妊免试验阳性或弱阳性。

（3）辨证分型

①气血虚弱

素体虚弱，气血不足，或大病久病，耗伤气血，或脾胃虚弱，化源不足，气虚血少，经行血泄，冲任气血更虚，胞脉失于濡养，“不荣则痛”，故痛经。

②气滞血瘀

素性抑郁，或忿怒伤肝，肝郁气滞，气滞血瘀，或经期产后，余血内留，蓄而成瘀，瘀滞冲任，血行不畅，经前、经时气血下注冲任，胞脉气血更加壅滞，“不通则痛”，故痛经。

③寒凝血瘀

经期产后，感受寒邪，或过食寒凉生冷，寒客冲任，与血搏结，以致气血凝滞不畅，经前、经时气血下注冲任，胞脉气血更加壅滞，“不通则痛”，故痛经。

（4）治疗方法

①气血虚弱：益气养血，调经止痛

处方：命门、肾俞、脾俞补法，大肠俞平补平泻，太溪、关元、足三里补法，大赫、腰阳关平补平泻，气海（灸）补法。

方义：命门者乃“生命之根”，为生气之源，其真气通于肾，取之培元固本。肾俞、大赫针后加灸，与命门共起益肾调养先天之功。关元为“元阴元阳交关之所”，主治“诸虚百损”，取之可温补下焦之气而理冲任。取足三里补脾胃而益气血，气血充足，则冲任调和而行经痛止。

②气滞血瘀：理气行滞，化瘀止痛

处方：气海、中极、关元、归来、合谷（平补平泻），三阴交补法，地机泻法，八髎平补平泻。

方义：中极、关元系于胞宫，可疏通冲任脉气，调经止痛。三阴交为足三阴经的交会穴，可以通调气滞，疏下焦调血室以止疼痛。气海为任脉经血，为生气之海，有调补下焦、和营血、理冲任之功。地机是脾经郄穴，善能和脾理血、调燮胞宫。八髎是治疗痛经的效穴。配合使用，可使患者经期止痛。

③寒凝血瘀：温经散寒，化瘀止痛

处方：气海、关元、中极（三穴加灸），归来、足三里、三阴交。

方义：足三里可调和气血，疏通经络，化瘀行滞。

（5）小结

金伯华教授认为痛经有虚实之分，虚分为气虚、血虚；实分为气滞、寒凝、血瘀。故实证予以行气活血，祛瘀止痛，疏通胞宫。虚证予以补益气血，调经止痛。加中药配合给予乌鸡白凤丸，艾附暖宫丸效果显著。

10. 乳腺增生

乳腺增生病，中医学称之为“乳癖”，是乳腺组织的良性增生性疾病，主要表现为乳房胀痛和乳房结块，并多随月经周期或情志改变而变化。其发病率占育龄妇女的40%，占全部乳腺疾病的75%，是最常见的乳腺疾病。发病年龄多在25 ~ 45岁，社会地位高、受教育程度高、初潮早、大龄初孕和绝经迟的妇女为本病高发人群。

（1）病因病机

主要由于肝气郁结所致，郁怒伤肝，木失条达，肝气所乘，肆虐侮土。脾为阴土，思虑伤脾，又被木克，以致运化失职，水湿内困，聚而成痰，痰气内结，凝滞成块。另肝气郁结，久而化火，火灼津液，炼聚成痰，阻塞乳络而致凝块。或肝失条达，下扰血海，以致冲任失调，经水循行紊乱，气血相乘，结于乳络而成乳癖。

（2）鉴别诊断

乳腺增生患者若临床表现不典型或没有明显的经前乳房胀痛，仅表现为乳房肿块者，特别是单侧单个、质硬的肿块，应与纤维腺瘤及癌相鉴别。

乳腺增生与癌：两者均可见到乳房肿块。但增生病的乳房肿块质地一般较软，或中等硬度，肿块多为双侧多发，大小不一，可为结节状、片块状或颗粒状，活动，与皮肤及周围组织无粘连，肿块的大小性状常随周期及情绪变化而发生变化，且肿块生长缓慢，好发于中青年女性；癌的乳房肿块质地一般较硬，有的坚硬如石，肿块大多为单侧单发，肿块可呈圆形、卵圆形或不规则形，可长到很大，活动度差，易与皮肤及周围组织发生粘连，肿块与周期及情绪变化无关，可在短时间内迅速增大，好发于中老年女性。此外，在乳房的钼靶 X 线片上，癌常表现为肿块影、细小钙化点、异常血管影及毛刺等，也可以帮助诊断。肿块针吸癌可找到异型细胞。最终诊断须以组织病理检查结果为准。

乳腺增生与纤维腺瘤：两者均可见到乳房肿块，单发或多发，质地韧实。增生病的乳房肿块大多为双侧多发，肿块大小不一，呈结节状、片块状或颗粒状，质地一般较软，亦可呈硬韧，偶有单侧单发者，但多伴有经前乳房胀痛，触之亦感疼痛，且乳房肿块的大小性状可随而发生周期性的变化，发病年龄以中青年为多；纤维腺瘤的乳房肿块大多为单侧单发，肿块多为圆形或卵圆形，边界清楚，活动度大，质地一般韧实，亦有多发者，但一般无乳房胀痛，或仅有轻度经期乳房不适感，无触痛，乳房肿块的大小性状不因周期而发生变化，患者年龄多在30岁以下，以20～25岁最多见。此外，在乳房的钼靶X线片上，纤维腺瘤常表现为圆形或卵圆形密度均匀的阴影及其特有的环形透明晕，亦可作为鉴别诊断的一个重要依据。

（3）治疗方法

治疗当疏肝理气，化瘀散结。

处方：太冲泻法，三阴交平补平泻，足三里补法，中脘平补平泻，期门、膻中泻法，乳根卧刺，曲池平补平泻。在增生部位行扬刺、齐刺、围刺。

11. 小儿疳积

疳积是以消瘦、羸弱、纳呆、口渴、烦躁为主要临床表现的一种慢性疾病，由脾胃受损，气液耗伤，日久而成。多发生于5岁以下婴幼儿。常见于小儿喂养不良、病后失调、慢性腹泻、肠道寄生虫者。

（1）病因病机

①禀赋较弱，哺乳不当

小儿脏腑娇嫩，“成而未全，全而未壮”。素体虚弱，而又以代乳品喂养不当，或断乳过早，或妄投滋补，导致营养失调，脾胃生化乏源，脏腑肌肉，百骸不得养，形体日渐消瘦而发疳证。

②饮食不节，脾胃受损

婴幼儿“脾常不足”，易生积滞。小儿多食，壅聚中焦，酿成积滞，损伤脾胃，津液内亏，气血生化不足而发疳。

③郁热内蕴，外感六淫

小儿为稚阴稚阳之体，阳常有余，阴常不足。凡外感六淫或瘀食内伤，皆易于从阳化火，实邪内蕴，郁积不化，灼伤营阴。

④病后失调，转化成疳

小儿在发病过程中，易发生由实转虚，由虚转实的病情变化。所以，在对病儿的护理和用药时，勿犯虚虚实实之戒。

（2）诊断

疳气：形体略见消瘦，面色稍萎黄，食欲不振，或食多便多，大便干稀不调，精神不振，好发脾气。舌苔腻，脉细滑。多见于本病之初期。

疳积：形体消瘦明显，脘腹胀大，甚则青筋暴露，面色萎黄，毛发稀疏易落，烦躁。或见揉眉挖鼻，吮指磨牙，食欲减退。或善食易饥、大便下虫。或嗜食生米、泥土等异物。舌质偏淡，苔淡黄而腻，脉濡细而滑。多见于本病之中期。

干疳：极度消瘦，皮包骨头，呈老人貌，皮肤干枯有皱纹，精神萎靡，啼哭无力、无泪。或可见肢体浮肿。或见紫癜、鼻衄、齿衄等。舌淡或光红少津，脉弱。多见于本病之晚期。

（3）辨证分型

①脾胃不和，食滞不化：形体消瘦，饮食异常，大便干稀不调，腹胀，面色不华。

②脾胃虚弱，筋脉失养：干枯羸瘦，毛发稀疏枯黄，烦躁不宁或萎靡不振，揉眉擦眼，吮指，磨牙。

（4）治疗方法

①脾胃不和，食滞不化：调和脾胃，消食化滞

处方：四缝（点刺放血），点刺中脘、下脘、天枢、足三里、三阴交。

方义：中脘为胃募，又为脏会，与下脘、天枢相配通达三焦、

消食导滞。三阴交为肝脾肾三经交汇穴，归脾经与中脘相配以增强调和脾胃之力。足三里能强身健体，醒脾益气。

②脾胃虚弱，筋脉失养：健脾和胃，调补脾肾，养血荣筋

处方：中脘，内关，血海，足三里，三阴交，四缝放血。

方义：中脘与三阴交合用有调理脾胃之功效，可培补脾胃之气。取足阳明之合穴足三里能强身健体、醒脾益气，内关、血海起到调补脾肾、养血荣筋之效。

（5）小结

金伯华教授认为疳证主要病变是脾胃受损，气血生化之源不足。所以以健脾和胃为根本，胃气得苏，方有生机。西医将本病归为小儿消化不良，实为脾失运化，脾与肾升降失调。

12. 干燥综合征

干燥综合征是一种以侵犯泪腺、唾液腺等外分泌腺为主的慢性自身免疫性疾病，又称为自身免疫性外分泌腺体病。本病起因隐袭，进展缓慢，主要影响40～60岁女性，男女比率约为1∶9。主要表现为干燥性角膜、结膜炎、口腔干燥症或伴发类风湿性关节炎等其他风湿性疾病，可累及其他系统，如呼吸系统、消化系统、泌尿系统、血液系统、神经系统及肌肉、关节等，造成多系统、多器官受损。本病在中医文献中无相似病名的记载，根据其临床表现，当属于中医“燥证”范畴，一般多称为“燥痹”“内燥证”“燥毒证”“燥病”等。

（1）病因病机

金·刘河间《素问病机气宜保命集·病机论》云：“诸涩枯涸，干劲皲揭，皆属干燥。涩枯者，气衰血少，不荣于皮肉，气不通利，故皮肤皲揭而涩也，及甚则麻痹不仁。”《临证医案指南》曰：“燥为干涩不通之疾，内伤外感宜分。外感者，由于天时风热过胜，或因深秋偏亢之邪，始必伤人上焦气分……内伤者，乃人之本病，精血下夺而成，或因偏饵燥剂所致，病从下焦

阴分先起。”

燥邪分外燥、内燥两种，燥邪之致病最有季节性，秋分以后，燥金主事，人经夏月炎蒸，液为汗耗，脏腑枯涸，致使水竭津枯，易于感燥，此为外燥；内燥则为阴虚液亏，精血不足，清窍失于濡润，病久瘀血阻络血脉不通，累及皮肤黏膜、肌肉关节，深至脏腑而成本病。本病以内燥为多。

本病总病机为“燥胜则干”，从受损部位来看，主要是燥邪伤及肝、脾、肾之阴，病理机制与肝、脾、肾三脏阴阳失调，阴虚阳盛关系最为密切；或者是由于情志不遂，肝气郁结；或久病入络，气滞血瘀，血瘀阻络，耗伤阴血，正如《血证论》中论述：“瘀血在里则口渴……内有瘀血故气不得通，不能载水津上升，是以发渴，名曰血渴。”

（2）临床表现

口干：口干思饮，严重者进干食困难。由于唾液少而冲洗作用减低，易发生龋齿，原发性干燥综合征患者63%有龋齿。40%可出现唾液腺肿大，呈对称性，表面平滑、不硬，腺体肿大可持续存在或反复发作，很少继发感染。如腺体僵硬呈结节状，应警惕恶性变。

眼干：眼内有摩擦异物感或无泪，泪腺一般不肿大，或轻度肿大。

皮肤黏膜：皮肤干燥、瘙痒，常见的皮疹是紫癜，也有荨麻疹样皮疹，呈多形性、结节红斑。有口唇干裂，口腔溃疡，鼻腔、阴道黏膜干燥。

关节与肌肉：70%～80%有关节痛，甚至发生关节炎，但引起关节变形者少见。可出现肌无力，5%发生肌炎。

还有患者会出现呼吸系统，消化系统，神经系统的症状，如干咳、恶心、腱反射低下等，或者出现浅表淋巴结肿大等淋巴系统的病理表现。

（3）治疗方法

调理脾肾，滋阴救液。舌下放血，取双太溪、增音（点刺不留针）、上廉泉、膻中、中脘、气海、内关、三阴交等。

太溪、金津、玉液、增音、上廉泉（点刺不留针）为金伯华教授常用的一组补肾增液腧穴，既局部取穴，又循经取穴，针对性治疗眼干、口干等证候；膻中为气会，可以调理上焦心肺之气；中脘为胃之募穴，又是八会穴中的腑会，可调理中焦气血化生；气海培补下焦元气，与肝之募穴期门配用，共同起补益肝肾、培补先天后天之本、调理三焦之功效；三阴交为肝脾肾三经的会穴，肾主水液代谢，脾为运化水湿的重要脏器，本穴有调理三焦、通调水道之功能，可以调补三经气血津液；诸穴配合使用共同促进全身津液代谢。

（4）小结

金伯华教授认为，“燥者濡之”是本病的治疗原则，《丹溪心法》云“燥结血少，不能濡泽，理宜养阴”，所以本病治疗以滋阴救液为大法，再根据病因病机的不同施以活血化瘀、益气养阴、阴阳双补等治法。

中药治疗以养气阴、调气血为主，如太子参、麦冬、天冬、五味子、玄参、石斛、生地黄等可补肺脾肾养阴润燥，濡养肌肤皮毛，当归、丹参、牛膝等均为入血分之药，防治血燥生风，黄连、黄柏清利湿热，防止滋腻，菊花可清热明目，诸药配合标本兼治，随症加减，可取得满意疗效。

干燥综合征患者应注意自我保健，按时作息，避免熬夜；定时定量进餐，饮食要清淡，多食蔬菜水果，适当饮水，忌食辛辣油炸食物；保持平和心态，少发怒、少生气；秋季注意保持室内湿度。

病例

未某，女，75岁。2013年10月25日初诊。

主诉：眼睛、口腔干燥3年。

现病史：患者3年前开始出现口苦，眼睛模糊，进而出现口干，眼干，牙龈口腔内麻木疼痛，畏吃冷食，无法食用肉类，吃咸味食物及瓜果蔬菜时觉口苦难以下咽，需加白糖中和苦味，只能食用米粮，双足内侧跖骨痛，偶发胸闷，夜寐可，二便调，无阴部发干。

既往史：心脏病史40年，高血压、脂肪肝史。

体格检查：体型偏胖，行动迟缓，反应可，脉沉细数，舌绛红无苔，有裂纹。

辅助检查：抗核抗体阳性，泪流量测定：左眼5mm/5min。右眼6mm/5min。唾液流量测定1.9g/2min。尿酸470umol/L，血沉、类风湿因子正常。

证候诊断：阴虚内热，寒邪阻痹。

西医诊断：干燥综合征，痛风性关节炎。

治法：滋阴利胆，通络清热。

处方：太子参15g，麦冬12g，天冬12g，五味子10g，莲子心10g，生地黄15g，玄参15g，石斛12g，当归12g，丹参12g，龙胆草12g，枸杞子15g，女贞子15g，肉苁蓉15g，黄连6g，黄柏10g，骨碎补15g，风仙草15g，牛膝20g。

选穴：金津、玉液放血，太溪、胆囊穴（位于腓骨小头直下一横指）、足三里、三阴交、增音、上廉泉（点刺不留针）、膻中、中脘、天枢、气海、期门、内关、液门、解溪、太冲。手法：太溪补法，胆囊穴泻法。

二诊：2013年10月30日，患者经上次针灸治疗后，口干口苦好转，饮食较前好转，舌根部溃疡疼痛不适，双足跖骨疼痛减轻，舌质暗红，苔薄白有津液，脉细滑。

针灸处方：金津、玉液放血，太溪、足三里、三阴交、膻中、中脘、期门、内关、合谷、太冲。

三诊：2013年11月1日，患者口干较前明显好转，自觉唾液增多，舌根部溃疡疼痛症状好转，眼里可觉湿润感，饮食蔬菜等物无需加糖已可下咽，舌质淡红，苔薄白有津液，脉细滑。

针灸处方：金津、玉液放血，太溪、足三里、三阴交、增音、上廉泉（点刺不留针）、膻中、中脘、天枢、气海、期门、内关、太冲。

中药处方：上方去骨碎补15g，凤仙草15g，加金银花10g，菊花10g。

四诊：2013年11月6日，口干及眼干症状缓解，唾液分泌增多，舌根部溃疡疼痛消失，眼内可分泌泪水，视物好转，能够接近正常饮食，纳眠可，二便常，舌质暗红，苔薄白，脉沉细。

针治同前，患者自诉病证改善，欲回家调养，继以上方调理服用。

三、金氏针刺减肥

怎样才算肥胖？按照目前的标准，自身的身高减105得出的结果为标准体重。如某人身高是160cm，减去105为55kg，即为该人的标准体重，不超过标准体的10%为正常体重。如果超过标准体重的10%但不超过20%为超重，超过20%则为肥胖。

1. 肥胖的病因病机

中医认为，肥胖的形成与先天禀赋、过食肥甘、疏于劳作、七情过度、脾胃虚衰、痰饮水湿等有关。

（1）古人对肥胖病因的认识

先天禀赋：体型的胖瘦受先天的影响十分明显。中医认为体质阴阳刚柔的差异，是由先天禀赋决定的。《灵枢·阴阳二十五人》指出“土形之人……其为人黄色，圆面，大头，美肩背，大腹，美股胫，小手足，多肉”，“水形之人……大头，小肩，大腹”，前者为全身性肥胖，后者为腹大的中心性肥胖，二者均与先天禀赋有密切关系。说明古人已认识到肥胖与先天禀赋的相关性。

饮食不节：饮食不节是肥胖形成的重要原因。《素问·奇病论》说：“必数食甘美而多肥也。”多食甘美，逐渐积聚化为膏脂；或饮食无度，日久损伤脾胃，水谷精微不能正常运化，水湿停聚，湿从内生，聚而成痰，停留肌肤、脏腑而发为肥胖。故《素问·通评虚实论》有“肥贵人则高粱之疾也”之说。《临证指南医案》对于肥胖的形成描述得更为具体、详细，认为“湿从内生，必其人膏粱酒醴过度，或嗜饮茶汤太多，或食生冷瓜果及甜腻之物。其人色白而肥，肌肉柔软……”还有人指出“厚味肥甘，可助阳生气、生阴。生阴者，转化为脂液，浸淫脉道，脉膜变异”。《脾胃论》说：“脾胃俱旺，则能食而肥。”这些都充分说明过食膏粱甜腻、厚味肥甘、酒醴茶汤、生冷瓜果均可导致精微物质过剩而引起肥胖。

脏腑失调：无论男女，随着年龄的增长，容易出现脏腑气血失调，肥胖发生的概率也随之增大。《素问·阴阳应象大论》说：“年四十，而阴气自半也，起居衰也。年五十，体重，耳目不聪矣。”人体物质能量代谢与脏腑功能有关，其中与脾胃关系尤为密切。脾胃为后天之本，气血生化之源，主受纳、腐熟、运化、吸收、输布，是维持人体营养物质代谢正常进行的根本。中年以后，脾胃运化功能逐渐减退，对肥甘厚味的转化功能也逐渐减弱，水谷精微不能化生输布，蓄积体内而为痰湿脂浊，躯脂满溢，再加上年高以后好静少动，形体逐渐肥胖。《素问·奇病论》说：“肥者令人内热，甘者令人中满”，五谷入味，需依靠脾胃的健运才能转化为精微物质，若脾胃虚损则运化失职，水谷肥甘之物无以化生气血精微，而转化为痰浊积聚体内，导致体态肥胖，故有“肥甘生痰”“肥人多痰”之说。

痰浊水湿：痰浊水湿与肥胖症的发生有密切关系。《丹溪心法》说“肥白人多痰”“肥人多是痰饮”“肥人气虚生寒，寒生湿，湿生痰……故肥人多寒湿”。肥胖人多食膏粱厚味，日久必致脾虚，脾虚不主运化，若再多饮酒醇，必然痰湿内生，湿浊积聚。

好逸少劳：若过食肥甘，又疏于劳作运动，甚或久坐久卧，使体内营养精微不能消耗，日久必积聚而成肥者。且“久卧伤气，久坐伤肉”，气伤则虚，肉伤损脾，气虚脾损则运化失司，代谢失调，脂膏痰浊内聚发为肥胖。《望诊遵经》谓：“富贵者，身体柔脆，肌肤肥白，缘处深闺广厦之间。”说明深居简出，四体不勤可导致肥满。

（2）金伯华教授对肥胖病因病机的认识

金伯华教授认为，肥胖的根本原因是阴阳平衡失调，五脏六腑功能失衡，通过多年的临床观察研究总结出以下3方面病因病机：

①脾肾阳虚

脾虚不能正常化生气血，而转化为膏脂，发生肥胖。肾虚不能化气行水，是湿浊内停，加重肥胖。

②肝失疏泄

肝失疏泄，气机不畅，影响脾胃运化水谷及水液功能，影响胆汁的分泌与排泄，精微物质不能正常输布，造成脂肪堆积，导致肥胖。

③脾胃实热

脾胃实热，多饮多食，导致气血有余，化为膏脂，导致肥胖。胖人体内水分过多，脂肪过剩，多虚证。

另外，肥胖还与其他一些因素有关，如遗传因素，肥胖的人一般有明确的家族史，父亲或母亲肥胖其子女肥胖的机会可达70%～80%。神经－内分泌紊乱失调，主要有胰岛素及前列腺素，特别是经产妇，绝经期，口服避孕药者服用激素类药物者易发生，雌激素与脂肪合成代谢有关。还有不良的饮食习惯，如喜吃零食、甜食、肉类或快餐，喜吃夜宵，喜饮啤酒，不吃早餐或餐次减少，进食狼吞虎咽或边吃边做事，等等。

2. 辨证分型

《灵枢·卫气失常》按体型分为肥壮人、瘦人、肥瘦适中、壮士和婴儿 5 种，并且将肥胖分为“膏人”“脂人”“肉人”3 种类型，这是中医对肥胖病的最早分型。

目前中医将单纯性肥胖分为 5 型，即脾虚痰湿型、胃热湿阻型、肝郁气滞型、脾肾两虚型、阴虚内热型。归纳上述病因病机方面的认识，可以将肥胖大体归纳为虚、实两大证型，以胃热、痰浊等为主的属于实证，以脾虚、气虚、脾肾阳虚为主的属于虚证。临床上虚实夹杂的患者亦较常见。

3. 金氏针灸减肥

（1）金氏针灸减肥特点

金伯华教授通过近 60 年的临床实践，研究总结出一套选穴少、疗效高、简而易行的整体与局部的减肥方法，其有以下特点：①不禁食、不反弹，逐步减掉多余的脂肪和体重。减肥不要求速度快，减掉体重的同时也要使人体健康，精力充沛的工作，适当控制饮食，也不感到饥饿。②在不禁食适当控制饮食的情况下隔日针刺 1 次，治疗 4 ~ 5 次体重可下降 2 ~ 3kg，有的甚至 1 次减 1kg。③减肥原理在健脾利湿，清除水分，缩小肥大细胞，促使脂肪自行燃烧。一般肥胖者，细胞肥大，含水分多，甚至有气体存在，尤其腹部及下肢、上臂、臀部脂肪堆积，还有一部分肥胖者，虽脂肪堆积但较硬，无弹性，必先将局部针刺得较软有弹性，才能迅速减去脂肪。④根据对象的不同，制定个体化针刺方案，以调为纲。

（2）金氏针灸减肥方法

①主穴及针刺次序

阴陵泉、三阴交、曲池、中脘、气海。按以上次序依次针刺，次序不可变。

②穴义

阴陵泉为足太阴脾经合穴（多气多血），利水行气，可促使肥大细胞内水分气体通过排尿排出；三阴交本穴属脾经，为肝、脾、肾三经的交会穴，可健脾、利湿、疏肝理气、益肾（脾虚湿盛则发胖）；曲池为大肠经合穴（多气多血），可促使肠道蠕动，通便、排气；中脘是胃的募穴，腑会。募穴是脏腑元气输布汇聚于胸腹的穴位，有“募”和“膜”的意思。募穴的位置多在脏腑附近，可燃烧脂肪、消脂除湿，既可减局部脂肪也可用于内脏的诊断治疗，对消除腹部及两肋脂肪有一定的作用（上至膈上下至少腹）；气海属任脉，刺本穴可益气、饱腹，对消除腹部脂肪、消除腹胀起决定性作用。

③局部刺法

依据不同部位采用不同刺法。腹大者采用直刺、斜刺、围刺，腰粗用扬刺、上下肢柳刺，臂粗用扬刺，腿粗用柳刺，臀大用梅花刺，两肋齐刺。以上减肥法对局部肥胖者，尤其对体重不超过20%人群效果理想，主要是塑身美体，易接受。

（3）金氏针灸减肥特色手法

①七刺

根据不同部位采用直刺、斜刺、围刺、扬刺、齐刺、柳刺、梅花刺等7种刺法。

直刺：用于主穴，取相应的毫针直刺地部。

斜刺：主要用于腹部，呈45°角，从两针间隙进针，相隔1.5寸。

围刺：用于脂肪丰满处，不拘针数。

扬刺：主要用于肩背和腰窝、臀部呈突出型堆积处。共5针，依据脂肪堆积的大小，沿四边向中心斜刺4针，中心直刺1针。

齐刺：主要用于肋下、腰窝、颈、下额。共3针，直入1针，旁入2针，取两头向中心斜刺，中心一针直刺。常用于瘦脸、缩腰身。

柳刺：多用于上下肢脂肪堆积处，如大臂下方赘肉和大腿外侧、小腿腓肠肌处。针数不限，中间直刺，两边斜刺，两针间隙呈45°角刺入，刺后形似柳枝，柳叶状。

梅花针：适用于臀部肌肉丰满处，共6针，直入1针，旁入5针，5针由边缘向中心深度斜刺，中心1针直刺。

②三度

即针刺过程中要注重深度、力度和角度。

深度：进针后一定透过脂肪层。

力度：进针运针要有力度，直插地部，指下得气，有沉重感。

角度：依据脂肪堆积的部位，采用不同的角度。

③手法

以泻法为主，采用提插、捻转、振颤、雀啄、烧山火等手法。气海用补法。

七刺、三度加手法的针刺减肥法，主要凸显了针刺的协调作用，这几种刺法的直接作用点是在分肉之间，同时又可以疏通经气，温阳散寒化瘀，同时还产生了叠加效应。因此具有很好的通经化滞、消脂的效果，具有集中优势兵力打歼灭战的特色。临床上多用于局部攻坚，调理经气，用之确当。且易学易掌握，见效快，患者能接受。

（4）注意事项

①因人的肥胖程度，形体选穴和刺法。

②疗程：10次1个疗程，隔日1次，出现平台可休息1周后

再针刺治疗。

③有恐惧针感者少用手法或不使手法。

④针后半小时不要喝水。

⑤经期不做针刺减肥。

（5）医案举例

病例1

郭某，男，22岁，学生。中国台湾人。身高172cm，体重81kg，超重14kg，体型不匀称，平时喜吃零食，少运动，纳可，二便调。患者自觉形象较差，遂找金伯华教授针灸减肥。

中医诊断：单纯性肥胖。

治疗方法：第1针阴陵泉（双侧），泻法，利水行气，催排尿；第2针三阴交（双侧），平补平泻，健脾利湿；第3针曲池（双侧），泻法，促使肠道蠕动，通便排气；第4针中脘，泻法，燃烧脂肪除湿；第5针气海，补法，饱腹作用，不觉饥饿。

局部取穴：腹部围刺，腰窝斜刺，大腿外侧柳刺。

第1次治疗后，体重减掉2kg，无饥饿感，精力充沛。因患者上课，每周只能针治1次。针治3周后，患者减掉体重3kg。适逢学校放假，患者回中国台湾，治疗中断且没有控制饮食，但体重却无反弹。后患者又坚持了3个疗程共21次针治，体重减至65kg，保持良好。

病例2

王某，女，21岁，职员。2012年3月10日初诊。

身高157cm，体重67kg，超重10kg，腹部肥胖，体型不匀称，喜吃零食，少运动，纳可，便干。

中医诊断：单纯性肥胖。

治疗方法：主穴同上。

局部取穴：腹部围刺三圈、腰窝斜刺。

第1个疗程10次减4kg，第2个疗程10次减2.5kg，第3个疗程 10 次减 3.5kg，共治疗 30 次，体重减至 52kg，至今未反弹。

病例 3

邱某，女，23 岁，公司职员，2012 年 8 月 14 日初诊。

身高 160cm，体重 81kg，超重 26kg，腰围 2 尺 8 寸，臀围 3 尺 4 寸，月经规律，腹部、臀部肥胖，体型不匀称，纳可，二便调。

中医诊断：单纯性肥胖。

治疗方法：主穴同上。

局部取穴：腰部围刺 3 圈、臀部梅花刺。第 1 次针治后，体重减 1kg，腰围 2 尺 6 寸，臀围 3 尺 2 寸，第 1 个疗程后，体重减少 5kg，腰围 2 尺 4 寸，臀围 3 尺。第 2 个疗程后，体重减少 5kg，腰围 2 尺 2 寸，臀围 2 尺 8 寸。第 3 个疗程后体重减少 3kg，腰围 2 尺 1 寸，臀围 2 尺 6 寸，至今未反弹。

（6）小结

金伯华教授七刺、三度加手法减肥主要优势为：

①疗效明显

女性患者上臂三角肌明显，通过局部扬刺治疗后，夏天可以穿短袖；大腿粗壮，以柳刺法治疗 1 次后，就可以使腿围减少 1 ~ 2 寸。腹部采用直刺、斜刺、围刺后，局部会沿针刺方向出现非常明显的红圈现象，脂肪自然燃烧，腹围缩小 1 ~ 2 寸，甚至最大 1 次治疗腹围减少 4 寸。如图所示：患者针灸时产生脂肪燃烧红圈，起针后脂肪燃烧继续保持。

②不反弹

金伯华教授认为肥胖症是脾肾肝胆脏腑功能失调或阴阳失调，而气虚和痰湿是主要原因。因此治疗肥胖症，调整患者气血阴阳，则体重下降后不会反弹。有的患者治疗减重 5kg 后，因外出游玩、学习工作中断治疗，十天半月后再次称体重，依然会保持治疗时的效果。

③不禁食

金伯华教授针刺减肥，不要求患者禁食，但要适当调整饮食结构。她认为早餐是金，早餐必须吃好，午餐是银，必须吃饱，晚餐是铜，要控制，要少吃或者不吃。只有保持体力、体型，才能精神焕发，心情愉悦的工作学习。

附：减肥食谱（中式）

早餐：牛奶或豆浆1袋（25mL），鸡蛋1个，主食50g，蔬菜100g或香蕉1根或无糖橙汁1杯。

午餐：肉（或鱼、虾、鸡）50g，粮食75g，蔬菜不限，苹果半个或葡萄100g。

晚餐：主食50g，蔬菜不限，不进油，多吃酸性水果，晚8点钟后不饮水。

3日减肥食谱（西式）

第1日：

早餐：西柚半个，花生酱2匙，面包1片，咖啡或茶1杯。

中餐:吞拿/金枪鱼罐头（用矿泉水浸泡）1罐，烤面包1片，咖啡或茶1杯。

晚餐：白色菜花半棵，肉2片，四季豆（扁豆）10根，红葡萄10粒，苹果1个，香草雪糕1根（半杯），咖啡或茶1杯。

第2日：

早餐：香蕉半根，煮蛋1个，烤面包1片，咖啡或茶1杯。

中餐：酸奶1杯，苏打饼干2片，咖啡或茶1杯。

晚餐：热狗肠2根，绿菜花半棵，红葡萄10粒，香蕉半根，咖啡或茶1杯。

第3日：

早餐：苹果1个，奶酪1片，苏打饼干2片，咖啡或茶1杯。

中餐：煮蛋1个，烤面包1片，咖啡或茶1杯。

晚餐：吞拿/金枪鱼罐头（用矿泉水浸泡）1罐，红葡萄10

粒，白菜花半棵，香蕉半根，香草雪糕1根（半杯），咖啡或茶1杯。

注意：

①每天饮清水5杯（早中晚各1杯，三餐之间各1杯），除此之外不饮水或进食。

②生食物只能白煮，放盐和胡椒调味（不可以放其他）。

③依食物顺序不可用其他品代替。

④咖啡或茶不可加糖和奶。

⑤配方起化学作用，不可以任意更改。

说明：

第1次连续3日节食可减2 ~ 4.5kg，3日后可正常饮食，但不可过量，经过4天一般饮食后，如想再减，可再吃3日减肥食谱，但一定要相隔4天正常饮食才可继续，如此一个月可减8 ~ 18kg。

四、美容及养生

1. 痤疮

痤疮又名“粉刺”“酒刺”。多为青春期的皮肤病，主要表现为颜面及胸背部散在针尖或米粒大小的皮疹，或见里头能挤出粉渣样物，多见于青少年男女。由于现代的生活节奏失常和工作负重，很多大龄青年男女可见此病。

（1）病因病机

素体血热偏胜，是本病发病的根本，饮食不节，喜吃肥甘厚味腥辣的食品，大便秘结，肺胃热盛，是本病诱发原因。外邪侵袭，细菌感染是致病的条件，脾胃积热上溢皮肤，血热郁滞皮肤所致。或是脾虚胃热，或中焦不通、上热下寒等。现代医学认为本病多由青春期性腺成熟体内雄性激素水平升高，促进皮脂腺增生，皮脂分泌增多，毛囊壁增厚，导致皮脂瘀积，毛囊孔堵塞，加之微生物乘机繁殖，引起慢性化脓性毛囊炎，即为痤疮。其他也可见于月经不调，内分泌失调变化。也有人认为化妆品刺激也可能引起，以女性多见。

（2）分型

粉刺型：早期青少年。

丘疹型：男性较多。

脓疱型：青年男女，细菌感染；脾胃热盛。

结节型：内分泌失调，月经不调。

囊肿型：皮脂分泌增生，毛囊孔堵塞，微生物乘虚而入形成化脓性毛囊炎。

（3）治疗

根据临床证候，采用清肺散热、清热化湿通腑、消炎软坚、活血化瘀等治法。主要方法有：

①耳穴治疗

取穴：肺、脾、胃、心、大肠、内分泌、皮质下，王不留行籽贴双耳穴位，耳尖放血，3 ~ 5 日治疗 1 次，5 次为 1 个疗程。

内分泌失调，雄性激素过盛配内生殖器、皮质下、肾上腺、睾丸。

②刺络拔罐

首先在胸、背找出相应疙瘩或脓疱、红点，将皮肤捏起，持皮针或三棱针刺破放出脓血，在拔上罐使之脓血出透，见红血即可。面部采用 45°角斜刺脓包根部，同时用外用药或内服药，面部痤疮基本已消，留有痕迹，用 1 寸细针采用齿轮刺法。

取大椎、肺俞、至阳、肝俞、胃俞，每次 2 ~ 3 穴，大椎必取。常规消毒后用梅花针或三棱针点刺出血，然后拔火罐 10 ~ 15 分钟，出血 1 ~ 3mL 血色见红，每周治疗 2 次，10 次为 1 个疗程。心肺热盛者耳尖放血。

③针刺法

取穴：曲池、中脘、天枢、足三里、三阴交，双侧取穴，印堂，面部点刺或附近选穴。

④外治法

方法 1：半杯开水（90℃～100℃）对上 1/3 醋，杯口对准面部痤疮部位熏蒸，水凉后用湿布洗面。

方法 2：牙膏洗面，然后擦花露水。

方法 3：杏仁去皮捣烂和鸡蛋清搅匀，睡前涂于面部或痤疮部位，清晨用温水洗掉。

⑤内服法

方法 1：米醋加蜂蜜 2 ∶ 1 早晚饮用，去瘢痕。

方法 2：三七花（也称人参花）属凉性，每日 10 粒作茶饮。

方法 3：薏苡仁 50g，白糖 15g，加水煮粥调白糖或冰糖服用，每日服 1 次，连服 1 个月。

方法 4：川芎 10g、当归尾 10g、赤芍 10g、生地黄 30g、葛根 10g、天花粉 10g、红花 6g、黄芩 10g、薄荷（后下）3g、水牛角（先煎）30g、牡丹皮 10g、黄连 10g、桑叶 10g、蝉蜕 10g（去头、足），此方适合青年面部痤疮并见脓包者。

方法 5：生地黄 30g、牡丹皮 10g、赤芍 10g、蒲公英 15g、蚤休 10g、夏枯草 10g、昆布 10g、海藻 10g、炒三棱 10g、炒莪术 10g。适用于囊肿性痤疮。

（4）注意事项

①治疗期间，少吃脂肪多的食物、糖类、刺激性食物；少喝可乐、茶、咖啡、含酒精的饮料。

②不要用手挤捏粉刺，以免感染和残留斑痕。

③治疗期间，不要用油性或粉质化妆品，以免堵塞毛孔。

④工作注意劳逸结合，保持每天 8 小时睡眠。

（5）病案举例

病例 1

赵某，女，27 岁。2011 年 12 月 4 日初诊。

主诉：面部痤疮 4 年，加重 2 年。

病史：痤疮始发于4 年前，开始见于面颊部少许几个，最近 2 年加重，以至于现双侧面颊部、额部、下颌部长满脓包，此起彼伏，连接成片状。采用过内服中药治疗及面部用药治疗，均未见明显好转。刻下症：脸部大面积长有囊性痤疮，根部有结节，并见有红肿，大便干燥，舌红苔黄腻，脉洪数而滑，纳可，寐差。

辨证：中焦不通，湿热蕴结。

立法：清热解毒，利湿通便，通利三焦。

取穴：大椎、肺俞、至阳、胃俞、三焦俞放血拔罐；中脘、天枢、支沟、曲池、膻中、内关、神门、安眠、足三里、三阴交、阴陵泉、印堂、点刺脓包结节。曲池、支沟、阴陵泉采用泻法，其他采用平补平泻法，留针 30 分钟。起针后外敷清热解毒散瘀的中药。

二诊：患者大便通畅，面部红肿见轻。

用此法经一个疗程治疗面部未出新脓包，原红肿基本全消，可清晰分辨出脓包个数。此法继续第 2 个疗程治疗后患者面部痤疮基本消失，结节基本消散，只见个别原肿大较重脓包和脓包去除后留下的暗色印痕。第 3 个疗程配合外用活血散瘀去印痕中药继续治疗，治疗结束后痤疮消失，印痕消失，患者满意而归，半年后回访未复发。

病例 2

李某，女，28 岁。2012 年 8 月 8 日初诊。

主诉：面部痤疮 10 余年。

现病史：患者自青春期开始面部长有痤疮，时轻时重没有间断。去过多家医院治疗，内服中药和外用药等均未明显好转。最近 2 年还有所加重。大便溏泻，月经色暗有血块，舌淡苔白腻，沉弦而滑，纳差，寐差。

查体：面颊部及颈部大面积长有结节性痤疮，痤疮部位暗红色。

辨证：脾虚湿胜，气机失衡，寒瘀阻闭。

立法：健脾利湿，调畅气机，温经散寒，行气化郁。

取穴：大椎、至阳、肝俞、胃俞、三焦俞放血拔罐；中脘、气海、关元、天枢、大巨、期门、带脉、膻中、内关、神门、安眠、足三里、三阴交、阴陵泉、印堂、点刺脓包结节。阴陵泉采用泻法，气海、关元采用补法，其他采用平补平泻法，天枢、大巨加灸，留针 30 分钟。起针后外敷清热解毒散瘀的中药。

二诊：患者小便增多，大便排便次数有所减少。

用此法经 1 个疗程治疗面部及颈部痤疮颜色明显变浅，痤疮个数明显减少，结节明显变小。此法继续第 2 个疗程治疗后患者面部痤疮基本消失，结节基本消散，只见个别原结节较大的痤疮还未散尽，还有痤疮消散后留下的暗色印痕。第 3 个疗程配合外用活血散瘀去印痕中药继续治疗，治疗结束后结节全部消失，印痕也基本消散，患者满意而归，半年后回访未复发。

病例 3

韩某，女，16 岁。2013 年 4 月 28 日初诊。

主诉：面部痤疮 2 年，逐步加重。

现病史：2 年前面部开始长青春痘，逐步加重，开始见于面颊部少许几个，最近 1 年加重，以至于现双侧面颊部、额部、下颌部长满粉刺样脓包，此起彼伏，连接成片状。曾采用过内服中药治疗，未见明显好转。纳可，二便调，寐安。痛经，经血色黑有血块。

查体：脸部大面积长有粉刺样痤疮，少数根部有结节，并见有红肿。舌淡苔白腻，脉沉缓而滑。

辨证：寒凝血瘀，中焦不通，气机失和。

立法：温经散寒，活血化瘀，通利三焦。

取穴：大椎、肺俞、至阳、胃俞、三焦俞放血拔罐；中脘、天枢、气海、关元、曲池、内关、足三里、三阴交、阴陵泉、印堂、点刺脓包结节。曲池、阴陵泉采用泻法，其他采用平补平泻法，关元灸法，留针 30 分钟。起针后外敷清热解毒散瘀的中药。

二诊：患者面红减轻。

用此法经 1 个疗程治疗痛经明显好转，面部未出新脓包，原红肿基本全消，可清晰分辨出脓包个数。此法继续第 2 个疗程治疗后患者面部痤疮基本消失，结节基本消散，只见个别原肿大较重痤疮和痤疮去除后留下的暗色印痕。第 3 个疗程配合外用活血散瘀去印痕中药继续治疗，治疗结束后痤疮消失，印痕基本消散，患者满意而归。

2. 黄褐斑

黄褐斑是指颜面出现面积大小不等的黄褐斑或淡黑色的斑块，发生在面部的呈对称性淡黄色或深褐色的一种皮肤病。本病多发于孕妇或月经不调的妇女，未婚妇女或男子亦可患病。部分患者可伴有其他慢性疾病，如慢性肝功不正常、结核病、癌瘤、慢性酒精中毒等。中医称之为“面尘”“黧黑斑”“蝴蝶斑”，多见于女性。口服避孕药的妇女患发本病约占 20%。妊娠性黄褐斑常从孕期 3 ～ 5 个月开始，分娩后逐渐消失。

（1）病因病机

本病与肝、脾、肾三脏关系密切。主要病机为气不能上荣于面，肾气不足，肾水不能上承，或因肝气郁结，肝失条达，郁久化热，灼伤阴血，致使面部气血失和而发病。同时多与内分泌紊乱或一些物理性因素、化学性因素及营养缺乏有关。

（2）辨证分型

①气滞血瘀型：颜面黄褐斑片，腰膝酸软，或急躁易怒，胸胁胀痛，舌质暗、苔薄白，脉沉细。

②肝肾阴虚型：黄褐斑褐黑色，伴腰膝酸软，倦怠无力，身体羸瘦，舌质红、苔少，脉沉细。

（3）治疗方法

根据本病成因，应以调为指导思想，疏肝理气、活血化瘀、滋阴补肾。具体治疗方法：

①耳针

取穴：相应部位，肝，肾，内分泌，膻中，内生殖器，脾，肺，心，皮质下，肾上腺，耳尖点刺放血。

方法：用王不留行籽贴压耳穴，每次贴压双耳穴，3 ~ 5 天治疗 1 次，5 次为 1 个疗程。临床治疗时间较长，一般须治疗 1 ~ 3 个月。

②刺络拔罐

取穴：大椎、肺俞、风门、至阳。

方法：用梅花针在上穴扣刺后或三棱针点刺 3 针，取 2 号玻璃火罐采用闪火法扣刺点上拔罐，罐内出血少量见红血（约 1mL 以内），10 ~ 15 分钟。隔日 1 次，10 次为 1 个疗程。

③针刺

1 组：肾俞、肺俞、胃俞、肝俞、胆俞、命门（双侧）。

2 组：中脘、内关、足三里、三阴交（双侧）。面部：印堂、迎香。

3 组：面部用极细的皮针或毫针沿斑边采用齿轮刺法加灸。

④内服药

方法 1：何首乌、枸杞、云苓、陈皮各 10g，水煎。效率为 88%。

方法 2：丝瓜络 10g、僵蚕 10g、白茯苓 12g、白菊花 10g、珍珠母20g、玫瑰花3朵、红枣10g、丹参12g。肾虚乏力加枸杞子10g、山萸肉10g；心烦意乱加菖蒲10g、郁金10g、栀子10g；火盛起粉刺加黄芩10g、黄柏10g、改菊花为野菊花10g。

方法3：当归10g、川芎6g、红花6g、益母草10g、藁本10g、制香附10g、牛膝10g、柴胡6g、白芷6g、荆芥穗10g、牡丹皮10g、丝瓜络10g。水煎服每日1次，适用于产后哺乳、月经不调、内分泌失调、血瘀产生的面部斑块。

⑤外用药

方法1：柿叶适量研成粉末，用面霜或白蜜制成膏，每日1～2次抹患处。

方法2：三白退斑膏，浙贝母、白及、白附子研成粉末加入面霜内，早晚各1次。

方法3：在丝瓜藤生长旺盛时，在离地面1米以上部位将茎剪断，把根切断的部位插入瓶中（勿着盆底）用布护住瓶口，放置1昼夜，花茎有清汁滴出，即是丝瓜水，涂擦面部。可清热润肤去斑，祛粉刺，皮脂腺分泌过少。

方法4：选用普通食醋和白面等份，放在一个容器内搅成糊状，涂于面部或斑处，干后再涂1次，每日2～3次，一般3～4天见效。对老年斑更有奇效，自行脱落不留痕迹，斑可缩小退色。

（4）注意事项

①避免日晒；②不滥用化妆品；③劳逸结合，避免过度精神紧张，心情开朗；④树立信心，坚持治疗。

（5）病案举例

病例1

董某，女，35岁。2012年4月16日初诊。

主诉：面部长斑9年。

现病史：产后面部生斑，至今9年未消，近2年月经不调，月经量少色暗，有血块，纳可，二便调，寐差。

查体：面部颧骨处有黄褐色斑块，面色晦暗，神疲乏力，舌暗、苔薄白，脉沉弦而缓。

辨证：气虚血瘀，肝郁失调。

立法：疏肝理气，活血散瘀。

取穴：太冲、足三里、三阴交、血海、中脘、天枢、期门、带脉、气海、关元、膻中、内关、神门、安眠、印堂。斑块处采用齿轮刺。太冲、期门采用泻法，关元、气海采用补法加灸，其他采用平补平泻，留针 30 分钟。起针后外敷活血化瘀中药。

二诊：患者面色显红润，自感气力增强。

用此法经 1 个疗程治疗睡眠明显好转，月经量也有所增加、经色见红、血块减少，面部斑块明显减小变浅。第 2 个疗程后患者睡眠完全好转，月经正常，面部斑块基本消散，在强光下还隐约可见。第 3 个疗程巩固治疗，患者满意而归。

病例 2

桂某，女，24 岁。2012 年 2 月 25 日初诊。

主诉：面部雀斑 9 年。

现病史：15 岁开始面部长有少量雀斑，22 岁怀孕后雀斑明显增多，现产后 1 年有余，雀斑还未见少。平素烦躁易怒，伴有痛经，纳可，二便调，寐安。

查体：面部雀斑，全面散布，面颊部偏重，额头和下颌部略少，面色晦暗，舌淡、苔薄白，脉弦数。

辨证：气滞血瘀，肝失条达。

立法：行气散结，疏肝解郁。

取穴：太冲、足临泣、足三里、三阴交、血海、中脘、期门、膻中、内关、印堂，斑块处采用齿轮刺。太冲、期门采用泻法，其他采用平补平泻，留针 30 分钟。起针后外敷活血化瘀中药。

二诊：患者面色略显红润，心烦气躁减轻。

用此法经 1 个疗程治疗面部雀斑变淡，心烦气躁明显好转，痛经也见好转。第 2 个疗程后患者雀斑明显减少变淡，月经基本正常。第 3 个疗程后，患者面部只见少许浅淡雀斑，月经正常，心情舒畅，患者满意而归。

病例 3

王某，女，36 岁。2012 年 6 月 18 日初诊。

主诉：面部少许暗色斑块 6 月余。

现病史：面部色斑半年有余，伴有心慌气短。月经量少色淡，心慌气短，神疲乏力，纳可，二便调，寐差。

查体：面颊部有黄褐色斑块，面色晦暗，舌淡、苔薄白，脉弦细数。

辨证：肝血不足，心气亏虚。

立法：补益气血。

取穴：足三里、三阴交、血海、中脘、天枢、期门、气海、关元、膻中、鸠尾、内关、神门、安眠、印堂，斑块处采用齿轮刺。期门采用泻法，关元、气海采用补法加灸，其他采用平补平泻，留针 30 分钟。起针后外敷活血化瘀中药。

二诊：患者面色略显红润，睡眠有所好转，心慌气短也见好转。

用此法经 1 个疗程治疗睡眠明显好转，晨起心慌气短明显好转，月经量有所增加，面部斑块明显减小变浅。第 2 个疗程后患者睡眠完全好转，月经正常，面部斑块基本消散，在强光下还隐约可见。第 3 个疗程治疗后，患者痊愈而归。

3. 养生保健

所谓“生”，就是生命、生存、生长之意；所谓养，即保养、调养、补养之意。养生就是保养生命的意思。以传统中医理论为指导，遵循阴阳五行生化收藏之变化规律，对人体进行科学调养，保持生命健康活力。如《内经》云："恬淡虚无，真气从之，精神内守，病安从来"，故养生重在养心，保养精、气、神。即通过怡养心神、调摄情志、调剂生活等方法，从而达到保养身体、减少疾病、增进健康、延年益寿的目的。

金伯华教授年逾八旬，虽患有一些老年性退行性疾患，却思维清晰，反应灵敏，说话利落，体力充沛，动作灵活，她满口真牙，耳不聋，眼不花，可以穿针认线。现在仍然坚持每周3个半天特需门诊，来自全国各地的患者络绎不绝，每次门诊量均20 ~ 30人次。同时担任北京中医药大学、中国中医科学院、针灸学会等教学及带教工作。为什么她能有如此良好的心态和健康的身体，缘于她的养生保健方法。

金伯华教授的养生秘诀为饮食起居顺应四时；饮食规律，荤素搭配；早晚健身、疏通经络；恬淡虚无，心态平和；达到了精神内守，气血旺盛，五脏调和，病安从来的养生境界。

（1）顺时养生

中医认为人与自然界是一个有机的整体，把顺应自然作为养生保健的主要方法。《内经》强调要"顺四时而适寒暑"，指出对四季气候变化"逆之则灾害生，从之则苛疾不起"。所以，应根据气候变化防寒避暑，顺从四季气候特点调养身体，从而达到养生保健之目的。

①春季养生

"东风好作阳和使，逢草逢花报发生"。春季万物复苏，草木萌发，生机勃勃，《黄帝内经》有云，"春三月，此谓发陈"，认为春季是自然界阳气生发之时，天人相应。春季亦是人体阳气生发之时，而在五行学说中，肝脏应于春，因此春季应注意保养肝脏的生发之气，保持肝气的舒畅条达。

畅情志。中医学认为，"肝主情志"，"怒伤肝"。力戒暴怒，更忌情怀忧郁，要做到心胸开阔，乐观愉快。因此，可借助春天生机盎然的气息外出踏青、爬山、做适量户外拓展运动等以调畅情志，愉悦心情。

慎起居。春天虽然天气转暖，但常常乍暖还寒，反复无常。首先，需注意保暖。其次，要注意睡眠，要求早卧早起，克服情志上倦懒思眠的状态，以助阳气升发。中医学认为“人卧则血归于肝”，充分的睡眠休息对养肝意义重大。

饮食调养。《黄帝内经》云“辛甘发散为阳”，春天阳气初生，因此宜食辛、甘之青绿色蔬菜以顺应肝脏的生发。但春季肝气最旺，而肝气旺会影响脾，容易出现脾胃虚弱病证，故饮食又宜清淡可口，避免高温、酸涩、油腻、大补类食物，以防脾胃壅滞，影响肝气的疏泄条达。

②夏季养生

夏日炎炎，酷暑难耐，常常有人感到身体出现疲乏无力、头晕、精神不振、食欲下降、多汗等种种不适。中医认为，多为素体脾胃虚弱，湿热内蕴。夏季天气炎热，空气中湿度较高，暑湿邪气乘虚而入，导致脾胃受纳与运化不利；或者由素体阴虚、虚热内盛、耗伤气阴等因素导致。在五行学说中，心脏应于夏，因此夏季应注意保养心脏的宁静之气，保持心静自然凉的状态。

注意心理调节：炎炎夏日容易使人出现心情急躁、思维紊乱、内心烦躁，尤其是气温超过35℃、日照时间超过12小时、湿度高于80%时，“情绪中暑”的比例会急剧上升。对人的身心健康十分有害，对于某些疾病的患者来说，一旦受到不良刺激，常会使病情加重。所以，要“静心、安神、戒躁、息怒”，使自己在夏季保持良好的精神状态。

注意饮食调理：由于夏天天气炎热，暑热袭人，人体阴液损失多，所以人们自然喜欢吃一些清凉爽口的饮食。但是，由于夏季人们喝水多，胃酸被稀释，削弱了消化道的防御功能，过食生冷又加重了消化系统的负担，再加上不注意饮食卫生，极容易引起消化道疾病。因此，夏季人们要注意饮食卫生，饮食有节，饥饱适宜，饮食宜清淡，少吃油腻和辛辣的食物，不应恣食生冷。

夏季常可以荷叶粥、赤小豆薏米粥、绿豆粥等作为食疗，可以起到益气健脾、清暑利湿的作用；适当食用一些瓜果，起到清热祛暑、生津止渴的作用。

要注意起居调养：夏季要“无厌于日”，适当增加人体对暑热的耐热性，不要总是待在屋里，靠吹空调避暑，不利于健康。居室要注意通风，通风可以迅速散去人体周围的热气及减少空气污染，使人产生“凉快”的感觉。

在早晚气温不高时，适当多进行户外活动，避免在天气最热的时候外出。早晚室外气温相对低时，宜打开门窗。中午室外气温高，宜将门窗紧闭，拉上窗帘，启动风扇、空调。不要夜卧贪凉和吹“穿堂风”，以避免夏季感冒和空调病的发生。

注意睡眠保养：夏季作息，宜晚些入睡，早些起床，以顺应自然界阳盛阴衰的变化。由于夏天昼长夜短，睡觉较晚，高温的气候里时常会出现睡不好、吃不香、没精神、易烦躁等现象。此时，若每天中午坚持半个小时的午睡，将有助于人们清醒头脑，恢复精神，可在短时间内提升人们的“精气神”，从而减轻各种精神压力及疾病的发生。

③秋季养生

秋季，雨量减少，气候偏于干燥。秋气应肺，而秋季干燥的气候极易伤损肺阴，从而产生口干咽燥、干咳少痰、皮肤干燥、便秘等症状，重者还会咳中带血，所以秋季养生要养阴防燥。同时气温开始降低，受风着凉，极易引发头痛、鼻塞、胃痛、关节痛等一系列症状，老年人和体质较弱者对这种变化适应性和耐受力较差，更应注意防凉。

起居养生："秋三月，早卧早起，与鸡俱兴"。早卧以顺应阳气之收，早起使肺气得以舒展。同时注意添加衣物，防止因受凉而伤及肺部。

精神养生：保持内心宁静，情绪乐观，舒畅胸怀，抛开一切烦恼，避免悲伤情绪，是秋季养肺的一个好方法。

饮食养生：宜多吃酸性食物，如苹果、橘子、山楂、猕猴桃等，以收敛肺气；少吃辛辣食物，银耳、豆腐、百合、蜂蜜、糯米、粳米、豆芽等有润肺作用，宜常吃。此外，秋季主养收，可适当喝些鸡汤、骨汤等。

运动养生：秋季是运动锻炼的大好时机，可根据个人情况选择不同的运动项目进行锻炼，如登山、打太极拳、游泳等，长期坚持可增强心肺功能。

④冬季养生

冬季，为一年中气候最冷的季节，主收藏，而在五行学说中，肾脏应于冬，肾为先天之本，为藏精之府，冬天是养精藏精的最佳时节。

早睡晚起，必待日光。在冬季适当的早睡、晚起，不熬夜，是非常有必要的。因为天黑早，阳气收藏早，早睡可以养阳；天亮迟，阳气升发也迟，晚起可以固阴精。

冬季要保证头暖、背暖、脚暖。女性在生理期还要特别注意腹部保暖。特别是阳虚的人，这三个部位容易受寒邪侵袭。冬季里中医提倡"晒背"来养生。经常背对日光而坐，让太阳把脊背晒得微暖，阳气会通过背部穴位吸收到体内，然后运送到全身各处。当晒太阳感觉遍体和畅时，就是体内阳气充足，经脉通畅的表现。

无泄皮肤，冬季运动要适度。中医讲冬季运动时要"无泄皮肤"，意思是不要让阳气从皮肤外泄。在冬天避免大汗淋漓，否则皮肤开泄，就会使阳气走失，不利于闭藏。运动后要保暖。运动或出汗以后，要立即带上帽子、围巾和手套保暖。

（2）修身养性，心情舒畅

中医养生历来重视精神卫生，早在两千多年前的医书《黄帝内经》中所言“恬淡虚无，真气从之，精神内守，病安从来”，就明确提出养生应注重精神方面的保养。注意修身养性，不使情志过极，以防止疾病的发生。

“疾病多从气滞而生，七情致病的道理大家都明白，人之不如意事十之八九，不得志不舒畅的情况常有”。那么怎样才能把情绪调整好呢？“做事要宽宏大量，不去计较，多为别人想想。此外，不要有太多贪欲，少生闷气”。金伯华教授始终是这样说和做的。

以金伯华教授自身经历为例，出身贫苦，16 岁那年（即 1949 年）考入华北军政大学，1951 年随部队入朝鲜，以战地医生身份参加了 3 年抗美援朝战争，这些经历培养了她十分要强向上的性格。

1964 年，由于金伯华性格活跃，精力充沛，组织能力和业务能力都很强，崇文中医医院向北京中医医院借调金伯华 3 个月帮助开展工作，她很快将针灸科发展得有声有色，不仅各种器具齐全，患者人数也猛增，可医院再也不放金伯华回去了。金伯华教授当时心里还想不通，但自己是党员，哪里需要就到哪里，是命令就要服从！这一留就是 30 年！不过现在回想起来，在此分科不细，金伯华教授作为一个全科医生，接触到各种各样的患者，使得她治疗病种非常广泛。

作为医生，最大的快乐就是良好的疗效，把病人的病治好了，那种安慰不是金钱所能代替的！这也是金伯华教授调整情绪的重要方式。她常对学生们讲：“看病要真正地用心，不仅仅是对病人热情周到，而是病情诊断明确才能选穴下针。不能腿疼就在腿上扎一针，腰疼就在后腰扎一下，要有高度的责任心！”

金伯华教授还一直怀着感恩的心态来对待生活，她说："我能有机会学习、有技术、有工作，包括老有所养，都是党和国家培养的结果。"金伯华教授不仅对生活很满足，还很爱国。金伯华教授开发的治疗类风湿中药"追风速"效果很好，但因审批和生产的巨额费用而搁浅。美国朋友劝说并允诺在国外帮助开发生产，再卖给中国患者。金伯华教授坚辞不允，她说："作为党员，怎么能因我们的技术让外国人挣中国人的钱呢？"她也常告诫徒弟们，千万不能为了挣钱而治病，出发点不对，心态也不平和，早晚要出问题。

金伯华教授始终不计较个人得失，不追求名利，宽容待人，心态平和，保持"恬淡虚无，真气从之"的健康心态，同样通过培养健康的精神，稳定的情绪，就可以起到防病保健的作用。

（3）调理五脏

五脏间的协调，是通过相互依赖，相互制约，生克制化的关系来实现的。有生有制，则可保持一种动态平衡，以保证生理活动的顺利进行。

脏腑的生理，以"藏""泻"有序为其特点。五脏是以化生和贮藏精、神、气、血、津液为主要生理功能；六腑是以受盛和传化水谷、排泄糟粕为其生理功能。藏、泻得宜，机体才有充足的营养来源，以保证生命活动的正常进行。任何一个环节发生故障，都会影响整体生命活动而发生疾病。

①心脏保健法

心为"君主之官"，"五脏六腑之大主也"。心脏历来都被看作是人体的"中心器官"。心脏的生理功能主要有主血脉、主神志两个方面。心脏健康与否，直接影响到人体的健康与寿命。

"心主血脉"的保健：心主血脉包括主血和主脉两个方面，其保健宜从两方面入手：一是增强心脏功能，二是减轻心脏负担。

科学配膳：营养丰富，清淡多样。提倡高蛋白，低脂肪；高维生素，低盐饮食。心肌的发育和血脉运行都需要消耗高级蛋白质，要及时补充；脂肪类食品食用过多，可出现“脂肪心”，又易引起动脉硬化。

戒过食刺激物：凡刺激性食物和兴奋性药物，都会给心脏带来一定的负担，故应戒烟少酒，不宜饮大量浓茶，辣椒、胡椒等物亦要适量；对于咖啡因、苯丙胺等兴奋药物亦须慎用。

适量减肥：体重过重会加重心脏负担。应运动锻炼、饮食减肥。就饮食而言，即限制总热量的摄入和储存，尤其晚餐不过量，就餐时间宜稍早。

运动锻炼：经常参加运动锻炼，可以增强冠状动脉的血流量，对心脏大有益处。经常参加运动和体力劳动的人，心肌功能要比不活动的人强壮得多。太极拳、导引、气功、散步、中慢速度的跑步游泳等，都适用于心脏的保健锻炼。

“心主神志”的保健：情志平和，则气血宣畅，神明健旺，思考敏捷，对外界信息的反应灵敏正常。若七情过极，则可使心神受伤。故应保持七情平和，情绪乐观，避免过度的喜怒、忧愁等不良情绪。尤其是大喜、暴怒直接影响心之神明，进而影响其他脏腑功能。对于生活中的重大变故，宜保持冷静的头脑，既不可漫不经心，又不必操之过急，以保证稳定的心理状态。

②肝脏保健法

肝主疏泄、肝藏血，肝脏调畅全身气机，是气机升降出入的枢纽，又是贮藏血液，调节血量的重要器官，从亦被称为重要的“生命器官”。现代医学认为，肝脏是人体最大的消化腺和腺体，有解毒和调节水液与激素平衡的作用。

适当多食些富有维生素的食物，如新鲜蔬菜和水果之类。适当食用含纤维素多的食物，高纤维食物有助于保持大便通畅，有利于胆汁的分泌和排泄，不宜摄入太多的脂肪，否则，易引起

“脂肪肝”。切忌嗜酒。过量饮酒可引起食欲减退，造成蛋白质及B族维生素缺乏，发生酒精中毒，还可导致脂肪肝、肝硬化、急性中毒可引起死亡。戒怒防郁。人的情志调畅与肝的疏泄功能密切相关。反复持久或过激的情志，都会直接影响肝的疏泄功能。肝喜条达，在志为怒。抑郁、暴怒最易伤肝，导致肝气郁结或肝火旺盛的病理变化。

③脾胃保健法

脾主运化，胃主收纳；脾主升清，胃主降浊；脾又主统血、生肌肉、四肢。脾胃为后天之本，气血生化之源，在养生和防病方面有着重要意义。

脾胃最重要的功能就是受纳、腐熟饮食，运化水谷精微，为整个人体的生命活动提供能源和动力。因此，饮食保健是其保健的重点。生活起居要有一定规律，保证充足而良好的睡眠，生活、工作从容不迫而不过度紧张。

④肺脏保健法

肺的主要生理功能是主气、司呼吸、主宣发和肃降，通调水道。中医认为，肺为五脏之华盖，称为“娇脏”，是非常娇弱的脏器。

“肺主气、司呼吸”的保健：肺可调节气的升降出入运动，呼浊吸清，吐故纳新，从而保证人体新陈代谢正常进行。尽量避免吸入空气中的杂质和有毒气体。

“肺主宣发和肃降”的保健：要少吃辛辣之品，宜淡食少盐忌咸；饮食切勿过寒过热，尤其是寒凉饮冷。寒冷季节或气温突变时，最易患感冒，诱发支气管炎。增加耐寒锻炼，增强机体免疫功能，预防感冒，可采用冷水浴面的保健。

⑤肾脏保健法

肾藏精，主命门之火，主生殖和生长发育，为“先天之本”，肾又主水、主纳气，调节水液代谢，故肾称为水火之脏，内寓元阴元阳。肾气盛衰决定着机体生、长、壮、老及整个生命活动过程。

“肾主藏精”的保健：肾中精气，是生命活动之本，是肾阴、肾阳的物质基础，也是人体生长发育及各种功能活动的物质基础。对“肾主藏精”功能的合理保健，对预防疾病、防止衰老有普遍的指导意义。节欲保精。精为人身三宝之一，保精是强身的重要环节。

“肾主水液”的保健：人体内的水液代谢，与肾中精气的蒸腾气化直接相关。若“肾主水液”的功能发生障碍，则可引起多种病理变化。肾脏主水功能对维持机体健康是很重要的。保持小便通畅，在维持体内水液代谢平衡中起着关键性的作用。

（4）合理饮食

世界卫生组织提出健康四大基石：均衡营养、适量运动、充足睡眠、戒烟限酒。数千年以来，健康的食物，平衡膳食一直被认定是达到长寿的关键因素，不合理的饮食习惯则被认为是使健康出现问题的根源。预防疾病也是养生的重要一环。通过有规律的锻炼，正确使用药物，适当地进行食补，以及其他的有益于健康的活动，每个人都可达到强身健体、延缓衰老之目的。

合理的饮食为人体健康所必需。一般来说，饮食要有规律，应定时定量，不能过饥过饱，也不能偏食。摄食不足，营养缺乏，久之可致体虚；饮食不当，如暴饮暴食，或过食肥甘，或饮食不洁之物，则可损伤身体，不利健康。因此，应注意合理的饮食，以保证必要的营养，确保身体健康。脾胃为后天之本，饮食不节，伤及脾胃，就使人多病早衰。《内经》对饮食不节的危害，有“阴之所生，本在五味”“饮食自倍，肠胃乃伤”“多食盐，则脉凝泣变色，多食苦，则皮枯而毛衰”等多处论述。孙思邈对饮食宜忌的论述更全面、更科学，除“食不可过饱，务令简少”“常宜温食”“常宜轻清甜淡之物”等常识外，还对饮食方法、饮食卫生重笔描写，如“美食宜熟嚼，生食不粗吞”，“食勿大语”，“每食以手摩面及腹”，“勿食生菜、生米、小豆、陈臭物，勿饮浊酒”，“必不得食生黏滑等物”，等等，这对避免损伤脾胃及防止食物中毒，预防传染病，乃至祛病延年都有积极而重要的意义。

饮食有节，就是饮食要有节制，指进食的量和时间。所谓饮食有节，即进食要定量、定时。

定量：定量是指进食宜饥饱适中。进食定量，饥饱适中，恰到好处，则脾胃足以承受，消化、吸收功能运转正常。饮食过量，会加重胃肠负担，食物停滞于肠胃，不能及时消化，影响营养的吸收和输布。“饮食节……则身利而寿命益”，“饮食不节……则形累而寿命损”。

定时：有规律的定时进食，可以保证消化、吸收机能有节奏地进行，脾胃可协调配合，有张有弛。

“早饭宜好，午饭宜饱，晚饭宜少”：一日之内，人体阴阳气血的昼夜变化而盛衰各有不同。白天阳气盛，故新陈代谢旺盛，需要的营养供给也必然多，故饮食量可略大；夜晚阳衰而阴盛，多为静息入寝，需要的营养也相对少。饮食量可略少，利于胃肠消化功能。

早饭宜好：早餐的质量和营养价值宜高一些、精一些，便于机体吸收，提供充足的能量。尤以稀、干搭配进食为佳，不仅摄取了营养，也感觉舒适。经过一夜睡眠，人体得到了充分休息，精神振奋，但胃肠经一夜时间，业已空虚，此时若能及时进食，则体内营养可得到补充，精力方可充沛。

午饭宜饱：午饭要吃饱，所谓“饱”是指要保证一定的饮食量。当然，不宜过饱，过饱则胃肠负担过重，也影响机体的正常活动和健康。

晚饭要少：晚上接近睡眠，活动量小，如进食过饱，易使饮食停滞，增加胃肠负担，会引起消化不良，影响睡眠。不可食后即睡，宜小有活动之后入寝。

金伯华教授非常强调早餐的重要，提倡早餐必吃鸡蛋。相较于谷类或面包，鸡蛋带给你的饱胀感更持久，鸡蛋里的蛋白质和脂肪能帮助维持你的能量水平，让你饱的时间更长，可以帮助减肥。鸡蛋是最完整的蛋白质来源之一，含有我们必须从饮食中摄取的所有必需氨基酸。鸡蛋不会让你的胆固醇变高，影响血脂，不用担心吃鸡蛋会增加心脏病的发病几率。在鸡蛋中发现的核心营养——胆碱，具有促进大脑发育和工作的作用。它也与增强记忆力、回忆能力及提高机敏性有关。鸡蛋含有两种抗氧化剂——叶黄素与玉米黄质，可以保护眼睛免受紫外线的伤害，保护视力，降低老年白内障发病率。

金伯华教授强调每日喝1袋牛奶。牛奶被称为“白色血液”，是自然界钙的最佳来源。牛奶中含有丰富的钙、维生素D等，包括人体生长发育所需的全部氨基酸，牛奶中的钙最容易被吸收，而且磷、钾、镁等多种矿物质搭配也十分合理。孕妇及幼儿应多喝牛奶以补充钙质，老年人及绝经期前后的中年妇女常喝牛奶可减缓骨质流失。里面的钾元素对软化血管、预防心脑血管疾病有很好的作用。里面的“左旋色胺酸”有很好的安神作用，对促进睡眠帮助很大。酸奶里的乳酸菌和大肠杆菌对改善肠胃有很好的作用。牛奶还对美容，祛除老年斑效果不错。但牛奶一定要正确饮用。第一，有条件的，尽量喝送上门的鲜奶，它是以72℃～85℃高温处理，保证了牛奶里面营养结构的完整。第二，牛奶一定不能空腹饮用，那会造成乳糖沉淀积块，不利消化吸收，甚至腹泻。另外，牛奶要小口小口的喝，失眠患者最好在睡前服用，帮助睡眠。第三，酸奶要在饭后半个到2个小时之间饮用，因为这时人体的PH值最适合乳酸菌的生长。

防老抗衰食物：芝麻、桑椹、枸杞子、龙眼肉、胡桃、蜂皇浆、山药、人乳、牛奶、甲鱼等。

（5）经常运动，经络畅通

人是有机的整体，常运动会使精力充沛，身体健壮。早在汉代，华佗就倡导锻炼强身以防病。他指出："人体欲得劳动，动摇则谷气得消，血脉流通，病不得生。"他创造了"五禽戏"，即模仿虎、鹿、熊、猿、鸟5种动物的动作来锻炼身体，后世不断演变的有太极拳、八段锦等多种健身方法。孙思邈在《千金方》中也说："养性之道，常欲小劳"，"体欲常劳，但勿多极"，提醒人们经常活动筋骨以祛病延年。

注重经脉气血的畅通。才能使机体保持正常生理功能，金伯华教授保持经络畅通的经验是早晚运动健身、打太极拳，以及经常循经拍打十四经。

①早晚健身运动

金伯华教授每日坚持运动健身，首先走路散步，促进气血运行。散步速度宜适中，长短因人而异，顺其自然，姿态挺胸收腹，直腰甩臂，可以调和周身气血，强脊健肾。然后打太极拳。

②循经拍打十四经

经络看不见，摸不着，西方用多种手段对其实质研究也没有定论，但在中医治病养生中却非常重要。经络包括十二正经和奇经八脉，遍布全身，内连脏腑，外络四肢百骸、皮毛孔窍，沟通内外，贯穿上下。但经络不是静止的，它既然是气血运行的通道，就要使之畅通，这样才能维护脏腑正常的生理功能。若经络阻滞不畅，轻则不适，重则疾病。

古人早就明白这个道理，《内经》曰："经络者，所以决死生，处百病，调虚实，不可不通。"故中医治病，无论是针灸还是汤药，总以人体经络的畅通和气机的条达为前提，所谓"用针之道气至为要；灸者温通经络，驱散邪气；砭者之意，以调血络风痹；汤药调理，以入经为妙”。

循经拍打可使经络畅通，气血畅行，起到防治许多疾病的目的，这也是金伯华教授多年实践的深刻体会，其实针灸用药也是此意，只不过针药是针对经络瘀滞严重的情况。拍打要按照经脉走行的顺序，以使经脉之气衔接畅通。可以四个八拍为节奏，拍打时用力要柔中有刚，力量适度。具体方法如下：

拍打手三阴、手三阳经以 8 拍（4 拍）节奏拍打，以右手自左胸前向手臂内侧向手掌手指方向拍打，然后翻转过来，从手指外侧向肩臂外侧拍打，如此拍打 2 遍。再以同样的方法、同样的节奏左手拍打右臂。这样就把手三阴手三阳经全面拍打。手三阴手三阳经包括肺、心包、心、大肠、小肠、三焦经，如此拍打能通心络，补心阴，振奋胸阳，宣肺清痰，增加肺活量，促进肠蠕动，通便理气消腹胀，通达三焦。

拍打足三阴、足三阳经以 8 拍（4 拍）节奏拍打，两手从双腿足踝内侧向上沿腿内侧向上拍打至腹部；然后两手沿着骶髂关节向下沿腿外侧至足外踝方向拍打，然后单腿放在凳子上或踩在高矮适中的台阶上，右手拍左腿前侧，左手拍左腿后侧。如此拍打 2 遍，再以同样的方法、同样的节奏拍打右腿。这样把足三阴足三阳经全面拍打。足三阴足三阳经包括脾、肝、肾、膀胱、胆、胃经，如此拍打能健脾利湿，疏肝利胆，和胃化滞，益肾养阴，通利小便，增强卫气。

拍打任督二脉和膀胱经背部腧穴以 8 拍（4 拍）节奏拍打，单手握拳自大椎沿脊柱向下慢慢捶打至腰骶，即尾骨处，再从腹下沿正中线向上过胸捶打至咽喉，然后双手握拳沿脊柱两旁从上向下捶打，这就把任督二脉和各脏腑在膀胱经的腧穴都捶打了。这样可调理十二脏腑功能，助阳气升发，通利三焦，调理阴阳，增强免疫力。

拍打肩颈部以8拍（4拍）节奏拍打，以左手托右肘，用右手拍打大椎、颈部和左侧肩背部，再用左手同法拍打颈部、大椎和右侧肩背部。然后双手叉腰，收腹，以顺时针转动腰部2个8拍，再逆时针转动腰部2个8拍，但转动幅度不宜过大。可促进肩颈和腰部的气血流通，有助于防治肩周炎、颈椎病。

拍膝直膝、弯腰，将脚蹬在一个高矮适中的台阶上，左手拍左膝后部，右手拍左膝前部，然后再左手拍左膝外侧，右手拍左膝内侧。然后以同样的方法拍右膝。这有利于两膝的气血运行，防止或延缓老年性关节退行性病变。

坚持一段时间，就会有经络开通、气血畅流的感觉，而神清气爽，心情舒畅，还可防病祛病。每次只需5分钟，效用却很大。

（6）五官养生

面宜常摩：金伯华教授结合自身临床经验，发明了美白祛斑养颜膏，以纯中药白及、白芷、白茯苓为主配制，每日晨起涂面，用手再搓数次，至面部发热，以更好地保健皮肤，搓面以光润皮肤，悦泽容颜。

齿宜常叩：叩齿，就是指用上下牙有节奏地反复相互叩击的一种自我保健养生法。中医学认为经常叩齿能强肾固精、平衡阴阳、疏通气血，使局部经络畅通，延缓衰老。排除杂念，思想放松，口唇轻闭，先叩臼齿50下，次叩门牙50下，再错牙叩大齿部位50下。每日早晚各做1次，亦可增加叩齿次数。

发宜常梳：头为精明之府，人体之重要12经脉和40多处大小穴位，以及10多个特殊刺激区均会聚于头部。梳头能疏通气血，散风明目，荣发固发，促进睡眠，对养生保健有重要意义。梳头的正确做法应是：由前向后，再由后向前；由左向右，再由右向左，如此循环往复，梳头数十次或数百次，最后把头发整理，把头发梳到平整光滑为止。梳发时间，一般可在清晨、午休、晚睡前，或其他空余时间皆可。

金氏养发秘方：取何首乌、黑芝麻、核桃仁、桑葚等分，加工制作成药膏或颗粒，日服数剂，可健脑补肾，乌须黑发。经常服用，又可防治神经衰弱、健忘、头发早白、脱发等症。

目宜常运：运目，即指眼珠运转，以锻炼其功能，早晨醒后，先闭目，眼球从右向左，从左向右，各旋转10次；然后睁目坐定，用眼睛依次看左右，左上角、右上角、左下角、右下角，反复四五次；晚上睡觉前，先睁目运睛，后闭目运睛各10次左右。然后用眼睛眺望远处景物，以调节眼球功能。再用食指指肚或大拇指背第一关节的曲骨，点按丝竹空、鱼腰，或攒竹、四白、太阳穴等，手法由轻到重，以有明显的酸胀感为准，然后再轻揉抚摩几次。此法有健目明目、治疗目疾的作用。

耳宜常捏：中医认为，耳的功能与五脏皆有关系，而与肾的关系尤为密切，耳为肾之上外窍，双耳灵健则肾经通，肾气充足，肾精盈满，则听觉灵敏。扯拉、按摩、搓揉、点捏耳朵，实际上就是对双耳进行各种形式的按摩保健。

（7）养生验方

①益气养心汤

组成：黄芪5g、五味子3g、菊花2g、甘草2g，按比例煎汤随时饮用（1天量代茶饮）。

功效：补气养心、安神、健脑明目。

味道：酸甜适度。

②补肾健脑汤

组成：黄精5g、枸杞子3g、何首乌3g、菟丝子3g，按比例煎汤随时饮用（1天量代茶饮）。

功效：滋阴补肾、健脑益志。

味道：甜、微苦。

③补肾阳不足汤

组成：杜仲 5g、巴戟天 5g、肉桂 3g、附子 3g、甘草 2g，按比例煎汤随时饮用（1 天量代茶饮）。

功效：怕冷、喜饮、尿频、阳痿早泄。

味道：甜、香、微苦。

④开胃健脾汤

组成：云苓 5g、莱菔子 3g、杏仁 3g、苏梗 2g、甘草 2g，按比例煎汤随时饮用（1 天量代茶饮）。

功效：开胃健脾、利湿、增食欲、消腹胀。

味道：清香可口、微甜。

⑤活血通络宣脾汤

组成：补骨脂 5g、苏木 5g、羌活 3g、独活 3g、骨碎补 3g、甘草 2g，按比例煎汤随时饮用（1 天量代茶饮）。

功效：活血通经络、缓解四肢关节痛、温经散寒、健骨益髓。

味道：清香、甘甜、微苦。

⑥养心安神明目汤

组成：莲子 5g、益智仁 5g、石斛 3g、酸枣仁 3g、女贞子 3g、甘草 2g，按比例煎汤随时饮用（1 天量代茶饮）。

功效：安神养心血、明目、健脑益智。

味道：酸甜可口、微苦。

⑦和胃理气汤

组成：白术 6g、海螵蛸 6g、陈皮 3g、半夏 3g、莱菔子 3g、竹茹 2g，按比例煎汤随时饮用（1 天量代茶饮）。

功效：和胃降逆、缓解胃灼热、吐酸水、胃胀、恶心。

味道：清香、可口、微苦。

⑧滋补气血汤

组成：太子参 6g、大枣 5 枚、黄芪 6g、熟地黄 6g、枸杞子 3g、女贞子 3g，按比例煎汤随时饮用（1 天量代茶饮）。

功效：补气养血、抗疲劳、周身乏力。

味道：咸、微酸、略苦。

⑨金伯华教授治眼疾外用方

方 1：赤芍 3g、牡丹皮 3g、蒲公英 3g、野菊花 3g、薄荷 2g。主治：眼科一切炎证（如：角膜炎、结膜炎、虹膜炎），红、肿、热、痛诸证。

方 2：决明子（打碎）3g、白蒺藜（打碎）3g、羌活 2g、白芷 3g、石斛 2g。主治：早期青光眼或青光眼术后。

方 3：枸杞子 3g、白菊花 3g、石斛 2g、谷精草 2g、薄荷 2g。主治：眼视物不清、近视、双眼干涩、疲劳。

方 4：胆矾 2g、黄连 2g、桑叶 3g、苦参 3g。主治：沙眼。

第五章
金氏治痹

金伯华教授对痹证的治疗独具特色，她不仅有扎实的理论基础，也有丰富的临床治疗经验，特别是亲自主持了治痹中药制剂“追风速”的研究项目，更提高了她的科学素养和科研水平，也使她的痹证治疗迈上了新台阶。

一、诊断

诊断是治疗的先决条件，痹证的诊断主要从辨病性、定病位、分主次三方面入手。

1. 辨病性

辨病性就是以中医辨证论治理论为指导，分清痹证的表里、虚实、寒热，这是论断痹证的先决条件。

（1）八纲辨证

①阴阳辨证

阴证：关节痛特点为关节疼痛，遇寒加重，得热则舒。病变关节外观皮色不变，喜得温按。其他症见：倦怠嗜卧，静而少言，声低息怯，身寒足冷，不烦不渴，喜热恶寒，溲清便溏，脉沉迟无力，舌质淡胖嫩，舌苔滑润。

阳证：关节痛表现为肿痛或灼痛，关节外观可见红肿，变形，不喜温按。其他症见：身轻展卧，身热足暖，烦躁不安，声高息燥，谵语烦渴，便秘溲赤，脉象浮数有力，舌质红绛，苔黄燥裂或焦黑起刺。

②表里辨证

表寒证：关节疼痛，怕凉，畏风寒，得热则舒，兼见周身骨节烦痛，有汗或无汗，项强腰痛，舌质淡红苔薄白，脉浮缓或浮紧。

表热证：关节疼痛，兼有恶风身热，有汗不畅，口渴或不渴，舌苔薄白尖红，脉浮数。

里寒证：关节疼痛日久，喜得温按，兼见畏寒，肢冷，口不渴，恶心呕吐，腹痛泄泻，舌淡苔白，脉沉迟。

里热证：关节疼痛、灼热，夜卧喜放被外，不喜温按，兼见身热，口渴汗出，烦热心烦，舌赤苔黄，脉数实。

里虚证：关节疼痛，喜得温按，疼痛日久，关节肿胀，大肉枯槁。兼见气弱懒言，食减倦怠，泄泻，遗精或二便失禁，舌质嫩苔白，脉沉弱。

里实证：关节疼痛、拒按，关节肿胀，兼有发热便秘，腹胀满，手足汗出，苔黄燥，脉沉实。

③寒热辨证

寒证：关节疼痛，得热则舒，遇寒加重，皮色外观无变化。兼见面色苍白，神清倦卧，身寒肢冷，便溏溲清，口不渴或喜热饮，舌苔白滑，脉沉迟。

热证：关节灼热、疼痛，遇热加重，不喜近衣被，外观关节皮色红肿、变形，触之灼手。兼见面红目赤，发热汗出，或潮热烦躁。渴喜冷饮，唇干齿燥，便秘溲赤，舌苔干黄或干黑起刺，脉洪数有力。

真寒假热证：关节疼痛、自觉灼痛，但喜得温按，按之不灼手，患肢畏风寒，关节外观可见红肿或皮色不变，其他症见：身热反欲穿衣，面赤足冷，形体倦怠，精神萎靡，声低语怯，口渴不欲饮水，或喜热饮，喜暖，小便清长，大便如常或溏泻，舌质淡，舌苔黑润泽，脉数或浮大。

真热假寒证：肢冷畏风，关节自觉灼热或关节久按之渐觉灼手，关节灼痛、喜温按，时间长反疼痛，关节外观皮色不变，其他症见：身寒不欲穿衣，虚火上炎，口燥咽干，时静时烦，口渴喜冷饮，小便黄赤，大便秘结，手足心热，脉沉有力或滑数，舌质红，苔白厚少津。

④虚实辨证

虚证

气虚：关节疼痛日久，兼见气怯声微，自汗懒言，倦怠无力，头眩心悸，舌质淡苔白，脉濡弱。

血虚：关节疼痛日久，兼见唇淡色白，心烦不寐，津少口燥，夜热盗汗，舌质淡红，脉细数无力。

真阴不足：关节疼痛日久，自觉灼痛，按之灼手，关节外的皮色暗红，大肉枯槁，或见鹤膝风。其他症见：虚火上炎，口燥咽干，头晕眼花，骨蒸潮热，盗汗，噩梦遗精，身热便秘，舌红少津，脉数而无力。

真阳不足：关节疼痛日久，局部畏风寒，关节喜得温按，皮色不变，或见关节肿大。其他症见：头眩自汗，咳喘身肿，肢冷便溏，阳痿遗精，双足瘦弱，五更泻，脉大而无力，唇舌色淡。

实证

实证是由邪气过盛所反映出的证候。一般说来，实证虽属邪气过盛所致，但正气尤能抵抗，未至亏损的程度，故实证往往表现邪正斗争处于激烈的程度。

对于痹证病人来讲，纯实证者不太多见。一般多见于痹证早期、急性期阶段，表现为高热，大便秘结，关节红肿，拒按，舌质红，苔黄腻，脉弦。很多早期病人起病阶段，不出现上述症状。

痹证较多是虚实夹杂证，即患者在同一时期存在着正虚与邪实两方面病变，临床须辨别其虚实孰多孰少，邪正之缓急，才能临证施治。

（2）气血津液辨证

人体的气血津液，在生理上既是脏腑功能活动的物质基础，又是脏腑功能活动的产物。痹证是一种慢性的病理变化，依据中医的整体观念，必然要反映到人体的气血津液，产生不同的症状表现。分清痹证患者的气血津液变化，对于辨认其所反映的病理改变及指导治疗有重要的意义。

①气病的辨证

气虚证

关节疼痛日久，劳累后加重，关节局部喜暖，喜得温按，活动障碍，伴有头晕目眩，少气懒言，疲倦乏力，自汗，舌淡，脉虚无力。

气滞证

关节疼痛以胀痛为主，疼痛与情绪变化有很大关系，气怒时常常加重，关节肿胀，活动受限，伴有胸胁闷胀，嗳气，腹胀，夜卧多梦，舌质淡红，脉弦。

②血病辨证

血虚证

关节疼痛日久，起病常在产后或手术后，活动障碍，常伴有手足麻木。其他症见：面色苍白或萎黄，唇色淡白，头晕眼花，心悸失眠，夜卧多梦。妇女经行量少，经期短甚或闭经。舌质淡，脉细无力。

血瘀证

关节疼痛日久，以刺痛为主，痛处不移，关节活动受限，拒按，肿胀明显。妇女可见经色紫暗或有血块，舌络瘀紫，边有瘀斑，脉沉涩。

③津液病辨证

津液不足（阴亏）

关节疼痛日久，反复发作，入夜痛甚，关节灼热，肿胀变形，皮肤干燥，瘙痒，大便秘结，小便短少，舌红，苔少，脉细数。

水液停滞

痹证主要表现为痰饮停留，素体肥胖，关节疼痛日久、拒按、肿胀明显、活动障碍、局部疼痛、伴有脘腹胀满，胃脘有振水声，呕吐痰涎清稀，头目眩晕，心悸气短，口不渴，或渴不欲饮，苔薄滑，脉弦滑。

八纲辨证、脏腑辨证和气血津液辨证是诊断痹证疾病性质的重要方法，为痹证的治疗提供了重要依据，这三种方法从不同角度提供了认识痹证的规律。三种方法相辅相成，互相补充，互相依靠。

辨病性就是应用以上三种方法，辨别疾病的病性，是痹证诊断的第一步。

2. 辨病位

机体的各个部位总是与一定的脏腑、经络相联系。所以确定病位可了解病变与脏腑经络的联系，对于痹证治疗、指导用药有重要意义。定病位就是确定痹证侵犯的具体部位，确定病变的具体位置。具体分为辨别痹证与经络的关系、痹证与经筋的关系、痹证与脏腑的关系三部分。

（1）痹证与经络

明确疼痛的部位以确定痹证侵犯于哪条经络，对于指导痹证的治疗有重要意义。东垣在《东垣十书》中有详细描述：痹证有云在经络，以行本经药行其气血者，以两手伸直，其臂贴身垂下，大指屈前，小指屈后而定，贴臂臑之前廉痛者，属阳明经，以升麻、白芷、干葛行之；后廉痛者，属太阳经，以藁本、羌活行之；外廉痛者，属少阳，以柴胡行之；内廉痛者，属厥阴，以柴胡、青皮行之；内前廉痛者，属太阴，升麻、白芷、葱白行之；内后廉痛者，属少阴，以细辛、独活行之，仍视何经而用针灸。所以，辨别经络与病变的关系十分重要，首先搞清楚十二经脉循行路线及四肢与经脉的关系。

上肢：内侧面前缘及大指桡侧端，为手太阴；内侧面中间及中指端，为手厥阴；内侧面后缘及小指桡侧端，为手少阴；次指桡侧端及上肢外侧前缘，为手阳明；无名指侧端至小指外侧面中间，为手少阳；小指尺侧端至上肢外侧后缘，为手太阳。

下肢：下肢外侧前缘及次趾外侧端，为足阳明；外侧中间及第四趾外侧端为足少阳；外侧后缘及小趾外侧端，为足太阳。大趾外侧端及下肢内侧中间转至前缘，为足太阴；大趾外侧端及下肢内侧前缘转至中间，为足厥阴；小趾下经足心至下肢内侧后缘，为足少阴。

（2）痹证与经筋

十二经筋，是十二经脉气血所濡养的筋肉部分，具有联合全身骨节，保持人体正常运行的功能，经筋所主的病证之一就是痹证。《灵枢·经筋》说：“以痛为腧。”为治疗痹证取阿是穴提供了理论依据。

十二经筋的分布特点，从四肢末端向上联系一定的部位，有起、有结、有会聚、有散布，以上达头身而不入脏腑，因而无属络脏腑的关系和气血流注的关系。足三阳经筋，分布于身体的前、侧、后，均结于眼部，足三阴经筋，均结于阴器；手三阳经筋，均结于额角部；手三阴经筋，均结于胸膈部。

①足三阳经筋

足太阳经筋：起于足小趾，向上结于外踝，斜上结于膝部，其下循足外踝结于足跟，上循跟结于腘，其分支结于小腿肚（腨），上腘中内侧，同腘中的并行向上结于臀部，向上夹脊柱上项后，其分支另进入结于舌本，其分支结于枕骨，上头项，下前额（颜），结于鼻；分支为“目上网”，下结于鼻旁。另一分支，从腋后外侧结于肩髃；别支入腋下，上出缺盆，上结于完骨，分支出缺盆，斜上出于鼻旁。

本经经筋病候多表现在它循行和所结之处，如小趾和足外侧拘挛、疼痛，外踝处拘挛疼痛、痿废不用，胫外后廉转筋、拘急、挛缩，股后侧转筋、痹痛，臀部疼痛、弛缓，腰部痹痛、弛缓、脊柱两侧疼痛，等等。

足少阳经筋：起于小趾、次趾，上结外踝，上循经外廉，结于膝外廉；其支者，别起外辅骨，上走髀，前者结于伏兔之上，后者结于尻；其直者，上乘眇，季胁，上走腋前廉，系于膺乳，结于缺盆；直者，上出腋，贯缺盆，出太阳之前，循耳后，上额角，交巅上，下走颔，上结于頄；支者，结于目，此为外维。

本经病候表现在它循行和所结之处，如无名指拘挛，弛缓，疼痛；外踝外痹痛、痿废；或候处腱鞘囊肿，或胫外廉痉痛、拘挛、痿废，膝外侧疼痛、拘挛，髀枢部肿胀、痿废、痹痛；腋部季胁处疼痛、不适，颈部拘急、不能左右回顾；等等。

足阳明经筋：起于中三指，结于跗上，上结于膝外廉，上循胁，属脊；其直者，上循骨，结于膝；其支者，结于外辅骨，合少阳；其直者，不循伏兔，上结于髀，聚于阳器，上腹布至缺盆而结，上颈，上夹口，合于頄，下结于鼻，上合于太阳，太阳为目上网，阳明为目下网；其支者，从颊结于耳前。

本经经筋病候多表现在它循行和所结之处（除不一致的经筋外），如足次、中和无名趾痿废不用，跗上挛急痹痛或腱鞘囊肿；外辅处转筋、痹痛和弛缓无力、肿胀，伏兔处转筋、痹痛；髀骨前部肿胀、疼痛，耳前处疼痛，口张合不灵活（下颌关节炎）。

②足三阴经筋

足太阴经筋：起于大趾之端内侧，上结于内踝；其直者，上结于膝内辅骨，上循阴股，结于髀，聚于阴器，上腹，结于脐，循腹里，结于胁，散于胸中；其内者，著于脊。

本经经筋病候多表现在它循行和所结之处。如大趾拘挛，疼痛，内踝处疼痛，内踝及胫内侧的拘急、疼痛，膝内辅骨处的肿胀、痹痛，等等。其病足大趾支内踝前，转筋痛，膝内辅骨痛，阴股引髀而痛，阴器扭痛，上引脐，两胁痛，引膺中脊内痛。

足少阴经筋：起于小趾之下，并足太阴之筋，斜走内踝之下，结于踵，与太阳之筋合，而上结于内辅之下，并太阴之筋而上循阴股，结于阴器，循脊内，侠膂，上至颈，结于枕骨，与足太阳之筋合。

本经经筋病候多表现在循行和所结之处，如足底的拘挛、疼痛，内踝处拘急、疼痛，足跟部弛缓无力、疼痛，胫内后廉拘急、疼痛，膝内辅骨下疼痛或拘急，屈而不伸；股内侧转筋，拘急或疼痛。

足厥阴经筋：起于大趾之上，上结于内踝之前，上循胫，上结内辅之下，上循阴股，结于阴器，络诸筋。

本经经筋病多表现在它循行和所结之处，如大趾挛急、疼痛；内踝前拘急、痹痛，胫内侧及内踝处弛缓、拘急疼痛，膝内侧辅骨痛或挛急见于屈伸不利，股内侧拘急、痿废、疼痛，等等。

③手三阳经筋

手太阳经筋：起于小指之上，结于腕，上循臂内廉，结于肘内锐骨之后，弹之应小指之上，入结于腋下；其支者，后走腋后廉，上绕肩胛，循颈出足太阳之筋前，结于耳后完骨；其支者，入耳中；其直者，出耳上，下结于颔，上属目外眦。

本经经筋病候多表现在它循行和所结之处。小指拘挛、弛缓和疼痛；腕关节痹痛、肿胀；前臂与腕部疼痛；肘部疼痛、拘挛；上臂拘挛，痹痛和痿废不用；肩部痹痛，肩不能举或外展、内收不便，肩胛处痹痛、挛痛。

手少阳经筋：起于小指次指之端，结于腕，上循臂结于肘，上绕臑外廉，上肩走颈，合于太阳；其支者，当曲颊入系舌本；其支者，上曲牙，循耳前，属目外眦，上乘颔，结于角。

本经经筋病多表现在它循行和所结之处。如无名指拘挛、疼痛，腕关节痹痛、弛缓、拘急，腱鞘囊肿，前臂拘挛、疼痛；上臂拘急，痹痛或痿废不用；肩部痿废、疼痛，肩不能举；等等。

手阳明经筋：起于大指次指之端，结于腕，上循臂，上结于肘外，上臑，结于髃；其支者，绕肩胛，夹脊；直者，从肩髃上颈；其支者，上頞；直者，上出手太阳之前，上左角，络头，下右颔。

本经经筋病候多表现在它循行和所结之处。如食指掌急疼痛、腕关节痹痛、前臂臂痛、拘急或弛缓，肘部疼痛、拘挛，肩部痹痛、活动不利，等等。

④手三阴经筋

手太阴经筋：起于大指之上，循指上行，结于鱼后，行寸口外侧，上循臂，结肘中，上臑内廉，入腋下，出缺盆，结肩前髃上结缺盆，下结胸里，散贯贲，合贲下，抵季胁。

本经经筋病候多表现在它循行和所结之处。如拇指挛急、不用或疼痛，腕关节拘急或弛缓，前臂疼痛、屈而不伸，上臂挛急、疼痛，肩前髃处拘急、疼痛，影响举臂及外展活动，等等。

手厥阴经筋：起于中指，与太阴之筋并行，结于肘内廉，上臂阴，结腋下，下散前后夹胁；其支者，入腋散胸中，结于贲。

本经经筋病候多表现在它循行和所结之处。如中指挛急、弛缓，掌部疼痛，腕关节弛缓不用，或拘急屈而不伸，前臂拘变化、疼痛或痿废不用，肘部疼痛，屈而不伸，上臂挛急、疼痛，腋前部挛急、疼痛，等等。

手少阴经筋：起于小指之内侧，结于锐骨，上结肘内廉，上入腋，交太阴，伏乳里，结于胸中，循贲，下系于脐。

本经经筋病候多表现在它循行和所结之处。如小指挛急、不用，腕关节挛急、弛缓、疼痛，前臂挛急、疼痛，肘部疼痛，屈而不伸，上臂挛急，疼痛，腋前部的挛急、疼痛。

经筋学说在治疗痹证中有重要作用。十二经筋是人体经络学说的重要组成部分，需十二经的濡养。其循行虽从十二经为主，也可达到十二经以外的部位，且其网络纵横，可循行于肌肉、肌腱、韧带、筋膜等组织，能联络四肢百骸，主司运动，这些部位也正是痹证好发部分。痹证发于人体，常导致肌肉、肌腱、关节、韧带的病变，其中以关节病变为主。调理经筋，恢复经筋正常功能，可直达病所，改变肌肉、肌腱、关节的病理变化，正所谓“病在筋，调之筋”，“其病所在所居，随而调之”（《素问·调经论》）。治疗痹证加取阿是穴，也正是依据了经筋病治疗“以痛为腧”的理论。

经筋病变的主要临床表现，除疼痛处，分为筋脉拘挛和筋脉弛缓两种。按中医辨证，筋脉拘挛为寒证，筋脉弛缓为热证，正所谓“寒多则筋挛骨痛，热则筋弛骨消”（《素问·皮部论》），“阳急则反折，阴急则俯不伸”（《灵枢·经筋》）。所以，在应用经筋辨证时，必须结合其他辨证，才能相得益彰。

（2）痹证与脏腑

根据中医痹证理论，痹证日久，内舍于脏，发为五脏痹。实践证明，痹证日久，常表现出许多错综复杂的证候及并发症。若能依据脏腑辨证的基本概念，对这些症状进行分析归纳，就能抓住疾病的实质，分型论治。

中医论述的五脏痹，可归纳为痹证的并发症。下面就五脏痹分别论述。

①肺痹

《黄帝内经》曰：“皮痹不已，复感于邪，内舍于肺。”主要表现为关节疼痛，肌肤发肿，肌肤感觉尚好。兼有气喘咳嗽，肺阴虚见干咳无痰，痰中带血，潮热盗汗，口干舌燥，或发音嘶哑，舌红少苔，脉细数。很多痹证晚期病人可出现这些症状。

②脾痹

《黄帝内经》曰：“肉痹不已，复感于邪，内舍于脾。”主要症状为关节疼痛，肢体困倦，沉重，活动不利，肌肤发木，肌肤感觉已差，久则肌肉、筋脉松弛，肌肉瘦削，兼有食少体倦，纳少懒言。痹证晚期并发肌肉萎缩者可见到这种情况。

③心痹

《黄帝内经》曰：“脉痹不已，复感于邪，内舍于心。”主要症见血脉失畅、肌肤颜色改变或红或白、伴有心悸怔忡、健忘失眠等，痹证病变侵犯心肌或出现变应性亚败血症者可见。

④肝痹

《黄帝内经》曰:“筋痹不已，复感于邪，内舍于肝。”主要表现为经筋挛急，掣痛，关节能屈不能伸，轻者肢体无力，重则关节失用、胁痛、急躁易怒等。痹证并发肝、肾淀粉样病可见此证。

⑤肾痹

《黄帝内经》曰:“骨痹不已，复感于邪，内舍于肾。”主要表现为关节疼痛，活动痛增，行走困难，兼有腰痛肢酸。类风湿性关节炎中、晚期有骨质损害者可见。

痹证日久，必然会产生很多并发症，表现出一派复杂的病理改变。即历代医家所论述的“五痹”和“五脏痹”。辨别这些并发症，对于痹证的治疗同样具有重要意义。

3. 分主次

分主次是在错综复杂的病证中分清孰轻孰重，孰为本、孰为标。探明邪气与正气之间、病因与症状之间的关系，辨别病变的主要表现和次要表现之间的相互关系，抓住决定疾病发展的主要矛盾，作为临床治疗的依据。

辨别症状的主次十分重要，它是疾病的本质，抓住了这个本质，才能抓住疾病变化的中心，治疗才会有重要意义。分主次也是对以上定病性和辨病位两种方法的总结。

分主次主要分为:

分表里：即分清病情变化的主要矛盾是在表为主还是在里为主，是久痹复成外邪还是痹证日久内入脏腑，以决定治疗用药、取穴是先治表证还是先治里证。

分寒热：分清病变的主要矛盾是寒证为主还是热证为主，尤其对于久痹之寒热错杂证，要抓住主要矛盾。

分虚实：分清以邪实为主还是正虚为主，尤其对于久痹体虚邪实之人，更要分清主次，抓住决定病情变化的主要矛盾，分清轻重缓急，以决定治疗用药。

抓主证：抓主证是在上述辨证的基础上，在一派错综复杂的病证中，抓住最主要的证候，也就是迫切需要解决的首要症状，以保证用药集中，不分散药力。

4. 临床分型

通过多年临床实践，依据中医理论，将痹证主要分为风寒痹阻、寒湿痹阻、湿热蕴结、瘀血阻络、气血不足、肝肾阴亏、郁久化热等 7 个主要类型。

（1）风寒痹阻

关节疼痛明显，疼痛是游走性，痛无定处。关节局部喜暖畏寒，得热则舒。关节外观皮色不变。伴有面色不华，畏风寒，身寒足冷，舌质淡红，苔薄白，脉沉迟。

（2）寒湿痹阻

关节畏风寒，遇热则痛减，关节痛有定处，疼痛明显，入夜痛甚，局部喜暖，得热则舒。关节拒按，关节外观肿胀变形，但皮色不变，阴雨天加重。伴有形寒肢冷，便溏溲清长，倦困懒怠，舌质淡，苔白或白腻，脉弦紧或沉紧。

（3）湿热蕴结

关节红肿热痛或伴有低热，关节外观红肿，拒按，触之灼手，伴有口渴，烦躁不安，大便干，舌质红，苔黄或黄腻，脉弦滑或滑数。

（4）瘀血阻络

关节疼痛明显，以钝痛或刺痛为主，入夜为甚，关节外观发红或紫暗，拒按，可有身热，伴有心烦、急躁，舌络瘀紫，舌质略红边有瘀斑，脉滑或涩。

（5）气血不足

关节疼痛，时隐时作，劳累后疼痛加剧，喜得温按，关节外观无改变，伴有倦困懒怠，声低语怯，面色不华，舌质淡，苔白，脉沉细或濡。

（6）肝肾阴亏

关节疼痛日久，肿胀变形或成鹤膝风，关节喜得温按，畏寒，伴有低热，心烦急躁，干渴，舌体瘦小，舌质红，苔少，脉现细。

（7）郁久化热

关节疼痛日久，郁而成热，可见关节疼痛，自觉灼热，但喜按，关节初触之不热，久按则觉灼手。关节肿胀，伴有心烦，口渴，大便干，舌边红，苔白，脉现弦或弦数。

二、针刺治疗

针刺治疗痹证有止痛快、消肿快、取穴灵活、不伤脾胃等诸多优点。受痹证病痛折磨的患者，长期服药，损及脾胃，影响人体对于精微物质的吸收，体质日差，人体的免疫机能降低，又会加重病情变化，形成恶性循环，一方面病人必须长期服药治疗疾病，而药物造成的副作用又会加剧病情变化，使病人常处于两难之中。而针刺治疗既可通过穴位刺激人体的免疫机能，增强脾胃运化，又可起到消肿止痛的作用，临床效果肯定。

1. 针具选择

针刺的主要工具是毫针，毫针有长短、粗细之不同。

《灵枢·官针》中说："九针之宜，各有所为，长短大小，各有所施。"在临床工作中，除了注意选择针的质量好坏以外，还要根据患者的体质强弱、体形胖瘦、病情虚实及针刺部位的不同，选择长短、粗细适宜的针具。

2. 常用刺法

（1）一般刺法

此法是临床用途最广泛的一种刺法。即将针刺入皮肤后，透过人体的天、地、人三部，得气后施行不同手法的一种方法。

此法临床应用较广，本文不多赘述。

（2）透刺

透刺针法，又称过海针、过梁针、过膛针、粗针等。就是用较长的毫针，从某一穴位刺入，使针锋沿着一定方向，经过体内某些组织，然后将针锋推至另一穴位之下，达到针刺调节经气作用的一种特殊针法。可起到一针取二穴，一穴透二经，通达阴阳，交通经气的作用，是治疗痹证行之有效的一种针法。

①透刺分类

单向透刺法：由于取穴位置和治疗的不同需要，透刺方向只从甲穴向乙穴透刺。如肩髃透臂臑。

多向透刺法：由某一“透穴”进针，针至“达穴”得气后，将针提至“透穴”下，再向另一“达穴”透刺。如刺理气要穴膻中透鸠尾和璇玑，此时膻中是“透穴”，“鸠尾”“璇玑”是“达穴”。先由膻中穴刺入，针尖透刺向鸠尾，得气后，退针至膻中，再透刺向璇玑。一针三穴，可开膈顺气，调理气机。

往复透刺法：可由甲穴向乙穴透刺，也可由乙穴向甲穴透刺的反复透刺，如自三阴交进针透刺向绝骨，同时由绝骨进针透刺向三阴交。

沿皮透刺法：沿皮透刺之“透穴”和“达穴”均浅表，进针后针体窜行皮肉之间，如膻中透鸠尾。

垂直透刺法：垂直透刺是指针的长轴与“透穴”的皮肤成直角，垂直刺入“达穴”的一种方法。如绝骨透三阴交。

斜向透刺法：这种透刺法，针的长轴与“透穴”的皮肤取一个合适的角度刺入“透穴”，既刺“透穴”，还要根据针锋所向，不断调整角度，直至“达穴”，如丘墟透照海等。

②治痹常用“透穴”

肩髃透臂臑：令患者端坐，患臂下垂，常规消毒后，术者左手压于肩髃穴处，右手拇指食指掐持针锋之端，外露寸许，刺入肩髃后，向臂臑方向透刺。此针法治疗痹证之肩臂疼痛、活动不利，可活血通经、理气止痛。

外关透内关：患者端坐或仰卧，左手拇指切按外关穴处，右手持针刺入外关，推针向里透入内关，使针感向腕关节传导。此针法对于腕关节及手指关节的肿胀疼痛伴有心悸、失眠、心烦或脾胃不和诸证效果好。

阳陵泉透阴陵泉：患者取坐位，左手按压阳陵泉穴处，右手持针，刺入阳陵泉，缓缓刺向阴陵泉，使针感向下肢传导，此针法对于痹证之下肢关节痛、拘挛掣痛、伸屈不利、畏寒怕风等症效好，具有温经散寒、舒筋活络、和血止痛之功。

外膝眼透内膝眼：患者取坐位，屈膝，左手食指按压外膝眼，右手持针向外膝眼刺入，徐徐刺向内膝眼，针感向膝内传导。此针法对于痹证引起之膝关节痛、鹤膝风等症效好。

绝骨透三阴交：此针法对于痹证之下肢、踝关节肿胀、疼痛、活动不利、畏风喜暖、足软无力等症效好，具有活血通络、强筋壮骨、缓急止痛之功。

丘墟透照海：左手拇指按压丘墟穴，右手持针迅速刺入皮肤，进针后徐徐刺入，遇到阻力时调整针刺方向，缓缓刺向照海。此针法对于胁肋胀痛、喉间如梗效果好，对于痹证之踝关节肿胀疼痛、痿废不用效果肯定，亦可适用于痹证兼有肝胆症状者，具有调理肝肾、理气活血、通经止痛之功。

太冲透涌泉：从太冲进针后斜向下刺向涌泉。此针法主要用于肝肾不足之足底疼痛、跟腱炎等症。

（3）几种特殊刺法

扬刺法：既可治疗寒邪凝滞，也可消肿散法，适用于痹证发于肌肉、关节等部位较大或有积液之处。常用部位有：膝、肘、肩等。

齐刺：用于病灶面积较小的部位。如腕关节肿胀、疼痛，手指腱鞘囊肿，其他部位小关节的腱鞘囊肿等。这种刺法不仅有散寒通经的作用，还具有很好的活血消肿作用。

围刺：运用于疼痛部位集中，囊肿、积液面积较大的部位。如膝关节的红肿，膝关节积液，踝关节的肿胀、疼痛，腕关节的腱鞘囊肿较大者。具有化瘀散结、泄热利湿、消肿止痛的功能。

3. 常用手法

（1）运针法

针刺疗效的好坏关键在于针下是否得气，医者行针，必须以得气为目的，多年的临床经验证明，得气的内因是人体的邪正变化，外因即为医者的医术水平。

一般说来，实证病人或正气未衰的病人得气较快，针下有种沉重的感觉，像有磁石吸铁；而虚证病人得气缓慢，针下有一种气流感，需要医者根据病人情况加减配穴，选用不同的手法。

运针法又称为行针，这是辨别医者医术的关键。古人对此的认识十分丰富，《灵枢》曰：“凡用针之类，在于调气。”调气法即为运针法，它包括催气、候气、行气、守气诸法，当进针后因病人体虚等原因未得气时，需施以各种手法，激发经气，促使针下得气。如催气后仍未得气，则将针留里不动以等候经气来临，几分钟后再施以催气手法，即为候气；得气后，为使经气向远处运行，直达病所，而施以各种手法，即为行气。经气已至，就要慎守勿失，勿变更也。也就是要抓住得气时机，将针体相对固定在得气时之深度与角度，保持针下之气经久不散，即为守气，再在此守气基础上进行下一阶段的补泻之法，这是针刺手法的基础。

（2）三部法

三部法是根据针刺深度施行补泻的一种方法，分为天、地、人三部。在前人论述的基础上，根据多年临床实践，我总结出切实可行的三部法：补法，初针刺入天部，稍停片刻入人部，渐入地部，同时拇指向前飞快捻转约 90°；泻法：初针直刺入地部，稍停片刻提出至人部，再提至天部，同时拇指飞快向前旋转 90°，这种三部补泻手法，简便易行，易于掌握，且临床效果明显，行之有效。

4. 针刺时需注意的几个问题

（1）留针与出针

留针是指进针以后，将针留置于穴位上，以加强效应。留针与否和留针时间的长短，要依据病情需要而定，一般轻证，施术后得气即可出针；或体质极差，正气极衰之人，得气后即可出针；慢性疼痛或拘挛、抽痛等症，留针半小时以上，并在留针过程中行针数次以加强刺激量，加强祛邪扶正的作用。

出针时先以左手拇指、食指按住针孔的周围肌肤，右手持针柄轻轻捻动并慢慢按至皮下，然后按照补泻要求将针拔出，并用干棉球揉按针孔。补法应避免出血，出针速度要快，泻法不用按压针孔，若出血使其自然流出，不按压针孔。

（2）针刺的深度与针具长短的选择

针刺深度与针具长短的选择要根据不同情况选用。

体质：一般来讲，年老气血虚弱、小儿娇嫩之体宜浅刺，用短针，如 1 寸或半寸针，30 号粗细；年轻力壮、气血旺盛者宜深刺，可用长针如 1.5 寸，针号可选取 28 ～ 30 号。

体形：体形瘦小者宜浅刺，用 1 寸针；体形肥胖者宜深刺，可用 1.5 ～ 2 寸。

部位：头面及胸背部等肌肉组织少者宜浅刺；腹部、臀部及四肢等肌肉组织丰满者用长针，可深刺。

病情：阳证、新证、表证宜浅刺；阴证、久证、里证宜深刺。

地域：久居寒冷地带的人宜长针、深刺；久居热带地区者用短针、浅刺。

（3）刺激量的选择

刺激量的选择，也就是针感强弱的选择，亦应根据不同情况而定，不可一概而论，错误地认为针感愈强愈好。

轻刺激：轻刺激就是指进针后让病人产生一种轻松舒适的感觉，无明显的酸、麻、胀感。用于儿童，年老体衰之人。

重刺激：重刺激是使病人的酸、麻、胀感非常强烈，甚至难以忍受。适用于体质强壮，阳气旺盛，邪实之证及久病、感觉较差之人。

中刺激：中刺激于轻刺激与重刺激之间，酸、麻、胀感强烈，但病人能够忍受，不出现喊叫。常用的刺激量，适用于久病之人，体质中等之人。

（4）取穴多少的选择

取穴的多少，取决于病证和病变是广泛还是局限，证候表现是复杂还是简单。凡病邪累及多经而见复杂证候者，不但要抓住主要矛盾治疗主要方面，还要兼顾其他，取的穴位相对要多一些，若邪气较轻，侵犯部位较少，或并发症不多时，取的穴位相对要少。

对于小儿、年老体衰、正气不足之人，取穴要精、要少。

以上这些常用手法及针刺时的注意事项，是针刺治疗痹证取得疗效的重要因素。在辨证、取穴准确的原则下，采用适合病情的针刺手法对疾病的转归有重要意义。

三、取穴原则

在辨证准确的基础上，选取正确的穴位直接关系到疗效的好坏，也是衡量医生水平的关键所在，对于痹证的针刺治疗，有的人迷信“特效穴”又称“经验穴”，也有的人“疼痛取阿是”，这种方法病人容易接受，但这些都不全面。

选穴和用药一样，也应有主穴和配穴，既要有经验取穴，也要辨证取穴。在临床应诊中，笔者总结出了如下取穴原则，即：辨证取穴，分部位取穴，注重特定穴和疼痛取阿是穴 4 部分，下面分别介绍。

1. 辨证取穴

辨证取穴是在辨病性的基础上，根据辨证论治提出治疗原则。辨证取穴是针刺治病的灵魂，对这一点，古人多有论述。《灵枢·九针十二原》指出："凡用针者，虚则实之，满则泄之，宛陈则除之，邪胜则虚之……凡将用针，必先诊脉，视气之剧易，乃可以治也。"《灵枢·经脉》曰："用针者，必先查其经络之虚实，切而循之，按而弹之，视其应动者，乃后取之而下之。"

辨证取穴分两部分，即根据辨证选取穴位和根据辨证选用手法。

（1）根据辨证选取穴位

辨证选取是根据辨证得出的病情选用不同的穴位，如实证用泻法，应取阳明经穴，虚证用补法，可取足三里、太溪等。辨证取穴必须熟知经络的特征和穴位的特性，如阳经多用于治疗实证、热证，实证又分表实证和里实证，表实证取太阳经，里实证取阳明经，阴经多用于阴证、虚证。穴位的特性也很重要，如大椎为诸阳之会，故可清泄邪热；三阴交为三阳经之会，可治疗阴证、寒证，又可活血化瘀，太溪为肾之原穴，有补益气血之功；行间可清泻肝火；等等。

（2）根据辨证选用手法

根据辨证选用补法、泻法或平补平泻手法。

补法，根据虚则补之的原则，"虚"是指正气不足（或气血不足），多由于久病导致，临床表现为衰弱的征象。阳虚气虚者在补法的基础上可加艾灸以振奋人体气化功能，起到补益、扶正的作用，偏于阴虚者，宜用针刺补法以调之。

对于疾病性质属寒者，由于机体的阳气偏虚，不能抗寒邪，以致形寒肢冷、便溏、冷痛等，如用灸治以温通经络，助阳以散寒邪，即所谓“寒者温之”。

对于阳气偏虚，寒邪较盛，脏腑经络之气凝滞，其症多见形寒肢冷，痹痛喜暖，治此必须深刺久留针，以激发经气，使阳气来复以散其寒邪，即所谓“寒则留之”。

泻法，根据“满则泄之”，“盛则泄之”的原则，对于病邪方盛满实的疾病（概括有阴，阳的实证），以及躯体某些部位的红肿疼痛，在针疗时必须用泻法或放血。

对于邪热较盛的症状，可见于五脏六腑和以某一经为主的全身症状，也可出于某一经的局部症状，治疗手法宜疾刺疾出针，或放血（详见第五节，以泄邪热，即所谓热则疾之），“察其阴阳所在而调之，以平为期”。

对于痹证出现瘀阻之证或红肿明显者，可刺脉络以出血，祛瘀泄热、通经活络，即所谓“宛陈则除之”。

对于临床症状“不盛不虚”即虚实不明显的疾病，采用平补平泻手法。

2. 分部位取穴

分部位取穴主要分为按经脉取穴和按部位取穴两部分，是在辨病性的基础上，确定疾病所在的经络、部位而选取不同的穴位。

（1）按经脉取穴

根据病位确定病变侵犯于哪条经脉或脏腑，而加用不同的穴位，如表现为肩部外侧的疼痛、屈伸不利，就要加取手阳明经的穴位；表现为膝关节的屈伸不利、后侧疼痛，就要加取足太阳经的穴位；病变表现出腰酸腿软、足膝无力等肾虚之证，加取足少阴的原穴；等等。

（2）按部位取穴

按部位取穴是根据痹证的疼痛部位，结合中医的整体观念取穴。如“腰为肾之府”，肾主腰脚，肾经虚损，风冷乘之，则腰痛，故腰痛常加取肾经之穴；膝为筋之府，膝关节病变多加用筋会阳陵泉；足跟痛多取肾之原穴太溪。正如《黄帝内经》云：“脚下有结物，牢硬如石，痛如锥刀所刺，此由肾经虚，风毒之气伤之，于血气相击，故痛而结硬不散。”（《诸病源候论》）

常用的分部位取穴如下：

肩关节：肩髃、肩贞、肩髎、养老、三阳络。

肘关节：曲池、尺泽、曲泽、少海、手三里、天井。

腕关节：阳溪、阳池、腕骨。

指掌关节：八邪、合谷、中渚、中魁、一扇门、二扇门、四缝。

髋关节：居髎、髀关、环跳、承扶、腰眼。

膝关节：鹤顶、内膝眼、外膝眼、犊鼻、膝阳关、阳陵泉、梁丘、血海。

踝关节：解溪、丘墟、昆仑、中封。

跖趾关节：八风、太冲、侠溪、绝骨。

颈椎：大椎、大杼、风池、颈椎夹脊穴。

腰部：大肠俞、肾俞、命门、腰阳关、腰椎夹脊穴。

3. 注重特定穴

特定穴是指具有特殊作用的穴位，是前人多年临床经验的结晶。在临床治疗痹证中，最多应用的是合穴，原络相配和八会穴。

（1）五腧穴中重合穴

合穴为五腧穴之一，为经气所入之处，是经脉之气汇合所在，又合穴均处于肘、膝等大关节之处，多气多血是合穴的特性，故合穴具有很强的调和经脉，运行气血的作用。

痹证的发生、发展多种多样，症状表现更是十分复杂，但均不离经脉气血运行失畅，血脉不通，“不通则痛”这一总的病机。而合穴具有多气多血这一特性，可调理本经经气，活血通脉、理气舒筋，使气血运行，脉络调畅，达到通经止痛的目的，即所谓“通则不痛”。故在辨证取穴的基础上，辨别病变侵犯何经而加用该经的合穴，是治疗痹证有效方法之一。如膝关节后侧疼痛，伸屈不利，乃是太阳经之病变，在辨证、辨经取穴的基础上，加用该经之合穴委中，可收到很好的止痛效果。故掌握合穴对治疗痹证十分有益。

掌握五腧穴中的其他穴位亦很有意义，如“输主体重节痛”，因腧穴多位于腕、趾等关节，即可治疗本经之脉循行的病变，亦可局部取穴，一举两得，临床应用也很广泛。

原穴即原气，本原的意思，多分布在腕、踝关节附近。脏腑的病变往往反应于十二原穴。络穴有联络的意思，是表里经相联络的处所，可治疗表里两经的病证。原络配穴治疗痹证，即可治疗痹证日久出现的并发症，即“五脏痹”，也可用于治疗本经循行部位的病证。

（2）注重八会穴

八会穴是指人体脏、腑、气、血、筋、骨、髓、脉精气所会聚的腧穴，八会穴为：脏会章门，腑会中脘，气会膻中，血会膈俞，筋会阳陵泉，骨会大杼，髓会绝骨，脉会太渊。用这些腧穴可以治疗相关的疾病。如筋病出现筋脉拘挛、屈伸不利或筋脉弛缓，应加取阳陵泉，舒筋活血；足痿软无力加取骨会大杼；等等。

4. 疼痛取阿是

阿是穴又称天应穴、不定穴、压痛穴等。《灵枢·经筋》所说的“以痛为腧”为疼痛取阿是穴奠定了理论基础。

阿是穴治疗疾病主要作用有二：一是诊查疾病，检查病变发生最疼痛的点即阿是穴的位置，可帮助诊断疾病发生于何经、何脏；二是治疗作用，阿是穴多为疼痛的集中点，也是病邪最集中之处。针刺此点，可使治疗直达病所，驱散病邪，活血通络，也可使针刺刺激通过该反应点传导到相关经络、脏腑，达到治疗疾病的目的。

阿是穴的针刺方法如同其他穴位一样，需辨别病性，分清病位，采用不同的刺法及外泻手法。取阿是必须在前三条取穴原则的基础上加用，才能取得好的疗效，是前三条取穴原则的补充。

辨证取穴、分部位取穴、注重特定穴及疼痛取阿是四种取法，相辅相成。辨证取穴是取穴的基本原则，是基础；分部位取穴为辅；注重特定穴和疼痛取阿是是前二条的补充和完善。四条原则相互补充，相得益彰，使取穴更加准确和完善。

四、常用方剂

治疗痹证，针药并用效果好，针、药的使用，重在于调，调经络、调气血，调阴阳、调脏腑、调平衡。经络系统的分布，内联脏腑、外络肢节、贯通上下、沟通内外，是一个运行气血的通道。因此，经针和灸的治疗，达到通经活络、温经散寒、活血化瘀、通络止痛等，用药更能直接达到脏腑的调节，每味药物、每个汤头，都归经入脏腑。尤其是补虚实，利湿热、调气血、益心气、健脾胃、强肝肾、疏筋骨，都起着很关键的作用。

从古至今，很多重要方剂在治疗痹证中都取得了良好的效果。如散寒除湿的乌头汤，祛湿清热的宣痹汤、三仁汤，化痰祛瘀的血府逐瘀汤，补益气血的黄芪桂枝五味汤，疏散外风的大秦艽汤，祛风胜湿的羌活胜湿汤、独活寄生汤。

除以上外，融合调理脏腑的作用也很关键。常用生脉饮、瓜蒌薤白汤、桂枝汤、四君子汤、归脾汤、八珍汤、四逆汤、五藤饮。下面仅简单列举经常运用并有独特心得的几个方剂。

1. 生脉饮

组成：人参、麦冬、五味子。

心者“君主之官”，心为五脏六腑之大主，心在人体中处领导地位。心气足则两目有神，面色光华，声音洪亮。对治疗各种疾病，调养心脏很重要，尤其对治疗痹证。心阳不足，耗阴生热，心阴不足，久热伤气，或阴阳俱虚，心悸、乏力、气短、胸闷甚至烦闷多怒，均为心阳不足、胸阳不振，心脉受阻之象，往往心电图不一定反映出来。依据脉象、舌象可给予生脉饮治疗。

人参味甘，入脾、肺、胃三经，宜补五脏六腑之气虚。大补元气、止渴生津、益气。麦冬味甘、微苦，寒，入心、肺、胃经。养阴润肺，清心除烦，入心经而能清心热、养心阴、安神。五味子味酸、甘，温，入肺、心、肾经。温肾健脾、益气生津止烦躁。酸能收敛心气，既滋肾补阳又可交通心肾、宁心安神。上益心肾、中调脾胃、下滋肾水，为气阴养固之良药。

以上三味药的组方，相互依存，共同发挥其功能作用，能滋补心阴、益心气、交通心肾、振奋胸阳，实为治心之良方。

脾虚者用党参，燥热用太子参。心悸气短加龙眼肉、生黄芪、柏子仁。胸闷无力加瓜蒌薤白汤，加香附、丹参、当归。

党参味甘，平，入脾、肺二经。其功能益气生精养血，益肺和脾，性平和，不燥不腻，健运中气，振奋心阳。太子参味甘、苦，性温，入心、脾、胃三经。其功能补肺、健脾，对脾虚食少、心悸不寐、自汗、精神倦怠效果好。可补气、益心血，健脾生津。

2. 瓜蒌薤白汤

组成：瓜蒌、薤白。

主治胸闷真心痛。

瓜蒌味甘、微苦，寒。归肺、胃、大肠经，瓜蒌甘寒，清热化痰，胸痹结胸，宽胸散结。上能清肺胃之热，涤痰导滞，又利气宽胸，散结消痈，下可泄热润肠通便。薤白味辛、苦，温。入肺、胃、大肠经。其通阳散结、行气导滞，上行心胸以通胸中之阳气，散阴寒之凝结，为治疗胸痹的要药。下入大肠行肠导滞，清胀止痛。

气虚少气加龙眼肉，心悸不寐加柏子仁、生龙齿；心火烦躁，舌尖红（舌为心之苗）加栀子、半枝莲。舌质暗、瘀血者加丹参、当归；短气不通者，加香附、元胡。

3. 桂枝汤

组成：桂枝、白芍、大枣、生姜、甘草。

痹证的发生，“皆因体虚，受风寒湿之气而成痹也”（《济生方》）。桂枝汤是《伤寒论》中的首方，号“诸方之冠”。主治“风寒在表，脉浮弱，自汗出，头痛发热，恶风恶寒，鼻鸣干呕等证，及杂证自汗、盗汗、虚损、虚证亦可用”（《删补名医方论》）。桂枝汤既可发散风寒湿之邪，又可调和营卫，扶助正气。临床上很多病人多表现出卫外不固、脾阳不足之证，如动则汗出、倦怠乏力、身体困倦、纳呆不欲食等症，用桂枝汤既可理通经脉，散寒除湿，活血止痛，又可补养中气，且能图表止汗，一方而三用。

方中桂枝为主药，发汗解肌，温通经脉，散寒祛湿；白芍为臣，可敛阴和营，止痛消肿，强五脏，补肾气，温中祛湿；炙甘草味甘和中，补益中气，通经脉，利血气，又可调和诸药；生姜辛温发散，温胃散寒；大枣益气生津，补中气，通九窍。

方虽仅5味药，但配伍严谨。其中桂枝配芍药，一散一收，一温通一化瘀，一散寒以祛除风寒湿之邪，一敛阴以防发散太过。“桂枝君芍药，是以发散中寓敛汗之意；芍药臣桂枝，是以固表中有微汗之道焉”（《删补名医方论》）。桂枝配生姜，二者均可发散风寒，又可祛除寒湿，桂枝辛温以发散寒湿，生姜温中祛湿以除内在之湿。二者相配，发散风寒，和中祛湿。白芍配大枣，白芍酸甘化阴以敛阴养血，大枣补中益气以滋阴养血。二药相配滋营阴以补血。白芍配甘草，为芍药甘草汤。甘草甘平，白芍酸寒，相配可酸甘化阴，以敛阴养血，使津血足而筋脉得养，达到和血通脉、缓急止痛之效果。甘草配大枣，二药均可补益脾胃，强健中土。大枣益气生津，甘草甘缓和中。相配则甘缓和中，补中益气。5药相配，用药虽少，但含意深刻。可调和营卫，和血通脉，温中健脾，散寒祛湿，缓急止痛。

实践证明，桂枝汤配伍药味简单，用药精炼，立意鲜明，是治疗痹证行之有效的主剂。几味药的组合十分精巧，对治疗痹证的阳虚、气血不和、免疫功能低下者效果显著。

在临床应用中，便干者用桂枝减桂汤，用白芍30g，桂枝10g；便稀者用桂枝加桂汤，用白芍10g，桂枝15g。

4. 独活寄生汤

组成：独活9g，桑寄生3g，秦艽9g，防风6g，细辛1g，当归12g，白芍9g，川芎6g，干地黄15g，杜仲5g，牛膝6g，党参12g，茯苓12g，甘草3g，桂心6g。

本方出自《千金方》。临床用于肝肾两虚、风寒湿邪侵袭为患、腰膝重痛、腿足无力、畏寒喜热、苔白脉迟等。具有补滋肝肾、宣痹通络之效。方中用独活、细辛、防风、秦艽祛风除湿，桂心温散寒邪，通利血脉，对于风寒湿之邪所致的痹证，具有宣痹止痛之效；桑寄生、牛膝、杜仲补肝肾，壮先天之本，强筋骨；党参、茯苓、甘草补脾胃，以健后天之本，当归、生地黄、白芍、川芎养血调营，温通血脉，与祛风药相伍，“血行风自灭”，既可祛风散寒，又可活血通脉，使风寒俱去，血透畅通，其痛自愈，加用白芍、甘草缓急止痛，加强去痛之效。诸药相配，共奏补肝肾、调脾胃、祛风除湿之效。

5. 五藤饮

组成：青风藤15g，海风藤15g，忍冬藤15g，络石藤15g，鸡血藤 15g。

本方为自拟方，有祛风除湿、活血通络之效。用于痹证关节疼痛、肿胀、屈伸不利等症。常在辨证施治的基础上加用此方，以加强通络止痛之效。

方中青风藤祛风湿，通经络，行气利水而除湿，主治风寒湿痹、鹤膝风、肢节肿痛；海风藤祛风燥湿，温经通络止痛，二药常相须为用，祛风除湿，通经络。络石藤祛风通络，凉血消肿，主治风湿热痹。忍冬藤清热解毒通络，主治筋骨疼痛，湿热肿痛。二药相配，通经达络，疏风清热，消肿止痛；鸡血藤活血补血，舒筋活络，与上药相配，既可疏风通络，又可活血舒筋，共奏祛风除湿、活血通络之效。

痹证的发生和发展，尤其骨痹、痛痹（类风湿、骨关节病），西医认为人体免疫功能低下或异常是主要的病因。中医则主要认为是由风寒湿三邪引发，与脏腑强弱失调有直接的关系。心主血脉、肝主筋、脾主肉、肾主骨生髓，因此，在治疗痹证的同时，调理脏腑功能绝不可忘。

五、其他方法

1. 放血疗法

放血疗法是以三棱针刺破静脉或微血管，放出适量血液治疗疾病的一种方法，也是治疗痹证、通络止痛的有效方法。

（1）放血疗法的作用

放血疗法主要用于瘀血不去之证。痹证治疗中，放血疗法主要具有三种功能：

①退热

放血疗法具有良好的退热作用，可使体内邪热随血液排出体外，热退身凉。主要用于急性热证，如大椎放血治外感高热、大椎加肺俞放血治疗肺卫高热等。

②消肿止痛

放血疗法可以疏通经脉、活血通络，故有消肿止痛之功，可用于痹证红肿疼痛等症。

③泻火解毒

“毒火”乃邪热亢盛之产物，放血可以排出体内邪毒，使邪热泻除，以起到泻火解毒之效。

（2）放血疗法使用工具

①针

放血应用的是古代九针中的锋针（三棱针）和毫针。

三棱针：是从古代九针中的锋针发展演变而来。长1寸6分，针把为圆柱形，针身呈三角形，三面都有刃，故名三棱针，三棱针是放血疗法中最常用的针。

毫针：毫针是从古代毫针发展而来。放血用30号毫针，1寸长，这种针适用于小儿、虚性疾病及浅表部位的放血。

②火罐

火罐有陶制、竹制和玻璃制几种。目前临床多用玻璃罐，利用火罐形成负压，对皮肤形成拔吸作用，将血拔出，多吸附在肌肉丰富、血管较深的部位。

③橡皮带

在肘、膝高部放血时，用橡皮带扎紧，使静脉怒张，血管暴露，易于操作且出血量多。

（3）放血的操作方法

放血操作分为点刺、散刺和挑刺3种。

①点刺

古代称为“络刺”，即用三棱针针刺络脉，放出血液的方法，分2种刺法：

缓刺：这种刺法运用于较深部血管的放血，如尺泽、委中等处。先使放血部位的血管充血，然后紧按住局部的近心端，阻止静脉血回流，医者用左手压紧应刺部位的两侧，右手持三棱针对准穴位或静脉怒张处，缓缓刺入半分或一分深，随即缓缓退出，血即流出来，等黑血出尽后，血转为鲜红色时，放开止血带，用干棉球按压针孔，血流即止。

速刺：这种刺法适用于肢体端浅表部位，如十二井、十宣等穴，施术时左手捏住肢端，右手持三棱针或毫针快速刺入，旋即出针，然后用手挤压局部，使血液流出来。

②散刺

施术时可在患处局部或红肿部位的前后、左右多刺几针，然后用手上下揉按，压出恶血，有消肿止痛的作用。

③挑刺

操作时，医者左手捏住局部皮肤，右手持针，用三棱针刺入皮肤半分许，迅速向上一挑，将皮肤挑破，出血即可，如不出血，再挤压针孔，即可出血。

（4）放血疗法禁忌

①注意无菌操作，以免引起感染；②操作手法不易过量，深浅适度，出血不宜过多，不宜刺中深部大动脉；③体质弱者、孕妇及有出血倾向者不宜放血，过劳、干渴、恼怒时不宜放血，必须在气血平和的情况下施术。

（5）与痹证有关的几种常用放血疗法

①大椎放血治身热

大椎为手足三阳经与督脉之会处，督脉主一身之阳气，手足三阳经亦为人身之阳经，故此穴为阳中之阳，具有良好的退热作用。大椎放血可加强泄热作用，常用刺络拔罐法，使其邪热出尽。对于痹证日久复感外邪之身热、热痹或痹证初起之身热，均可选用大椎放血，隔日 1 次，一般 2 ~ 3 次即可见效。

②尺泽放血除邪热

尺泽为手太阴经之合穴，具有良好的泄热功效，尺泽放血可泄热解毒，对于热痹或湿热痹之热重于湿者，可用尺泽放血；对于外感身热之证可与大椎放血交替使用。尺泽放血用缓刺法加拔罐，务使黑血出尽。尺泽放血对于痹证中血流快、长期低热者疗效甚好。

③金津、玉液放血

金津、玉液为经外奇穴，位于舌系带两侧静脉上，左为金津、右为玉液。“舌为心之苗”，“心主火，主血脉”，故心火亢盛或心血瘀阻均可在舌脉（即金津、玉液）上体现出来。心火亢盛可见舌脉色鲜红；心血瘀阻则表现为舌脉紫暗、脉络曲张等。对心火亢盛或心脉瘀阻均可取“心窍”治疗，以清热泻火，活血通脉，故可治疗心火亢盛出现的心烦、急躁。“母病及子”，故可治疗脾胃失和纳差、呕恶及心血瘀阻出现的胸闷、憋气、肢体麻木、肢体活动不利等。方法：以纱布为垫，抓住舌体，以三棱针缓慢刺入，针体以入 2/3 为最好，出针后嘱患者用力吸吮，边吮血边吐，直至血净。对于痹证中出现上述症状者，均可用此方法。

④大杼放血治骨痛

大杼，骨之会穴，乃八会穴之一，为足太阳膀胱经的腧穴，位于大椎旁开 1.5 寸。足太阳经乃人身之藩篱，主一身之表，大杼为足太阳经上腧穴，可治疗因外感风寒、束缚肌表、卫外不固而出现的周身酸痛、困重不适；大杼为骨之会穴，可润养骨髓，强健筋骨。取本穴可治疗因痹证日久，寒凝筋骨而出现的周身困重。故大杼可治外感之周身困重，又可治内伤骨痛，具有活血通络、散寒祛风、强壮筋骨之功。方法：将皮肤轻轻捏起，以三棱针在双侧大杼穴处缓慢刺入，复加火罐，待血流尽方止。外感身热加大椎。

⑤局部放血消肿散瘀

对于关节局部肿胀、疼痛之症，属风热、血瘀或湿热之证，均可在辨证论治的基础上加用局部放血。取穴以相关穴位取穴或者阿是痛点取穴。方法可用点刺或散刺法，具有活血通络、泄热消肿的作用。

穴位放血：即根据疼痛、肿胀的部位，选取相近穴位放血的一种方法，尚需加配一穴位。腕关节肿胀：阳池放血，加刺养老。指关节肿胀：八邪放血，加刺合谷。膝关节肿胀：前部肿胀，膝眼放血，加刺足三里；内侧面肿胀，曲泉放血，加刺阴陵泉；外侧面肿胀，膝阳关放血，加刺阳陵泉；后面肿胀，委中放血，加刺昆仑。外踝关节肿胀：丘墟放血，加刺阳陵泉。内踝肿胀：照海放血，加刺三阴交。

阿是穴放血：是在肿胀、疼痛最明显处放血，取痛点为腧，施行放血疗法。

2. 火针疗法

火针又叫燔针、烧针、武针、粹刺等。一般为钨合金制成的毫针。在灯焰上烧红后，迅速刺入人体一定部位，从而起到治疗作用。

（1）火针治疗原理

火为阳，为热。阳气旺盛，即可祛散风寒，又可温经通络。天地杀厉之气中，寒邪为最，侵袭肌肤，由表入里，多伤及人体经络。火针有助阳祛邪之功，又可温经通络，调和气血。血得温则行，遇寒则凝。火针可温经而活血，通络而祛瘀，故火针具有祛风散寒、活血通络之功。

（2）火针功能及适应证

火针疗法的基本功能是温经通络，行气活血。具有祛寒除湿、清热解毒、消肿散结、祛腐排脓、生肌、温中和胃、升阳举陷、宣肺定喘、解痉等多种功能。痹证治疗中，可治疗关节肿胀，红肿硬结，或关节积液，腱鞘囊肿，关节痛剧，入夜为甚，足寒肢冷，肌肤麻木，等等。

（3）火针的操作

火针最好选用钨锰合金，制作火针要达到针尖升而不锐，针柄要隔热、不烫手。火针疗法的一般操作过程包括定位、消毒、加热、进针、进针后、出针、出针后处理等几部分，操作做到红、准、快。

操作方法：酒精灯1盏，根据患病部位采取不同的体位。常规消毒皮肤，医者以右手拇指持针柄，左手持酒精灯，将酒精灯靠近施术部位，烧针时针头低下，将针尖烧红，在烧针加热的同时，要兼顾其他要刺的部位和穴位。当针烧红后，迅速将针刺入穴位，旋即迅速出针。根据病情不同，采用不同的刺法，随即用棉球轻轻揉按针眼，可减少不适感。

（4）穴位选择及针刺深浅

关于施术部位，古人有明确记载，“人体诸处皆可行针，惟而上异之”。人体上部火针要慎重，尤其接近五官部位，用细针浅刺。另外，因为火针每刺入一个部位，即留下一个火针烧痕，有时须数日消退，所以面部应用火针时更应慎重。

穴位的选择，根据病人的具体情况，病灶部位，选择适当的穴位或阿是穴。《灵枢·经筋》曰：“以知为数，以痛为俞。”即在疼痛部位取阿是穴，循经取穴亦经常使用。

针刺的深浅，主要根据病情决定。另外，按针刺部位及患者胖瘦决定，与普通毫针施术一样，头、胸、背及手足浅表部位，应该浅刺，其他肌肉丰满处可深刺，但不可刺伤重要组织器官。每次针刺后，皮肤留下的烧痕，二诊时应注意避开。

间隔疗程：火针的间隔时间，可因病情不同而有别。重者可每天针刺，慢性病需持续治疗时，可隔2～5天针1次。

（5）适应证

本文介绍的火针适应证，主要侧重于火针在治痹中的应用。

①疼痛

疼痛主要是由于寒邪引起的疼痛。《素问·举痛论》曰：“寒气客于脉外，则脉寒，脉寒则缩倦，缩倦则脉绌急，脉绌急外引小络，故卒然而痛，得炅则痛立止。”炅为热的意思。温热使经脉气血流畅，气行血行，寒凝祛除，疼痛自止。火针的热力，可鼓动人体阳热之气，驱散寒邪，脉络和调，温经止痛。火针治痹痛，可治疗风痹、寒痹、痛痹、着痹、瘀血痹之疼痛，疼痛部位小者用点刺法，即在痛处一点进行；大者用散刺法，即在病变周围多处进针，可深刺。

②肿胀

关节或病变部位肿胀，或关节腔积液、肿胀等，属中医学“湿阻”之证，乃由湿浊痹阻经脉，脉经不通所致。火针可温通经脉，条畅气血，使脉络畅通而除湿。关节肿胀用火针疗效显著，但热邪偏重者应慎用。关节积液，特别是膝关节积液，用火针治疗，采用围刺法，可稍待刺，使出血或出血色黏液，隔日1次，有很好的消肿作用。需要指出的是，火针治疗关节积液，并非将火针直刺入关节腔，只是通过火针温经通络，除湿消肿的作用，促进经脉流通，达到治疗目的。

③腱鞘囊肿

也是痹证中一种常见病证。火针治疗此病疗效肯定。大的囊肿用周围刺法，小的囊肿如指关节肿者用点刺法。火针要掌握深度，烧出白色液体为最好，并可用力挤压，使液体流尽为止。

④麻木

麻木的病机多种多样，但总不离气血和筋脉失畅。火针治麻木具有温通阳气、调和脉络、活血通经之意。火针治麻木可取腧穴或阿是穴，刺法根据范围选择，小而积者用点刺法，大而积者用围刺法。

（6）火针禁忌及注意事项

①火针与毫针一样，过于饥饿或疲劳之人不宜施治。②属于《伤寒论》火逆证条不宜使用火针。③患者对火针有顾虑时，应充分做好解释工作。④烧红的针，不让病人看到，避免病人紧张。⑤靠近内脏和五官等重要脏器、大血管、肌肉薄的地方，应慎重浅刺。⑥烧针必须通红，不红则伤人。⑦操作必须大胆心细，动作要快，否则针刺不到一定深度或针拔不出。⑧针眼注意保护，当天不宜着水。

3. 灸法

灸法为一种温热刺激术。选定经穴部位或病灶，借灸火的热力，由肌肤而直达内部各组织，刺激穴位温通经脉，使血脉畅行，经络条畅，使衰弱之机能由此而亢奋，亢进之机能由此而减退，风寒得以消散，瘀血得以祛除。所以灸法具有温通气血、宣通经脉、回阳补虚、散寒祛湿之功。灸法不仅能治病，且能预防疾病，增强机体抗御外邪的能力。

灸法应用的材料有艾叶、桑木及含有辛香气味药物等。间接灸法则使用如生姜、大蒜、食盐、豆豉、附子或隔布数层的太乙神针灸等。

（1）灸法的作用

灸乃温热刺激之法，其作用有三：①诱导刺激：在病灶远处施术。通过循经传导而发散病邪。②直接刺激：在病灶部位，施以直接刺激之法，引起局部血管扩张，使组织机能旺盛，促进脏腑器官的新陈代谢，达到调整生理机能的目的。③反射刺激：对于深层病灶，直接灸不能达到灸治目的，须选用反射刺激灸。如病在脏腑者，灸治相应脏腑的背腧穴，达到调理脏腑机能的目的。

（2）灸法刺激强度

灸法施术时有一个刺激强度的问题，应根据病人体质的不同，人体机能状态、病情轻重缓急采用不同的刺激强度。一般可根据艾炷大小、艾炷多少、温灸时间及温度调节刺激强度。①强刺激。强刺激是指灸治的温热刺激程度强、艾炷大、温灸时间长的灸法，比较典型的强刺激是瘢痕灸。②弱刺激。小儿、体质弱的人、病情轻浅者应用的刺激，用小艾炷、壮数少、时间短，刺激要小，表现为皮肤微有热感，皮肤稍变色或不变色。③中等刺激。中等刺激介于两者之间，是临床最常用的灸法强度。艾炷刺激中等，病人有热感但可耐受，皮肤表现为皮温稍高，皮肤潮红。

（3）灸之补泻

灸法和针法一样，亦分补泻。《内经》中记有“以火补者，毋吹其火，须自灭也。以火泻者，疾吹其火，传其艾，须其火灭也”。《针灸大成》记有“以大补者，毋吹其火，须待自灭，即按其穴。以火泻之，速吹其火，开其穴也”。古人这些论述，今日临床尚须进一步验证、阐发。

（4）治痹常用灸法

①艾炷灸

将艾绒取出，搓成塔形，或以炷型器按压亦可。艾炷大小需根据体质、年龄、病情和病位深浅选择。小如雀粪、麦炷，大如枣核或鸽卵。“凡灸欲炷下广三分，若不三分，则火气不达，病未能疗。是炷欲其大”。灸小儿炷宜小，灸成人炷宜大；灸头面及四肢末端荥俞穴宜小，灸腰腹部宜大；病轻宜小，病重宜大；凡穴位有不宜多灸者，炷亦不宜过大。壮数多少视患者体质及病情而定，体质强壮之人，壮数多；体弱之人，壮数少；病轻之人，壮数少；病重之人，壮数多。

隔姜灸法：用老鲜姜切成半分厚的片，以三棱针刺数孔，放于施灸穴位上面，置艾炷于上面燃烧，感觉灼痛时，取下换新艾炷，待灸至穴位有红晕湿润，拆之灼热，即可停止。此方法可用于风寒湿痹，具有发散风寒、温经通络的作用。

隔蒜灸法：用独头蒜切半分厚，以针刺数孔，置穴位上面，上放艾炷燃着，或放在未化脓的肿疡之上灸之。用于关节疼痛明显伴有红肿硬结者。

②艾条灸

将干燥洁白艾绒用粉连纸卷成长 6 寸，直径 1 分半艾条。将一端用火燃着，距皮肤穴位上的 1 寸至 1 寸半间烤烤，时间长短根据病情决定。一般 15 ~ 30 分钟。或以雀啄之法，在穴位上一上一下提按，使穴位达到温热感，这种方法，方便实用，可让病人在家中自行施灸。

③艾灸盒

先做如箱状小盒无底盖，高 3 寸，长 4 寸，中间衬铁纱布一层，将艾条剪成 2 寸左右置于盒中，根据温度调整铁纱位置，适于施灸面积较大部位。

④温针灸

先将针刺入穴位，手法施毕，将艾条剪成 1 寸长置于针柄之上。将艾炷燃着，热由针身传至穴位深处。是临床常用的一种施灸方法。

（5）灸法治痹适应证

①风寒痹痛：艾灸可以温经通络，发散风寒，风寒祛除，脉络通畅，气血运行，痹证即除。②瘀血痹证：艾灸温通之力可以温经活血，血得温则行，血液运行，瘀血得除，脉络畅通而止痛。③着痹：着痹以关节肿胀为其主要特点，艾条以其温通之性，温经通络，阳热之力可祛散阴寒之湿邪，温经活血，消肿止痛。④湿热痹：艾条虽为热性，与湿热之邪似有相助之势，但实践证明，艾灸具有良好的祛热作用。探其原理，乃因艾灸可温经活

血，通行十二经，脉络畅通，驱散湿热，以热证得解。⑤提高机体抗病能力：艾灸具有提高人体免疫力的作用。即所谓“若要身体安，三里常不干”。痹证病人常灸关元、气海、足三里，可提高抗病能力，既可改善症状，又可控制病情发展，坚持施灸，必有好处。

（6）施灸取穴原则

治疗痹证的施灸取穴，与针刺取穴基本相同，主要从以下几方面取穴。①辨证循经取穴：根据痹证发生的部位，辨别其所属经脉，辨别疾病性质，选取相应腧穴。如：痹证发生在上肢外侧，可灸外关；兼有寒湿之证，加灸阴陵泉等。②临近部位选穴：即选取与病变部位相近的穴位，如膝关节肿胀，选膝眼、鹤顶施灸；可用艾盒或针上加灸。③取阿是穴：取阿是穴就是选取疼痛最明显的部位施灸，可用大艾炷灸或隔物灸、温针灸等。

4. 外用透药

外用透药是通过机械或温热作用，使药物渗透到皮肤、肌肉、组织，达到治疗疾病的一种方法。此法具有温通经络、活血散瘀、消肿止痛的作用，对于关节疼痛，肿胀疗效肯定。外用透药主要有机械和温热作用。使用外用透药或是红外灯照射，外敷药。这种疗法具有无痛苦、使用方便等优点。对于畏针病人、小儿及不宜施针的部位适用。外用透药简便易行，易于操作，在家中患者可自行操作，十分方便。

5. 其他疗法

（1）远红针灯

远红针灯具有温经散寒、活血消肿之功。对于痹证具有很好的温阳止痛作用，是一种常用的辅助治疗仪器。

（2）经络疏通仪

经络疏通仪是一种电针仪，通过对穴位的刺激起到强化针感的作用，也是一种常用的辅助治疗仪器。

六、辨证分型论治

对痹证的辨证分型论治，是治疗痹证的关键，也是对前述各种方法的综合运用。主要有分型论治、五脏痹证治疗、兼症的治疗三部分。根据发病部位，在穴位的加减上可酌情变化。

1. 分型论治

按辨证分型，分出7种主要证型，辨证施治。

（1）风寒痹阻型

症状：关节疼痛明显，疼痛呈游走性，痛无定处，关节局部喜暖畏寒，得热则舒，关节外观皮色不变，伴有面色不华，畏风寒，身寒足冷，舌质淡红，苔薄白，脉沉迟。

治疗以祛风散寒，蠲痹通络为主。方药可用桂枝汤加五藤饮，根据病情可酌加活血药，如川芎等，取"血行风自灭"之意。药用：桂枝15～20g，白芍15g，青风藤15g，海风藤15g，鸡血藤15g，络石藤15g，地枫皮15g，川芎10g，生姜3片，甘草3g，大枣10枚。

针刺取穴可酌加风池、阴陵泉，泻法，祛风散寒，活血通络。

可酌加艾灸或远红外照射病变局部。

疼痛明显者，可于痛处加用火针，以加强散寒止痛之效。

（2）寒湿痹阻型

关节畏风寒，遇热则痛减，关节痛有定处，疼痛明显，入夜痛甚，局部喜暖，得热则舒，关节拒按，病变部位肿胀变形，但皮色不变，阴雨天加重，伴有形寒肢冷，便溏，溲清长，倦怠懒言，舌质淡，苔白或白腻，脉弦紧或沉紧。

治疗以散寒祛湿、通络止痛为主。方药可用桂枝附子汤与五藤饮加减化裁。药用：桂枝10～20g，白芍15g，附子10g，青风藤15g，海风藤15g，络石藤15g，忍冬藤15g，炙甘草10g，生姜3片，大枣12枚。疼痛明显者，可加制川乌10g，羌活10g，独活10g。

取穴可酌加阴陵泉、三阴交，祛风除湿。

肿胀明显处，加用针刺，围刺或齐刺，用泻法，可加用灸法。

疼痛明显者，加用火针；肿胀明显者，可用放血疗法，刺络拔罐，1周做3次。

（3）湿热蕴结型

症状：关节红肿热痛或伴有低热，局部拒按，触之灼手，伴有口渴、烦躁不安。大便干，舌质红、苔黄或黄腻，脉弦滑或滑数。

治则以清热祛浊，消肿止痛为主。方药以防己黄芪汤为主，药用：防己10g，白术10g，炙甘草3g，大枣5枚，生姜4片。对于湿证明显，关节肿甚者，酌加猪苓15g，茯苓15g，生薏苡仁30g；热象明显，如口干渴甚，大便干，高热者，酌加知母10g，生石膏30g，忍冬藤30g。

湿热蕴结证，放血的疗效是十分突出的，对于关节肿甚、红肿热痛明显者，可在关节处刺络拔罐放血，也可选取关节附近的穴位放血，出血量一般在5～10mL，以出现鲜红色血为度。对于身热明显者，可取大椎、大杼放血，刺络拔罐。

针刺疗法对于此类型痹证疗效肯定。多适用围刺、阳刺、齐刺法，用泻法，具有消肿止痛之功。

（4）瘀血阻络型

症状：关节疼痛明显，以钝痛或刺痛为主，入夜为甚，关节外观发红或紫暗，局部拒按，可有身热，伴有心烦、急躁，舌络紫暗，舌质略红、边有瘀斑，脉滑或涩。

治疗以活血通络为主，主药以桂枝汤合五藤饮加减。药用桂枝10～15g，白芍15g，青风藤15g，海风藤15g，鸡血藤15～30g，忍冬藤15g，络石藤15～30g。对于刺痛明显者，可酌加活血药如川芎、当归、红花等，可加用地龙10g，蜈蚣3条或白花蛇，以加强通络之效。

针刺取穴，在局部取穴的同时，加用三阴交、足三里、曲池以加强活血化瘀、通络止痛之效，足三里用平补平泻，余穴用泻法。

艾灸有温通经脉之效，可酌情选用。

火针及放血疗法均具有活血通脉之效，对于疼痛明显、久治不愈者可选用火针，局部点刺；疼痛明显、肿胀明显者，可选用放血疗法，既可在局部放血，也可于委中、三阴交、曲池等处放血。

（5）气血不足型

症状：关节疼痛，时隐时作，劳累后加剧，局部喜得温按，关节外观皮色不变，伴有倦怠懒言，声低语怯，面色不华，舌质淡，苔白，脉沉细或濡。

治疗以益气养血，通络止痛为主。方药以生脉饮、保元汤和桂枝汤加减化裁而成。药用：桂枝10g，白芍15g，黄芪10～30g，人参（或党参）10g，五味子6g，肉桂6g，炙甘草10g，大枣12枚，生姜3片。若气虚明显者，可加大黄芪、党参等益气之品，酌加白术、山药、茯苓等药；若血虚明显，可酌加当归、熟地黄、枸杞子等养血之药。在辨别气血不足这一证型时，应定位于具体脏腑，如脾气不足、肝血亏虚等，酌加引经药，疗效更佳。

取穴酌加足三里、三阴交等穴。

本型可选用艾灸，灸双侧足三里，或艾灸关元、气海二穴，以加强扶正固本之效。

（6）肝肾阴亏型

症状：关节疼痛日久，肿胀变开或成鹤膝风，关节喜得温按，畏寒，伴有低热，心烦急躁，口干渴，舌体瘦小，舌质红，苔少，脉沉细。

治则以滋补肝肾，养阴通络止痛为法。处方可选独活寄生汤加减。药用：独活 10g，桑寄生 30g，秦艽 10g，防风 6g，细辛 2 ~ 3g，当归 10g，白芍 10 ~ 15g，川芎 6g，熟地黄 15g，杜仲 15g，牛膝 10g，党参 10 ~ 15g。阴虚内热明显，症见口干渴、低热者，可酌加地骨皮 10g，枸杞子 15g；关节疼痛明显者，可加用青风藤 15g，海风藤 15g。

疼痛明显者，加用针刺治疗，以局部选穴为主，选太溪、三阴交等穴，用补法。

此类型多见于中、晚期病人，关节变形明显，且多出现并发症，病情复杂，治疗不可急于求成，应以保胃气，补肝肾为主，养生及食疗都是很重要的。

（7）郁久化热型

症状：关节疼痛日久，郁而成热，出现关节疼痛，自觉灼热，但局部喜得温按，触之初不觉热，久按之则觉灼手，关节肿胀，伴有心烦、口渴、大便干、舌边红、苔白，脉沉弦或弦数。

治疗以清热通络为主。主药可选用桂枝芍药知母汤加减。药用：桂枝 10g，白芍 15 ~ 30g，知母 10g，防风 6g，白术 10g，附子 10g。热重者可加生石膏 30g；痛重者加细辛 2 ~ 3g；气虚明显者，酌加炙甘草 10g，大枣 10 枚；血热之象酌加牡丹皮 10g，栀子 10g。

针刺取穴加用三阴交、曲池、合谷，用泻法，以清热解毒。

热象明显，低热不退者，可于大椎、尺泽刺络放血；关节红肿明显者，可在关节局部放血。

以上分型论治是治疗痹证的 7 种主要方法。对于其他症状需灵活用药。

2. 五脏痹的治疗

五脏痹，是由于痹证日久，内害于脏，出现的五种并发症。痹证晚期常出现此种情况，若失于诊治，常会出现严重后果。所以，对于五脏痹的治疗亦应引起医者注意。

（1）肺痹

肺痹，是在痹证诸多症状表现中，又出现了肌肤麻木、气喘咳嗽等症。肺气虚兼有气短懒言，声低语怯；肺阴虚见干咳少痰、阴虚盗汗；痰浊阻肺见咳嗽气喘，喉中痰鸣；邪热乘肺见身热烦渴，大便干结。

中药治疗：肌肤不红应加用活血药，如川芎、当归，并根据辨证情况选药。肺气虚加黄芪、党参、白术等药；肺阴虚加沙参、麦冬；痰浊阻肺加瓜蒌、陈皮、半夏等药；邪热乘肺加生石膏、知母等药。

（2）脾痹

脾痹的主要表现是在痹证中又出现肢体困倦、沉重、活动不利、肌肤发木、感觉迟钝、兼有食少倦怠等症。痹证晚期并发肌肉萎缩者可出现这种情况。

治疗：脾阳虚衰加用补骨脂、白术、山药、茯苓等药；中气不足加党参、炙黄芪、炙甘草等；寒湿固脾加茯苓、生薏苡仁、泽泻等；湿热内蕴加木通、黄连、滑石等药。灸补足三里，对前三证型均适用。

（3）心痹

心痹是在痹证诸多表现中，又出现心悸、怔忡、健忘失眠等症，痹证侵犯心肌可出现此种情况。

其中，又分为心阳虚、心阴虚、痰火扰心、邪饮阻遏心阳、心血瘀阻 5 种证型。心阳虚加用党参、肉桂、炙黄芪；心阴虚加党参、麦冬、五味子；痰火扰心加黄连、胆南星、陈皮、半夏；

邪饮阻遏心阳加茯苓、白术、远志等；心血瘀阻加丹参、苏木、桃仁等品。

出现心痹病人应积极治疗，定期复查，尽快控制病情，必要时应以中西医结合治疗。

（4）肝痹

肝痹是在痹证诸多表现中，又出现经脉挛急、抽痛、肢体能屈不能伸，轻则肢体无力，重则关节失用，以及伴有胁痛、急躁而怒等症。

肝痹又分为肝气郁结、肝火上炎、肝阴不足3型。肝气郁结加用柴胡、香附、郁金等药；肝火上炎加用龙胆草、黄芩、泽泻、木通等药；肝阴不足加当归、白芍、熟地黄等药。

对于筋脉拘挛，针灸效果显著。肘部病变用曲泽，下肢病变用承山、三阴交，因病情变化施用补泻手法。

很多患者出现肢体拘挛、掣痛，可能与缺钙有关。所以，可适当加用钙剂，让病人多晒太阳，多喝一些骨头汤。

（5）肾痹

肾痹是在痹证的基础上，又出现关节疼痛，活动时疼痛加剧，行走困难，久则关节沉重、变形，兼有腰痛、肢体酸痛等症。痹证晚期骨损害时可出现这些症状。

肾痹又分为肾气不固、肾阳不振、肾虚水泛、肾阴亏虚4种证型。肾气不固加用桑螵蛸、五味子、菟丝子等药；肾阳不振加用肉桂、附子等药；肾阴亏虚加用熟地黄、女贞子、旱莲草等药；肾虚水泛加用茯苓、猪苓、桂枝等药。

五脏痹的治疗必须分清轻重缓急，“急则治标，缓则治本”，结合全身情况辨证施治。

3. 兼症的治疗

兼症的治疗，指痹证同时出现其他症时的治疗，本文仅介绍一些确有疗效的经验手法及针灸刺穴。

兼有目赤、肿痛：用药在痹证治疗的同时加用菊花10g，草决明12g；针刺取穴加用申脉，用泻法。

兼有肿胀、尿少者：用药加云苓15g，猪苓12g，泽泻12g，车前子12g，木通12g；取穴加用三阴交、阴陵泉，泻法。

兼有周身困重者：用药加生薏苡仁30g，苍术12g，白术12g。

兼有自汗者：用药加生龙齿15g，浮小麦10g，生黄芪15g。针刺取穴：敛汗穴，三阴交后一寸，取穴用敛汗穴加合谷。平补平泻。治疗多汗症，屡用屡效。

兼有呕吐、恶心者：加用竹茹10g，半夏10g，生姜可加至四五片。针刺取穴，中脘，平补平泻，内关、足三里。

兼有脊背痛：用药加杜仲10g，狗脊12～15g。针刺取穴：治脊背的华佗夹脊穴，用2寸针取一侧穴位，斜下刺向对侧，使针感向对侧背部放射。双侧交替进针，此法对脊背痛效果好。

兼有下颌关节炎者，表现为张口困难：取下关穴，用1寸针直刺，务使针刺入下颌关节腔，加用温针灸。

兼有足跟痛者：取手掌的足跟穴，用1寸针直刺，强刺激，边运针边令患者足跟活动，跺脚，直至痛减或消失。

痹证的分型治疗，是在辨证论治基础上的中医治疗，其中以分型论治为主，五脏痹及兼症治疗为辅。

七、治疗体会

在治疗痹证的临床实践中，笔者取得了一些经验，体会到治疗用药必须以中医整体观念为主，注重调理正气，提高病人自身的抵抗力，不能哪痛医哪。用药主要的指导思想如下：

1. 注重脾胃

脾与胃互为表里，均位于中焦。脾的主要功能是主运化，升清，统摄血液，主肌肉四肢。饮食入胃，经胃与脾的共同消化作用，其中的精微物质，通过脾的输运布散全身，以营养五脏六腑、四肢百骸及皮毛、筋肉等组织器官，使四肢的肌肉发达，轻劲有力。胃的主要作用是受纳、腐熟水谷，为水谷之海。若脾胃运化功能失常，清阳不布，营养不足，以致肌肉萎缩，四肢倦怠无力。

脾胃消化功能的正常与否，对痹证的治疗和预后亦有着十分重要的作用。脾胃之气是经脉之气的根本，脾胃虚弱，气血无源，经气无生，百脉空虚，病邪乘虚而入。脾胃健运，化气生血，四肢百骸得以濡养，机体抗病能力增强，才能达到恢复健康，治愈疾病的目的。

在治疗中，“保胃气，理中焦”这一指导思想应贯彻始终。用药注意不伤脾胃，脾胃虚者先调脾胃，不贪图眼前利益，为病人的长远利益考虑。用药时常以桂枝汤加减进退，针刺取穴常以中脘为主穴，都是为了调理脾胃，扶助正气。

2. 注重理气

气机出入关系到人体的生理机能，是人体正常生理活动的重要组成部分，只有气机条畅，精微物质才能输布到五脏六腑，四肢百骸，使肌肉丰满，脏腑各司其职。所以，在痹证治疗中，调理气机是非常重要的。在针刺取穴中重用膻中、气海二穴。

膻中，位于胸中，又名上气海，为任脉的腧穴；气海，为诸气之海，有大补元气和总调下焦气机的作用。二穴均有调理气机的作用，膻中则重于调理上、中焦的气机，气海偏于调整下焦气机，并有补气之功，可用于脏气虚惫之证。

痹证发生，表现以关节病变为主，但其病机总不离任脉不通、气血运行不畅、不痛则痛，故调理三焦气机，使气机升降出入条畅，达到条达经脉，活血止痛的目的。正所谓“百病皆生于气”(《素问·举痛论》)，“用针之要，在于调气，气积于胃，以通营卫，各行其道”（《灵枢·刺节真邪》）。临床治疗中，尤适于血气不和、瘀血阻滞，或阳气不足、阴寒内盛及元阳亏虚、筋脉失养三证。

3. 用药忌杂

用药如用兵，兵贵于精，药亦贵于精。痹证病人，病情复杂，多出现错综复杂之症，若一一治之，以药味堆砌，势必造成处方繁杂，目标不明。所以，必须抓住主症，药力专一，配伍精良，效果才佳。

古人对此亦有论述，韩天爵云：“处方正不必多品，但看仲景方何等简便。”又云：“医者，识脉方能治病，病与药对，古人惟用一药治之，气纯而功愈速……”丹溪云：“东垣用药如用兵，多多益善者，益治之也。”（《续医说》）

4. 慎用燥药

治痹证的很多药多为性温燥之药，尤其是祛湿之药，多为温燥之品。燥多敛肃之气，其性干涩，最易耗伤人体阴液，造成阴伤之证。痹证是一个慢性过程，具有服药时间长、治疗时间长的特点，故不能只顾眼前利益，影响以后的恢复及治疗，痹证病人晚期多出现肝肾阴亏，阴血虚少之证，故对痹证的治疗，保津液、养肝肾是重要一环。根据《内经》“不治已病治未病”的观点，在病未出现阴伤之时即注意滋阴液养肝肾。所以，在用苦寒燥湿药时，必须慎重，做到中病即止。以滋津液养肝肾作为治疗痹证的重要原则。

八、养生及食疗

痹证是一种慢性的、反复发作性的疾病。控制病情的发展，防止或减弱它的发作是十分重要的。

中医历来主张“治未病”，《素问·四气调神大论》曰“不治已病，治未病；不治已乱，治未乱”，强调治病要防患于未然。要想控制疾病的发展，除了药物治疗外，养生和食疗也是十分重要的。

痹证病人需要长期服用抗风湿药，有的要服 10 ~ 20 年，这些药物或多或少对肾脏、肝脏有一定毒性，中药、针灸等方法，毒性小或无毒性，十分注重增强人体正气，以驱邪外出。所以，对于痹证病人来讲，合理养生，增强体质是十分必要的，这是缩短病程，增强疗效的一个重要环节。

1. 痹证的养生

养生是指调节人体自身的身心情志，以达到身心健康。中医的整体理念是养生的理论基础。

（1）中医的整体观

整体观可用于指导中医对病理、病因的认识和临床治疗。具体到发病来讲，中医认为发生疾病的外因是六淫之气，内因是人体发病的一些内在因素，如精神情志、体质、年龄等，人体发生疾病的原因，不外乎上述二者，内因和外因是密切相关、互为因果的。在一般情况下，外因往往取决于内因，即在一般情况下，外因只有在内因的作用下才能发生疾病，外因和内因的关系，实际上就是正气和邪气的关系。邪气盛可以致病，正气虚也可以致病，但在一般情况下，正与邪互为因果，互相作用，邪气盛往往是由于正气虚，正气虚所以才邪气盛。人体疾病的发生发展则往往是正邪之间消长进退的结果，致病的原因虽因于邪，但发病与否及转归良否则关键在于正。所以，痹证病人正确的养生，提高自身机体抗病能力是促进病情向好的方面转化，加速疾病好转，缩短病程的一个重要方面。

（2）养生的重要手段

①调节情志

痹证的发病与病情变化亦与情绪变化密切相关。据报道，类风湿性关节炎的发病多与精神刺激或与长期抑郁有关。有的人做过统计，发现许多患者发病前均有精神上的刺激或与长期的情绪低落。还有人统计，此类患者多为性格内向者。有的专家提出，对患者要进行心理疏导，使他们保持乐观、向上的情绪，保持舒畅的心情，会使病程缩短或控制复发。据我们的临床观察，痹证患者中，性格内向者居多，病情转变的好坏与情绪的变化有密切关系。有思想负担的人（如家庭经济困难、婚姻破裂），病情恢复的都比较慢，且反复性大；而思想乐观、对治疗抱有信心的人，疗效比前者好。所以，调节情绪，保持愉快心情，树立战胜疾病的信心，是治疗疾病的重要环节，在痹证治疗中具有重要意义。

②劳逸结合

正常的运动，有助于气血疏通，增强体力，增进食欲，恢复正气。有的病人发病后，由于疼痛、贫血的原因，出现倦怠懒言，病人不爱活动，久而出现脾胃功能呆滞，机体抵抗力愈低，形成恶性循环。所以，对于可以适度活动的病人（活动期、血流快者除外），均应鼓励病人做适当的锻炼，如练气功，不能活动的病人可以练练静功、坐功，适度的锻炼可以加速血液循环，增进食欲，有利于摄入更多的营养物质，增强抵抗力，调节免疫功能，有利于病情恢复。

选择适合于个体的锻炼方式是十分重要的。血流较快，发热的病人应卧床休息，不宜做锻炼；血流不快，但体质较差、关节功能障碍者，要做一些轻微的运动，如坐功、卧功等，恢复期的病人要适当锻炼，打太极拳、上学、上班，以病人不感疲劳，很快恢复体力为度。

锻炼还应掌握循序渐进的原则，开始运动量不能大，逐步适应。另外，要持之以恒，不可三天打鱼，两天晒网。

2. 痹证食疗

（1）维生素C的作用

维生素C是人体健康不可缺少的营养物质，对痹证病人亦有重要作用。

维生素C可增强人体的抵抗力，调节免疫机能。科学家们已经发现，人体内的维生素C集中在白细胞和肝内，前者是抵抗病原微生物入侵的一道防线，后者是把毒素从血液中清洗出去的器官。维生素C能促使身体产生干扰素、前列腺素，使T淋巴细胞和免疫球蛋白增多，而这些物质对消灭病原微生物保持身体健康起着极其重要的作用。据报道，维生素C对类风湿性关节炎亦有一定作用。所以，病人应多食含维生素C丰富的食品，如西红柿、柑橘及各种蔬菜、水果。

（2）常用药膳处方

①黑豆90g（炒香），南蛇皮120g（去磷），生姜120g（切片），用水2000mL煮至南蛇皮烂熟，一日分2次食用。

②绿豆500g，黄芪条2500g，共蒸至烂熟。每次服2汤勺，每天3次，适用于关节红肿者。

③松树叶或松树根1碗，捣如泥烂，用酒3碗，浸7日，每次饮1杯，1天饮2次。鲜松树叶30g，鲜柳树根皮15g，黄芪15g，水煎，分早晚温服，发汗，适用于关节红肿热痛者。

④风湿腰痛：生松叶30g，蚕砂30g，用酒、水各1碗，煎成1碗服。

⑤白茄根、木防己汤、筋骨草各15g，水煎服。也可泡酒，7日后服用。

⑥虎杖根250g洗净切碎，放入750mL白酒内泡半个月，成人每日2次，每次服15mL。月经量多的妇女，行经期停服。

⑦白酒1500mL，威灵仙500mL。将威灵仙切碎后与白酒一起置壶中，放锅中隔水煮沸半小时取出，过滤后服用。每日

3 ~ 4 次，每次 10 ~ 20mL。

⑧酒 250mL，苦竹 150g。酒泡 1 周后服用。每日 2 次，每次 1 杯。

⑨黑大豆 250g，炒至半焦爆裂时，加陈黄酒 1000mL，泡入坛中，密封冷却，过滤备用。

⑩筋骨挛痛、腰椎痛：羊胫骨浸酒饮，或羊胫骨炙黄研细，饭后用黄酒送服 3 ~ 6g。

⑪ 鲜桃叶 15000g，加水适量，煎至桃叶呈暗褐色，过滤去渣，再用文火熬成膏状，加樟脑 25g，冰片 3g 备用。将此膏敷贴疼痛处。

⑫ 鲜黑桑椹 500g，白酒 1000mL，桑椹采后即放入白酒中浸泡 7 天，滤渣备用。每日早、晚各服 15g。

⑬ 节痛伴有骨质增生者：桑枝 10g，红糖 30g，将桑枝加水煮开后，加红糖再煮 15 分钟，去桑枝，每日 1 剂，上、下午各 1 次。

⑭ 关节肿痛，好醋 2 碗，煎至 1 碗，加入切细的葱白 1 碗，再煮一二沸，过滤后，用布包好，趁热裹于患处，1 日 2 次。

⑮ 穿山龙 6g，鸡蛋 3 个，将穿山龙切碎，炒鸡蛋，1 次吃完。

⑯ 伴有骨刺者：蛇蜕 1.5g，鸡蛋清 2 个，调匀，用油炸着吃，一天吃 2 个，连吃 1 ~ 2 个月。

九、痹证各论

1. 类风湿性关节炎

类风湿性关节炎（RA），是一种以关节和关节周围组织非感染性炎症为主的全身性疾病，本病多侵犯手、足、腕等小关节，常为对称性，呈慢性过程，发作与缓解交替，对人体消耗大，致残率高。类风湿性关节炎属中医“痹证”范畴，由于该病的发生发展是一个极其复杂的病理过程，其预后、转归依据个人的体质、生活环境、医疗条件等多种原因，表现出千差万别的变化，故将其归为何种痹证并不恰当，如很多晚期病人出现关节肿大、变形、肌肉萎缩、活动障碍，可将其归于顽痹（或尫痹）范畴；也有很多病人病情控制在早、中期，并未继续发展，无明显的关节变形表现；有的仅表现为关节肿胀、游走性疼痛，可将其归为风痹；出现关节怕凉、喜暖，得热则舒症状的可归为寒痹。另外，在痹证的治疗上，仅守风、寒、湿三气是不够的，必须辨证施治。所以对于类风湿性关节炎的诊断和治疗不能只停留在某一种观点上，而应以中医理论为依据，全面系统地诊断病人，辨证论治，才能收到好的疗效。

之所以把类风湿性关节炎放在各论的第一位，就是因为它几乎可以涵盖痹证的所有内容，外感风寒湿邪，内舍肝肾，并可侵犯全身各关节，表现出各类痹证几乎所有的临床症状。

【病因病机】

中医认为寒冷、潮湿、疲劳、创伤及精神刺激、营养不良等均可成为本病诱因。焦树德教授曾提出“尫痹”一词，即主要指类风湿性关节炎而言，“尫”字出自《金匮要略·中风历节病脉证并治第五》：“诸肢节疼痛，其人尫羸。”“尫”字取其字义以示关节变形，几成残疾之特点。除寒冷、潮湿等外因之外，荣血不足、气血虚弱、肝肾亏损、复受风寒潮湿是本病的主要因素。因外感风寒湿热之邪、居处潮湿、冒雨涉水、气候骤变、冷热交错等，以致邪侵人体，注于经络，留于关节，痹阻气血而发病；内因禀赋素亏，荣血虚耗，气血不足，肝肾亏损，或病后、产后机体防御能力低下，再若劳后汗出当风，或汗后冷水淋浴等，外邪乘虚而入。

本病基本病机是素体本虚，气血不足，肝肾亏损，风寒湿邪痹阻脉络，流注关节。若久痹不已，可内舍于脏腑，而致肝、脾、肾三脏受损，使脏腑气血阴阳随之而亏。本病病位在骨、关节、筋脉、肌肉。

本病初起，外邪侵袭，多以邪实为主。病久邪留伤正，可出现气血不足、肝肾亏虚之候，并可因之造成气血津液运行无力，或痰阻或成瘀。而风、寒、湿等邪气留于经络关节，直接影响气血津液运行，也可导致痰瘀形成。痰瘀互结可使关节肿大、强直、变形。

故本病属本虚标实之证，肝、肾、脾虚为本，湿滞、瘀阻为标。

【诊断要点】

（1）临床表现

多关节对称性肿痛，伴有晨间关节僵硬为特征。最初常以全身疲乏感、食欲不振、消瘦、手足麻木和刺痛开始，继而出现1～2个关节疼痛和僵硬，特别是晨僵明显，可持续几小时，但关节外观并无异常。部分患者可出现发热等症状。

①关节症状

早期表现：对称性多关节红肿热痛，常见四肢小关节、指间近端关节梭形肿胀，掌指（跖趾）、腕、膝、肘、踝甚至颞颌等关节肿痛，以及喉部环状关节（即披裂关节）滑膜受累。晨间关节僵硬，午后逐渐减轻，为本病重要特征之一。临床上关节僵硬程度往往可作为评估病情变化及活动性的指标，晨僵时间越长，其病情越严重，病属鸱张之势。

中、晚期表现：随着病情发展，转为慢性、迁延性，关节滑膜渗出发展为增殖、肉芽病变，关节活动受限，继而侵蚀骨、软骨，引起关节面移位及脱臼，加上韧带、关节囊及关节周围组织破坏，使关节变形。常见有手指在掌指关节向（小指）外侧半脱位，形成尺侧偏移畸形；手指近端指间关节丧失伸直能力，远端指间关节过伸及屈曲呈鹅颈样畸形；严重患者呈望远镜样畸形，则因掌指骨骨端大量吸收，手指明显缩短，手指皮肤似风琴样皱纹，手指关节松弛不稳，受累手指可被拉长或缩短，呈古代望远镜型。还有一种称作峻谷状畸形，掌指关节背侧肿胀，其骨间骨肉萎缩，患者握拳时，掌指关节背侧如山峰样隆起，相邻指间的软组织则下陷如山谷。

关节变形的发生，与病程长短不成正比。有的患者半年内即可出现多关节的、不可逆的畸形，有的患者已有5年病程，但关节的变形还不及前者，这与本病各种病型如急进型、波浪型、缓弛型等都有一定的关系。

其他关节局部常可伴见受累关节附近腱鞘炎、腕管综合征（腕部屈肌腱鞘炎，使正常神经在腕管内受压，大鱼际肌力下降、萎缩）、滑囊炎、腘窝囊肿等。

②关节外症状

皮肤病变：约有20%患者可出现类风湿结节（皮下结节），多发于受压或受摩擦部位，如鹰嘴滑囊内、前臂上端的伸肌侧（肘部），长期卧床的病人，结节可见于头枕部、骶部、背脊侧部及耳郭等处。结节可呈移动性或固定性，无痛或稍有压痛，圆形或椭圆形，质地坚韧如橡皮，直径1～3cm大小不等，一般有结节的病者，多为病情活动，预后较差。

眼部病变：常见巩膜或角膜的周围深层血管充血，视物模糊，如慢性结膜炎；或巩膜炎、虹膜炎、脉络膜炎、角膜结膜炎等出现。

肺部病变：胸膜炎，其积液量一般较少，其严重程度多与关节炎的活动情况相一致；肺间质性纤维化，早期临床症状和X线改变为肺纹理增粗、紊乱，呈弥漫性网状或蜂窝状阴影，以肺底部较明显，两侧肺不一定对称出现；肺结节，类风湿结节可发生在身体任何部位，也可侵犯到内脏，最常见的是累及肺部，X线示为块状阴影。

血管炎：常见手指（足趾）小动脉闭塞性血管炎，发生于指甲下和指（趾）垫的裂片，形如出血和坏疽。皮损可见慢性溃疡和紫癜，小腿部和踝部尤为多见。少数患者可造成肺动脉高压、肠穿孔等。

神经系统病变：末梢神经损害，指、趾的远端较重，常呈手套、袜套样分布，麻木感，感觉减退，振动感丧失，运动障碍多见于晚期或老年患者。

淀粉样变性：为继发性，沉积物见于肾、脾和肝、心等脏器，可有蛋白尿、肾病综合征、肝脾肿大等症状出现。

骨骼肌肉系统病变：可出现肌炎、腱鞘炎、骨质疏松所致的病理性骨折等。

弗耳特综合征：是本病特异类型的一种。除血清类风湿因子阳性外，还伴有脾大和白细胞减少等。

（2）临床常见病型

急进型：起病骤急，症情鸱张，愈发愈甚，持续发展，则病情难以控制，直至关节变形致残，卧床不起，生活不能自理。占10%左右。

波浪型：病情起伏，波动不稳，缠绵不休，缓解与复发交替出现，迁延多年，对机体消耗甚大，造成全身情况差，形体消瘦，影响患者情绪。这型患者占绝大多数。

缓弛型：发病起始重笃，经过及时治疗病情得到控制，然后逐渐趋向缓和、稳定，甚至自然缓解。这类病型占10%～15%。

（3）检验与检查

①血沉（ESR）

在本病活动期多为增快。

②C-反应蛋白（CRP）

在炎症早期浓度增高，所以活动期阳性率可在70%～80%。

③类风湿因子（RF）

患者阳性率达 80%，RFfix（滴定度计数），常以 1 ∶ 80 以上有意义，对判断本病价值更高。

④血红蛋白

活动期常有轻度或中度贫血。血清铁、铁结合力可正常或偏低。

⑤对体液免疫和细胞免疫的影响

由于本病存在着免疫调节的紊乱，因此在急性活动期，常可见体液免疫亢进，尤其以 IgG 增高为最明显，IgM、IgA 变化较微，补体 C_3 升高，总补体降低，循环免疫复合物（CIC）一般在稳定期时含量降低，有部分病例细胞免疫功能低下，尤其是抑制性 T 细胞明显减少。

⑥ X 线检查

早期关节 X 线示无特殊改变，仅有关节周围软组织肿胀。以后可见关节间隙变窄，邻近骨质疏松。晚期可见两骨端关节面融合而关节腔消失，甚至可见关节半脱位，畸形关节邻近骨骼骨质疏松。

（4）诊断标准

1987 年修订的美国风湿病协会（ARA）类风湿性关节炎的诊断标准。

【辨证分型】

根据中医理论结合临床体会，将本病分为 5 型，各型除上述症状外，各具以下特点：

（1）寒湿邪盛型

关节痛有定处，畏风寒，关节痛，得热则舒，筋挛骨重，关节痛与气候变化有关，舌苔白或白腻，脉弦紧或濡缓。

（2）湿热痹阻型

起病急，关节灼热，触之灼热，红肿拒按，汗出不恶风，伴

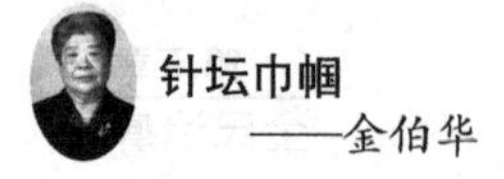

发热，口渴，咽干，大便干，感冒后症状加剧，苔黄厚腻，热重者苔黄有剥脱，脉弦滑或滑数。

（3）肝肾阴亏，筋脉失养型

关节痛日久或反复发作，伴腰腿酸软，神疲，服祛风药关节痛加剧，心悸，苔薄白，脉沉细或细数，舌红苔少。

（4）寒湿郁久化热型

关节灼痛日久，入夜明显，有灼热感，但触之不热，喜放被外，关节痛遇寒加重，得热则舒，伴五心烦热，咽痛、目痛、口干、口舌生疮，苔白厚或黄燥，脉弦滑或数。

（5）脾湿痰瘀痹阻型

身重如裹，关节肿胀，纳呆，腹胀，懒言乏力，便溏，舌体淡胖，舌苔白滑或白腻，脉濡缓或沉细。

【辨证论治】

（1）治法

温经散寒，活血通络，清热利湿，消肿止痛，滋补肝肾，养血荣筋。

以上5证型均适用于针灸治疗。采用针刺、放血、艾灸、火针、拔罐等综合治疗方法。以毫针刺法为主，依据临床症状表现不同，运用不同手法。虚则补之，实则泻之，虚实不明显平补平泻。对湿热邪胜型，结合三棱针或皮针刺络放血，效果更为显著；对寒湿邪胜型，采用以火针或艾灸为主的刺灸方法，更为理想。

（2）配穴

上肢选曲池、外关、合谷、中渚，以外关穴为主随症加减。肘部选尺泽、天井、手三里。腕关节处选阳池、阳溪、腕骨、八邪、中魁（手中指背面，第2指骨近端，握拳取之）、一扇门（中指、食指夹界处下5分）、二扇门（中指、无名指夹界处下5分）、大骨空（大拇指中节尖上）、小骨空（小指中节尖上）、十王（手10指爪甲后赤白肉际中）。

下肢选血海、梁丘、鹤顶、膝眼、阳陵泉、绝骨、解溪，以阳陵泉为主，随症加减；踝关节处选丘虚、照海、昆仑、太溪、八风、太冲、足临泣。

腰背选华佗夹脊穴。督脉穴，背部俞穴或以痛为俞，八髎穴，背部俞穴以大杼为主穴。

（3）穴位的选择原则

病变部位选穴，即选取病变部位附近相应腧穴。如肩关节痛，根据活动受限及疼痛部位选肩俞、肩贞、侠白、前肩俞、臂臑、天宗等。辨证取穴：根据中医理论辨证施治，风邪偏胜加风池、外关，湿邪偏胜加阴陵泉、曲池、三阴交，偏热加大椎、委中、尺泽。以强通为主，放血刺络，兼瘀血加血海、膈俞。有虚象加关元、气海、五脏俞、太溪、足三里。以痛为腧：以病变部位压痛点为针刺穴位。

以上取穴原则，根据临床需要采用二种或三种同时施治，并根据“实则泻之，虚则补之”的原则采用不同的手法，依据不同临床症状表现和病变部位，在针刺法中采用齐刺、扬刺、围刺。证见瘀滞并有热证，采用放血或刺络法，如肩部肿痛，瘀血凝滞，闭阻不通而痛者。证见寒邪瘀滞，湿浊不除，关节畸形，疼痛难忍着，采用火针、艾灸，温经散寒、活血通脉利湿。

（4）分型论治

①寒湿邪盛型（湿寒闭阻关节）

立法：温经散寒，活血通脉。

以温针、艾灸为主法，通过艾的功能以温热经穴，传导经脉，发挥温经散寒的效果。选用上下肢的主要穴进针后将艾条穿在针上，从底部点燃以患者感温热感即可，大约30分钟。

寒湿型：一般临床常用乌头汤加减。经临床实践验证选用独活寄生汤、羌活胜湿汤加减效果更好。

方药1：桑寄生15～20g，川断15～20g，狗脊15～20g，羌活12～15g，独活12～15g，秦艽15g，当归12～15g，赤芍15～30g，骨碎补12～15g，凤仙草12～15g，苍术12～15g，牛膝15～20g，细辛3g，乌梢蛇12～15g。

方药2：除关节病变，兼有胸闷、气短、倦怠、乏力、寐少、心悸等。

太子参15～20g或党参15g，麦冬12g，五味子10g，龙眼肉10～12g，香附10g，丹参15g，当归12g，羌活12～15g，独活12～15g，秦艽15g，骨碎补12～15g，凤仙草12～15g，生薏苡仁15～20g，牛膝15～20g，细辛3g。

②湿热闭阻型（湿热阻闭关节）

立法：清热利湿，消肿止痛。

针刺采用泻法，肿胀疼痛部位针刺放血拔罐，大椎、至阳、尺泽、委中，均可放血以血色见红为止。达到清利湿热、消肿止痛效果。

方药临床常用除湿清热的宣痹汤加减；经临床实践验证自拟五藤饮加减效佳。

方药1：羌活12g，独活12g，秦艽15g，木瓜15～20g，苍术12～15g，知母10g，黄柏10g，青风藤15～20g，海风藤15g，忍冬藤15～20g，络石藤15～20g，鸡血藤30g，牛膝15～20g，苏木12～15g，车前子12g。

方药2：云苓15g，白术15g，桑寄生15g，川断15g，秦艽15g，青风藤20g，海风藤25g，忍冬藤20g，络石藤20g，苏木12g，枸杞子10g，丝瓜络10g，车前子12g，凤仙草15g，木瓜12g。

③肝肾阴虚、气血双虚（肝脉失养型）

立法：补益气血，养血荣筋，滋补肝肾。

选上下肢穴位，以背部腧穴为主穴，以补法为主，并加灸法；四肢穴位针刺后以灸神阙穴，神阙穴对调节周身气血的运行起很重要的作用，虚证灸此穴可达到补益气血、调节脏腑功能的作用。背部以大杼、大椎、至阳、肝俞、脾俞、三焦俞、肾俞、命门、太溪为主，灸肾俞、命门、大椎、大杼。以补法或平补平泻法，肌肉萎缩部位用维生素 B_{12} 穴位注射，每次选用 3 ~ 5 个穴，对萎缩的肌肉恢复效果显著。

一般临床常用黄芪桂枝五物汤加减。临床验证，桂枝汤为主，加通经活络、补益肝肾效果理想。大便干者桂枝减桂汤；大便溏或稀者桂枝加桂汤。减桂者，白芍 30g，桂枝 15g；加桂者，桂枝 20g，白芍 12g，再随症加减。

方药 1：桂枝 15g，白芍 15g，生姜 3 片，大枣 10 枚，甘草 10g，桑寄生 15g，川断 15g，羌活 12g，独活 12g，秦艽 15g，凤仙草 12g，骨碎补 12g，枸杞子 12g，菟丝子 12g。

方药 2：桂枝 15g，白芍 30g，生姜 3 片，大枣 12 枚，甘草 10g，羌活 15g，独活 15g，秦艽 15g，凤仙草 15g，骨碎补 15g，海螵蛸 12g，生黄芪 30g，白术 30g，云苓 15g。

方药 3：桂枝 20g，白芍 12g，生姜 3 片，大枣 12 枚，甘草 6g，党参 15g，黄芪 20g，秦艽 15g，羌活 15g，独活 12g，桑枝 15g，凤仙草 12g，骨碎补 12g。

④寒湿郁久化热型（真寒假热）

立法：清热化湿，温经散寒，活血通络。

以火针点刺上下肢主要穴位，采取平补平泻或温针、灸法，效果显著。取扶正祛邪的原理。

临床以蒿皮四物汤加减。

方药 1：生地黄 15 ~ 20g，当归 15g，白芍 15g，沙参 15g，鳖甲 15g，青蒿 15g，牡丹皮 15g，地骨皮 15g，甘草 10g，青风藤 20g，络石藤 20g，鸡血藤 30g，牛膝 15g。

方药 2：当归 15g，川芎 15g，白芍 15g，生地黄 15g，熟地黄15g，生黄芪30g，云苓15g，泽泻15g，秦艽15g，凤仙草12g，鸡血藤30g，桑枝15g，苍术15g，独活12g。

⑤脾湿痰瘀痹阻型（痰瘀痹阻型）

立法：化痰祛瘀，健脾利湿。

选上下肢及督脉俞穴，以针刺为主，采用平补平泻或泻法；痛甚者以火针化瘀通痹；局部瘀结者放血拔罐、化瘀止痛活血。

一般临床选方以血府逐瘀汤加减，临床验证四君子汤配合应用效更理想。

方药1：太子参15g，白术20g，茯苓15g，甘草10g，当归15g，生地黄15g，赤芍15g，牛膝20g，桔梗12g，柴胡12g，枳壳15g，桃仁10g，红花10g，川芎15g。

方药2：党参15g，白术20g，云苓15g，甘草10g，当归15g，川芎15g，赤芍20g，生地黄15g，柴胡12g，枳壳15g，莱菔子12g，杏仁10g，牛膝20g，红花10g。

方解：类风湿性关节炎无论用针还是用药不能单纯从治关节着手，本病虽病在关节，但它是周身系统的疾病，尤其与五脏有密切关系。随着病情的不断发展或治疗不当可直接累及心肝脾肾。心血不足、心肾不交、脾阳不振，见胸闷、短气、倦怠，造成气血双虚；肾水不足不能养肝，肝血不足筋脉拘挛；脾虚运化功能失调，四肢百骸得不到五谷精微濡养，见乏力、倦怠、肌肉萎缩，脾湿生痰、痰瘀阻痹，关节屈伸不利、强直；肾主骨最为重要，不论阳虚还是阴虚直接造成关节症状的加重，使心、肝、脾诸脏都得不到调节，因此在用药配方中除要对关节局部症状照应到外，还要调节周身脏腑的功能。若见胸闷、短气、心绞痛者，在治疗关节病变同时要加生脉散、瓜蒌薤白汤、香附、当归、丹参等；见肾虚者，加枸杞子、菟丝子、山萸肉、肉苁蓉等滋补肾阴、助肾阳的药；见寐差或不寐，加生龙齿、酸枣仁、珍珠母、夜交藤等；见脾虚者，加四君子汤、健脾利湿药；大便干者，加润肠药；纳差者，加健胃助消化药。总之从整体入手，一般不用或少用太燥、气味浓烈的药，如川乌、草乌、乌头、乳香、没药等。在治疗的过程中不可伤及脾胃，引起胃肠反应。

（5）650例临床观察报告

①基本资料

随机选择本病患者650例。其中男性198人（30.46%），女性452人（69.54%）；30岁以下者54例（8.31%），30～50岁者455例（70.00%），50岁以上者141例（21.69%）；病程最短者6个月，最长者47年。

②疗效评定标准

临床痊愈：症状消失，关节肿胀消失，骨性强直和受限关节活动进步。血沉恢复正常，类风湿因子转阴，原用激素者停药，恢复正常工作一年以上。

显效：症状明显消退，关节痛基本消失，关节肿胀消退或明显减轻，血沉明显恢复或接近正常，类风湿因子转阴或弱阳，能坚持正常工作。

有效：关节肿胀消退，关节活动好转，疼痛减轻，类风湿因子及血沉均有反复，仍需继续治疗。

无效：经3个疗程治疗，症状体征、化验检查变化不大。

③结果及分析

650例中临床痊愈76例（11.69%），显效204例（31.38%），好转349例（53.69%），无效21例（3.23%）。

治疗1～3个疗程者282例，4～6个疗程者142例，7～10个疗程者62例，10～22个疗程者14例。病程和疗程无正比关系，病情的轻重与病程长短并没有直接关系。病人的体质、免疫功能及治疗是否得当或是否使用激素，才是影响病情的主要原因。

随机提取150例进行类风湿因子、血沉及关节消肿的变化进行分析：

治疗前类风湿因子阳性者123例，占82%。经针灸综合治疗配合“追风速”经穴疗法3个疗程（30次）后转阴者31例，占25.5%，而转阴后的第4个疗程最为明显。治疗前红细胞沉降率增速者74例，占49.3%，经3个疗程治疗后，血沉恢复正常者25例，占33.8%。其血沉恢复正常例数在第5个疗程最为明显。治疗前关节肿胀者125例，占83.3%，经治疗后，肿胀全部消失者83例。消肿率为66.4%，而关节消肿在第4个疗程达到高峰，一般第1个疗程即可消肿。

【典型病例】

病例1：寒湿痹阻型

徐某，女，26岁，2005年9月11日初诊。

主诉：手指腕关节疼痛酸胀1年半。

现病史：1年半前出现手指、腕关节肿胀、疼痛、酸沉，后四肢关节渐疼痛、肌肉酸痛，气候变化加重，服中西药效果不明显。刻下症：腕踝关节、手足、双膝肿痛酸沉，畏寒，气候变化时加重，遇热疼痛缓解，晨僵明显，活动受限，生活半自理，精神倦怠，面色暗无光泽，脉沉细弦紧、舌质淡苔薄白。

查：血沉：120mm/h，类风湿因子（+），X光显示为早期类风湿改变。

辨证：寒湿之邪，痹阻关节，脉络不通。

立法：温经散寒，活血通脉。

选穴：上肢选曲池、尺泽、外关、八邪（双侧）。下肢选血海、膝眼、阳陵泉、足三里、绝骨、太溪、解溪（双侧）。

手法：平补平泻，其中曲池、外关、膝眼、阳陵泉艾灸温针，隔日1次，10次为1个疗程。

方药：羌活12g，独活12g，秦艽15g，当归12g，苏木12g，骨碎补15g，凤仙草15g，乌梢蛇12g，牛膝20g，生黄芪30g，枸杞子12g，菟丝子12g，苍术12g，生薏苡仁15g，7剂，每日1剂。

治疗1个疗程后症状明显改善，四肢手足关节疼痛减轻、活动进步、精神好转、肿胀消失、血沉降至70mm/h。

仍拟前法，减八邪、解溪，穴位仍温针。方同前，减苏木、生薏苡仁，加山萸肉10g，云苓15g，白术15g。

2个疗程后，双膝、腕踝关节疼痛消失，气候变化时见疼痛，生活完全自理，面见光泽，脉沉弦有力，血沉30mm/h，类风湿因子（+）。针药同前，随症加减。

3个疗程后，症状基本消失，血象恢复正常，为临床痊愈，结束治疗。

病例2：寒湿郁久化热型（真寒假热闭阻关节）

齐某，女，62岁，2005年6月1日初诊。

主诉：四肢手足关节疼痛19年。

现病史：1976年始先由指、趾、腕、踝、肘、膝关节肿痛、酸沉呈对称性，气候变化加重，肢冷、恶寒、纳呆、心悸、胸闷、短气、不寐、生活难以自理，曾服用“雷公藤”及“激素类药物”效果不明显。刻下症：慢性病容，倦怠懒言，关节疼痛难忍，活动受限，自觉关节灼热，但触之不热，汗出恶风，口渴咽干，大便干，尿少，夜间入睡四肢喜放被外，受风则痛，放入被内则不得眠，指趾关节呈一度肿胀，呈梭形，膝肘亦肿，面色暗、无光泽，脉象沉弦，滑数，舌质暗，苔薄白，

查：血沉：150mm/h，类风湿因子（+），X光片显示为中期类风湿性关节炎。

辨证：寒湿郁久化热（真寒假热）。

立法：活血通络，清热利湿，驱寒，交通心肾。

选穴：曲池、尺泽、外关、八邪双、血海、膝眼、阳陵泉、绝骨、太溪、三阴交、八风（双侧）。

手法：曲池、外关、膝眼、阳陵泉，泻法加艾温针；太溪平补平泻。

方药：太子参15g，麦冬12g，五味子10g，柏子仁12g，当归15g，香附10g，丹参10g，生地黄15g，白芍30g，沙参15g，鳖甲15g，青风藤20g，海风藤20g，鸡血藤30g，羌活12g，独活12g，牛膝15g，隔日1次。

共服20剂，水煎服，每日2次。

经1个疗程治疗（10次），手、足、腕、踝关节肿痛消退，膝关节活动进展，自感发热消除，精神好转，血沉降至90mm/h，恶风恶寒明显，不寐，心悸。

方药：桂枝15g，白芍15g，生姜3片，大枣10枚，甘草6g，党参15g，龙眼肉10g，柏子仁12g，生龙齿20g（先煎），酸枣仁15g，珍珠母12g，桑枝15g，秦艽15g，骨碎补12g，凤仙草12g。

第2个疗程后（20次），四肢手足关节仅肘膝尚存间断性疼痛，纳呆，面见光泽，关节活动较自如，倍感舒适，血沉降至60mm/h。依据临床表现拟通经活络，调和气血，交通心肾。继1个疗程（10次）。

选穴：去外关、八邪、血海、三阴交，加手三里、内关、合谷、中渚、鹤顶。

中药：以生脉散、独活寄生汤、五藤饮调方。

3个疗程后，生活全自理，血沉降至40mm/h，类风湿因子转阴性，治疗以见成效。

病例3：湿热痹阻型

李某，女，36岁，山东曲阜，2002年4月初诊。

主诉：突发周身关节痛1周。

既往病史：患者关节疼痛已数年之久，手足关节痛，关节发僵，时轻时重，1周前因感冒发热，随即引发关节肿胀疼痛。

现病史及查体：四肢肘、膝、指、趾关节肿胀，疼痛微红，发热，关节屈伸不利，身热，心烦，口渴不欲饮，尿黄，触之疼痛，生活不能自理，周身、肘膝沉重，纳少，脉滑数，舌质红，苔厚腻。

辨证：湿热痹阻关节。

立法：清热除湿，宣痹止痛。

选穴：委中、尺泽放血，大椎、血海放血拔罐，曲池、外关泻法，八邪、膝眼、阳陵泉、三阴交泻法，太溪、八风（双侧）。

方药：云苓 15g，泽泻 15g，防己 15g，杏仁 15g，滑石 15g，生薏苡仁 20g，栀子 10g，蒲公英 15g，赤小豆 12g，青风藤 20g，海风藤 20g，络石藤 20g，鸡血藤 30g，忍冬藤 20g。5 剂，水煎服。

次日复诊：关节疼痛减轻，发热亦轻，肘、膝关节肿胀见消，拟前法继续治疗，隔日 1 次，治疗 3 日后，关节肿胀消失，疼痛大减，关节可以屈伸，拟前法，去委中、尺泽放血，加足三里、中脘，平补平泻。

方药：云苓 15g，泽泻 15g，杏仁 12g，栀子 10g，当归 15g，蒲公英 20g，金钱草 15g，青风藤 20g，海风藤 20g，络石藤 20g，忍冬藤 20g，鸡血藤 30g，羌活 15g，独活 15g，牛膝 20g。7 剂水煎服。

经 1 个疗程 10 次治疗后，患者心烦、口渴、身热已除，肢体沉重减轻，生活可以自理，继续 1 个疗程以巩固疗效。

病例 4：肝肾阴虚、气血双虚型（肝脉失养型）

刘某，女，70 岁。

主诉：双膝关节痛 3 年。

现病史：患者 3 年前因感受寒湿，出现周身关节痛，以双膝关节酸痛肿胀为甚，伴麻木、屈伸不利，夜甚昼轻。自述体倦乏力，食少便溏，关节活动后疼痛加重，气候变化时病情加重，生活无法自理。时感头晕目眩，心悸气短，久坐久蹲后无法直立行走，于外院检查：类风湿因子阳性，血沉：55mm/h。诊断为类风湿性关节炎。

查体：患者痛苦面容，面色无华，双膝关节Ⅱ度肿胀且变形，双侧脂肪垫有压痛。舌淡，苔白滑，脉细弱。

辨证：因素体虚弱，营卫气血失调，肌表经络遭受外邪侵袭，气血经络为邪闭阻，肝肾失养而引起关节筋骨疼痛、麻木、屈伸不利、关节肿大、活动障碍，严重者甚至可以内联脏腑。

立法：补益气血，温经散寒，滋补肝肾。

选穴：大椎、曲池、阳池、八邪、阳陵泉（温针）、膝阳关（温针）、鹤顶（温针）、内关、血海、足三里、三阴交、太溪、太冲。双侧毫针刺，留针30分钟，隔日1次。10次为1个疗程。

方药：黄芪桂枝五味汤加减。

桂枝15g，白芍15g，羌活12g，独活12g，桑寄生15g，川断20g，生黄芪30g，狗脊20g，威灵仙15g，甘草10g，秦艽15g，凤仙草15g，骨碎补12g，青风藤20g，海风藤20g，生姜3片。

经1个疗程针药合治，患者体征好转，双膝关节肿消，疼痛减轻，纳增，继拟前法，经3个疗程治疗，患者双膝关节无明显疼痛，面色略见红润，有光泽，二便调。血沉：15mm/h。随访1年，除气候变化时关节偶见疼痛，无其他症状，生活可自理。

2. 风湿热

风湿热（rheumatic fever）是风湿病病程中急性发作的活动阶段，是一种对A型溶血性链球菌感染的变态反应性疾病，是以心脏和关节受累最为显著常见、反复发作的急性或慢性全身性结缔组织炎症。临床表现以心脏炎与关节炎为主，可伴有发热、毒血症、皮疹、皮下小结、舞蹈病等。急性发作后常遗留轻重不等的心脏损害。

中医虽无风湿热的病名，但历代医著有关本病的理论认识与临床治疗经验内容极为丰富，大致以关节病变为主。人体罹患风湿炎症状为主者，则属“怔忡”“心悸”“心痹”等病证。

【病因病机】

此病多以先天禀赋虚弱、素体气血阴阳不足为内因，风寒湿热、邪气侵袭为外因。初病时以邪实为主，病位在表、在皮肉、在经络肢体；久病入络，正虚邪恋，痰瘀郁结于内，病位在筋骨、脏腑。

风湿热的病因病机主要是先天禀赋较差，肝肾亏损，营血虚于里，卫气虚于外，腠理失固，致风、寒、湿、热、燥邪乘虚而入；或纵恣口腹，贪杯食辛，湿蕴生热，或居处潮湿，或长时地下及水中作业，或劳心伤脾，失其运化之职……复感外邪，首先犯上犯表，渐至入里。热腐咽喉，湿侵肌肤，湿热合邪阻痹经络，气血运行失畅，留滞筋骨关节，常对称累及膝、踝、肩、腕、肘、髋等大关节，表现为游走性的多关节炎，局部呈现红、肿、热、痛的炎症。若失治误治，邪气羁留，湿郁成痰，血凝为瘀，痰瘀胶结阻滞，逐渐形成慢性风湿病。久病入络，损伤阳气，累及心脏，发为心痹，而形成风湿性心脏病，甚则导致慢性心力衰竭。

【诊断要点】

（1）临床表现

①心脏炎

为急性风湿热临床最重要的表现，是儿童期充血性心力衰竭的最常见病因。

心肌炎：成局限性心肌炎或弥漫性心肌炎，有心前区不适或疼痛、心悸及充血性心力衰竭的症状。

心内膜炎：极为常见，凡有心肌受累者几乎都有可能侵犯瓣膜，引起器质性二尖瓣关闭不全。

心包炎：常与心肌炎同时存在，是一种纤维素性或浆液纤维素性炎症。

②关节炎

典型的表现是游走性、多发性、对称性，累及四肢大关节，局部呈红、肿、热、痛的炎症表现。急性炎症消退后，不遗留关节强直和畸形，但常易反复发作。

③环形红斑

为淡红靶环状红晕，边缘略隆起的圆形皮疹。红斑常呈环形或半月形而中央清晰，大小不等，可几个红斑融合。主要见于四肢内侧和躯干，时隐时现，为一过性，不痒不硬，压之退色，历时可达数日之久。

④皮下结节

结节如豌豆大小，数目不等，较硬，触之不痛。常位于肘膝、枕部、前额，棘突等骨质隆起或肌腱附着处，与皮肤无粘连。结节存在少则数日，多至数月不等，亦可隐而复现。

⑤舞蹈病

多发生于 5 ~ 12 岁的儿童，尤其女童。系风湿热炎症侵犯中枢神经系统基底节的表现，为不自主的无意识动作，面部表现为挤眉眨眼、摇头转颈、努嘴伸舌等动作；肢体表现为伸直和屈曲，内收和外展，旋前和旋后等无节律的交替动作，上肢较下肢为重，远端较近端明显；兴奋、激动时常使症状加剧，睡眠时消失。

⑥发热与其他表现

患者呈不规则的轻度或中度发热，亦有呈弛张型高热或持续性低热者。此外尚可有腹痛、鼻衄、大量出汗、面色苍白等。偶尔可累及其他部位而造成风湿性胸膜炎、腹膜炎、肾炎或脉管炎等。

（2）检验与检查

①一般检查

白细胞计数轻度至中度增高，中性粒细胞稍增多。常有轻度红细胞计数和血红蛋白含量降低。尿常规可有少量蛋白、红细胞和白细胞。风湿活动期溶血性链球菌咽部拭子培养可呈阳性。

②特殊检查

血清溶血性链球菌抗体测定。抗链球菌溶血素“O”（ASO）>500 单位。抗链激酶 >80 单位。抗透明质酸酶 >128 单位。抗 M 蛋白抗体、抗 DNA 酶 B 和抗核苷酶测定。

③非特异性血清成分改变测定

红细胞沉降率（血沉 ESR）：风湿活动时，血沉加速。

C- 反应蛋白（CRP）：风湿病活动时，血清中有与 C 物质起反应的蛋白，CRP>10%。

黏蛋白：凡结缔组织病变时，基质内的黏蛋白在血浆中浓度可增高。

蛋白电泳：白蛋白降低，γ- 球蛋白、α_2- 球蛋白升高。

血清总补体（CH_{50}）、补体（C_3）：风湿活动期中均降低。

心电图：以 P–R 间期延长最为常见，可有 ST 与 T 波改变，Q–T 间期延长和心室内传导阻滞等。

（3）诊断标准

急性风湿热的诊断主要依靠临床表现，辅以实验室检查。通常采用 Jones 标准。

【辨证论治】

（1）风热痹阻型

临床表现：风热侵袭，湿邪上受，发病多急骤易变。初期多见发热、咽喉肿痛、口干口渴等风热上攻症状。继而出现肌肉关节游走性疼痛，局部呈现红、肿、热、痛及伴见全身发热或湿热蒸腾胶着之象。其热偏盛者，关节红肿疼痛，灼热感明显，发热亦甚，皮肤可见红斑，舌质红，苔黄干，脉滑数。其风偏盛者，肌肉关节呈游走性疼痛，或汗出恶风，舌尖红，苔薄黄，脉浮数或滑数。

分析：本证属风湿热初起，由于风热之邪上犯，起病急，变化快，热势高，除咽喉肿痛外，很快出现皮肤红斑及关节红肿热痛诸症，并可能有败血症出现。此期若能正确及时的治疗，是遏止病情发展与转化的关键所在，处理得当，可以治愈或减轻关节及心脏的受累，故临床应特别警惕，不可泥于一法。处方遣药还应注意不能纯用寒凉，易致寒痹邪热，透达之品不可不备。

辨证：风邪侵击，风热阻痹。

立法：散风通络，清热解毒。

配穴：大椎、风门、肺俞、增音、曲池、尺泽、外关、合谷、血海、阳陵泉、太溪。

手法：大椎、风门、肺俞，关节肿痛部位放血拔罐见红血为止，增音点刺不留针，血海、曲池泻法，尺泽、外关、阳陵泉、太溪平补平泻，隔日1次，10次为1个疗程。

方药：金银花15g，连翘15g，桔梗12g，甘草10g，栀子10g，黄芩10g，黄连6g，生石膏（先煎）30g，生地黄15g，玄参15g，蒲公英15g。咽喉肿痛加锦灯笼12g。热重加葛根12g，柴胡12g。关节红肿热痛加桂枝15g，白芍15g，忍冬藤20g，金钱草15g，牡丹皮15g，桑枝15g。

（2）湿热痹阻型

临床表现：身热不畅，周身困重，肢节烦痛或红肿疼痛，或风湿结节，皮下硬痛，或红疹融合成不规则斑块，或有身肿，小便黄赤，大便黏滞，舌质红，苔黄厚腻，脉滑数。

分析：湿为阴邪，积而为水，聚而成饮，凝而为痰，流注关节。其性重着黏腻，易阻滞气机，化热损伤关节、脏腑，病情迁延、缠绵难愈。其治首当调理脏腑气机，灵活运用温、燥、化、宣、通、渗等治湿大法，或多法合用，上、中、下三焦同治，宣上、运中、渗下并施，并以中焦为重。对脏腑气机要顾护到肺之肃降、脾之运化、肝之疏泄、肾之开阖及三焦之气化。

辨证：湿热阻痹，脉络不通。

立法：清热化湿，活血通脉。

配穴：大椎、曲池、尺泽、内外关、血海、膝眼、阳陵泉、绝骨、三阴交、丘墟、照海。

手法：大椎放血拔罐，曲池、血海、阳陵泉泻法，尺泽、内关、外关、膝眼、绝骨、丘墟、照海平补平泻。斑块部位围刺放血。隔日1次，10次为1个疗程。

方药：苍术20g，黄柏10g，当归15g，牡丹皮15g，杏仁10g，薏苡仁20g，滑石30g，蚕砂15g，鸡血藤30g，桑枝15g，牛膝20g，云苓15g，泽泻15g，金钱草20g，水煎服，每日1剂。

（3）湿热下注型

临床表现：结节大如红枣，绕胫而发，时有疼痛，伴有神疲乏力、困倦嗜卧，关节沉重酸痛，下肢浮肿，舌红，苔厚腻，脉滑数。

分析：湿热病邪深入，稽留经络，郁而化热，热壅湿阻，流注关节，则关节局部出现红肿热痛。

辨证：湿热下注，阻闭脉络，气血运行不畅。

立法：清热利湿，活血通络。

配穴：曲池、血海、阴陵泉、三阴交、足三里。

手法：首选结节周围点刺放血或齐刺，曲池、阴陵泉、三阴交、血海泻法，足三里补法。

方药：茵陈15g，赤小豆15g，连翘15g，蒲公英15g，黄柏10g，忍冬藤20g，络石藤20g，鸡血藤30g，猪苓15g，泽泻15g，牛膝20g，赤芍15g，玄参15g，生薏苡仁20g，水煎服，每日1剂。

【典型病例】

病例1

张某，女，31岁，2005年9月初诊。

主诉：头痛、咽痛、周身痛2个月。

病史：2个月前出现感冒、发热，体温38.6℃。但服用退热药体温降至正常范围，继而出现关节疼痛，经针灸服药可缓解。今来我处就诊，自述咽喉肿痛、口干舌燥、喜饮、头疼发热，周身关节痛呈游走样，并见红肿热痛、便干、尿赤。

查：脉滑数，舌红，薄黄苔。

辨证：风邪侵击，风热阻痹闭。

立法：散风通络，清热解毒。

配穴：大椎、风门、肺俞、关节肿痛部位放血拔罐见红止，增音、上廉泉点刺泻法不留针，曲池、血海、尺泽、外关、阳陵泉、太溪泻法，隔日1次，10次1个疗程。

方药：金银花15g，连翘15g，桔梗12g，甘草6g，栀子10g，黄芩10g，黄连6g，生石膏（先煎）30g，生地黄15g，玄参15g，锦灯笼12g，蒲公英15g，牡丹皮15g，葛根12g，柴胡12g，酒大黄（后下）10g，水煎服，每日1剂。

二诊，咽喉、关节肿痛明显消退、大便通、体温38℃，拟前法、去酒大黄。5次治疗红肿热痛已消退，关节疼痛缓解，针灸调理不再放血。拟前法去柴胡、葛根、牡丹皮、锦灯笼，加知母12g，杏仁10g，1个疗程后治愈，患者十分满意。

病例2

善某，男，46岁，2006年初诊。

主诉：周身沉重、关节疼痛、膝肘关节红肿1周。

既往病史：素患关节痛，肿但不红，活动受限，经服中西药或针灸治疗好转。

现病史：发病已1周，与往日发病不同，关节肿痛发红、周身沉重、发热、踝关节红肿痛活动受限，大便黏腻、尿黄、纳呆、寐不安，下肢见不规则斑块、拒按，脉滑数，舌质红、苔黄腻。

辨证：湿热阻痹，脉络不通。

立法：清热化湿，活血通络。

配穴：大椎、大杼、踝关节放血拔罐，曲池、血海、阳陵泉、膝眼泻法，尺泽、外关、三阴交平补平泻。

方药：苍术20g，黄柏10g，杏仁10g，薏苡仁15g，滑石30g，防风12g，蚕砂15g，鸡血藤30g，地龙12g，桑枝15g，云苓15g，泽泻15g，苏木15g，金钱草15g，生龙齿30g，每日1剂，水煎服。

经3次治疗，身体沉重减轻，关节红消退，纳食进步。拟前法大杼放血，去地龙加牛膝20g，1个疗程关节肿痛消除，精神好转，恢复工作。

病例3

耿某，女，31岁，2007年1月初诊。

主诉：膝下红肿疼痛3天。

病史：素日身体尚健，每逢秋冬季，关节酸痛但不影响工作，3日前乏力、倦怠、下肢沉重，出现红肿硬结。

查：两膝下脂肪垫周围见如枣或蚕豆大结节，按则痛，活动受限。脉滑数，舌质红、厚腻苔。

辨证：湿热下注，脉络受阻。

立法：清热利湿，活血通络。

配穴：曲池、血海、阴陵泉、三阴交、足三里，结节周围放血，酒精擦拭，曲池、血海、三阴交泻法，足三里补法，留针半小时，隔日1次。

方药：茵陈、赤小豆、连翘、忍冬藤、络石藤、鸡血藤、薏苡仁、防风、泽泻、黄柏、冬瓜皮、夏枯草、牛膝，水煎服，每日 1 剂。

二诊，疼痛减轻，结节缩小，沉重亦轻，尿量增加。拟前法，又经 5 次治疗，结节消失、浮肿除、精神好转、下肢已感轻松。共计 6 次治愈。

3. 强直性脊柱炎

强直性脊柱炎（Ankylosing spondylitis，简称 AS）是血清反应阴性的多关节炎。是一种慢性进行性、独立性全身性疾病。本病为脊柱各关节及关节周围组织的侵袭性炎症。主要侵犯骶髂关节、髋关节、椎间关节和肋椎关节，早期表现为背痛和背部强直，最后可因脊柱强直而致残疾。偶可引起四肢小关节病变。其后由于病变发展逐渐累及腰、胸、颈椎，出现小关节间隙模糊、融合、消失及椎体骨质疏松破坏、韧带骨化，终致脊柱强直或驼背固定。主要症状为发病部位疼痛，活动受限。是一种病因不明的常见病。

强直性脊柱炎属于中医“痹证”范畴，古人称之为“龟背风”“竹节风”“骨痹”。80 年代焦树德教授将以腰、脊、骶、髋关节或臀部疼痛明显，继则脊柱、颈部僵痛，或麻木乏力，纳少，低热，气候变化或劳累后加重，晚期病人可见脊柱僵硬、腰脊弯曲、不能伸直的病证，称之为肾督亏虚、寒湿深侵所致的痹证。

【病因病机】

从中医理论来分析，本病可起于先天禀赋不足或后天调摄失调、房事不节、惊恐、郁怒、病后失调等，遂致肾肝亏虚，督脉失荣，风寒湿邪乘虚侵袭，深入骨骱、脊柱。肾肝精血亏虚，使筋挛骨弱而邪留不去，渐致痰浊瘀血相互胶结而成。总之，本病多以素体阳虚，肾肝阴精不足，督脉亏虚为内因，风寒湿邪寒湿偏盛为外因，互为因果而成。

本病的基本病机是禀赋不足，素体虚弱，肾肝精血不足，肾督亏虚，风寒湿之邪乘虚深侵肾督，筋脉失调，骨质受损。其性质为本虚标实，肾督虚为本，风寒湿为标，寒湿之邪深侵入肾督，督脉受病，又可累及全身多个脏腑。

【诊断要点】

（1）临床表现

本病多见于青少年男性，起病多为隐匿，早期症状为下背部、臀部及髋部呈间歇性钝痛，有僵硬感或坐骨神经痛。开始疼痛为间歇性，而且较轻，病程迁延，在数月或数年后可出现持续性疼痛，甚至较严重疼痛。有时又可发生于背部较高部位、肩关节或周围关节，但不久就可出现下背部症状。病人常感晨起和工作一天后症状较重，天气寒冷和潮湿时症状可恶化。还有些病人首先出现的是原因不明的虹膜炎、全身疲劳不适、厌食、体重减轻和低热等症状。开始全身症状较轻，早期诊断困难，治愈率低，晚期即可致畸。

①关节炎表现

关节病变表现，首先侵犯骶髂关节及肌腱韧带，病变上行累及椎体、椎间关节及颈椎，早期病变关节周围有不同程度疼痛，伴有肌肉痉挛和僵硬感，晨僵明显，固定某一位置久后病重，昼轻夜重；后期由于炎症已基本消失，所以关节无疼痛，而以脊柱固定和强直为主要表现，颈椎固定性前倾，脊柱后凸，胸廓常固定在呼气状态，腰椎生理弯曲丧失，髋关节和膝关节严重屈曲挛缩，站立时双目凝视地面，身体重心前移，个别病人可严重致残，长期卧床，生活不能自理。

②关节外表现

可以是原发性，但多数为继发性。也有病人发生在脊柱炎之前数月到数年，也有的与其他疾病相互重叠，如主动脉炎可发生本病，强直性脊柱炎可以与赖特综合征重叠。强直性脊柱炎除可并发主动脉炎之外，还可合并心包炎、心肌炎及结节性多动脉炎。有些病人在出现关节症状后几年出现咳嗽、咳痰、呼吸困难和咯血等症状。肺部摄片可见两肺上野有点片状致密浸润阴影，部分病人有纤维化，还有一部分病人可出现空洞，并有曲霉菌寄生。有 30% ~ 40% 的病人可有反复发作性的虹膜炎，而且病程越长越易发生。肾脏可发生淀粉样变性，可出现蛋白尿。强直性脊柱炎可以造成许多神经并发症。如自发性环枢关节脱位，表现为颈部严重疼痛，放射到颞部、枕部或眶后部，还可因外伤所致的椎体塌陷、椎体骨折压迫脊髓而造成截瘫。由于脊椎病变使马尾多数神经根受压迫，因而可发生神经根性疼痛、骶神经分布区感觉丧失、尿失禁、阳痿、会阴部麻木及跟腱反射减弱等。强直性脊柱炎可与牛皮癣性关节炎、赖特综合征、溃疡性结肠炎、克罗恩病和惠普尔（Wippl）克病重叠，其脊柱改变与强直性脊柱炎改变相同，只是增添了重叠疾病的临床表现。

（2）实验室检查

血常规检查，部分病人可有正细胞低色素性贫血和白细胞增高，淋巴细胞比例稍增加；多数病人在早期或活动期血沉增速，后期则血沉正常；尿常规检查，可出现蛋白尿；生化检查，多数病人 CPK 升高，亦可有 α_2- 球蛋白、γ - 球蛋白升高，人血白蛋白减少；免疫学检查，少数病人可有 IgG、IgA 和 IgM 升高，总补体升高；95% 的病人 HLA-B_{27} 阳性。

（3）X 线检查

①骶髂关节

早期 X 线改变者占 98% ~ 100%，是诊断本病的重要依据。病变一般在骶髂关节的下 2/3 处，见关节面模糊，毛糙，骨质脱钙，髂骨侧骨质疏松和关节间隙增宽，也可表现为髂骨侧关节周围骨质密度增高。进入第 2 期，骶髂关节软骨也被破坏，关节间隙增宽，关节面边缘毛糙不规则。病变进入第 3 期后，整个关节均受侵犯，关节间隙变窄，边缘成锯齿状，软骨下可有骨硬化，成不规则骨质增生。最后骶髂关节由骨桥所连接，关节间隙消失，发生骨性强直，多为两侧同时受累。

②脊柱

椎体病变往往发生于椎体上角或下角，局部有小范围骨质硬化和破坏是早期 X 线征象。随着病情的发展，椎体前缘失去正常的凹陷，而出现所谓方形椎体。椎间盘纤维环外层和紧邻椎体前方的软组织发生钙化，钙化可波及前纵韧带的最深层，也可在椎体间形成骨桥。病变一般自尾侧向头侧方向发展，到晚期椎旁软组织钙化和椎体间骨桥形成，脊柱呈竹节状强直，但椎间隙一般保持完整。

③髋关节

关节部骨质破坏，有时呈穿凿状，关节间隙变窄。晚期关节可发生骨性强直。

④锁骨及胸骨

锁骨喙突端有明显骨质破损，严重者呈笔尖状，锁骨下面骨破坏较上面更为明显，伴有喙突锁骨关节增宽。胸骨柄体间关节在结构上和病理上与骶髂关节十分相似，部分病人胸骨柄体关节有边缘糜烂或关节强直。

⑤耻骨与耻骨联合

在耻骨下缘相当于肌肉附着部位，由于腱鞘膜炎的发生，而显示骨质赘生，耻骨缘可被侵蚀。病变与骶髂关节处变化相类似，但很少发生骨性强直。

⑥其他部位

常见胸膜炎样改变，如坐骨结节、跟骨等。

【诊断标准】（纽约诊断标准）

（1）诊断

①腰椎在所有 3 个方面（前屈、侧弯、后挺）活动皆受限；

②胸腰部或腰椎疼痛或疼痛病史；③胸廓扩张受限，在第 4 肋间隙水平测量，只能扩张 2.5cm 或少于 2.5cm。

（2）分级

①肯定的强直性脊柱炎

Ⅲ ~ Ⅳ级双侧骶髂关节炎，同时至少具备 1 项临床诊断标准。

Ⅲ ~ Ⅳ级单侧骶髂关节炎，或Ⅱ级双侧骶髂关节炎，并具备临床诊断标准 1 或具备临床标准 2 和 3 两项。

②可能的强直性脊柱炎

Ⅲ ~ Ⅳ级双侧骶髂关节炎而不具备临床诊断标准。

（注：骶髂关节炎的分级，根据 X 线表现分 0 ~ 4 级）。

（3）方法

下列方法能帮助我们了解病变的受累情况及病情严重程度。

①腰椎活动度试验（Schober）

令病人直立，在背部正中线髂嵴水平做一标记为零，向下 5cm 做标记，向上 10cm 再做另一标记，然后令病人弯腰（保持双膝直立），测量两个标记间的距离，若增加少于 4cm，提示腰椎活动度降低。

②指 – 地距

病人直立，弯腰伸臂，测指尖与地面距离。

③枕 – 墙距

令病人靠墙直立，双足跟贴墙，双腿伸直，背贴墙，收腹、眼平视，测量枕骨结节与墙之间的水平距离。正常应为 0，如枕部不能贴墙，为异常。

④胸廓活动度

病人直立，用刻度软尺测第 4 肋间隙水平（妇女乳房下缘）的深呼气和深吸气之胸围差。小于 2.5cm 为异常。

【辨证论治】

（1）肾阳虚弱，寒湿阻痹

临床表现：腰骶，脊背疼痛，痛连颈项，背冷恶寒，得温痛减，脊柱强硬至弯曲变形，活动受限，尿频，喜热饮，脉细或强紧，舌质淡，白苔或白腻苔。

分析：肾藏精、生髓、主骨，为作强之官。肾阳虚弱，则真气衰弱，髓不能满，筋骨失养，血气不行，痹阻经络，渐至关节疼痛、僵硬、屈伸不利。肾阳不足，温煦失职，而致畏寒喜暖，寒湿相搏，留注关节，故肢体重着，痛连腰骶、脊背、颈项。

立法：温补肾阳，散寒祛湿。

配穴：针刺华佗夹脊穴、督脉，温针或加灸。选1.5寸针沿夹脊穴对刺，平补平泻法；大椎、至阳、命门、大杼，温针；肾俞、腰阳关、八髎，加灸；影响下肢者针环跳、阳陵泉、委中、太溪、昆仑，或气冲、髀关、伏兔、血海、足三里、绝骨，两组穴位交替运用，10次为1个疗程，刺后面先刺委中、昆仑，刺前面先刺气冲、髀关，针或灸关元、气海。

方药1：以阳和汤、独活寄生汤加减。党参15g，黄芪30g，熟地黄15g，肉桂10g，附子10g，当归12g，淫羊藿15g，桑寄生20g，川断20g，狗脊15g，杜仲15g，片姜黄20g，桂枝15g，独活15g。

方药2：党参15g，云苓15g，山药15g，熟地黄20g，羌活15g，独活15g，补骨脂12g，桑寄生15g，秦艽15g，杜仲15g，伸筋草12g，肉桂10g，附子10g，骨碎补15g，牛膝20g。

（2）气血亏损，督脉受阻

临床表现：腰脊疼痛，僵硬变形，动则加剧，活动受限，下肢沉重，头晕乏力，心悸短气，面色少光泽，脉沉、细、涩，舌质淡，白腻苔。

分析：素体虚弱，劳倦思虑过度，或风湿病日久不愈，脏腑功能衰退，风寒湿之邪乘虚而入，痹阻经络、关节而发痹证。督脉“循背而行于身后，为阳脉之总督，督之为病，脊强而厥”。故气血亏损，督脉失养，脊骨受损而致本病。

立法：温补督肾，濡养筋脉。

配穴：大杼、大椎、至阳、命门、肾俞、腰阳关、太溪，针刺补法；颈7～胸7、腰1～4华佗夹脊穴，平补平泻；环跳、委中泻，腰骶加灸。

方药1：桑寄生15g，川断15g，狗脊15g，当归15g，杜仲20g，补骨脂15g，枸杞子12g，龟板（先煎）15g，黄芪20g，知母10g，黄柏10g，太子参15g，五味子12g，麦冬10g，龙眼肉12g，水煎服。

方药2：熟地黄20g，肉苁蓉15g，何首乌15g，补骨脂15g，山萸肉12g，枸杞子15g，杜仲15g，狗脊20g，川断20g，片姜黄20g，当归15g，巴戟天12g，菟丝子12g，骨碎补15g。

【典型病例】

病例1

悟某，男，30岁，某寺院师傅，2006年9月18日初诊。

主诉：腰背疼痛3年余。

病史：患者长期打坐于潮湿之地，3年前感腰脊痛，下肢沉重，随即发展，颈、背、腰骶、脊柱疼痛。近2年项背及腰骶部痛甚，活动受限，晨僵，曾去某医院查，血沉正常，B_{27}阳性，诊断为强直性脊柱炎。近1年来腰骶及项背疼痛加重，恶寒，酸楚重着，晨起项背、脊柱、腰骶僵硬，活动受限，畏寒肢冷得热则舒，气衰神疲，小便清长，寐不安，形体消瘦，痛苦面容，面色晦暗、少光泽，经按摩及服中西药无效。脉沉弦，舌质淡，苔薄白。

辨证：肾阳虚寒，寒湿痹阻督脉，气血运行不畅，筋脉失养。

立法：温补肾阳，除湿祛寒，濡养筋脉。

配穴：大椎、筋缩、至阳、命门、腰阳关温针，华佗夹脊颈4～胸7，腰1～4，针刺加灸腰眼、环跳、委中，1个疗程10次，隔日1次。

方药：党参15g，黄芪20g，熟地黄15g，山萸肉12g，羌活15g，独活15g，片姜黄20g，桑寄生15g，川断15g，狗脊15g，杜仲15g，附子10g，肉桂10g，桂枝12g，秦艽15g。7剂，水煎服。

5次治疗后，背脊及腰骶疼痛缓解，活动进步，寐安，精神好转，拟前法加大杼穴。

方药改为：党参15g，黄芪20g，熟地黄15g，附子10g，肉桂10g，山药15g，云苓15g，桑寄生20g，川断20g，杜仲15g，伸筋草12g，补骨脂12g，五灵脂12g，秦艽15g，牛膝20g。7剂水煎服。

1个疗程（10次）后症状明显好转，项背痛大减，晨僵缓解，二便正常，面见光泽，活动进步，拟前法，续1个疗程，腰骶痛缓解，坐地打坐已无明显疼痛，可参加多次佛事活动，共治疗3个疗程（30次），隔日或1周2次，服药每日1剂，结束治疗后患者已无明显不适，除久坐或气候变化劳累后似感沉重，腰骶不适，经休息后即缓解，为临床治愈。6个月后回访患者无明显症状表现，疗效巩固。

病例2

葛某，男，40岁，2004年1月6日初诊。

主诉：背脊腰痛7年余。

病史：自1992年春季，始由腰脊疼痛，下肢沉重，逐步发展至背柱，甚则脊背两侧均疼痛，屈伸不利活动受限，僵硬。长时间开车疼痛加重，头晕乏力，心悸短气，寐不安，外院诊断为强直性脊柱炎。曾服用双氯芬酸钠类药物，以及中药止痛药均效不显，十分痛苦。

查体：患者形体消瘦，呈痛苦病容，腰脊疼痛，僵硬变形，动则加剧，活动受限，面色晦暗，颈6～腰4脊柱压痛，脉沉细弱，舌淡、苔白。

实验室检查：血沉80mm/h，B_{27}阳性。

辨证：气血亏损，督脉瘀阻，筋脉失养。

立法：补益气血，疏通督脉，养血荣筋。

配穴：1组：大椎、大杼、至阳、命门、太溪补法，华佗夹脊穴、肾俞、腰阳关、八髎、委中、腰骶部加灸。

2组：大杼、大椎、陶道、筋缩、命门、腰阳关、心俞、厥阴俞、肝俞、脾俞、胃俞、三焦俞、肾俞、八髎、居髎、环跳、腰骶加灸。

两种针法交替施治，每日1次。

方药：太子参15g，麦冬12g，五味子10g，龙眼肉12g，柏子仁12g，熟地黄20g，肉苁蓉12g，何首乌15g，枸杞子12g，山萸肉12g，杜仲15g，川断15g，狗脊15g，片姜黄20g，补骨脂15g。7剂水煎服。

经1个疗程（10次）治疗后，疼痛减轻，僵硬缓解，脊柱、腰背压痛呈阴性，患者自述心悸头晕好转，针法同前。

方药改为：党参15g，麦冬12g，五味子10g，柏子仁12g，当归15g，熟地黄15g，杜仲15g，枸杞子12g，菟丝子12g，巴戟天15g，补骨脂15g，片姜黄20g，川断15g，狗脊15g，桑寄生15g，补骨脂12g，牛膝20g，7剂水煎服。第2个疗程后疼痛进一步好转，活动较自如，体重增加，寐安。继拟前法，共治疗4个疗程，查血沉30mm/h，活动自如，前屈后伸展稍受限。面有光泽，心悸、短气、乏力均无症状表现，可恢复一般工作，为临床治愈，以观后效，1年后随访，无再复发。

4. 干燥综合征

干燥综合征是以外分泌腺病变为主的系统性结缔组织病。在风湿性疾病中，干燥综合征是一种常见病、多发病，是以口、眼干燥为最多见的一种全身性自身免疫病。早期口眼干燥不易被人重视，其病程长、易误诊，临床表现多种多样，比较复杂。除唾液腺及泪腺最易受累外，其他内脏也可受累。临床分为原发性和继发性两种，前者除有口、眼干燥外，多有其他系统受损，以肾小管酸中毒为突出而多见。后者常与另一种肯定的结缔组织病共存，最常见的为类风湿性关节炎，其次为系统性红斑儿狼疮、硬皮病、皮肌炎等。目前有资料报道，西方国家干燥综合征发病率在风湿性疾病中占第 2 位，可达 0.5%，我国也不罕见。多发于 40 岁以上的妇女，男女之比为 1 ：（9 ~ 17）。

干燥综合征在中医学文献中无相似的病名记载，但其复杂的临床表现在许多古典医籍中有类似描述。无论其原发或继发者，因其往往伴发许多脏腑病变，因此很难明确其属于某一病证。有人认为本病宜归属“燥证”范畴；有人认为因其可累及周身故称为“周痹”；关节疼痛属于“痹证”；有脏腑损害者如肾、肝等受损，称之为“脏腑痹”；近年全国中医痹病专业委员会所著《痹病论治学》称本病为“燥痹”。

【病因病机】

干燥综合征起病于“燥”，“燥胜则干”，“诸涩枯涸，干劲皴揭，皆性干燥”。大热燥气之外邪，先天不足及久病失养之内伤，加之年高体弱或误治失治等，均可导致津液损伤。

本病既可初在口、眼等清窍，继而累及四肢肌肉关节筋骨，甚则内舍脏腑；也可以首先出现肌肉关节症状及脏腑损害，而后出现口眼干燥征象。燥，阴虚液亏，精血不足，清窍失于濡润，病久瘀血阻络，血脉不通，累及皮肤黏膜、肌肉关节，深至脏腑而成本病。

本病的基本病机为素体虚弱，阴津亏虚。其病位在口、眼、鼻、咽等清窍，亦可累及全身，与肺、脾、肝、肾阴虚为主，火热燥气为标。

【诊断要点】

（1）临床表现

本病90%以上的患者为女性，多发于40岁以上妇女，年龄越轻，系统损害越明显，病情越重。

①局部

口腔：有不同程度口干。轻度口干常被忽视，重者频频饮水，发生龋齿，牙齿呈粉末状或小块状破碎，最后脱落，只留残根，形成“猖獗龋”。反复出现腮腺肿大。

眼部：有干燥性角膜结膜炎的表现，如持续的异物感、眼干、泪液减少、眼疲劳、眼痛、畏光、视物不清等。

②系统损害

呼吸系统：可引起鼻腔干燥、嗅觉不灵、持续性声音嘶哑、慢性支气管炎、肺不张、间质性肺炎等。

胃肠道：咽和食道干燥引起吞咽困难、胃酸缺乏、慢性萎缩性胃炎，肠液减少可引起便秘。

肝脏：引起肝脏肿大、慢性活动性肝炎、肝硬化等。

肾脏：可出现肾小管酸中毒、肾性尿崩、肾性糖尿、氨基酸尿等。

皮肤黏膜：常见皮肤干燥，并可有皮脂腺的完全缺失与汗腺的严重萎缩。还有外阴溃疡、口腔溃疡。有雷诺现象、紫癜、结节红斑等。

关节肌肉：可见乏力、肌无力、关节肿痛，常合并RA。

神经系统：少数病例并发颅内血管炎、偏瘫、偏盲、精神异常，以及周围神经病变。

血液系统：常出现贫血，或白细胞、血小板减少。

淋巴系统：主要有淋巴结反应性增殖、真性淋巴瘤等。

其他：甲状腺疾病，如桥本甲状腺炎。此外还有少数患者并发糖尿病等。

（2）实验室检查

①一般检查

常见正细胞正色素性贫血，少数患者有白细胞减少，轻度嗜酸细胞增多，90%患者血沉增快。

②血清蛋白

半数病人有高丙种球蛋白血症。免疫球蛋白皆增高，尤以 IgM 增高明显。

③唾液蛋白质

患者唾液中 IgM、IgG 水平增高，唾液中微球蛋白浓度较血清中高。

④自身抗体

ANA（+），抗 SS-A 抗体（+），抗 SS-B（+），抗 RNP 抗体（+），RF（+）。

⑤补体

一般补体水平正常，合并血管炎时补体可明显降低，合并 RA 则补体升高。

⑥免疫复合物

多为阳性。

（3）诊断标准（1981 年 Manthorpe）

①干燥性角膜结膜炎（KCS）

泪流量测定：取 35mm×5mm 滤纸条，反折 5mm，置于眼睑下穹隆，5 分钟湿润 <15mm 为泪液分泌减少。

泪膜破碎时间：正常应大于 10s，小于 10s 为异常。

角膜荧光染色：用 1%孟加拉红或 2%荧光染色素滴眼，在裂隙灯下检查，有点状角膜炎者则挂上染料或荧光，超过 10 个点为阳性。

上述 3 项检查中至少存在 2 项异常者，可以诊断为 KCS。

②口腔干燥（SS）

唾液腺自然流率下降：收集唾液5min，计算平均每min唾液量。正常唾液流量>1mL/min，若低，则为唾液腺受损。

腮腺造影：根据腮腺造影表现，可分为4型：点状、小球状、空腔型及破坏型。

下唇小唾液腺活检：小唾液腺周围慢性淋巴细胞浸润分为5级（0～4级），每4mm^{2}涎腺组织淋巴细胞数目>50个称为1个灶。0级：无淋巴细胞浸润。1级：轻度淋巴细胞浸润。2级：中度淋巴细胞浸润，少于1个灶。3级：淋巴细胞浸润为1个灶。4级：淋巴细胞浸润超过1个灶。2级以上者为SS的组织学诊断标准。

以上3项检查中至少存在2项异常者，可以诊断为口腔干燥。

③一种诊断明确的结缔组织病

具有上述第1项和第2项者，为原发性干燥综合征；具有上述3项者，为继发性干燥综合征。

目前对干燥综合征的诊断标准中有人提出可增加抗SS-A抗体（+）、抗SS-B抗体（+），以及ANA（+）、RF（+）。因前两种抗体（+）常提示本病存在。

【辨证论治】

（1）肺肾阴虚证型

临床表现：口干咽燥，声音嘶哑，咳嗽少痰，心烦少寐，骨蒸潮热，腰膝酸软，舌红苔少，脉细数。

辨证：肺肾阴虚，津液不足。

立法：清肺益肾，滋阴生津。

配穴：太溪、俞府、彧中、曲池、尺泽、增音、列缺（双侧）。

手法：太溪、俞府、彧中、足三里补法，曲池、尺泽平补平泻法，列缺泻法，增音泻法不留针。

方药：百合固金汤加减。

生地黄 15g，熟地黄 15g，麦冬 12g，百合 12g，沙参 15g，青果 10g，桔梗 10g，知母 12g，黄柏 10g，生龙齿 30g，酸枣仁 15g，珍珠母 12g。咽干舌燥者加芦根 10g，乌梅 10g，玄参 15g；阴虚内热加地骨皮 15g，鳖甲 15g，青蒿 15g。

（2）肝肾阴虚证型

临床表现：眩晕耳鸣，口干目涩，视物模糊，两肋隐痛，爪甲枯脆，失眠盗汗，腰膝酸软，肢体麻木，筋脉拘急，舌红苔少或无苔，脉沉弦或细数。

辨证：肝肾阴虚，津液不足。

立法：养阴生津，滋补肝肾。

配穴：翳明、睛明、球后、肝俞、胆俞、肾俞、命门、阴陵泉、光明、太溪（双侧）。

手法：肝俞、肾俞、命门、太溪补法，翳明、精明、球后、阴陵泉平补平泻法，胆俞、光明泻法。

方药：一贯煎合左归饮加减。

枸杞子 15g，菊花 10g，生地黄 12g，熟地黄 10g，沙参 15g，麦冬 15g，首乌 10g，白芍 10g，旱莲草 10g，山萸肉 15g，木瓜 10g，桑椹 12g。视物模糊加石斛 10g，汗出加浮小麦 20g，寐差加生龙齿 30g，酸枣仁 15g。

（3）脾胃阴虚证型

临床表现：舌干口燥，干呕呃逆，饥不欲食，胃脘隐痛，大便干结，舌红少津，脉细微数。

辨证：脾胃双虚，阴液不足。

立法：健脾益胃，养阴生津。

配穴：公孙、内庭、三阴交、足三里、梁丘、内关、上脘、中脘、下脘、天枢、气海（双侧）。

手法：公孙、内庭、三阴交、足三里补法，梁丘、天枢泻法，内关、上脘、中脘、下脘、气海平补平泻法。

方药：参术益气汤、玉女煎加减。

太子参12g，云苓15g，白术15g，生石膏（先煎）20g，沙参15g，石斛10g，玄参15g，生地黄15g，玉竹10g，白芍10g，知母10g，天花粉10g，竹茹6g，火麻仁12g，郁李仁12g。水煎服，每日1剂。

【典型病例】

病例1

张某，女，60岁，1996年11月初诊。

主诉：口干舌燥，会阴干半年。

现病史：半年前患类风湿性关节炎早期，经治好转，随后见口干咽燥，会阴、腋下均发干，乏力、倦怠、心烦，经中西医治疗效不显。近半年来，口干咽燥加重，声音嘶哑，会阴、腋下亦干，心烦少寐，午后手足心发热，腰酸、腿软、乏力，有时咳嗽、少痰，喜饮。脉沉细数、舌质红少苔。

辨证：肺肾阴虚，津液不足。

立法：清肺益肾，养阴生津。

配穴：太溪、俞府、彧中、增音、曲池、尺泽、内关、足三里、三阴交（双侧）。

手法：太溪、俞府、彧中、足三里补法，曲池、尺泽、内关、三阴交平补平泻法，增音泻法不留针。隔日1次，10次为1个疗程。

方药：生地黄15g，熟地黄15g，麦冬12g，百合12g，沙参15g，青果10g，桔梗10g，知母12g，乌梅12g，地骨皮15g，鳖甲15g，白薇10g。水煎服，每日1次。

经3次治疗，口干咽燥缓解，口腔湿润，精神好转。6次治疗会阴、腋下干燥亦见好转，乏力、倦怠减轻。经1个疗程治疗，病情基本稳定，共治疗 2 个疗程，临床治愈。

病例 2

葛某，女，50 岁，2006 年 9 月初诊。

主诉：口干目涩、视物模糊发干 1 年余。

现病史：素患风湿病、糖尿病，经常各关节酸痛，1 年前口干目涩，眩晕耳鸣，逐渐眼干视物不清，两胁隐隐作痛，查肝功正常。经中西医治疗，时轻时重。刻下症：口干、鼻干、眼干、视物模糊，经常饮水润喉，失眠汗出，腰膝酸软，手足阵麻，偶发四肢筋抽，耳鸣，有时头晕，舌质红、少苔，脉沉细数。

辨证：肾肝阴虚，血不荣筋，津液不足。

立法：滋肝益肾，养阴生津，荣筋。

配穴：下睛明、翳明、曲池、中渚、厥阴俞、肝俞、胆俞、肾俞、命门、阴陵泉、三阴交、太溪。

手法：厥阴俞、肝俞、肾俞、命门、三阴交、太溪补法，翳明、下睛明、中渚、阴陵泉平补平泻法，曲池、胆俞泻法，隔日 1 次，10 次为 1 个疗程。

方药：枸杞子 15g，菊花 10g，生地黄 15g，沙参 15g，麦冬 12g，熟地黄 15g，白芍 12g，旱莲草 10g，木瓜 15g，桑椹 15g，生龙齿（先煎）30g，珍珠母 12g，杜仲 15g，石斛 10g。水煎服，每日 1 剂。

经 5 次治疗症见好转，耳鸣减、视物较清楚，腰酸亦轻，汗出多。拟前法去杜仲加浮小麦 20g，1 个疗程后，口干、目干、咽干均好转，口腔见湿润，不再用水润，精神亦好，抽筋亦除，汗出少。拟前法续治疗 2 个疗程。经 3 个疗程治愈，1 年后追访未见复发。

病例 3

刘某，女，56 岁，2005 年 3 月初诊。

主诉：饥不思食，胃脘隐隐作痛 6 月余。

现病史：6个月前出现口干舌燥，饥不欲食，呃逆频，夜寐不宁，倦怠，思冷饮，胃脘不适，时干呕、呃逆，大便亦干，3～4日1次，服中西药效不显。舌质红少津，无苔，脉细数。

配穴：攒竹、公孙、内关、三阴交、足三里、内关、中脘、梁门、天枢、气海（双侧）。

手法：公孙、内关、三阴交、足三里补法。内关、梁丘、天枢泻法。攒竹、中脘平补平泻法。隔日1次，10次为1个疗程。

方药：太子参12g，云苓15g，生地黄15g，玄参15g，沙参12g，石斛10g，生石膏（先煎）30g，玉竹10g，莱菔子12g，苏梗10g，厚朴10g，甘草6g，火麻仁12g，郁李仁12g，决明子12g。水煎服，每日1剂。

经3次治疗，口干舌燥好转，大便干2日1次，胃脘隐痛、嗝逆减少。前方减生石膏加竹茹6g、延胡索10g。针刺泻公孙，经6次治疗，大便日行1次，倍感舒适，胃隐痛缓解。1个疗程后，口干舌燥明显好转，已见唾液，寐不宁。拟前法续2个疗程针刺加安眠穴，方药加生龙齿30g、酸枣仁15g。2个疗程后基本治愈，改用丸药调理。

5.雷诺综合征

雷诺综合征（Raynaud's syndrome）以往称为雷诺病和雷诺现象，是血管神经功能紊乱所引起的肢端小动脉痉挛性疾病。以阵发性四肢肢端（主要是手指）对称的间歇发白、发绀和潮红为其临床特点。根据指、趾动脉的病变状况，本病可分为梗阻型和痉挛型两大组。病变初期，指、趾动脉无显著病理变化。后期可见动脉内膜增生、弹力膜断裂和肌层增厚等变化，小动脉管腔狭小，血流减少，少数患者最后可有血栓形成，管腔闭塞，伴有局部组织的营养性改变，严重者可发生指、趾端溃疡，偶有坏死。本病少见，多发生于女性，尤其是神经过敏者，男女比例为1∶10，发病年龄多在20～30岁之间。

本病的病因未完全明确，可能与中枢神经系统功能失调、血液中肾上腺素和去甲肾上腺素含量增高有关；可能与免疫和结缔组织病，如系统红斑狼疮、硬皮病、结节性多动脉炎、皮肌炎、混合性结缔组织病、乙型肝炎抗原所致的血管炎、药物所致的血管炎及Sjogren综合征等有关；还有可能与影响神经血管机制的因素及内分泌或遗传等有关。观察到病情常在月经期加重，患者常有家族史等现象，以情绪激动或寒冷刺激引发本病多见。

中医学中并没有“雷诺氏综合征”的病名。但关于其临床表现，文献中有类似的记载。汉张仲景《伤寒杂病论》中即有“手足厥冷，脉细欲绝者，当归四逆汤主之。若其人内有久寒者，加吴茱萸、生姜汤主之”，“血痹阴阳俱微，寸口关上微，尺中小紧，外证身体不仁，如风痹状，黄芪桂枝五物汤主之”。清《医宗金鉴》进一步论述:“脉痹、脉中血不和而色变也。”本病应属中医脉痹、寒痹范畴。

【病因病机】

中医学认为气虚血瘀、阳虚寒盛为发病的主要因素，而情志刺激和寒邪乘袭为发病的重要条件。气虚不用，鼓血无力必致血行不畅而瘀血阻络；素体阳虚，寒自内生，寒胜则血凝涩而血流不畅；情志失调，肝气郁结，疏泄失司，气血不和，经脉阻塞，脏腑功能紊乱；寒邪外淫经络，令血凝涩而不流畅，内外合邪，则络脉搏气血瘀阻，以上因素均可发生本病。

本病为本虚标实之证，气虚、阳虚为本，气滞、血瘀为标。

【诊断要点】

（1）临床表现

①典型发作过程

起病缓慢，一般在受寒冷后，尤其是手指接触低温后，以及情绪激动后发作。发作时，手指皮肤颜色变白，继而发绀，常先从指尖开始，以后波及整个手指甚至手掌。伴有局部冷、麻、针刺样疼痛，或其他异常感觉，而腕部脉搏正常。发作持续数分钟后可自行缓解，皮肤转为潮红，而伴有烧灼、刺痛感，然后转为正常色泽。局部加温、揉擦、挥动上肢等，可以使发作停止。

②多呈对称性发作

受累手指往往两手对称，小指和无名指常常最先受累，以后则波及其他的手指，而拇指因其血液供应比较丰富，故多不受累，下肢受累者亦少见，发作间歇期除手足有寒冷感外，无其他症状。

③病重者可致皮肤硬化、指尖溃疡、坏疽

个别病情严重者，发作可呈持续状态，其间歇期几乎消失，且有局部组织营养性的变化，如皮肤萎缩或增厚，指甲呈纵向弯曲畸形，指垫消瘦，末节指骨脱钙，指尖溃疡，并向指甲下扩展，引起指甲与甲床分离，伴有剧烈疼痛。此外，还可能引起很小的指端坏疽。10% ~ 20%的患者在长期患病后，可以出现局限的指（趾）皮肤硬化。

（2）实验室检查

①临床试验

激发试验：冷水试验和握拳试验，均可诱发典型的发作过程。

指动脉压力测定：指动脉压低于肱动脉压 5.33kPa（40mmHg）则指示为梗阻型。

指温与指动脉压关系测定：正常时，随着温度的降低，只有轻度指动脉压下降。痉挛型者，当温度降到触发温度时，指动脉压突然下降；梗阻型者，指动脉压也随着温度下降而逐渐降低，但在常温时，指动脉压则明显低于正常。

指温恢复时间测定（光电容积描记法）：将手指浸入冰水 20 秒钟后提出，指温恢复正常的平均时间为 5 ~ 10 分钟，而本证患者常延长至 20 分钟以上。

②其他辅助检查

指动脉造影和低温指动脉造影（浸冰水后）：此法除能明确诊断还能鉴别肢端动脉是否存在器质性改变，但此法不宜作为常规检查。

甲皱微循环检查：轻型病例毛细血管外形扭曲、缠绕、管袢减少；重型病例毛细血管大多扩张，呈环状或不规则卷曲状，管袢内血流缓慢瘀滞。如在发作期检查，则可见与指端苍白－发绀－潮红相应的血管功能性改变。

阻抗血流图检查：在发作间歇期，指端血流图上仍可记到有明显搏动的血流，但在发作期，则指端搏动性血流消失。

其他：血流抗核抗体、类风湿因子、免疫球蛋白、电泳、补体、抗 DNA 抗体及 Coombs 试验检查等，以协助某些免疫和结缔组织病的确定诊断，使部分患者找到发病的原因；测定上肢神经传导速度有助于发现腕管综合征；手部 X 线检查，有助于发现类风湿性关节炎和手指钙化症。

总之，本病的诊断主要依据典型的临床表现：①发作由寒冷或情绪激动所诱发；②两侧对称性发作；③无坏死或只有很小的指（趾）端皮肤坏死。结合激发试验和指动脉压测定可鉴别痉挛型和梗阻型；通过特殊血液检查，部分患者可找出致病的原因。

本综合征主要应与手足发绀症、网状青斑、红斑性肢痛症和正常人暴露于冷空气中体表血管暂时痉挛的状况相鉴别。同时还必须注意，本病还可发生于偏头痛和部分变异性心绞痛的病人。

【辨证论治】

（1）血瘀寒凝证

临床表现：肢端遇寒则痛，见于双手指呈白色或淡红色。受寒冷或情绪刺激即刻引发疼痛、麻木，冬季加重，夏季缓解，脉沉细，舌质淡，薄白苔。

立法：温经化瘀，养血散寒。

以温针及灸法为主。

配穴：1组：曲池，外关，手三里，八邪，尺泽（双侧）。曲池、外关温针。尺泽、八邪平补平泻法，手三里补法。

2组：足三里，血海，阳陵泉，三阴交，太冲，足临泣（双侧），或太溪、昆仑。内寒较重者灸神阙穴。足三里温针，余穴平补平泻。

方药1：桂枝15g，细辛3g，当归12g，赤芍15g，通草10g，大枣10枚，桃仁10g，红花10g，片姜黄15g，甘草6g，黄芪20g，党参15g，鸡血藤30g，丝瓜络10g，吴茱萸10g。

方药2：桂枝15g，白芍15g，生姜3片，大枣10枚，甘草6g，桃仁10g，红花10g，生黄芪20g，党参15g，当归12g，苏木12g，肉桂10g，附子10g，鸡血藤30g，牛膝20g。

（2）气虚血瘀，寒凝闭阻

临床表现：手足指趾苍白发冷渐渐青紫，伴有麻木、刺痛，得热则舒，刺痛麻木缓解，间歇性发作，脉细弱，舌质淡红，白苔。

立法：益气温阳，温血通络。

选用温针，灸法及烧山火手法。

配穴：1组：中脘、气海加灸，曲池、外关温针，尺泽、八邪、手三里平补平泻法。

2组：血海、足三里温针，中脘、气海加灸，三阴交，烧山火手法，八风（双侧）。

方药1：以黄芪桂枝五味汤加减：黄芪30g，党参15g，桂枝15g，白芍15g，生姜3片，大枣10枚，当归15g，地龙10g，桃仁10g，肉桂10g，附子10g，路路通12g，丝瓜络10g，乌梢蛇12g。

方药2：黄芪30g，党参15g，桂枝15g，白芍15g，生姜3片，大枣10枚，鸡血藤30g，当归15g，丹参15g，乳香10g，没药 10g，蜈蚣 3 条，丝瓜络 10g，桃仁 10g。

（3）四末失荣，脉络受阻

临床表现：患肢皮肤干燥、脱屑，萎缩或增厚，指甲呈纵向弯曲、畸形，末节指骨脱钙，指尖溃疡，延到指甲下，引起指甲和甲床分离，疼痛剧烈，甚则肢端坏疽，发作呈持续状态。脉涩而沉，舌质暗紫，边有瘀斑。

立法：益气养血，逐瘀通络。

以灸法为主，针刺平补平泻法。

配穴：1 组：中脘、气海、灸神阙、曲池、尺泽、外关、中渚、合谷，灸指端（悬浮灸）。

2 组：中脘、气海、关元加灸、曲池、手三里、外关、八邪、灸指端（悬浮灸）。

方药：十全大补汤加减，大黄䗪虫丸合用。生黄芪 30g，党参 15g，云苓 15g，白术 15g，甘草 10g，生地黄 15g，白芍 15g，当归 15g，川芎 15g，肉桂 6g，红花 10g，丝瓜络 10g，姜黄 10g，鸡血藤 30g。疼痛剧烈加乳香 10g，没药 10g，延胡索 10g。

【典型病例】

病例 1

李某，女，31 岁，2006 年 3 月 8 日初诊。

主诉：手足寒凉，发麻 1 年余。

现病史：1 年前顺产一名男婴，满月后即感双手十指发麻、无力，用凉水洗衣服或做家务后，见指麻疼痛，身倦乏力，短气，寐差。服用及注射西药均无明显改善。刻下症：手足寒凉、麻木，手十指发白或青紫色，呈对称性，劳累后加重，气短神疲，乏力，心悸，不寐，梦多，健忘。舌质淡，薄白苔，脉微细。

辨证：产后血虚，感受寒凉，筋脉失养，心阴不足，胸阳不振。

立法：养血荣筋，温经，补心阴，振奋胸阳。

配穴：1组：膻中、巨髎、中脘、气海、曲池、内关、合谷、后溪、足三里、三阴交、曲池，中脘温针。

2组：安眠、膻中、鸠尾、中脘、气海加灸，曲池、外关、八邪、尺泽、曲池、外关温针。两组穴位交替施用。

方药：太子参15g，麦冬12g，五味子10g，龙眼肉12g，柏子仁15g，当归12g，丹参15g，桂枝15g，白芍15g，细辛3g，桃仁10g，红花10g，大枣10枚，生姜3片，吴茱萸12g。每日1剂水煎服。

经5次治疗后，症见好转，胸闷，短气，乏力均见好转，指、趾寒凉感缓解，麻木亦缓，1个疗程（10次）结束患者精神好转，纳增，寐安，时见多梦，手指已见温感，续1个疗程拟前法，方药改为党参15g，麦冬12g，五味子10g，柏子仁12g，黄芪15g，附子10g，肉桂10g，鸡血藤30g，桂枝15g，白芍15g，生龙齿30g，夜交藤30g，丹参15g，桃仁10g，通草10g。每日1剂，水煎服。

2个疗程（20次）后症状基本消失，指、趾已无明显寒凉，麻木消，气候寒凉时微感不适，胸畅有力，可做一般家务，无疲劳感，以巩固疗效续1个疗程，每周治疗2次即可。

病例2

衡某，女，40岁，2006年3月17日初诊。

主诉：手足恶寒畏冷10年余。

现病史：患者经营个体生意，劳累作业，孕育二女，产后受寒，又休息不当，常感短气乏力，手足寒凉，触摸冷水或受寒冷刺激，指、趾麻木刺痛，得热缓解，十分痛苦。曾经中西医治疗无明显改善。刻下症：形体消瘦，痛苦病容，双手指遇冷后见紫色至手腕部，刺痛难忍，手热后缓解，心悸，神疲，倦怠，寐不安，便不畅，劳累后加重。舌质淡，薄白苔，脉迟缓。

辨证：气虚血瘀，寒凝闭阻。

立法：益气温阳，活血通络。

配穴：1组：大椎放血拔罐，活血通阳；曲池、尺泽、外关、八邪，曲池、外关温针；血海、足三里、绝骨、太溪、八风，足三里温针。

2组：尺泽放血通络；曲池、手三里、外关、中渚、合谷，曲池温针，外关烧山火手法；血海、足三里、三阴交、太冲、足临泣，足三里温针，三阴交烧山火手法。两组穴位交替施治。

方药：黄芪20g，桂枝15g，白芍15g，生姜3片，大枣10枚，当归15g，丹参15g，桃仁10g，红花10g，肉桂10g，附子10g，路路通12g，生龙齿30g，酸枣仁15g。每日1剂，水煎服。

经5次治疗后指、趾寒凉刺痛减轻，痳好转，大便通畅，1个疗程（10次）后，心悸、神疲、倦怠已明显好转，可料理家务，指、趾遇寒冷刺痛麻木均缓解。续第2个疗程拟前法，中药改为黄芪30g，桂枝15g，赤芍15g，片姜黄15g，当归15g，大枣10枚，鸡血藤30g，牛膝20g，吴茱萸12g，蜈蚣3条，乳香10g，没药10g，肉桂10g，附子10g，地龙12g。每日1剂，水煎服。针刺加中脘，气海加灸。

2个疗程结束，双手双足指、趾恶寒畏冷消失，指、趾无刺痛、麻木，肤色正常，做家务可接触冷水，患者十分高兴，已达临床治愈。

病例3

宋某，女，46岁，2005年6月15日初诊。

主诉：手指疼痛，麻木5年。

病史：5年前出现手指疼痛，麻木，病情发展时轻时重，自去年6、7月份，腕、肘、臂皮肤干燥、脱屑，用润肤油无用，指尖疼痛难忍，指尖出现溃烂，指甲弯曲，影响生活自理，发作呈持续状态。

查体：患者体形消瘦，患肢皮肤干燥，腕、指萎缩、增生，指甲略见弯曲，指端见裂痕，大、小、食指端见溃烂。脉沉细而涩，舌暗紫而淡。

辨证：四末失荣，脉络受阻。

立法：益气养血，化瘀通络。

配穴：1组：中脘，气海加灸，曲池、尺泽、外关、合谷、中渚，灸指端，隔日1次。

2组：气海，关元灸，针中脘、曲池、尺泽、手三里、外关、八邪，灸指端。两组穴位交替施治。

方药：黄芪30g，党参15g，云苓15g，白术15g，甘草10g，生地黄20g，白芍15g，当归15g，川芎15g，肉桂10g，红花10g，桃仁10g，鸡血藤30g，延胡索10g，每日1剂，水煎服。

经1个疗程（10次）治疗，患者指痛明显好转，溃烂指端见愈合，萎缩上肢亦有些恢复，精神好转，舌质淡，薄苔，脉沉涩，续1个疗程，法同前。方药改为生黄芪30g，党参15g，云苓15g，白术15g，甘草10g，生地黄15g，白芍15g，当归15g，川芎12g，姜黄12g，肉桂10g，红花10g，乌梢蛇12g，鸡血藤30g，乳香10g，没药10g。每日1剂，水煎服。

第2个疗程结束后，指端溃烂完全愈合，干燥皮肤见润滑，疼痛大减，尚存持续发作状态，续第3个疗程，结束后，诸症消除，患者体重增加，为临床治愈。

6. 骨关节病（骨痹）

骨关节病又称增生性骨关节炎、退变性关节病、老年性关节炎、肥大性关节炎、骨性关节炎。是由于构成关节的软骨、椎间盘、韧带等软组织变性、退化，关节边缘形成骨刺、滑膜肥厚等变化，而出现骨破坏，引起继发性的骨质增生，导致关节变形，当受到异常载荷时，引起关节疼痛、活动受限等症状的一种疾病。本病好发于手指端、脚趾、跟骨、膝、髋、颈椎、腰椎等部位。

骨关节病可分为原发性与继发性两类。原发性骨关节病发病原因不明；继发性骨关节病多由关节外伤、变形、血运障碍、关节炎等原因而引起。原发性骨关节病被看作是关节病变的延续，多发于中年以上，尤其是好发于绝经期妇女和老年人。据统计，55岁以上的人，骨关节X线摄片有骨刺者占85%。本节主要论述原发性骨关节病，如髋、腰、膝等部位的肥大性关节炎及指端退行性关节炎、跟腱炎及跟骨骨刺等。

中医无此病名记载，但可参考“瘀证”“痰证”“骨痿”“骨痹”等病去认识。应该首先辨别病证的寒热、虚实及疼痛程度，辨证施治。

【病因病机】

中医认为，“肾主骨，生髓”，髓居骨中，骨赖髓以充养。所以，本病的发生以肾精亏虚为本，另外还与邪侵、损伤等有关系。中年以后，肝血肾精渐亏，气血不足，致筋骨失养，形体疲极；肾虚者，易受外邪侵袭，致经络、筋骨、关节痹阻不通，造成关节周围组织疼痛；而肥人关节疼痛则多为风湿与痰饮流注经络，致局部气血凝滞，络脉受阻，不通则痛；久痛入络、入骨，骨失濡养，日久则骨痿渐生，且与风、寒、湿、痰并存；长期姿势不良，过度负重用力，劳损日久，致气血不和，经脉受阻，筋骨失养更甚，伤及筋骨，累及肝肾，使病变加重；腰部扭伤或膝、踝部挫伤后治疗或休息不当，均可引起本病，或加速退行性病变的进程。

本病可概括为正虚、邪实两方面。正虚为发病的内在因素，邪实则为发病的主要病机。

【诊断要点】

（1）临床表现

骨关节病，多发于女性45岁以后，与女性绝经期后内分泌的改变及骨质疏松脱钙密切相关。且好发于颈、腰、髋、膝关节及跟骨、指端关节等。

①腰椎肥大性关节炎

间歇性腰背部酸痛，晨起时感疼痛，稍活动后反而减轻，劳累后及夜间腰痛加重，甚至不敢翻身，局部热敷可感舒服。腰椎活动可受限，但无强直，各方向活动度减少或失灵。腰椎生理前凸变小或消失。骨刺较大者，或有神经根刺激征，可出现向患侧肢体的放射性疼痛，或出现坐骨神经痛。

②髋部肥大性关节炎

疼痛从隐性开始，可以感到臀部及大腿下部的疼痛，初期多在关节活动时发生，待稍行活动后疼痛自行消失，当再继续活动关节时疼痛又出现。髋关节活动受限。若单侧髋关节病变，则因疼痛而跛行，上楼困难，从矮凳起立也困难；若双侧病变，则只能拖着脚走。可出现股骨头缺血坏死。

③膝部肥大性关节炎

膝关节的骨关节病最常见，发病率最高。早期主要症状是活动时膝部疼痛，或关节静止一段时间后或晨起时出现僵直感，活动片刻可感疼痛减轻或消失。体检时，发现关节运动或被屈曲时有摩擦音，局部可有轻度压痛。晚期膝关节内侧受到病变的侵犯，出现膝内翻畸形，改变了下肢的持重线，难以行走。可行走的病人出现关节渗出液，可形成滑膜囊肿，常在腘窝部。

④指端退行性变

好发于端指间关节，关节背侧出现结节，局部关节有轻度屈曲畸形，关节因酸胀痛而活动受限，有摩擦音及关节肿胀，常误诊为类风湿性关节炎。

⑤跟骨骨刺

多见于老年人，走路时脚底疼痛，早晨重，下午轻，起床下地第 1 步常痛不可忍，时轻时重。

（2）X 线改变

关节边缘尖锐，有骨刺形成，关节间隙狭窄，软骨下骨密度增高，甚或骨质硬化，可见骨子囊。晚期关节面不整齐，骨端变形，关节内可有游离体。

（3）关节镜检查

可见滑膜绒毛明显增生、发红、肿胀，关节软骨光泽度减退、粗糙及纤维化，骨边缘隆起，等等。

【辨证论治】

骨性关节病，是一种慢性病，易反复发作，疼痛难忍，活动受限。应首先辨别病证的寒热、虚实及部位疼痛程度。

（1）风寒湿痹

临床表现：肢体关节酸痛，关节屈伸不利，局部皮色不红，得热痛减，遇寒加剧，活动时疼痛加重。此证着重于双膝关节，常见于膝关节内外侧痛剧。脉弦或紧，舌质淡，苔薄白或白滑。

分析：寒为阴邪，其性凝滞，主收引；风性善行而数变；湿性重着、黏滞。三邪共犯肢体，故患处局部皮肤不红，触之不热，畏风恶寒，湿邪侵袭还可见肿胀重着，肢体沉重。治疗时不仅应温经祛风除湿，还应配以养血荣筋之品，以防祛风生燥。

辨证：风寒湿邪阻闭关节。

立法：温经祛风除湿，通络止痛。

配穴：血海、鹤顶、膝眼、膝阳关、阳陵泉、绝骨、太溪。

手法：补太溪、泻膝眼，余穴平补平泻法，加灸或主穴温针，隔日 1 次，1 个疗程 10 次。

方药 1：独活 15g，桑寄生 15g，川断 15g，秦艽 15g，牛膝 20g，细辛 3g，制川乌 6g，制草乌 6g，骨碎补 12g，风仙草 15g，苍术 12g，青风藤 20g，海风藤 20g，鸡血藤 30g，苏木 12g。10 剂，每日 1 剂，水煎服。

方药 2：党参 15g，白术 15g，云苓 15g，炙甘草 10g，独活15g，桑寄生15g，川断15g，秦艽15g，骨碎补15g，凤仙草15g，牛膝20g，青风藤20g，忍冬藤20g，鸡血藤30g，苏木12g。

（2）血瘀阻痹

临床表现（症状）：痹痛日久，疼痛较剧，痛有定处，或痛而麻木，不可屈伸，反复发作，骨关节僵硬变形，关节周围呈黯瘀色。常见双膝关节疼痛部位青筋呈暗紫色。脉细涩或弦数，舌质暗，或舌体有瘀点。

分析：外邪痹阻肌肤、关节、经脉等处，气血运行不畅，而致瘀血停聚，或痹痛日久，正虚血瘀，不通则痛，故肌肤、关节剧烈疼痛而部位相对固定不移；血瘀实邪聚集不散，故局部拒按；经脉痹阻，水停湿蕴，血瘀阻络则局部肿胀；湿聚生痰，痰气相结，故现硬结；瘀血阻络，津液不能上承，故口干不欲饮；血瘀阻络日久，溢于脉道之外，故见面色黯黧、舌紫、脉涩等，血瘀郁热，故见舌苔薄黄。

辨证：瘀血阻闭关节，脉络不通。

立法：活血化瘀，通络止痛。

配穴：血海、梁丘、膝眼、阳陵泉、足三里、绝骨、太溪（双侧）。

手法：太溪、足三里补法，血海、梁丘泻法。余穴平补平泻法，膝关节周围，见青筋部位或暗紫部位放血、拔罐，见红血为止。

方药1：当归15g，川芎15g，赤芍20g，生地黄15g，青风藤20g，海风藤20g，忍冬藤20g，络石藤20g，鸡血藤30g，秦艽15g，牛膝20g，独活15g，乌梢蛇12g，丝瓜络10g，苏木12g。

方药2：当归15g，赤芍20g，金钱草20g，苏木12g，骨碎补15g，凤仙草15g，秦艽15g，牛膝20g，鸡血藤30g，青风藤

20g，海风藤 20g，乌梢蛇 15g，木瓜 15g，杜仲 15g。

（3）阴虚内热，肾阴不足，血热内阻

临床表现：骨关节活动不利，晨起或久坐起立时加重，局部无肿胀，有轻度压痛，关节活动时可有粗糙摩擦感，眩晕耳鸣，健忘失眠，腰膝酸软，咽干舌燥，形体消瘦，五心烦热，或午后潮热。脉细数或弦细，舌质红，薄白苔。

分析：患者感受热邪，邪热痹阻关节、经络，热灼伤津，津液暗耗，日久而致阴虚内热；或年老体弱，肾阴不足，复感外邪，郁而化热。阴虚则肌肤筋骨失于濡养，病邪稽留不去，闭阻关节，深伏关节，郁而化热，而至骨节烦痛，肌肉酸痛，肿胀变形，甚则屈伸不利，筋肉挛缩。阴津损耗过度，阴不制阳，阳气偏盛，则出现低热，五心烦热，眩晕耳鸣，健忘失眠，咽干舌燥诸症。

辨证：肾阴不足，血生内热，阻闭关节。

立法：滋阴益肾，清热活血通络。

配穴：太溪、三阴交、血海、阴陵泉、足三里、膝眼、足临泣、内关、曲池（双侧）。

手法：首刺太溪，先泻后补，血海、曲池泻法，余穴平补平泻法，五心烦热刺中脘泻法，健忘失眠刺安眠、囟会泻法。

方药 1：蒿皮四物汤加减。

生地黄 20g，当归 15g，白芍 15g，沙参 15g，鳖甲（先煎）15g，青蒿 15g，牡丹皮 15g，地骨皮 15g，甘草 10g，枸杞子 12g，菟丝子 12g，鸡血藤 30g，忍冬藤 20g，络石藤 20g，牛膝 15g。

方药 2：生地黄 15g，玄参 15g，地骨皮 15g，秦艽 15g，知母 12g，黄柏 12g，当归 15g，青蒿 15g，柴胡 12g，枸杞子 12g，女贞子 12g，牛膝 15g，鸡血藤 30g，骨碎补 15g，凤仙草 15g。

【典型病例】

病例 1

金某，女，72 岁，2007 年 3 月 20 日初诊。

主诉：双膝骨关节病 20 年余。

现病史：20 年前双膝关节疼痛，服药后时轻时重，近几年双膝肿痛，举步艰难。经查为骨性关节病，2005 年曾在东北某医院做关节镜手术，但术后无明显改变，活动迈步疼痛不止。服中西药、按摩、针灸效不显。刻下症：双膝关节疼痛，肿胀，行动受限，右重于左，腘窝处伸展困难且疼痛，昼轻夜甚，气候变化时加重，二便调，纳呆，寐少。舌质淡、薄白苔，脉象弦紧，沉取无力。

辨证：寒湿阻痹，经脉受损，气血不通。

立法：温经散寒，活血通络，祛风止痛。

配穴：血海、鹤顶、膝阳关、阳陵泉、足三里、膝眼、三阴交、太溪（双侧）。

手法：膝阳关扬刺加灸，太溪补法，膝眼泻法，余穴平补平泻法。

方药 1：桑寄生 20g，川断 20g，狗脊 15g，秦艽 15g，杜仲 15g，片姜黄 20g，独活 15g，牛膝 20g，骨碎补 15g，凤仙草 15g，木瓜 12g，生薏苡仁 15g，细辛 3g，天麻 10g。7 剂，每日 1 剂，水煎服，早、晚各 1 次。

3 次后复诊，双膝疼痛减轻，右腘窝部仍痛甚。令患者侧卧，针刺委中、委阳、委阴、承山、昆仑、阳陵泉、膝眼（灸）。前方去天麻，加伸筋草 15g。

治疗 5 次治疗后腘窝处痛除，膝关伸展，弯曲活动痛减，双膝关节酸痛且沉重。继拟前法。双膝选取穴位，膝眼、阳陵泉、血海，针后加艾（温针）。

方药 2：桑寄生 20g，川断 20g，狗脊 20g，秦艽 15g，木瓜 15g，骨碎补 15g，凤仙草 15g，牛膝 20g，独活 15g，青风藤 20g，忍冬藤 20g，鸡血藤 30g，苍术 12g，生薏苡仁 15g，细辛 3g。10 剂，水煎服。

1 个疗程（10 次），服药 30 剂，双膝关节明显好转，肿胀已消，活动伸展自如。随诊，1 年无复发。

病例 2

张某，女，61 岁，2007 年 1 月 17 日初诊。

主诉：双膝关节肿痛 3 年。

现病史：3 年前双膝关节痛，右重于左，但经活动走路，痛可缓解，去年冬季疼痛加重，膝关节肿胀，活动受限。服中西药效不显，疼痛渐加重，经外院诊为骨关节病。刻下症：双膝关节肿痛，夜甚不能眠已半年之久，右重于左，尤为右膝外侧，痛则拒按，不得侧卧，行动困难，甚则烦躁、心悸，痛而麻木不可屈伸，反复发作。双膝关节周围呈黯瘀色，痛处明显。脉沉细涩，舌质紫暗，舌体有瘀点。

辨证：血瘀阻闭关节，经络气血运行受阻。

立法：活血化瘀，通络止痛。

配穴：血海、梁丘、膝眼、阳陵泉、足三里、绝骨、太溪（双侧）、膝阳关（右）、委阳（左）。

手法：血海、膝眼、膝阳关、委阳泻法，余穴平补平泻法。

方药：当归 15g，川芎 15g，赤芍 20g，鸡血藤 30g，茜草 15g，牛膝 20g，秦艽 15g，骨碎补 15g，凤仙草 15g，金钱草 15g，蜈蚣 2 条，独活 15g，苏木 12g，乳香 10g，没药 10g。服 7 剂，水煎服。

经 3 次治疗，膝关节疼痛缓解，肿见消，但屈伸困难，行动痛甚，继拟前法，膝阳关选暗紫色放血、拔罐，关节周围选痛点放血拔罐。前方去乳香、没药，加三七 10g，生黄芪 30g。

放血后疼痛大减，膝关节可屈伸，夜寐亦安，患者面带喜色，愿接受放血治疗。经1个疗程治疗，双膝已活动自如，屈伸行动，无痛感，共治疗2个疗程，无明显反应为临床治愈。

病例3

刘某，女，70岁，2006年9月初诊。

主诉：双膝关节屈伸不利，活动受限3年。

现病史：3年前外感风寒之邪，开始周身疼痛，随后双膝关节肿胀酸痛，虽经多方治疗效不显。刻下症：痛苦病容，头晕目眩，心悸短气，失眠健忘，久坐下蹲乏力、夜甚昼轻。晨起久坐起立时加重，屈伸不利，伴随四肢酸软，咽干，舌燥，时见五心烦热，体倦乏力，气候变化病情加重。双膝关节肿胀二度，局部压痛，脉细数或弦细，舌质红，薄白苔。脉细数。

查：类风湿因子（–），血沉55mm/h。

辨证：素体虚弱，营卫失调，肝肾阴虚，而生内热。

立法：调和营卫，滋补肾阴，清热活血通络。

配穴：太溪、三阴交、血海、阴陵泉、足三里、内关（双侧）、曲池、足临泣。

手法：太溪补法，血海、曲池泻法，余穴平补平泻法；五心烦热刺中脘，健忘失眠刺囟会、安眠，太溪穴进针后提插捻转、振颤，令其吞咽口水。

方药：桂枝汤、蒿皮四物汤加减。

桂枝15g，白芍15g，生姜3片，大枣10枚，甘草6g，生地黄15g，当归15g，沙参15g，鳖甲15g（先煎），青蒿15g，牡丹皮15g，地骨皮15g，忍冬藤20g，络石藤20g，牛膝15g。7剂，水煎服，针刺1个疗程（十次），隔日1次。

经5次治疗，双膝关节肿胀渐消，关节活动进步，咽干好转。但膝关节内侧痛，屈伸困难，心悸、短气，拟前法加减。

加膝阳关扬刺，委中点刺。

方药改为：太子参15g，麦冬12g，五味子10g，龙眼肉

12g，生地黄 15g，玄参 15g，地骨皮 15g，知母 12g，黄柏 12g，当归 15g，枸杞子 12g，女贞子 12g，鸡血藤 30g，骨碎补 15g，凤仙草 15g，牛膝 20g。7 剂，水煎服。

1 个疗程（10 次）后，双膝关节疼痛明显好转，五心烦热已除，心悸、失眠明显进步，精神好转，血沉 30mg/h。

第 2 个疗程 10 次继拟前法。20 次治疗后关节疼痛基本消失，活动行动较灵活，屈伸下蹲均好转。余证亦随之好转，血沉 25mm/h，进入第 3 个疗程巩固疗效。

7. 颈椎病

颈椎病是由于颈椎间盘退行性病变、颈椎骨质增生、刺激和压迫了颈神经根、脊髓、椎动脉和颈部的交感神经等而引起的一种症状复杂的综合证候群，故又称颈椎综合征。临床常表现为颈、肩臂、肩胛上背及胸前区疼痛，臂手麻木，肌肉萎缩，甚则四肢瘫痪，有人可表现为头晕、猝倒等。患病率较高，多见于 40 岁以上的中老年人。

本病的发病机制大多认为与颈部慢性长期反复劳损（如反复落枕、姿势不良等），头、颈部外伤（颈椎或椎间盘损伤），颈椎或颈椎间盘慢性退行性变、炎症（尤其是咽喉部炎症）及畸形等诸多因素有关。

本病起病缓慢。由于病变部位的不同，临床症状及体征变化多端。为便于诊断，一般将其分为颈型、神经根型、交感神经型、椎动脉型、脊髓型、混合型等几种类型。

中医学缺乏对该病的专门认识，只散见于“痹证”“痿证”“眩晕”“臂厥”“颈肩痛”等病证。

【病因病机】

中医学认为，六淫外感、劳倦内伤、外伤跌仆、禀赋不足等皆可导致本病。

（1）六淫外感

风为百病之长，风邪伤人致太阳经输不利，营卫失和，出现颈项强硬等症。寒为阴邪，易伤阳气，阳气受伤，血脉不通，不通则痛；寒主收引，寒凝气滞，筋脉拘急，见肌肉痉挛。湿邪重着，其湿黏滞，“诸痉项强，皆属于湿”。因此，风寒湿邪是引起颈椎病的原因之一。

（2）劳倦内伤

长期伏案工作或姿势不良等，皆易患颈椎病。而劳损内伤，损及肝肾，更是引起本病的重要原因。肝血不足，血不荣筋，则筋脉失养；肾精虚衰，颈椎失养，可出现骨质疏松、骨刺、椎间盘退变、椎间隙变窄等；脑失肝肾精血滋养，则见头晕、头痛、失眠、烦躁，甚则肢体废用。若饮食劳倦，伤及脾胃，水湿内停，聚而成痰成饮，痰饮上犯或留滞经脉，则见眩晕、昏冒、心悸、呕恶、肢麻沉重等症。

（3）外伤跌仆

可致局部脉络破损，血液留滞于脉中，气滞血瘀，引起局部经脉痹阻，或关节错位，举动不能而成本病。

（4）禀赋不足

先天不足，肾精虚少，骨髓化源不足，使颈椎发育不良或先天畸形，亦可导致本病。

本病属本虚标实之证。以肝肾、脾胃受损，气血不足，筋骨失养为本；风寒湿邪或痰瘀痹阻，经脉不通为标。其发展是一个由轻到重、由局部到整体，从经络到脏腑的过程。

【诊断要点】

（1）颈型

①头颈肩疼痛、颈项强硬是其特征。②一般无神经功能障碍的表现。③ X 线检查：常显示轻度或中度颈椎改变。

（2）神经根型

①在神经根受刺激初期，该神经分布区域内表现为疼痛过敏；神经根受压过重或时间较长，则表现为痛觉减退。②神经根受压轻者，其支配的肌肉力量减退；重者肌肉萎缩。③肌张力在压迫初期增强，表现为肌痉挛，慢性期则张力降低，肌肉松弛。④病变较轻、较早者，腱反射活跃；病变较重、较久者，腱反射减退或消失。腱反射以肱二头肌（颈5、颈6）和肱三头肌（颈6、颈7）为主。⑤叩项试验阳性，椎间孔挤压试验阳性，臂丛牵拉试验阳性。⑥X线检查：侧位片示生理前凸减少、消失，椎间隙狭窄；斜位片示钩椎关节增生，椎间孔变小。

（3）交感神经型

①慢性颈椎病病史。②眼耳部症状：如视物模糊、眼睑无力、瞳孔扩大、眼球胀痛、流泪、耳鸣耳聋、喉咙不适等。③头部症状：枕、颈、偏头痛，但与头的旋转和俯仰无关。可伴有恶心，但很少呕吐。④周围血管症状：血管痉挛者，肢体发冷、发木；血管扩张者，肢体发红、发热、肿胀、疼痛。⑤心脏症状：可心动过缓或过速，或交替出现。心前区疼痛者多见，可误为心绞痛，但心电图检查正常。⑥出汗障碍：多汗、少汗、怕冷或怕热。⑦尚可见排尿障碍、胃肠功能紊乱等。⑧X线检查：颈椎或上胸椎有退行性改变。

（4）椎动脉型

①多年的颈椎病病史。②脑部缺血症状：以眩晕和头痛最为常见。眩晕多在头急剧旋转或过伸时最易诱发。头痛常为单侧，限于枕部或顶部，可与眩晕同时存在，或交替发作。此外，也常见阵发性耳鸣、耳聋、视觉障碍等脑缺血症状。③自主神经系统功能障碍：包括恶心、呕吐、多汗、心动过缓或过速、呼吸节律不均等。④脊髓椎体束症状：在上肢常是肌力突然减退，持物落地；在下肢则表现在行走中突然扭头时肌力减退，出现腿软无力

或突然倾倒（坐倒），而神志清醒，并能立即站起，继续原来活动。此又称为猝倒。⑤神经症状。⑥因本症是在颈椎间盘退变的基础上发展而成，故可同时伴有神经根型或其他型颈椎病的症状，以及脑部和脊髓缺血的其他症状。⑦旋转试验阳性。⑧X线检查：钩椎关节增生。

（5）脊髓型

①隐性发病，常见明显颈部症状。②病人多为40岁以上，以往有颈椎间盘突出史，或近年来累发下颈段颈椎病（如颈、肩、臂、手痛等）或上段颈椎病（如落枕、慢性枕部痛、偏头痛、耳区痛等），或椎动脉缺血征象（头晕、头眩、耳鸣、听力减退或猝倒等），或有交感神经功能紊乱者，而逐渐出现下肢乏力、麻木、肌肉跳动紧张、迈步困难，向上发展，累及上肢，而下肢症状重于上肢，伴有大小便功能障碍（尿频、尿急、排便困难、大小便失禁等），最后发展成各种类型的瘫痪。③感觉障碍平面不整齐，出现痛、温觉与触觉的分离性感觉障碍（痛、温觉明显障碍，而触觉正常或轻度障碍），而确定无梅毒性神经病变。四肢虽有瘫痪，但不完全，尤其为脊髓半切性瘫痪（交叉瘫），呈慢性起病者。④共济失调。⑤出现病理反射。⑥X线检查：椎体后缘有骨质增生，椎骨矢径减少。⑦以下检查可确定脊髓被压和压迫的病因：各种方法所摄取的X线平片、腰椎穿刺、肌电图检查、脊髓造影、CT扫描、核磁共振成像检查等。

【辨证论治】

（1）风寒痹阻型

临床表现：头、颈、肩背和四肢疼痛，痛有定处，喜热恶寒，项强，转侧不利，后颈可触及条索状物，有压痛，上肢沉重，无力麻木或肌肉萎缩，手指屈伸不利，指端麻木，不知疼痒。尚见头重胸闷、纳呆等症。舌质暗，舌体胖或有齿痕，苔薄白，脉沉迟或弦滑。

分析：此证临床多见，须辨其风寒湿三邪之轻重而分别用药。蠲痹汤重在益气和营，祛风除湿；阳和汤以温阳补血，散寒通滞见长；地龙汤功在祛风散寒，化瘀止痛。本证虽属邪实为主，但临床用药勿忘匡扶正气，扶正以祛邪，配伍健脾护胃、益气养血、补益肝肾之品。

辨证：风寒痹阻，筋脉失养。

立法：温经散寒，祛风活络，舒筋止痛。

配穴：颈 3 ~ 7 华佗夹脊穴，大椎、风池、天柱、大杼、风门、曲垣、天宗、肩髃、肩髎、曲池、外关、天井（双侧）。

手法：华佗夹脊平补平泻法，大椎、风池、曲池、天宗泻法，自颈 7 至背拔罐。

方药：桑寄生 15g，川断 15g，狗脊 15g，羌活 15g，秦艽 15g，防风 12g，当归 12g，赤芍 15g，片姜黄 15g，生黄芪 20g，桃仁 10g，苏木 12g，骨碎补 15g，凤仙草 15g。

上肢麻木加桂枝 15g、桑枝 15g，疼痛游走加海风藤 20g、忍冬藤 20g、鸡血藤 30g，痛甚加细辛 10g，每日 1 剂，水煎服。

（2）气滞血瘀型

临床表现：头颈、肩背及四肢疼痛、麻木，多为刺痛，痛处固定不移、拒按、昼轻夜重，手部肌肉萎缩，指端麻木、发绀，指甲凹陷、无泽，皮肤枯燥。或见肢体无力或拘挛、抽痛。尚有头晕眼花、失眠健忘、惊惕、胸闷胸痛、烦躁、肌肤甲错、面色少华等。舌质紫暗，或有瘀斑、瘀点，脉多弦细或细涩。

分析：该证基本病变为“瘀”，病机为“闭”，故治疗以“通”为法。在辨证基础上，常加用温散走窜及蛇虫、枝藤节类药物，如桂枝、川芎、乌梢蛇、蜂房、鸡血藤、海风藤、络石藤、全蝎、地龙、蜈蚣、僵蚕等。

辨证：气滞血瘀，经脉运行不畅。

立法：活血化瘀，理气通经活络。

配穴：大杼、大椎、陶道、颈椎华佗夹脊穴、曲池、外关、合谷，上肢麻木加肩髃、肩贞、天宗、天井、头眩、风府、头窍阴、上星。

手法：大椎、陶道点刺泻法不留针，大杼放血拔罐，颈椎夹脊穴，曲池泻法，余穴平补平泻法。

方药：桑寄生15g，川断15g，当归15g，赤芍20g，桃仁10g，红花10g，川芎12g，羌活12g，枳壳15g，柴胡10g，木瓜20g，乌梢蛇12g，牛膝15g，甘草10g，每日1剂，水煎服。

气虚加生黄芪20g，痛甚加蜈蚣3条，僵蚕12g。

【典型病例】

病例1

葛某，女，65岁，2007年10月初诊。

主诉：颈项肩背疼痛，左上肢至5指发麻1年。

现病史：头、项、肩背及腰部经常疼痛，气候变化加重、恶寒喜暖。近1年来上肢发麻酸软，左重于右，颈项活动时有异响，两侧酸痛，仰头片刻较舒适。肩背痛、两上肢至手指发麻、疼痛，左重于右，纳、便正常，肢麻影响睡眠。舌质淡、体胖，薄白苔，脉弦滑。X片：颈椎3～7骨质增生，椎间隙狭窄。

辨证：风寒阻闭，筋脉失养。

立法：散风活络，养血荣筋。

配穴：颈3～7华佗夹脊穴，大椎、肩井、天宗、风池、风门、肩予、肩髎、曲池、外关（双侧），局部加灸，后背拔罐，或大椎、曲池、天宗温针。

方药：桑寄生15g，川断15g，狗脊15g，羌活15g，防风12g，当归15g，赤芍15g，生黄芪20g，片姜黄15g，杜仲15g，丝瓜络10g，骨碎补15g，凤仙草15g，桂枝12g，桑枝15g，水煎服，每日1剂。

经5次治疗明显好转，右上肢麻木已除，项强较灵活，夜可久睡，左肩背仍麻痛，拟前法加苍术 15g，细辛 6g，经 1 个疗程（10 次）治疗，肩、颈、背麻痛明显好转，左手指酸麻、颈部活动作响。拟前法继续治疗共 15 次，基本治愈，患者十分满意。

病例 2

佟某，男，60 岁，2004 年 11 月初诊。

主诉：颈项及后头麻痛 1 年余。

现病史：头颈麻木 1 年之久，继发右上肢亦麻木疼痛、沉重，似针扎样痛，夜甚昼轻，肢体无力，已不能自行骑车。仰头举臂麻痛加重，头晕、夜寐不宁，虽经服药、按摩不见效果，逐渐加重。刻下症：体瘦、痛苦面容、头颈项背痛拒按。面色少华无光泽，脉强细涩、舌质暗紫、舌见瘀点、薄苔。

辨证：气滞血瘀，气虚体弱，脉络不通。

立法：活血化瘀，理气通络，止痛。

配穴：大杼、大椎、双侧颈 3 ~ 7 华佗夹脊、风池、天柱、头窍阴、天宗，右侧肩髃、肩贞、外关、中渚。

手法：大杼、天柱放血拔罐，大椎点刺泻法不留针，颈夹脊穴、曲池、天宗泻法，余穴平补平泻法。1 个疗程 10 次，隔日 1 次。

方药：生黄芪 20g，当归 15g，川芎 12g，赤芍 20g，狗脊 15g，羌活 12g，路路通 12g，桃仁 10g，红花 10g，木瓜 15g，枳壳 12g，香附 10g，甘草 6g，柴胡 12g，水煎服，每日 1 剂。

经 5 次治疗，头颈麻痛减轻，头晕已除，夜能入睡，续拟前法，放血改针灸、留针，药去枳壳、香附，加地龙 12g、蜈蚣 2 条，1 个疗程后，头颈麻木明显好转，由昼夜疼痛已转为呈阵发性痛，肢麻亦轻，舌瘀斑已除。继续第 2 个疗程 10 次，隔日 1 次，共 2 个疗程后症状基本消失，头颈转动无响声，肢麻痛亦除，可骑车外出，为巩固疗效再针治 5 次不用再服药。

8. 肩关节周围炎

肩关节周围炎简称肩周炎，是由肩关节周围软组织、关节囊及周围韧带、肌腱和滑囊的退行性变和慢性非特异性炎症所引起的疾病。因其主要表现为肩关节僵硬，故又称冻结肩。

一般认为本病的发生与下列因素有关：①肩关节周围软组织的慢性磨损或创伤，特别是在已发生肩关节退行性病变的情况下；②肩关节的创伤引起肩关节渗出、出血、疼痛及肌肉痉挛；③肩关节活动减少及过久的不适当的制动等引起的肩关节退变；④肩外因素，如颈椎病、冠心病等也能引起肩部发生疼痛和肌肉痉挛，患者因之减少肩部活动，从而引起肩周炎。另外，精神心理因素、肩部受寒、体内有感染及内分泌紊乱等，都可诱发本病。

本病的主要病位是肩部纤维关节囊。早期，因某种原因导致纤维关节囊的特异性炎性改变，并引起轻度的退行性病变，关节囊挛缩，关节下隐窝闭塞，关节腔容量减少，肱二头肌腱长头与关节囊粘连，并逐渐加重。后期，肩关节周围软组织大多受累，胶原纤维变硬变粗，结缔组织失去弹性发生纤维化并挛缩，使肱二头上移，限制了其各向运动，滑囊增厚闭塞，肩关节及周围软组织相互粘连。

本病主要表现为肩部疼痛和活动受限。好发生于40岁以上的病人。其发病特征是：慢性病程，肩关节活动逐渐受限，疼痛和僵硬程度缓慢增加到某种程度后，在经过一段不能预期的时间后，肩痛逐渐缓解，肩功能慢慢恢复。其中一部分病人可以自愈，时间需数月至一二年不等，但大部分病人留有不同程度的肩功能障碍。

【病因病机】

本病中医称之为“漏肩风”或“寒凝肩”。顾名思义，其发病多由风寒之邪会于肩部所得。

临床上根据病的不同病因可将之分为以下 3 型：①原发型：几乎找不到原因，这型以老年人多见；②继发型：继发于肩部的外伤、着凉、手术后或疾病后；③医源型：不恰当地把上肢固定于体侧时间过久等。

【诊断要点】

（1）临床表现

90%为慢性发病，其他 10%为急性发病。男女之比为 1 ∶ 3，50 ~ 60 岁发病率最高。多数无外伤，少数有过轻微外伤。症状以肩部疼痛及功能障碍为主。根据其临床演变过程可分为以下 3 期。

①初期（冻结进行期）可因轻微外伤或肩部受寒而诱发，但多数无明确诱因。肩部疼痛呈持续性，可呈胀痛或烧灼样痛，肩部活动和触压二头肌沟时疼痛加重，夜间痛甚，影响睡眠。疼痛也可扩大到枕部、腕部或手指，有时可放射至后肩、三角肌、三头肌、二头肌及前臂伸面，并可诱发这些部位的肌肉痉挛，尤其是斜方肌。症状逐渐加重，出现肩关节活动范围减小，特别是外展、外旋功能受限明显。

②中期（冻结期）肩部疼痛减轻，肩关节活动范围进一步减少，最后肩关节的功能可基本丧失，病程长者可有患侧上肢不同程度的肌肉萎缩。

③末期（解冻期）肩痛明显缓解，肩关节功能可有不同程度的恢复。一部分病人可恢复正常，多数病人留有不同程度的肩关节功能障碍。

（2）X 线检查

本病早期 X 线可无任何阳性征象，后期可见肱肩头上移及骨质疏松。肩关节造影可显示关节挛缩的征象。

【辨证论治】

依据肩关节痛辨证治疗，一般以感受风寒、风热为多。慢性多数为风寒湿痹或瘀血等病因引发肩关节痛，活动受限，但在针灸治疗上依据临床症状、疼痛、活动受限的部位辨经取穴非常重要。如肩关节疼痛，活动受限，上举、拘头、搭肩、后背、前侧受限，属肺经、心包经、大肠经受侵。

取穴：风池、肩髃、肩髎、天宗、胛缝、曲池、少海、后溪。

上臂受限疼痛，属三焦经、少阳经、大肠经受侵，取肩内陵、前肩髃、肩髃、侠白、尺泽、腋缝、内关。

肩关节活动后伸受限，小肠经、心经受侵，取风池、肩髃、臂肌、曲池、天井、外关、合谷。

（1）风湿热痹

临床症状：起病急骤，关节疼痛，活动受限，局部灼热红肿，痛则拒按，遇冷痛减，并伴发热口干咽痛，烦闷不安，脉浮数或滑脉，舌质红、苔黄。

立法：清利湿热，消肿止痛。

配穴：局部放血、拔罐。湿热重者，尺泽、委中放血，针刺依据以上所述，关节活动不便，疼痛受限部位按经选穴。

方药：云苓 15g，泽泻 15g，知母 12g，黄柏 12g，栀子 10g，连翘 15g，羌活 12g，桑枝 12g，丝瓜络 10g，赤小豆 15g，生薏苡仁 20g，牡丹皮 15g，蒲公英 15g，金钱草 15g。口干咽痛者加生地黄 15g，玄参 15g，锦灯笼 12g，郁金 10g。烦闷不安加菖蒲 10g，郁金 10g，柴胡 12g，莲心 10g。

（2）风寒湿痹

临床症状：肩关节酸痛，活动不便，夜甚昼轻。痛无定处或固定不移，疼痛剧烈，遇热痛减，关节肿胀或麻木不仁，气候变化加重，脉弦紧，舌质淡、苔白或腻。

立法：祛风散寒，利湿通络。

配穴：依据疼痛或活动受限部位选穴 1 ～ 3 个，温针疗法，余穴平补平泻法。

方药：桑寄生 15g，川断 15g，羌活 15g，当归 12g，桑枝 12g，片姜黄 15g，生黄芪 20g，桂枝 10g，赤芍 10g，乌梢蛇 10g，风仙草 15g，金钱草 15g，伸筋草 12g，细辛 3g。

寒痛重者加制附子 12g，海风藤 15g；游走不定加独活 15g，防风 12g；湿重者加白术 15g，苍术 15g，生薏苡仁 20g；疼痛甚夜不能眠加乳香 10g，没药 10g，细辛 6g。

【典型病例】

病例 1

姚某，女，36 岁，2006 年 5 月 20 日初诊。

主诉：右肩关节突发疼痛 2 天。

现病史：1 周前感冒，发热、咽痛、周身痛，经治疗已愈。前日晨起突觉右肩疼痛，肩臂周围红肿、活动受限、轻微发热，疼痛拒按，伴有发热、口干咽痛、心烦、夜寐不安、纳呆、口渴。查肩关节周围红肿，疼痛拒按，关节活动受限重于前上臂，脉滑数，舌质红、黄苔。

辨证：表邪未除，风邪湿热入注经脉。

立法：清热利湿，消肿止痛，祛风活络。

配穴：肩头周围，选红肿部位放血拔罐，尺泽放血，曲池泻法，肩肌、外关、侠白平补平泻法，风池泻法。

方药：云苓 15g，泽泻 15g，知母 10g，黄柏 12g，羌活 15g，桑枝 15g，栀子 10g，连翘 15g，蒲公英 15g，牡丹皮 15g，生薏苡仁 20g，苍术 15g，防风 12g，金钱草 15g。每日 1 剂，水煎服。

经 3 次治疗，肩红肿消退，关节活动进展，疼痛缓解，夜可入寐。拟前法：肩髃、肩髎针刺泻法，外关改内关。

用药：去黄柏、知母，加莲子 12g，生地黄 15g，玄参 15g。

5 次治疗后诸证除，结束治疗。

病例 2

郭某，男，45 岁，2007 年 3 月 6 日初诊。

主诉：左肩寒凉疼痛 2 年。

现病史：患者长期伏案工作，有时连续 12 小时，且睡眠时习惯将肩背裸露于外，2 年来肩背寒凉酸痛，活动受限，严重影响工作及生活质量。左肩臂及项背寒凉，酸胀疼痛，气候变化加重，肢冷，畏寒，夜寐不安，懒言，影响情绪，遇热则舒，脉弦紧，舌质淡、苔白。

辨证：风寒湿邪阻闭关节。

立法：祛风散寒，活血通络利湿。

配穴：以温针及烧山火手法为主。肩髃、天宗、曲池温针；肩髎、外关烧山火手法使之沿经发热，针刺尺泽、肩髃、风池、肩井、胛缝，天井平补平泻法。依据寒凉不同部位，穴位交替用温针及烧山火手法。约 1 个疗程，10 次。

方药 1：桑寄生 15g，川断 15g，羌活 15g，当归 12g，桑枝 12g，片姜黄 15g，生黄芪 20g，桂枝 10g，金钱草 15g，制附片 12g，细辛 3g，制川乌 10g，制草乌 10g，苍术 12g。每日 1 剂，水煎服。

经 5 次治疗，证见好转，背凉减轻，活动进步，肩酸痛缓解，1 个疗程后，肩部寒凉也好转，呈游走样，肩背寒凉交替反应，拟前法，前方去桑寄生、川断、细辛，加乌梢蛇 15g，防风 12g，蜈蚣 2 条，通草 10g。约 1 个疗程。

经 2 个疗程（20 次）治疗后，酸痛消除，寒凉无明显感觉，睡眠正常，情绪好转，结束治疗，嘱其注意保暖，免受寒邪。

9. 腰痹

腰痹是以腰部或下腰部疼痛、重着、麻木甚则俯仰不便或连及一侧或双侧下肢为主要症状的一类病证。多因肾虚不足，外邪杂至而引起经脉气血痹阻不通所致，因其病位在腰，故称腰痹。

腰痹之病，历代医家多名为腰痛。古代文献有关腰痛的论述早在《内经》中就颇为丰富，已记载了十二类型。后世医家有关腰痛的论述很多，或视其为一个独立病种，或将其列在痛证及痹证中论述。根据临床实践及历代医家的论述，全国中医内科学会痹病专业委员会讨论后决定，将腰痛属风寒湿邪阻络或痰浊、血瘀痹阻者，命名为腰痹。

该病主要包括西医学的急慢性腰肌劳损、腰椎间盘脱出症，血清阴性脊柱炎、急慢性肾盂肾炎等也可参考本篇论治。本章主要介绍慢性腰腿疼的辨证论治。

【病因病机】

大致分为外感、内伤两大因素，而正气虚弱、肾虚不足是发生腰痹的根本原因。

（1）外邪痹阻

素体正气不足，腠理疏松，感受风寒湿邪，寒性凝滞收引，湿性重浊黏滞不化，风寒湿邪客于经脉，血行受阻，气血运行不畅发生腰痹。或湿热毒邪入侵经脉，或寒湿蕴积日久化生湿热，或过食肥甘辛辣之品内生湿热，也可阻遏经络、灼伤血脉，造成气血闭阻引发腰痹。

（2）气滞血瘀

跌仆挫闪损伤经脉气血，瘀血内阻；或长期体位不正，腰部用力不当，屏气闪挫；或郁怒伤肝，气滞血瘀，阻塞经络；或因手术及长期卧床导致气机闭阻，气血阻滞于腰部经络，腰失气血濡养而发生腰痛。

（3）肾亏体虚

先天禀赋不足，房劳伤肾，久病体虚，年老体弱，均可致肝肾不足、肾精亏损。肝肾不足则首先累及腰部，使经脉失于濡养而发生疼痛，肾阳不足，经脉失于温煦，寒湿之邪易于侵袭，阳虚生内寒，寒凝经脉，瘀血内阻而致痹痛。久病脾胃虚弱，气血亏虚，经脉失养，外邪留滞，久而成痹。妇人产后失血过多，肾经亏损，也会导致经脉失养而发生腰痹。

腰痹的发生多因肾虚不足、经脉失养所致，故多起病缓慢，以老年人居多。但因体虚感受外邪而发病者，起病多较急，或致病情突然加重。因外伤、跌仆挫闪而发病者则起病急骤，疼痛难忍。

腰痹的基本病理特点为肾虚不足，经脉痹阻，肾虚是其发病的关键，而风寒湿热之邪痹阻不行和跌仆闪挫等，常常是发病之诱因。故《杂病源流犀烛·腰脐病源流》云："腰痛，精气虚而邪客病也……肾虚本也，风寒湿热痰饮，气滞血瘀闪挫其标也。"一般偏于肾阳不足多易感受寒湿之邪，而肾阴亏虚则多湿热内袭，久治不愈，肾精亏损，内生痰瘀，阻痹经脉，发生瘀血腰痛，久则伤筋败骨。故腰痹实为本虚标实之证。

【诊断与鉴别诊断】

（1）临床表现

以腰部或下腰部疼痛为主，疼痛性质多为隐痛、钝痛、刺痛，或局部压痛伴活动不利、俯仰不便、不能持重、步行困难、肢倦乏力等症状，甚至出现腰部前屈、后伸、侧弯等功能障碍，弓背畸形出现"尻以代踵，脊以代头"的表现，舌淡或暗红，有瘀斑或瘀点，脉沉弱尺部尤甚或浮紧。

（2）实验室检查

一般多无异常，部分年轻人可有血沉快，IgG、IgA 增高、γ-球蛋白增高，老年体弱者，X 线可显示腰椎骨关节或椎间盘改变，也可见骨质疏松征象。

（3）鉴别诊断

①与骨痹鉴别

骨痹多为冬季感受风寒湿邪深侵入骨而发病，临床以肢体关节疼痛，肢体羸瘦，恶寒怕冷，活动受限，骨重不举，腰膝酸软为特征的一类痹病，多由肾阳不足，感受风寒湿邪为病，易与腰痹混淆，但骨痹其病位在骨，发于四肢诸关节为主，伴有腰膝酸软之症状与腰痹不同。

②与肾痹鉴别

肾痹为骨痹不已，加之肾气亏虚复感外邪、内舍于肾所致，临床表现为关节疼痛，四肢拘挛，骨重不举，腰背酸痛，偻曲不伸，步履艰难，甚则也可出现"尻以代踵，脊以代头"。该病之病位在肾在骨，与腰痹症状及病位均有相同之处，但肾痹是由骨痹发展而来，并伴有骨痹的临床症状，起病多由四肢关节开始，与腰痹之初起即以腰部疼痛为主明显不同，其病史及初发症状为其鉴别要点。

【辨证论治】

（1）血瘀型（瘀血阻痹脉不通）

临床表现：腰腿疼痛如刺，痛有定处，日轻昼重，腰部强硬，俯卧旋转受限，甚则痛处拒按，下肢酸重，自腰骶向下肢，一侧或双侧窜痛，脉弦紧或涩，舌质暗紫或有瘀斑。

立法：活血化瘀，通络。

配穴：1组：腰及骶部找出青筋，定处三棱针刺破拔罐，委中放血，针肾俞、命门、腰阳关、腰眼、环跳、阳陵泉、昆仑，平补平泻法。胸12～腰5夹脊穴。

2组：肾俞、命门、腰阳关、八髎、居髎、环跳、委中、太溪、阳陵泉、足三里（双侧），腰部加灸，八髎泻法。

方药1：血府逐瘀汤加减，当归15g，赤芍15g，生地黄20g，桃仁10g，红花10g，牛膝20g，地龙12g，乌梢蛇15g，苏木12g，柴胡12g，鸡血藤30g，丝瓜络10g，杜仲15g，细辛3g，甘草10g。

方药2：当归15g，赤芍15g，苏木12g，杜仲15g，桃仁10g，红花10g，乌梢蛇15g，青风藤20g，海风藤20g，忍冬藤

20g，络石藤20g，鸡血藤30g，牛膝20g，骨碎补15g，凤仙草15g。

（2）寒湿型（寒湿闭阻，气血运行不畅）

临床表现：腰腿冷痛重着，慢性发展，转侧不利，静卧痛不减，受寒及阴雨天加重，腰寒肢冷，遇热则舒，脉沉紧或濡缓，舌质淡，白苔或白腻苔。

立法：温经散寒，活血通脉，祛湿。

配穴：1组：以温针及火针为主，命门、肾俞、腰阳关、阳陵泉，温针刺腰阳关、居髎、环跳、委中、腰眼、昆仑（双侧）。

2组：压痛点火针点刺，针命门、大肠俞，八髎穴加灸，太溪、阴陵泉、委中、环跳（双侧）。

方药1：桂枝15g，赤芍15g，木瓜15g，秦艽15g，地龙12g，枳壳15g，香附10g，红花12g，杜仲15g，牛膝20g，独活15g，当归15g，乌梢蛇15g，鸡血藤30g。

方药2：桂枝15g，赤芍15g，制川乌10g，制草乌10g，乳香10g，没药10g，羌活15g，独活15g，当归尾15g，秦艽15g，云苓15g，泽泻12g，猪苓12g，地龙15g，乌梢蛇12g。

（3）肝肾亏损，气血双虚

临床表现：腰酸痛，沉重，腰腿乏力，劳累更甚，卧则减轻，手足不温，少气懒言，腰及下肢发凉或见阳痿、早泄，女性见带下清稀，面色白，脉沉细，舌质淡，苔薄白，偏阴虚，咽干口渴，倦怠乏力，脉细数，舌红少苔。

立法：益肝健肾，调和气血。

配穴：1组：至阳，命门，腰阳关，八髎，肾俞，大肠俞，环跳，承扶，委中，阳陵泉，昆仑（双侧），腰部加灸。

2组：大杼，肝俞，脾俞，胸1～腰5华佗夹脊穴，环跳，委中，太溪（双侧），腰部加灸。

3组：气海，关元，中极，气冲，髀关，伏兔，箕门，血海，足三里，绝骨，太溪（双侧）。

方药1：偏阳者右归丸加减。党参15g，熟地黄20g，山药15g，山萸肉12g，枸杞子12g，菟丝子12g，杜仲15g，当归15g，牛膝20g，鹿角胶12g，附子10g，肉桂10g，桑寄生15g，生黄芪20g，陈皮10g。

方药2：偏阴虚者杞菊地黄丸加减。太子参15g，枸杞子15g，熟地黄15g，山萸肉12g，牡丹皮20g，山药15g，茯苓15g，泽泻12g，鸡血藤30g，伸筋草15g，补骨脂12g，牛膝20g，杜仲15g，炙甘草10g。

【典型病例】

病例1

左某，女，36岁，2005年1月27日初诊。

主诉：腰及左下肢疼痛10余年。

现病史：10年前因外伤引发腰痛，休息1周后恢复工作。因劳累又引发左下肢刺痛，不可屈伸直立，恶寒肢冷，冬季或阴雨天疼痛加重，渐至工作不能负重，身倦乏力，左下肢疼痛加重，虽经中西医治疗，但疼痛反复发作。近1年来，腰骶及左下肢疼痛，直立困难，活动受限。刻下症：髋关节至左下肢沉重，见外侧疼痛，屈伸不利，遇寒加重，温热则舒，触之肌肤寒凉，环跳、承扶部位明显压痛。夜寐不宁，纳可，二便调。舌质淡，白苔，脉沉紧。

辨证：寒湿阻闭，凝滞不去，气血运行不畅。

立法：温经散寒，活血通脉，利湿。

配穴：1组：命门、肾俞、腰阳关、阳陵泉温针，环跳、承扶火针点刺，居髎、风市、绝骨、昆仑平补平泻法。

2组：命门、肾俞、八髎加灸，环跳、承扶、阳陵泉火针点刺，委中、足三里、太溪、居髎平补平泻法。

方药：桂枝15g，赤芍15g，制川乌10g，制草乌10g，地龙

15g，木瓜15g，秦艽15g，红花12g，苏木15g，羌活12g，独活12g，牛膝15g，鸡血藤30g，杜仲15g，7剂，水煎服。

针灸5次治疗后患者左下肢疼痛明显好转，活动进步，入寐亦安，继拟前法。

方药改为：桂枝15g，赤芍15g，当归15g，枳壳15g，秦艽15g，杜仲15g，制川乌10g，制草乌10g，乳香10g，没药10g，红花12g，羌活15g，牛膝20g，乌梢蛇15g，7剂，水煎服。

针药兼用，1个疗程（10次）后，疼痛已无连续发作，沉重消失，活动欠自如，步履加快，且寒凉之感已明显改变。续第2个疗程，环跳穴、阳陵泉施用烧山火手法，足三里加温针，火针点刺八髎，2个疗程结束后患者寒凉感消失，触之肌肤见温，活动自如，劳累及气候变化已无明显疼痛。续第3个疗程巩固疗效，针药并用，经3个疗程症状基本消失，已如常人，临床治愈，患者满意而归，经连续2年冬春季回访，未见发作。

病例2

梅某，男，年龄82岁，2006年8月6日初诊。

主诉：腰骶及下肢偏右下肢疼痛已2年有余。

现病史：年轻时工作过于劳累，少休息，生活条件较差，常感风寒。近2年有时周身关节刺痛，且着重于腰骶及下肢，右重左轻，髋部亦感沉重，晨起或久坐腿发僵，活动受限，经多方治疗不显。刻下症：体瘦，痛苦病容，弓腰，搀扶行走，步履蹒跚，腰骶及下肢见轻微压痛，起立翻身疼痛加重，腰酸膝软，下肢沉重，健忘失眠，眩晕耳鸣，心烦急躁，咽干舌燥，舌质红，薄苔，脉细数。

辨证：肝肾阳虚，筋脉失养。

立法：滋补肝肾，活血通脉荣筋。

配穴：1组：安眠，风池，心俞，肝俞，脾俞，肾俞，命门，居髎，环跳，风市，委中，足三里，太溪，其中肾俞、命门、风市温针。

2组：肾俞，肝俞，命门，八髎加灸，承扶，髀关，伏兔，阳陵泉，昆仑。

方药：熟地黄20g，枸杞子15g，山萸肉12g，山药15g，牡丹皮20g，云苓15g，泽泻12g，鸡血藤30g，当归15g，杜仲15g，伸筋草，生龙齿30g，牛膝20g，益智仁12g，7剂，水煎服。

经1个疗程治疗（10次）腰腿痛明显减轻，可独立行走，已安然入睡，耳鸣减少，腰膝酸软乏力亦好转，情绪好转。

方药改为：熟地黄20g，枸杞子12g，山萸肉12g，杜仲15g，牛膝20g，当归15g，生黄芪20g，桑寄生15g，独活15g，知母10g，天花粉10g，牛膝20g，生龙齿30g，酸枣仁15g，7剂，水煎服。

续第2个疗程，隔日1次，20次后腰可伸直，下肢轻松，散步行走1公里，面带喜色，纳增，寐安，心情舒畅，体重略见增加。续第3个疗程，巩固疗效。

10. 腰椎间盘突出症

腰椎间盘突出症，又名腰椎间盘纤维环破裂症，或腰椎间盘髓核突出症。它是纤维环破裂后髓核突出压迫脊神经根导致腰腿痛的一种常见疾病。好发于20～45岁的青壮年，男性多于女性。

多数患者有不同程度的外伤史，腰部屈伸旋转动作由于姿势和受到的拉力不均衡，临床上最为常见的是患者下肢处于伸直位时弯腰搬提重物并沿纵轴方向持物旋转，椎间盘前部压力增高，向后挤压椎间盘，在旋转碾磨下，引起纤维环破裂和髓核向后或向外侧突出。椎间盘的退变亦为一个重要原因。本病的发生多在椎间盘自身退行性病变、纤维环变脆的基础上，可因一次急性腰部外伤或长期慢性劳损所致，造成椎间盘纤维环破裂，髓核突出，压迫脊神经根引起腰腿痛。

如果纤维环破裂的缝隙小，突出的髓核尚未压迫神经根就不会引起症状，但这种情况的发展有两种可能性，一是突出较小的髓核退回原位，纤维逐渐愈合；二是髓核突出较大不能回位，纤维环不能愈合。一旦出现某种诱因，使椎间盘内压增高，纤维环破裂加大，导致神经根受压而引起相应症状。

临床上有些病人的椎间盘之上下软骨板破裂，髓核突入椎体松质骨内，不引起症状或仅有局部疼痛；还有极少数病人，椎间盘由后中部突入椎管内，称为中央型椎间盘突出症，其较大的突出可引起双侧坐骨神经痛及马尾神经受损症状。

少数患者腰部受凉后引起肌内张力增高，对椎间盘的压力不均匀性增高引起椎间盘突出。临床上也有少数病人既无外伤史又无劳累和外感而发病，其原因尚不清楚，有待于进一步研究。

总之，腰椎间盘突出症的病理改变包括纤维环破裂、髓核突出、椎间盘关系改变、脊神经根受压、周边软组织痉挛、炎性反应等方面。

【病因病机】

本病的发生与肝肾亏损、劳损外伤及风寒入侵有密切关系。

（1）肝肾亏损先天禀赋不足，加之劳累过度，或久病体虚，或年老体衰，或房事不节，以至肝肾亏损，无以濡养筋脉而发腰腿疼痛。

（2）气滞血瘀跌仆外伤，损伤经脉气血，或因久病，气血运行不畅，或体位不正，腰部用力不当，屏气闪挫，导致经络气血阻滞不通，均可使瘀血留于腰部而发生疼痛。

（3）由于久居冷湿之地，或涉水冒雨，劳汗当风、衣着湿冷，都可感受风寒湿之邪，寒邪凝滞收引，风邪走窜，湿邪黏聚不化，至腰腿经脉受阻，气血运行不畅，因而发生腰痛。

【诊断要点】

（1）临床表现

①症状

主要症状是下腰痛，并沿坐骨神经向下肢放射，疼痛常在腰骶部附近，当行走、站立、咳嗽、喷嚏、用力排便、弯腰、伸膝起坐或负重及劳累时症状加重，屈髋、屈膝卧床休息后可减轻。如向椎管内突出、可压迫马尾神经出现部分性双下肢瘫痪、会阴麻木和大小便功能障碍，病程长者常觉小腿、足背外侧、足跟和足底外侧麻木。

②体征

检查时间有不同程度的腰椎侧弯，多数突向患侧，但也有少数突出物位于神经根“肩上”，则表现为腰椎侧弯突向健侧，腰生理前凸减小或消失，这是一种保护性反应，可以缓解神经根压迫。腰部脊柱旁肌紧张或痉挛，约90%的患者腰部屈伸和左右侧弯呈不对称性运动受限，骶棘肌、髂腰肌、大腿后方肌群和梨状肌可有痉挛，触之硬韧。椎旁压痛，重压可沿坐骨神经向下放射，压痛点的位置有定位意义。若在某腰椎间隙棘突旁有深在压痛，并引起或加剧下肢放射痛，即证明该间隙为椎间盘突出的位置。

③神经根压迫试验

直腿抬高试验：患者仰卧，患肢直腿抬高时出现患肢疼痛或窜麻感，为阳性。此病多数患者该试验阳性。这是直腿抬高时坐骨神经受牵拉所致。

屈颈试验：患者仰卧，双下肢伸直，医者一手托住患者头部，将头颈压至极限前屈位，若腿痛加重为阳性。此是因为牵拉脊髓或粘连的神经根所致。

足拇趾背伸试验：患者仰卧，医者用双手拇指分别压住患者两侧拇趾背侧，嘱病人用力背伸，如肌力减退为阳性。此多为腰

4神经根受压迫的表现。

颈静脉压迫试验：患者仰卧，医者用手指压住双侧颈静脉，患肢窜痛感加重为阳性。此为加压后脑脊液压力增高，受累神经根髓膨胀的硬膜而移动所致。

跟腱反射：用叩诊锤叩击跟腱，腰5～骶1椎间盘突出者，多为患侧反射减弱，中央型突出常有双侧跟腱反射减弱。

感觉检查：用棉花纤维触及或用针头点刺双侧下肢皮肤进行对比。如腰4、5椎间盘突出，可表现为足背或小腿前外侧感觉减弱，腰5～骶1椎间盘突出可表现为足底外侧和足跟皮肤感觉减退。中央型突出可见鞍区感觉降低。

（2）影像学检查

X线检查只能用于与骨病相鉴别，有条件的应做CT或MRI（磁共振影像）检查，CT对诊断脊柱疾病价值较高，能显示硬膜囊界限及神经根轴。但不能确定椎管内肿瘤和蛛网膜炎，也不能区分瘢痕及椎间盘。MRI是显示脊柱的最新技术，能证明椎管内肿瘤，检查整个脊柱，辨别椎间盘退行性病变。

【辨证论治】

本病与腰痹所论慢性腰腿疼既有相同，又有自己特点。

（1）血瘀痹阻证

临床表现：腰腿刺痛，痛有定处，日轻夜重，腰部板硬，俯卧旋转受限，痛处拒按，舌质暗紫，或有瘀斑，脉弦紧或涩。

辨证：瘀血阻闭，脉络不通。

立法：活血化瘀，通络。

配穴：椎间盘突出处，沿脊柱病变部位，左右各3椎间隙华佗夹脊穴、命门、肾俞、大肠俞、腰眼、环跳、委中，下肢受限疼痛者配风市、阴市、阳陵泉、足三里、昆仑、急脉、髀关、伏兔、箕门、阴陵泉、太溪。

手法：以泻法为主，一般平补平泻，或加灸法。

方药：桑寄生15g，川断15g，狗脊15g，杜仲15g，当归15g，甘草10g，赤芍20g，生地黄20g，熟地黄20g，桃仁10g，红花10g，牛膝20g，枳壳15g，柴胡12g，地龙12g，痛剧加木瓜15g，细辛10g，延胡索10g，便干加酒大黄。水煎服，每日1剂。

（2）寒湿闭阻型

临床表现：腰腿冷痛重着，转侧不利，静卧痛不减，受寒及阴雨天加重，肢体发冷，舌淡，苔白或腻，脉沉紧或濡缓。

辨证：寒湿闭阻，气血不通。

立法：温经散寒，活血通脉，利湿。

配穴：华佗夹脊穴、命门、腰阳关、肾俞、大肠俞、环跳、居髎、委中、阳陵泉、绝骨、昆仑。

手法：命门、腰阳关、委中温针，夹脊穴加灸，余穴平补平泻法。

方药：羌活15g，独活15g，秦艽15g，杜仲15g，桂枝12g，赤芍20g，当归15g，木瓜15g，生地黄15g，熟地黄20g，金钱草15g，骨碎补15g，凤仙草15g，苍术12g，生薏苡仁20g，牛膝20g，水煎服，每日1剂。

（3）肝肾两虚

临床表现：腰酸痛膝及下肢乏力、倦怠，劳累更甚，卧床休息减轻，胸闷、心悸、短气、精神不振、寐少多梦、手足不温或手足心发热、腰腿发凉。舌质淡，薄白苔，脉沉细数。

辨证：心肾两虚，肾不纳气。

立法：补心益肾，交通心肾。

配穴：膻中、中脘、夹脊穴、命门、肾俞、八髎、环跳、髀关、血海、足三里、绝骨、太溪（双侧）。

手法：膻中、内关泻法，中脘、命门、足三里、肾俞、太溪补法或加灸，余穴平补平泻法。

方药：太子参15g或党参15g，麦冬12g，五味子10g，香附10g，枳壳15g，丹参15g，当归15g，杜仲15g，熟地黄20g，山药15g，枸杞子12g，山萸肉12g，菟丝子12g，牛膝20g，伸筋草12g，鸡血藤30g。水煎服，每日1剂。

【典型病例】

病例1

张某，男，58岁，2005年10月初诊。

主诉：腰腿痛6月余。

现病史：6月前体力劳动后突发腰痛，夜甚昼轻，尤为起床左腿内侧抽痛，下肢沉重，活动受限，转腰疼痛加重。X线：腰椎2～5椎间隙狭窄，未予治疗，自行静卧休息。近1个月来左下肢后侧及内侧抽痛，痛则难忍，经服药打针效不显。CT：腰3～4椎间盘突出，腰5及骶椎见水肿。

查体：患者体形偏瘦，腰3～4痛处拒按，直腿抬高试验阳性。脉弦涩，舌质暗紫，白薄苔。

辨证：血瘀阻闭，脉络不通。

立法：活血化瘀，通络止痛。

配穴：1组：腰2～5华佗夹脊，命门，肾俞，大肠俞，腰眼，环跳左，委中，昆仑左。

2组：环跳，风市，阴市，阳陵泉，绝骨，昆仑左。

3组：急脉，髀关，伏兔，箕门，阴陵泉，太溪。

手法：夹脊、环跳、委中泻法，余穴平补平泻法。膝部加灸留针半小时，隔日1次，10次为1个疗程。

方药：桑寄生15g，川断15g，狗脊15g，杜仲15g，当归15g，牛膝20g，赤芍20g，枳壳15g，桃仁10g，红花10g，甘草10g，熟地黄20g，金钱草15g，水煎服，每日1剂。

经5次治疗，腰腿痛减轻，夜已安睡，晨起腿内侧抽痛已缓解。续拟前法着重于腰部治疗加灸，1个疗程后疼痛明显减轻，腰部椎间按压轻微疼痛，可自行乘公交车前来治疗。续 1 个疗程，药加地龙、柴胡。共计 2 个疗程基本治愈，经半年追访患者满意无再发病。

病例 2

解某，女，60 岁，2006 年 4 月初诊。

主诉：腰腿痛 2 年，加重 1 个月。

现病史：2 年前因提重物不慎将腰扭伤，又加新居寒凉潮湿，腰痛难忍，腰腿寒凉疼痛，阴雨或寒冷气候加重，翻身转侧均痛，下肢及足寒冷，恶寒喜暖，夏季亦穿秋裤。经查腰椎间盘突出，随即右腿亦痛，有时亦窜至左腿，寒凉沉重，经服药按摩均无效，夜甚。近 1 个月症状加重。

查体：腰部肌肉僵硬，疼痛拒按，活动受限，直腿抬高试验（+）。脉沉细，舌质淡，苔白。

辨证：寒湿闭阻，气血不通。

立法：温经散寒，活血通脉，祛湿。

配穴：腰 1 ~ 5 华佗夹脊穴、肾俞、命门、大肠俞、腰眼、腰阳关、承扶、环跳、委中、昆仑或太溪、足三里（双侧）。

手法：命门、腰阳关、承扶、委中、昆仑温针，腰部加灸，余穴平补平泻法。

方药：桑寄生 15g，川断 15g，杜仲 15g，秦艽 15g，独活 15g，牛膝 20g，木瓜 15g，枳壳 15g，当归 15g，川乌（制）10g，草乌（制）10g，桂枝 12g，赤芍 20g，苍术 12g，生薏苡仁 15g，水煎服，每日 1 剂。

经 3 次治疗腰腿痛减轻，夜甚、入寐难，穴加安眠。续拟前法又经 4 次治疗，腰痛、腿痛显著好转，寒凉沉重感缓解，时见胸闷、短气仍心气不足，心脉受阻。拟前法加膻中、中脘、内关，方药去桑寄生、川断，加党参、麦冬、五味子、丹参、香附，共计治疗 2 个疗程 20 次治愈。

病例 3

王某，男，25 岁，2007 年 5 月初诊。

主诉：腰痛 4 年，加重 6 个月。

现病史：患者 4 年前因部队工作、训练繁重，不慎腰椎 3 ~ 5 椎间盘突出，当时卧床，即做手术，术后较好，近 6 个月腰痛复发，只能仰卧，站立、坐位均痛，着重于骶尾部，经治疗效不明显。近日右下肢外侧亦痛，伴胸闷、心悸、乏力、寐不实，腰腿酸软，难以承受部队工作。

查体：腰骶痛拒按，腰两侧肌肉僵硬，脉弦细数，舌质淡，白苔。

辨证：心肾两虚，肾不纳气。

立法：补心益肾，通络止痛。

配穴：肾俞、大肠俞、命门、骶 1 ~ 4 夹脊穴、长强、腰眼、右环跳、阳陵泉、绝骨、太溪。

手法：骶部加灸，长强、环跳泻法，太溪补法，余穴平补平泻法，隔日 1 次，10 次 1 个疗程。

方药：党参 15g，麦冬 12g，五味子 10g，香附 10g，枳壳 15g，熟地黄 20g，杜仲 15g，山萸肉 12g，枸杞子 12g，菟丝子 12g，当归 15g，牛膝 20g，伸筋草 15g，鸡血藤 30g，水煎服，每日 1 剂。

治疗后次日复诊，疼痛缓解，面见喜色。拟前法，5 次治疗疼痛续减，起立、坐卧活动无明显疼痛，乏力、倦怠、胸闷均见好转。1 个疗程（10 次）结束，返部队，随诊未复发。

11. 坐骨神经痛

坐骨神经痛是沿着坐骨神经通路及其分布区产生的一种疼痛综合征。其病因可分为原发性和继发性（症状性）两大类。原发性坐骨神经痛即坐骨神经炎，临床上少见，主要是坐骨神经的骨质炎，多由牙齿、鼻旁窦、扁桃体等病灶感染，经血液侵及神经而引起，肌炎和纤维组织炎多伴随发生，寒冷、潮湿常为诱发因素。继发性坐骨神经痛临床上较常见，主要在坐骨神经通路中遭受邻近组织病变刺激、压迫或因全身性疾病（如糖尿病、痛风等）所引起。常见的病因有：①脊柱疾患：如腰椎间盘脱出，腰骶部先天畸形（如脊椎裂、腰椎椎管狭窄、腰椎骶化、第3腰椎横突过长畸形、脊椎峡部不连及脊椎滑脱等），此外还有脊椎结核、脊柱炎等；②椎管内疾患：如脊髓和马尾的炎症、肿瘤、外伤、血管畸形、蛛网膜粘连；③骨盆疾患：如坐骨神经盆腔出口狭窄、梨状肌病变、骶髂关节半脱位、髋关节炎等；④盆腔疾患：如慢性盆腔炎、附件炎、肿瘤、淋巴结转移癌等；⑤臀部药物注射的位置不当，外伤性血肿所致的坐骨神经包绕症；⑥中毒代谢障碍，如糖尿病等。

周围神经的机械性压迫不会引起疼痛，而只会产生感觉异常，一旦有神经根炎性肿胀引起受压后才会产生痛觉。所以，疼痛与神经根周围的炎性反应有关。

坐骨神经痛属于中医“痹证”“腰腿痛”的范畴。

【病因病机】

中医学认为，该病的发生是由于风寒湿邪乘虚侵入人体，引起气血运行不畅，经络阻滞；或外伤跌仆，致气血瘀滞，经络不通而致病。其发病部位主要在足三阳经的循行部位。

风、寒、湿邪是引起本病的外在因素，通常体质柔弱者易遭受外邪侵袭。但也有平常体质尚好，却久居严寒之地，又缺乏必要的防寒保暖措施，或久居湿地，或睡卧当风，或冒雨涉水，或劳作后感寒受湿等，风、寒、湿邪侵袭人体，导致气血运行不畅，经络阻滞而发为本病。由于外伤、搬持重物或用力不当，致经络受损，气血瘀滞，经脉不通，不通则痛，而发为本病。

【诊断要点】

（1）临床表现

坐骨神经痛以单侧发病为多，主要发生于成年男性，起病多为急性或亚急性。急性起病的坐骨神经炎常先为下背部酸痛和腰部僵直感，数日后即出现沿坐骨神经通络的剧烈疼痛。亦有在起病前数星期已在步行或运动而牵拉神经时引起短暂的疼痛，逐步加重而发展为剧烈的疼痛。疼痛多由臀部、髋部向下扩散至足部，疼痛在大腿部大转子内侧、髂后坐骨孔大腿后面中部、腘窝、小腿外侧和足背外侧最为严重。疼痛呈持续性钝痛并有发作性加剧，发作性疼痛可为烧灼和刀刺样，常在夜间加剧。为了减轻疼痛，病人常采取各种特殊的减痛姿势，例如在睡眠时喜向健侧侧卧，病侧髋关节和膝关节微屈。如果要求仰卧的病人坐起时，病侧的膝关节弯曲。当坐下时，首先是健侧臀部着力。站立时身体略向健侧倾斜，病侧下肢在髋、膝关节处微屈，造成脊柱侧凸，多数亦可凸向健侧，病侧的膝关节弯曲。当坐下时，首先是健侧臀部着力。站立时身体略向健侧倾斜，病侧下肢在髋、膝关节处微屈，造成脊柱侧凸，多数凸向病侧，即躯干向健侧倾斜以减轻椎间孔处神经根的压力。少数亦可凸向健侧，以减轻神经干的张力。俯拾物时，病人先屈曲患侧膝关节，以免牵拉坐骨神经。

根性坐骨神经痛在咳嗽、喷嚏和迸气用力时疼痛加剧并呈放射痛的性质。腰椎棘突和横突的压痛最为明显，而沿坐骨神经通路各点的压痛则较轻微或无疼痛。直腿抬高试验呈阳性。此外，屈颈试验阳性常为根性坐骨神经痛的特点。其检查方法是：病人取半坐位自动或被动屈颈，也可采用半坐位用双手摸足姿势做自动或被动屈颈动作。总之，尽量使坐骨神经达到紧张的程度。屈颈的同时由于脊膜向上移位被牵动，增加神经根的刺激，能够引起腿痛者为阳性。

干性坐骨神经痛时，可在下列各点测出明显压痛：①坐骨孔点：相当于秩边穴；②转子点：相当于环跳穴；③腘点：在腘窝内，相当于委中穴；④腓点：相当于腓骨小头之下；⑤踝点：在外踝后下处；⑥跖点：在足底中央处。移动患肢使神经牵伸或要求病人仰卧做患肢直腿高举时均可引起疼痛。坐骨神经所支配的肌肉张力松弛和轻微萎缩，常见于腘内肌群及腓肠肌等。肌肉压痛以腓肠肌、比目鱼肌肌腹处最为明显。小腿外侧和足背区可有针刺、烧灼和麻木等感觉异常，但客观的感觉障碍较少见。膝反射有时可稍增强，这是由于腘腱肌群（对股四头肌有对抗作用）的肌张力减低的缘故。如果第 4 腰神经根受损，膝反射可能减低，踝反射多数减低，在严重和慢性期则可消失，这是由于第 1 骶神经根受损所致。

（2）其他检查

必要时可行脑脊液、X 线摄片、椎管造影、CT、MRI 等检查，以进一步诊断其原因。

【辨证论治】

治疗坐骨神经痛首先要寻找发病原因，进行对症治疗。一时找不到原因，且处于急性期，症状较重时，应适当卧床休息，体位不受限制，睡硬板床更为适宜。卧床期间可进行双下肢持续或间断牵引。治疗法有局部按摩、理疗、针灸、推拿等，均有疗效。

（1）风寒闭阻型

临床表现：下肢疼痛在病邪所侵及的经脉，或上下走窜疼痛，疼痛较剧，遇寒痛甚，得温痛减，日轻夜重，痛处常有冷感，舌苔白，脉弦紧。

辨证：风寒闭阻，脉络不通。

立法：温经祛风，活血通络。

配穴：肾俞、命门、秩边、居髎、环跳、承扶、风市、阴市、委中、承山、阳陵泉、绝骨、昆仑或太溪。

手法：命门、环跳、秩边、阳陵泉温针，余穴平补平泻法。

方药：羌活15g，独活15g，秦艽15g，当归12g，桂枝12g，川芎10g，木瓜15g，防风12g，金钱草15g，乌梢蛇12g，细辛6g，牛膝20g，水煎服，每日1剂。

（2）气滞血瘀型

临床表现（症状）：受伤后突然腰痛如折，疼痛连及髀枢至腿股，俯卧不能，转侧不利，舌紫暗，苔薄白，脉涩。

辨证：气滞血瘀，经脉痹阻。

立法：行气活血，通络止痛。

配穴：命门、八髎、秩边、胞肓、环跳、承扶、殷门、委中、承山、太溪、阳陵泉。

手法：秩边、胞肓、委中放血拔罐，见红血即可。八髎、环跳泻法，太溪补法，余穴平补平泻法。

方药：当归15g，川芎15g，赤芍20g，生地黄15g，桃仁10g，红花10g，牛膝20g，青风藤15g，络石藤15g，鸡血藤30g，路路通10g，木瓜15g，甘草10g，苏木12g，水煎服，每日1剂。

【典型病例】

病例1

李某，男，31岁，2005年12月初诊。

主诉：右下肢痛3个月。

现病史：3个月前曾去新疆出差，因考察地质步行较多，回京后双腿均觉不适，经治疗左腿已无明显感觉，而右下肢越来越痛，晨起后更甚，自腰骶至外踝呈线性疼痛、沉重，走路痛剧，遇寒则重，得热则舒。经查未有器质性病变，西医诊断“坐骨神经痛”。舌苔白，脉弦紧。

辨证：风寒阻闭，脉络不通。

立法：温经散寒，祛风活络。

配穴：肾俞、命门、大肠俞、环跳、承扶、风市、阴市、阳陵泉、足三里、绝骨、昆仑或太溪、委中。

手法：肾俞、命门、环跳、阳陵泉加灸温针，足三里、太溪补法，余穴平补平泻法。

方药：独活 15g，桂枝 15g，杜仲 15g，秦艽 15g，当归 12g，熟地黄 20g，麻黄 10g，牛膝 20g，青风藤 20g，海风藤 20g，鸡血藤 30g，金钱草 15g，细辛 6g，防风 12g，木瓜 15g。水煎服，每日 1 剂。

3 次治疗后复诊夜痛减轻，肢冷缓解，拟前法去太溪加昆仑，骶部加灸。6 次治疗后复诊剧痛缓解，沉重亦轻，行走时尚呈线性疼痛。拟前法加秩边、承山、昆仑温针，方药加乌梢蛇 12g，蜈蚣 2 条。1 个疗程结束各证明显好转，晨起已无针刺样疼痛，续 1 个疗程巩固疗效。

病例 2

田某，男，32 岁，2007 年 1 月初诊。

主诉：腰腿疼痛 1 个月。

病史：去年 12 月份旅行期间不慎跌倒，扶起即腰骶不适、活动受限，连及腿膝均疼痛，经查未伤骨骼，骶两侧压痛，虽经服药效不显，俯卧困难、转腰活动受限，连及下肢，纳、便尚可，影响睡眠。脉涩，舌质暗，苔白。

辨证：气滞血瘀，脉络不通。

立法：行气活血，通络止痛。

配穴：大肠俞、腰阳关、八髎、秩边、胞肓、环跳、承扶、委中、承山、阳陵泉、昆仑。

手法：大肠俞、秩边、胞肓、委中放血拔罐，环跳泻法，余穴平补平泻法，隔日 1 次，10 次为 1 个疗程。

方药：当归 15g，川芎 15g，赤芍 20g，生地黄 15g，桃仁

10g，红花 10g，牛膝 20g，青风藤 20g，络石藤 20g，鸡血藤 30g，苏木 12g，木瓜 15g，乌梢蛇 12g，甘草 10g，水煎服，每日 1 次。

2 次治疗后复诊疼痛减轻，睡眠好转，拟前法加风市、阴市。方药同前，5 次治疗后复诊腰及下肢疼痛缓解，隐隐作痛。拟前法放血部位改针灸，1 个疗程（10 次）腰压痛除，腰及腿活动自如，可俯卧。巩固治疗 5 次，临床治愈。

12. 跟痛症

跟痛症是指足跟部周围由于慢性劳损而引起站立或行走时疼痛的一种病证。主要由于跟骨下脂肪萎缩变性及跟骨结节滑囊炎等原因导致跟跖面疼痛。本病好发于中老年人及肥胖者。属于中医“痹证”范畴，称“足痹”。

【病因病机】

跟骨是人体主要承重骨骼之一，位于足跟部皮肤深层的脂肪垫紧贴跟骨，由发达的弹力纤维和致密的脂肪组成，在脂肪垫与跟骨之间又有部分滑液囊，而跖筋膜起自跟骨结节并向足底延伸，保护、支撑足底。随着年龄增长，或长期站立硬地面，或鞋硬跟高，使跟部周围组织不断受到刺激、摩擦和挤压，日久局部充血、水肿、渗出、增生，从而发生炎症引起疼痛，甚至导致骨质增生、骨刺形成。本病常见于跟骨下脂肪垫炎、跟骨结节滑囊炎、跖筋膜炎、跟骨骨刺等。

中医学认为本病由于过度劳损，致足跟部气血虚耗，筋骨不荣而致疼痛。又患者多为年老体弱者，“肝主筋，肾主骨”，人到中年以后肝肾渐衰，则骨痿筋弛，易受风寒湿邪侵袭，产生疼痛。

【辨证论治】

（1）肾阴亏虚证型

临床表现：足跟酸痛，或痛引足心，痛处不红不肿，腰膝酸软，不耐久立，足胫时热，头晕耳鸣，咽干，尿黄，舌质红，苔少，脉沉细无力或细数。

分析：肾之阴精亏虚，髓不生则骨不得充养而骨虚，跟骨虚故足跟酸痛；足少阴肾经斜走足心，别入跟中，故足跟疼痛引足心；腰为肾之府，肝肾亏虚，筋骨不健，故腰酸膝软，不耐久立；脑为髓之海，肾开窍于耳，肾精亏虚，髓海不足，故眩晕耳鸣；阴虚生内热，肾阴不足，故足胫时热；足少阴之脉循喉咙夹舌本，虚火循经上炎，故咽干；舌质红，苔少，脉沉细无力或细数均为肾阴亏虚之象。

辨证：肝肾阴亏，筋骨失养。

立法：滋补肝肾，强筋壮骨，疏通四末。

配穴：主穴手针足跟穴（手掌心劳宫穴下 2 寸，大陵穴上 5 分凹陷中），阳陵泉，三阴交。

手法：手针穴站立取穴，左足取右，右足取左，进针后提插捻转，振颤，边运针边顿足，足跟疼痛缓解，在阳陵泉、三阴交补法，隔日 1 次，一般 3 ~ 7 次即愈。

方药：党参 15g，生黄芪 20g，赤芍 15g，独活 15g，牛膝 20g，杜仲 15g，枸杞子 12g，菟丝子 12g，忍冬藤 15g，金钱草 15g，车前草 12g，甘草 10g。

咽干，舌质红加生地黄 15g，玄参 15g；头晕耳鸣加熟地黄 20g，菊花 10g，水煎服，每日 1 剂。

（2）寒湿痹阻型

临床表现：足部麻木冷痛，得温痛减，遇阴雨寒冷则痛增，疼痛剧烈时会出现跛行，或痛处肿胀，不红不热，下肢重着，足心酸胀，肌肤冷面色苍白，舌质淡，苔薄白，脉沉细或弦紧。

分析：寒性凝滞收引，寒湿痹阻经脉，气血运行不畅，肌肤失于营养，故足部麻木疼痛，疼痛剧烈；阴寒凝滞，阳气不运，故足部冷痛；得热则气血可暂时较为流畅，故得热痛减，遇阴雨寒冷则寒湿之邪益甚，内外相引，血益凝涩，故其痛增；湿盛则肿，故痛处肿胀；湿性重浊黏滞，湿留肌肉，故见下肢重着，足心酸胀；寒属阴邪，易伤阳气，肌肤失于温煦，故肌肤冷而面色苍白；舌淡，苔薄白，脉沉细或弦紧，皆属寒湿或寒湿伤阳之证。

辨证：寒湿痹阻，四末失养。

立法：温经散寒，活血通络。

配穴：手针足跟穴，血海，足三里，三阴交。

手法：足跟穴平补平泻法，余穴补法或温针，灸太溪。

方药：黄芪 15g，杜仲 15g，独活 15g，木瓜 12g，牛膝 20g，补骨脂 15g，威灵仙 12g，乌梢蛇 12g，细辛 3g，秦艽 15g，当归 15g，茯苓 15g，桂枝 12g。水煎服，每日 1 剂。

（3）瘀血痹阻型

临床表现：足痛如刺，痛有定处而拒按，有时不能用脚踏地，稍一用劲，如踩刀锥，疼痛难忍，局部皮肤可见青紫，扣之可有灼热感，日轻夜重，肌肤麻木，舌质紫暗，或有瘀斑、瘀点，脉涩。多有跌打损伤史。

分析：瘀血痹阻，气血运行不畅，故足痛如刀锥所刺，痛有定处，局部皮肤青紫；手按患处，或以足踏地，则局部气血更窒，血运更为不畅，故痛处拒按，不能用脚踏地，稍一用力，如踩刀锥，疼痛难忍；瘀久化热，故用手触之可有灼热感；夜间阴气盛，阴血凝滞更甚，故疼痛夜重；瘀血阻络，气血不行，肌肤失养，则足部肌肤麻木不仁；舌质紫暗或有瘀斑、瘀点、脉涩等均为血瘀之证。

辨证：血瘀阻痹，肌肤失养。

立法：活血化瘀，舒筋通脉。

配穴：手针足跟穴，血海，阳陵泉，绝骨，申脉，公孙，太溪（双侧）。

手法：足跟穴泻法，血海，公孙泻法，余穴平补平泻法。

方药：当归 15g，川芎 15g，赤芍 15g，熟地黄 20g，生黄芪 20g，苏木 12g，秦艽 15g，牛膝 20g，桃仁 10g，红花 10g，乳香 6g，没药 6g，独活 15g，乌梢蛇 12g，水煎服，每日 1 剂。

以上为笔者在临床最常见的证型，应用足跟穴皆有满意疗效，其余不同证候在针药合用辨证施治的基础上，加用足跟穴也有满意疗效。

【典型病例】

病例 1

田某，男，28 岁，农民，2004 年 8 月初诊。

主诉：双侧足跟痛 3 日。

现病史：患者新婚，近 3 日足跟痛，难站立，晨起足跟落地痛剧，难以行走，经活动可慢慢缓解，腰酸，倦怠乏力。足跟痛拒按，脉沉，细数，舌质微红，少苔。

辨证：房事过勤，耗伤肾阴，筋骨失养。

立法：滋阴补肾，强健筋骨。

配穴：手针足跟穴，血海、阳陵泉、太溪（双侧）。

手法：足跟穴平补平泻法，余穴补法。3 次治疗足跟痛明显减轻，晨起双足落地已无明显疼痛。7 次治疗已愈，亦可从事担水等负重劳动。

方药：太子参 15g，生黄芪 20g，杜仲 15g，枸杞子 12g，山萸肉 12g，菟丝子 12g，女贞子 12g，牛膝 20g，鸡血藤 30g，当归 15g，骨碎补 15g，淫羊藿 12g，7 剂，水煎服。

嘱患者减少房事活动。半年后随访，无复发。

病例 2

黄某，女，60 岁，2006 年 11 月初诊。

主诉：双足跟麻木疼痛 3 个月。

现病史：素患偏头痛、颈背疼痛及腰痛 2 年之久，不断治疗，时轻时重，近 3 个月来双足跟麻木疼痛，逢阴雨天气加重，经多方治疗效不显。刻下症：双足跟麻木疼痛，足心酸胀，恶寒，得温则舒，气候变化加重，痛处无肿胀，颈、腰背亦痛。足跟痛拒按，舌质淡，苔薄白，脉弦紧。

辨证：寒湿阻痹，气血不通，四末失养。

立法：温经化湿散寒，活血通络。

配穴：手针足跟穴，血海，梁丘，足三里，阴陵泉，三阴交（双侧）。

手法：足跟穴平补平泻法，足三里、血海补法，梁丘、阴陵泉、三阴交温针。隔日1次，10次为1个疗程。

经5次治疗，足跟后足心麻木酸胀消除，下肢着重亦轻，行走时间长略有疼痛，休息后疼痛消失，继续按前法治疗，1个疗程症状消失，下肢、足跟活动已如常人，临床治愈。

嘱患者避免接触寒凉。配伍以上方剂7剂，巩固疗效。

病例3

张某，女，50岁，2005年7月初诊。

主诉：双足跟痛，不能落地半年。

现病史：素患高血压，经常腰痛，下肢沉重，近半年来双足跟痛，尤以晨起落地疼痛难忍，经活动慢慢缓解，负重难以承受。刻下症：足痛如刺，足跟周围肿胀、拒按，长时坐位起立时足不能踏地。稍一用力如踩刀锥，疼痛难忍，日轻夜重，肌肤麻木，舌质暗，舌苔薄黄，脉沉弦涩。

X线：足跟骨刺生成（骨质增生）。

辨证：瘀血阻络，气血不行，肌肤失养。

立法：活血通络，疏通气血，荣养肌肤。

配穴：手针足跟穴，血海，梁丘，足三里，阳陵泉，三阴交，太溪，昆仑（双侧）。

手法：足跟穴泻法，血海、太溪、昆仑泻法，余穴平补平泻法，或局部放血强通，隔日1次，10次1个疗程。

经 3 次治疗，局部肿胀消失，足跟可着地不疼痛，拟前法又经 4 次治疗，疼痛消除，踏地自如，巩固治疗完成 1 个疗程（10 次），2 年后追访再无复发。

13. 痛风

痛风是由于嘌呤代谢紊乱导致血尿酸增加而引起组织损伤的一组疾病。病变常侵犯关节、肾脏等组织，发病年龄多在 40 岁以上，患病率随年龄而增加。但是，随着人们生活水平的提高及饮食习惯的不科学，近年来，该病的发病呈年轻化趋势。男女比为 20 ∶ 1，多数女性病人为绝经后妇女，常在春、秋季节发病。

痛风的直接原因是高尿酸血症，高尿酸血症分为原发性和继发性两类。原发高尿酸血症和痛风的病因不明，与遗传因素有关，10% ~ 20%的病人有家族史，由先天性嘌呤代谢紊乱引起。继发性高尿酸血症和痛风，常继发于其他遗传代谢性紊乱疾病、骨髓增生性疾病、慢性肾病或与某些药物相关等。各种原因引起尿酸生成增多和（或）肾脏排出尿酸减少，使尿酸积累形成高尿酸血症，尿酸盐沉积在组织内引起组织损伤。常见诱因为暴食、酗酒、感染、外伤、手术和情绪激动。

中医学也有“痛风”之名，金元时代《东垣十书》《丹溪心法》等将痹证中的痛痹或痛痹与行痹并列称之为痛风，或白虎历节风。本篇讨论的痛风，根据其临床表现，以急慢性关节炎为主要表现，当属于中医学中的“痹证”“痛风”“白虎历节风”的范畴。

【病因病机】

中医认为，本病多因平素饮食失宜，脾肾不足，复受外邪引起。其病机乃因风寒湿热之邪，乘虚侵袭人体，导致气血运行不畅，经络阻滞；或痰浊瘀血，阻于经络，深入关节经脉；二者皆可发为本病。

【诊断】

（1）临床表现

①无症状期

有高尿酸血症而无临床症状。高尿酸血症时间越长，浓度越高，出现痛风症状的机会越多。

②痛风性关节炎

急性痛风性关节炎起病急骤，多在午夜发作，剧痛而不能睡眠，初起为下肢单关节，半数首发于第1跖趾关节，常受累的还有足背、踝、足跟、膝、指、腕等关节，关节及其周围组织明显红肿热痛，局部明显压痛，可出现关节积液。反复发作演变成多关节炎并进入慢性期。慢性痛风性关节炎为多关节受累，关节肿大、僵硬、畸形和活动受限，急性炎症可反复发作。痛风结节：常见于耳轮和关节周围，呈大小不一的隆起赘生物，可向皮肤破溃，排出白色的尿酸盐结晶。

（2）实验室检查

①血常规：急性期，白细胞总数和中性粒细胞增加，可有轻、中度贫血。②血沉增快。③血尿酸浓度增高，男性 >416umol/L，女性 >357umol/L。

（3）X线检查

急性期可见关节周围软组织肿胀；反复发作后，关节面不光滑，关节间隙变窄，可见痛风石沉积影，骨质呈穿凿样，虫蚀样缺损。

【辨证论治】

临床辨证首先要辨病邪之兼夹、辨证候之虚实。兼夹之邪一是外邪，如起居不慎，外感风寒，膏粱厚味，内聚湿热均可诱发；二是痰浊瘀血，湿热聚而生痰，痰凝则影响气血流通，导致气滞血瘀；湿热与痰、瘀俱为有形之邪，常胶结在一处，故在辨证上应掌握其不同的致病特点，如瘀滞甚者，可见局部皮肤颜色紫暗，疼痛以夜间为甚；痰浊甚者，局部皮色不变，而肿胀明显；湿热甚者，关节局部肿胀且伴有灼热感。该病以湿热致病者多见，急性发作时以实证多见或见虚实夹杂。其治疗为清热利湿、活血逐瘀、通络止痛、软坚化痰、健脾补肾等。

（1）风湿热痹

此证临床最为多见，中医治疗效果十分理想。

临床表现：关节突然剧痛，痛如针刺，部位固定，关节红肿热痛，并有压痛，皮肤紧而发亮，多兼有发热、口渴、烦闷不安、头痛、汗出、小便短黄等症，舌红，苔黄，脉弦滑数。多属于急性期发作。

辨证：多因形体劳倦，感受风湿邪气，郁而化热，或感受风热毒邪，侵犯于肌肤，正气不足，诱发体内湿浊瘀阻关节而发病。

立法：清热利湿，通络止痛。

配穴：曲池、血海、阴陵泉、足三里、三阴交、太溪、太冲。

手法：可采用患处局部放血，足三里、太溪补法，余穴泻法。隔日1次。

方药：生地黄、生大黄、金钱草、车前草、牡丹皮、蒲公英、紫花地丁、忍冬藤、延胡索、知母、黄柏、生甘草等。

加减：肿胀明显者加防己、茯苓皮等；疼痛明显者加乳香、没药等。每日1剂，水煎服。

（2）痰浊血瘀痹

临床表现：局部关节肿痛反复发作，关节剧痛，固定不移，屈伸不利，局部肿胀变形可见皮下结节，触之坚硬不移，皮肤紫黯。舌质紫黯或有瘀斑，脉涩。或见于慢性期发作，或见于急性期发作。

辨证：由于病程日久，瘀浊留着于关节不散，故反复发作而疼痛剧烈，痰浊内停从而加重血瘀，痰与瘀二者均为有形之物，留滞不去，则关节肿胀变形，刺痛、活动不利。

立法：化痰通络，活血止痛。

配穴：曲池、尺泽、血海、梁丘、丰隆、绝骨、太溪、阳陵泉。

手法：可采用局部火针或放血，皮下结节可透刺。太溪补法，余穴平补平泻。隔日1次，10次为1个疗程。

方药：胆南星、苍白术、生薏苡仁、丹参、川芎、乳香、没药、路路通、金钱草、赤芍、僵蚕、蜂房等。

加减：关节肿胀变形明显者加穿山甲、皂刺等。关节刺痛明显者加桃仁、红花、泽兰等。

（3）湿盛痰阻痹

临床表现：慢性持续发作，关节肿胀疼痛缠绵不愈，时轻时重，关节畸形、僵硬、功能障碍，皮下结节，舌尖红，苔白腻，脉滑。多见于慢性期。

辨证：由于病程持久，体内痰浊不除，沉积于关节不消，每遇寒凉或潮湿气候，或过于劳作，或情绪激动，或正气不足之时，则关节肿痛发作。湿性黏腻，缠绵不愈，故病情时轻时重。

立法：利湿豁痰，通经活络。

配穴：曲池、外关、足三里、阳陵泉、三阴交、申脉、丰隆、血海、太溪、太冲、公孙。

手法：足三里、三阴交、太溪补法，余穴平补平泻法。

方药：茯苓、苍术、白术、萆薢、猪苓、炒薏苡仁、木瓜、山药、胆南星、路路通、白芥子等。

加减：关节僵硬畸形者加穿山甲；病在上肢者加桑枝；病在下肢者加川牛膝。

【典型病例】

病例1

杨某，男性，50岁。2006年10月26日初诊。

主诉：右足大指红肿疼痛 1 天。

现病史：患者 1 天前进食动物内脏后，出现右足大指红肿疼痛，行走困难，足肿胀以致无法脱鞋。曾在外院就诊，查血尿酸：837umol/L，血沉：48mm/h。刻下症：右足大趾疼痛剧烈，局部红肿，皮肤发亮，触之热，第 1 跖趾关节压痛明显，口干欲冷饮，小便短赤，大便干燥。舌质红，舌苔黄腻，脉滑数。

辨证：湿热痹阻，经脉不通。

立法：清热利湿，活血止痛。

配穴：血海、梁丘、足三里、太溪、丘墟、照海、太冲、公孙。

手法：红肿部位放血，足三里、太溪平补平泻法，余穴泻法。隔日 1 次，10 次为 1 个疗程。

方药：生地黄 15g，生大黄（后下）12g，金钱草 15g，牡丹皮 12g，蒲公英 15g，紫花地丁 15g，忍冬藤 30g，川牛膝 12g，白茅根 20g，车前子（包煎）15g，生甘草 10g，没药 12g，黄柏 15g。5 剂，水煎服。

治疗 1 个疗程后，关节肿胀明显消退，2 个疗程后症状全部消失。复查血尿酸降至 554umol/L，血沉 34mm/h。守前法，前方去生大黄、蒲公英、紫花地丁、没药，加萆薢 15g，茯苓 15g，生薏苡仁 30g。继服 5 剂，以巩固疗效。至今未再复发。

第六章 师生情怀

赞恩师

杏林耕耘六十载，学贯岐黄通古今。
济世活人金师度，只把灵素化甘霖。
邻里群众多称颂，妙药神针造化心。
著书立说金针法，桃李天下遍地春。

入室弟子　韩　宇
壬辰年秋敬题

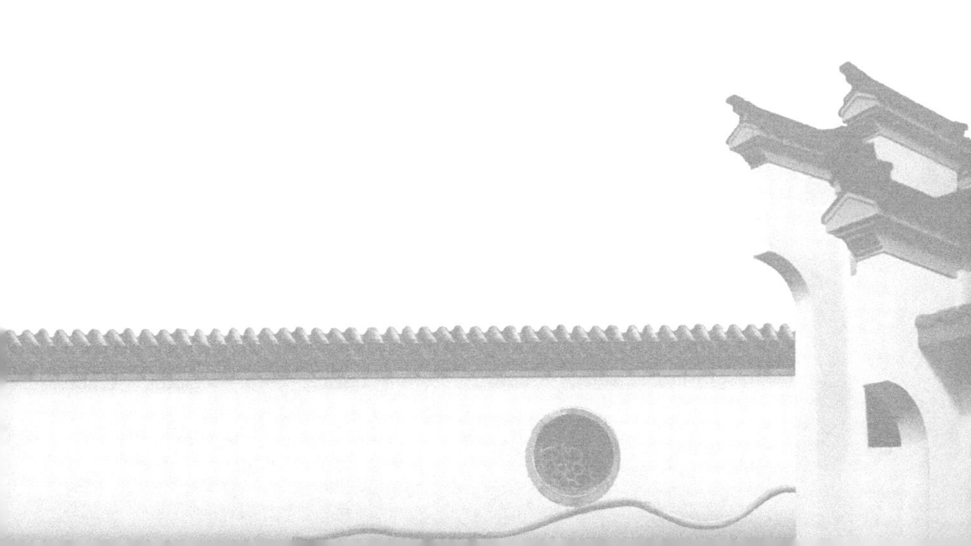

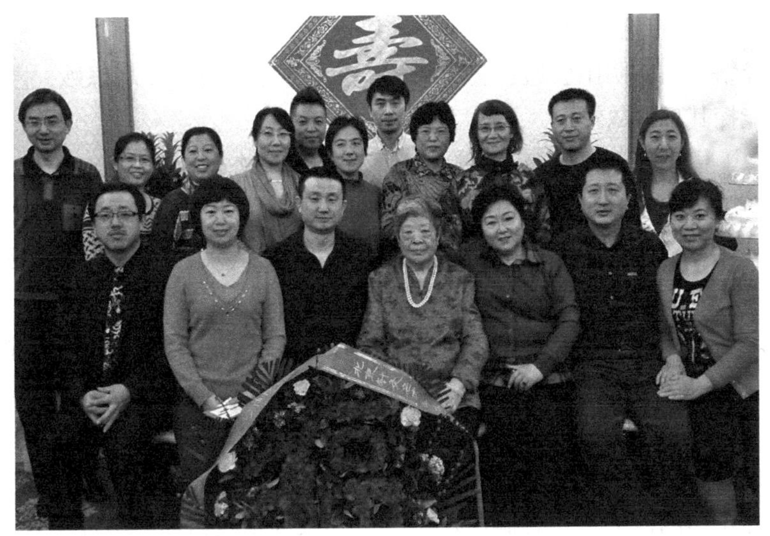

金伯华师生合影

（前排：左一苏锦绣，左二林珊珊，左三韩宇，中金伯华，右三王仁丁，右二张国飞，右一高江红；中排：左一彭冬青，左二王俊霞，左三冷柏霜，左四王婵媛，中赵新雨，右四徐书会，右三陈士贤，右二孙世青，右一郭凯宇；后排：左一高旭，右一张胜强）

一、针坛巾帼金伯华素描

张国飞

［**作者简介**］张国飞，祖传中医，中西医双学士，主治医师，就职于北京针灸医院（原北京市护国寺中医医院）。自1998年开始跟随金老学习，专攻痹证。先后作为主编撰写《金氏针灸临床精粹》《金氏治痹经验集》。后于2012作为第五批国家级名老中医经验继承人继续跟随金老学习。擅长中医药与针灸推拿相结合，整体治疗各科疾病。

《伤寒论》云：夫天布五行，以运万类；人禀五常，以有五脏。经络府俞，阴阳会通；玄冥幽微，变化难极。自非才高识妙，岂能探其理致哉？

中医学历史久远，博大精深，有典可查至今已3000余年，历朝历代皆有聪明绝顶、才高识妙之士，怀悲天悯人之心，穷其一生，探究理致。可这样的人中龙凤毕竟是凤毛麟角，去圣寖远，其学难精。无奈之下，医圣张仲景发出这样的感叹：观今之医，不念思求经旨，以演其所知，各承家技，终始顺旧。省病问疾，务在口给，相对斯须，便处汤药。时间转眼进入20世纪，西医学更是对传统中医形成了巨大冲击，简单直接的望触叩听瞬间代替了繁复模糊、只可意会难以言传的望闻问切，现代物理化学的巨大进步转眼碾压了几千年来的草根树皮、金针艾草。但是，伟大的中华文明虽然在人类历史上也曾被欺凌，但从未消亡，相反，每一次打压之后，都会有能人志士挺身而出，扛起民族大义，使中华文明之火经历风雨后更加绚烂的燃烧绽放。放眼当代，金伯华金老无疑就是一位扛起中医大旗的巾帼英雄。

金老的经历就是一部传奇。少年从军，在血雨腥风的朝鲜战场她经历了太多生生死死，悲欢离合，常人中年之后对疾病生死的感受她青春绽放时就已刻骨铭心，这是宝贵的精神财富。归国后进入北京市中医医院，与老一辈针灸名家，享誉海内的金针王乐亭大师共事多年，虽无师徒之名，但耳濡目染，闻弦歌而知雅意，何况用同一张办公桌的还有现在大名鼎鼎的针神贺普仁，名师诤友，朝夕相处，金老又敏而好学，针灸技艺一日千里。及而立之年，已名满京城，为响应政府号召，振兴中医针灸，她独自来到当时中医力量较为薄弱的崇文中医医院，一时间，患者如云，父老相告，崇文中医从此有了一面金字大旗，她接诊、科研、教学三管齐下，将自己的青春年华无私地奉献给了广大患者及门下弟子。

年至耄耋，回首过往，金老没有过多体味人生成功的喜悦，而是焦急地渴望把自己一生经验传给后来人，她总是跟弟子开玩笑说：有一天我去了那个世界见到毛主席，主席问我是否把知识都传给了弟子，我可以骄傲地说：都传授完了。主席便会用湖南话并满意地拍着手说：很好，很好。虽然只是一句玩笑，听者却可以感受到金老发自心底的迫切。行医一甲子，金老总结自己的成功经验，无外认真二字。

认真，世上说起来最简单做起来最难的二字，金老可谓将其发挥到了极致。一针一穴、一药一方，都是金老纵览古今、博采众说、加之自己的心得体会、去芜存真中得来。古今医书，汗牛充栋，何可胜言，但金老始终秉承要么不做，做就做到极致的精神，常常是一穴一方的笔记就洋洋洒洒数千言。工作中更是一丝不苟，望闻问切，细致得近乎苛刻。行针 60 余载，对人体早已了然于胸，但依旧在每一次进针之前，必先嘱患者摆好体位，放松身心，然后才度量身寸，探脉络，索荣卫。至于提插捻转，无不亲力亲为，必求气至病所，方可鸣金收兵。她选穴用方，无不力求精准，每针每药，皆务求其用，绝不会为求面面俱到，便铺天盖地，以患者身体为疆场，无所不用其极，杀敌一千，自损八百。金老用针，必先求其本，然后知其传变，循经取穴，如大将临敌，每发一卒必中敌之咽喉七寸，截敌于无依，最后才取其标，纵敌有百万之众，亦如无根之火，取之如融汤泼雪，手到擒来。此事说来容易，实是金老数十年临床经验的积淀。金老的女性特有的细心还体现在许多方面，例如每用一针之前，她必先审其长短、粗细、韧度、针尖锋利与否、是否有毛刺，确认得心应手后，方可进针。甚至艾盒的大小、深度是否合适，她都不厌其烦，反复调整，确认无误，方可应用。正是这些工作中方方面面无处不在的一丝不苟，成就了金氏针灸瑞士钟表般的精致。

二、我的恩师金伯华

冷柏霜

［作者简介］冷柏霜，女，金氏弟子，跟随金老学习多年，擅长内科常见病、妇科、美容及减肥。

我从10年前认识金伯华老师开始就一直跟在她身边。老师的人格魅力很难用一个精准的词语来形容，她有武将的豁达、有文人的细腻、有慈母的胸怀、有严师的准则。生活中的点点滴滴似乎都在为我的形容词做着注脚，也深知这些形容词远不能概括老师的全部。就让我通过这点点滴滴来认识一下我的恩师吧。

1. 做医生，要以病人为重

记得有一天早上我到门诊，看她已经在为病人诊脉了。于是我换好衣服到她身边小声跟她报到，她点点头，继续为病人认真诊病，不过隐约中觉得今天她很严肃。趁着看病的间隙，我禁不住问她："老师您今天怎么了，这么严肃？"她说："也没什么，一会儿跟你说！"给几个病人开完药开始扎针了，我像往常那样去扶她。不对！老师今天身体和步伐明显比平日沉重！我已经意识到她为什么这么严肃了！一批患者针完后我赶紧扶她坐下休息，给她端水喝。老师坐下来休息了一会才开始跟我说起她表情严肃的缘由，原来这几天她又是讲课又是开会，再加上天气变化，她的腿疼了一夜。她怕今天不能出诊，一大早起来给自己扎了几针，又用红外线治疗仪烤了烤，就强忍着腿痛出诊来了。听到这儿，我和几个实习的学生都异口同声地说："老师您应该休息呀！"她笑了笑说："休息？我休息了，这么多病人怎么办？他们的病不比我痛苦多了吗？我这点痛过几天就没事了。"我被老师一心为患者着想、忘我工作的精神深深地感动了，眼含热泪地说：“可是，您都快80岁的人了，休息几天病人也不会说什么的！”老师语重心长地说：“傻孩子，我知道你心疼我，但你要记住，作为医生，要以病人为重。不过我是老了，将来就要看你们年轻人的了。”听了这话，我对老师的崇高医德和慈悲胸怀肃然起敬，在场的病人和实习学生无不动容。我暗下决心，一定要好好跟老师学习，绝不辜负老师的期望，赶快学好针灸技术，为她分担重任。

2. 心细如发

记得有一次为一个女病人诊脉时发现她的结代脉非常明显，老师就问她左胸部有无不适，病人说有丝丝拉拉的疼，而且昨天晚上疼得更厉害。老师给她开完汤药后问护士药房是否有丹参滴丸，护士说没有，老师就让我把她的提包拿过来，从自己的药盒里拿出一小瓶丹参滴丸给病人要她马上含服，说要不就太危险了，病人感动不已。

有的病人怕针，老师会耐心做解释，消除病人的恐惧心理，为他们扎针格外小心，她说对恐针或第一次接受针灸治疗的病人，一定要循序渐进治疗，用针不能重，要进行必要的心理安慰。

老师对上岁数的老人或病情特别严重的患者，总是特别关照，有时就诊的患者太多，她就让年轻或病情较轻的患者往后让一下，提前给这些特殊患者治疗。记得有一个已经快90岁的患者，身体特别虚弱，老师就告诉她的女儿下次来治疗时不用排队，直接找她上治疗床做治疗。有的病人有意见，老师就语重心长地对他们说：“年轻人，照顾一下吧！谁都有老的时候。”而对自己的亲戚或朋友她却都要求他们按照次序排队等候。

而对小患者，老师就像是自己的孙子孙女似地哄着：“宝贝，别怕，奶奶轻轻地，快给我们小宝贝拿最小最细的针。”我们赶紧应和着："好的，给您最好最细的针。"一般的小患者都能接受老师扎针。对个别会哭的小患者，老师针完后总是要摸摸他们的小脸蛋，亲切地说："宝贝你是一个小英雄，你会越来越棒的。"

3. 让我的病人都能看得起病

按照老师的职称和资历，挂号费应该是很可观的。她以前带过的一些学生的挂号费都超过她很多倍了，可是老师坚决不让涨自己的挂号费，包括治疗费都不让涨，她常讲："本来他们生病就已经很痛苦了，不能再让他们在经济方面更困难，我要尽我的微薄之力让来找我的病人都能看得起病。"每当看到家庭特别困难的病人，她会绞尽脑汁为他们斟酌药方，在保证疗效的前提下，尽量让他们拿到最便宜的药。不光如此，有的病人看病的钱不够了，老师会自掏腰包为他们垫付诊费，这就是我的老师，她对钱财有自己的准则。

4. 活到老，学到老

老师对学术要求非常严谨，为了一个特殊的病证她会翻阅古籍到深夜，直到弄清楚病之根源。有一个师兄曾对我说过，有几年没跟老师临床，老师又有好多新东西了，真是追不上啊！这就是我的老师，对医学充满了热情，都快 80 岁的老人还在不停地探索和研究。我们年轻人又当如何呢？

有一次，一位家长带着一个 8 岁的小男孩来求诊，这个小孩说话行走都没有问题，学习成绩也不错，性格也很开朗，但就是头不时向侧面抽动，去了很多医院都没有什么好办法，慕名找到老师。老师说："我也只能先给他治治看，至于能治疗到什么程度我没法给你保证。"第 1 次治疗后效果不太明显，第 2 次治疗时老师采用了与第 1 次完全不同的方法，没想到效果特别好，第 3 次来治疗时，抽搐次数明显减少。经过 1 个疗程的治疗，小男孩的抽搐症状已完全治愈，其家人千恩万谢。老师也很欣慰地说："我不能给你保证，但我是医生，我会尽我的全力为你们解决病痛。”后来老师告诉我们，她为了这个特殊的病例查阅了好几本古代医籍，经过仔细辨证分析后总结出了现在的方法。她常说：“我不是江湖大夫，不能包治百病。”即使老师非常有把握的病，她也从来不把话说满。

老师曾经给我们讲过一个病例。有一次她去无锡讲学，她的一个学生请她帮忙会诊一个特殊病例。此病人瘫痪已经1年有余，各项检查指标都正常，但瘫痪原因不明。老师就向病人及家属仔细询问发病前的一些情况，了解到病人在得病前曾经生过一场大气，不久就瘫痪不能行走了。根据病史及临床表现，老师诊断他得的是“癔病性瘫痪”。怎么治疗呢？她让家属和护士把病人扶着坐起来，在针刺前对病人进行心理暗示说：“你的病没那么严重，你是可以走路的，我一会儿给你扎一针你就能走了，信吗？”病人用半信半疑的眼光看着老师，在场的医护人员、病人家属及病房的其他病人也都露出惊异的眼神，他们都不敢相信，怎么可能呢？老师说：“那好，你现在配合我你就能走路了。”只见她用一支1寸半的毫针在病人的哑门穴扎下去，左手掐住针身，右手捏住针柄，调动丹田之气做提插捻转手法。接着吩咐家属和护士说：“你们把他扶着站起来。”又对病人说：“没问题，你能站起来了。”奇迹真的出现了，病人在家属和护士的搀扶下果真站起来了，全场一阵惊呼。老师站在病人后面一面继续行针，一面对家属和护士说：“你们扶着他往前走。”又对病人说：“没问题，你可以走的，要相信自己，往前走。”在老师的鼓励下，奇迹又一次出现了，在家属和护士的搀扶下病人真的可以慢慢地往前走了，全场爆发出了热烈的掌声。在老师的治疗和鼓励下，病人在病房里走了几圈，然后老师说：“你们可以稍微松松手了，他可以自己走了。”果然，家属和护士在旁边护着，病人自己缓慢地向前走了，全场又响起了热烈的欢呼声！

其实老师治好像这样走了四九城都治不好的疑难杂证的例子

还有很多，就不一一列举了。

5. 爱徒如子

老师在给学生讲课时，她会提前好几天就开始准备讲义，她会反复推敲压缩，尽量在有限的课时中多讲一些学生急需了解的知识。老师讲课从不保留。一次在“中医万里行”活动的培训班上，老师讲完课已经很累了，可是好多同学还意犹未尽，围过来问各种各样的问题，老师都一一解答，有的同学还要体会老师的针法，老师就很认真地给他们一边演示一边讲解。有时我们会问她：“您已经把该讲的都讲了，干嘛还要多讲那么多呢？您看有的学生跟您学了那么多，可是过后他并不记得您。”老师说：“我一想到他们大老远来了，交了那么多钱来学习，真不容易，得让人家学到真东西。”“可是，您只是讲课，他们的钱又没有交给您。”“话是这么说，但是看到他们求知若渴的样子，老师我呀就想多教他们点东西。至于他们记不记得我那是他们的事，无所谓。”老师就是这样，只要看到积极上进的学生，她就会竹筒倒豆子，把她自己多年积累下来的经验倾囊相授，全告诉人家。

老师就是这样一位从不保守的人。记得有一个从江苏来的学生，听了老师的课后，想跟老师在临床学习一段时间。他说在来学习之前，他门诊的病人很少，所以想出来学习充充电。跟老师临床3个月后，他回老家继续开诊，没过多久他打来电话，高兴地跟老师汇报他的门诊病人多很多了，都有点忙不过来了。老师听后也非常高兴，十分欣慰。

听过老师讲课的学生，都有久旱逢甘露的感觉，只要知道老师有课，就会不远千里从各地赶过来学习。老师的学生遍布全国各地，乃至许多国家。有的学生在国外治疗时遇到问题无法解决，就会赶紧给老师打电话咨询，因为时差，老师虽然还在睡觉，但也会通过电话指导学生操作，当下解决问题。

老师对我们弟子就像自己的孩子一样爱护，听说哪个弟子病了，她总是牵肠挂肚，亲自开药扎针，还千叮咛万嘱咐，注意什么。有的弟子病重住院，她还会亲自到医院看望。有一次，我的一个师姐因病住院，怕老师担心没敢告诉。过了一段时间出院回家休养了，老师听说后，当天就买了一些补养身体的食品，叫上我一起去看望。见到师姐，老师直埋怨："这么大的事也不跟我说，你还当我是你的老师呀！"接着又是把脉又是问身体状况和饮食等，就像一位慈祥的妈妈心疼地呵护着自己的女儿。

老师对我们每个弟子都疼爱有加，每个弟子爱吃什么，喜欢什么颜色，有哪些爱好她都非常清楚。有一次放假，老师去海边玩，回来时给每个学生都带了一份小礼物，而且是根据我们的年龄和喜好精心挑选的，每个人的都不一样，真是让人感动！就是出诊她都想着我们，怕我们饿着，她总要从家里带鸡蛋或零食给我们吃，就像对待孩子一样呵护我们。天气凉了，老师怕我们早晨出来时冻手，就为我们每个学生买了一副手套，我们戴在手上，却暖在心里。有时弟子犯错了，她会很严厉批评，学生改正了，她会非常高兴，加以鼓励。

有一次我给病人做艾灸，由于艾炷没插牢，烧到一半时掉了下来，病人被烧就大声喊叫。我们赶紧跑过去，由于这个病人神志有问题，表达不清，只是在那嚷烫，我们找了一会才在她的手腕下面找到一块被她动散的还带着火的艾炷。老师赶紧采取紧急措施，一面用酒精棉球按压烫伤的部位，一面不断给病人道歉，接着又拿来烫伤药膏给病人涂上，用纱布包好，用胶布固定。处理完后，老师很严肃地问："这个艾炷是谁上的？"我走到老师跟前低着头说："是我上的！"老师严厉地说："上艾炷一定要上牢固，那是带着火的，一不留神就把病人给烫了，病人是找咱们解决病痛的，由于你的疏忽又给病人多增加了痛苦，你说这应该吗？"我惭愧地说："对不起老师，我错了，我下回一定注意！"老师生气地说："你要牢牢地记住，不是对不起我，你是对不起病人。”我赶紧来到病人身边给她道歉，病人及家属很谅解，说：“没事，没事，谁都有疏忽的时候。”还替我跟老师讲情，我心里更加惭愧了。从那以后我再也没有发生过类似的事情。老师看我特别认真地工作和学习，非常欣慰，对我更加信任了，好多难度很大的事情都会交我去做。带着老师的信任，我做起事情来更加认真，因为我不能辜负老师对我的信任。老师看到哪个学生有成就，她会高兴得合不拢嘴。我有一个师兄晋升为副高，老师高兴地把这件事跟我们每个徒弟讲，鼓励我们，让我们也要努力。哪个徒弟在哪些疾病的治疗上有突破，哪个徒弟在哪里打拼有成就，哪个徒弟在哪个国家创业，她如数家珍。我们对她就像自己的母亲一样，有什么开心和不开心的事都想跟她唠叨唠叨。老师常跟她的朋友们说：“我们师徒从来不隔心，有什么就说什么。”

每到过年，我们会约定大年初三一起到老师家聚会，一来怕分散去老师家她老人家太劳累，二来我们师兄弟姐妹有的很久没有见面，大家可聚在一起叙旧。每年的这一天我们就像出了嫁的女儿回娘家一样，兴高采烈地聚在老师身边，争先恐后地给老师和师伯拜年，我们会分别跟老师汇报自己的近况。前几年过年，我们会吃到老师的拿手好菜，老师会亲自准备一大桌独家美味佳肴招待我们。另外，我的老师可是一个烹饪大师，只要吃过她做的美味，每每想起来我们就会流口水。但是现在我们可没有这个口福了，老师讲了：“不管是谁来，就是儿女来了，都不再下厨了，年纪大了，有些力不从心了。”不过话是这么说，有时老师还是会忍不住给我们做上一两样让我们解解馋！老师就是这样宠着我们。

6. 伉俪情深

老师和师伯结婚 50 多年，师伯对老师的工作倾全力支持，老师也对师伯照顾有加。师伯的饮食和起居都是由老师安排，现在快 90 岁的人了，身体还很结实，走路非常稳健。

两位老人生活特别有情趣，他们会因为对方做了一件很窘的事而开怀大笑，时不时还拿出来讲讲，窘对方一下。有时老师或师伯还会背着对方偷偷地讲给我们听，我们就一起大笑。有一次师伯跟我们讲，你们老师前几天出去锻炼回来找不着家了，在小区里绕了好几圈才找回来。我们听了哈哈大笑。当时老师就在场，像小孩一样天真地问："你们在说什么呢？也说给我听听。"我们笑得更欢了。看着老师非常认真地在等着我们讲给她听，师伯笑着说："我们在笑你找不着家呢。"老师恍然大悟，也哈哈大笑起来。师伯笑着说："你们老师年轻的时候就出过这样的笑话，别看你们老师对哪个病人什么病什么时候来治疗的都记得那么清楚，对路就不行了，有时候就是个路盲！"老师和师伯就是这样快乐的老人！

有一次，老师约我们去看鲜花博览会，地点是在顺义，老师和师伯通过电视广告提前把地址和相关信息记了下来，路线也了解得很清楚，而且带什么准备什么两位老人都做了很详细的计划。看着他们劲头十足的样子，就像年轻人在准备一次非常有意义的旅行。我们也被感染得兴致勃勃，大家各尽所能，一次愉快的参观就这样开始了。看着两位老人在认真欢快地参观着一个一个展区，当看见特别漂亮的鲜花或造型时，老师会摆一个很优美的姿势，师伯就会及时调好焦距为老师拍上一张美人照，照完后还会立刻让大家欣赏。师伯这个高级业余摄影师会一路拍尽所有的美丽，当然老师是他作品里最绚丽的一幅，两位老人一边欣赏一边议论，分明就像两个志同道合的朋友在讨论一个非常有趣的话题，真令人羡慕不已。

还有一件令我终生难忘的事，那就是老师和师伯的"金婚"庆典，我有一个师姐的摄影技术非常高超，她提议要为老师和师伯拍一套金婚纪念照，由我做助理兼化妆师。我们约好了日期，师姐提前在家里做好布景，我接老师和师伯到师姐家准备拍照，老师把她和师伯喜欢的几身衣服带上，我和师姐为他们化妆造型，准备好后开始拍摄，我为两位老人摆各种姿势，一会儿有这样的创意，一会儿又有那样的想法，整个屋子笑声不断，两位老人精神饱满，兴致盎然，他们摆的姿势是那么自然，那么和谐，真像一对年轻的爱人，又多了份年轻人没有的默契和成熟。望着两位相濡以沫的老人相互地说笑着，真是让人羡慕不已，如果每一对夫妻都能像他们一样，人类的寿命可能会整体延长，而且生命质量也会有很大的提高。

7. 享受生活

我的老师是一个非常守时而且对生活和工作都非常认真的人，无论是讲学还是出诊，不管寒冬酷暑她都要准时起床穿戴整齐等候司机来接，看上去就像出征的将士一样英姿飒爽。

老师不光对工作细心和耐心，对待生活也非常认真。对于生活有着不亚于我们年轻人的追求和享受。除非天气特别恶劣，否则她每天早晚都要坚持锻炼。老师有一个锻炼宗旨，那就是“量力而行”，从不强迫自已超负荷锻炼。老师和师伯身体都特别好，人老了不可能什么毛病都没有，但是她掌握的度非常好。她有糖尿病已经快40年了，始终坚持按时吃药，适当调控饮食。老师讲，不能什么都不吃，而是要适量吃。她什么都吃，但血糖一直都控制得很好，各项检验指标也都正常。

她非常喜欢逛街，不论大的商场还是小的菜市场，她都会津津有味地欣赏。有一次老师看见卖观赏鱼的，她看着漂亮的小鱼，驻足观赏好一会儿。她看着鱼儿欢快可人的样子，老师像顽童一样兴奋地笑起来。在师伯的怂恿下，她买了2条回去养在家里的小鱼缸里。她每天会像照顾婴儿一样按时给鱼儿喂食和换水，还经常站在鱼缸前逗着小鱼和它们开心地说话。发现鱼儿可爱的时刻，老师会赶紧喊：“老伴快来看，快来看，你快看多好玩，它们俩在抢食，那条深色红鱼抢了食就跑，那条浅色的就在后面追，哈哈，小宝贝别着急，都有份。”师伯就凑过来和老师一起欣赏，那份天真可爱的样子，哪里像快80岁的人呢，分明就是一个童趣十足的顽童。

老师对外面流浪的小动物也是充满爱心，她经常买猫粮喂小区里的流浪猫，有时看到广告有什么新品种的猫粮上市，老师总要买一些回来，让小区里的猫儿们美美地改善一次伙食。有时候出去吃饭，老师还会把剩下的肉或鱼拿回家给流浪猫吃。更有趣的是，她还会为猫儿们起既好听又好玩的名字。只要老师往猫儿们经常进餐的区域一站，猫儿们就会立刻围上来，等待老师给它们分发食物，老师挨个叫着它们的名字，它们好像能听懂老师的话，分别以叫声回应着。老师有时会给怀孕的猫儿特别加餐，拿一些非常有营养的食物专门给它吃，告诉别的小猫咪：“不许跟它抢啊！它要做妈妈了。”感觉猫咪要生产了，老师会早早为它准备一个又大又温暖舒适的窝，而且每天会多去看望一次。只要猫咪生下小猫，老师就会每天给它送去鲜奶和营养丰富的食物。老师特别赞成给猫咪做节育手术，她会出资支持年轻人带流浪猫去做节育手术，这就是老师细腻的爱。

老师的家庭也是一个其乐融融的大家庭，看着他们的全家福照片，是那么的幸福温馨。他们的一对儿女及其全家人每周都会回来看望他们，有时我会不理解地问老师：“您和师伯都这么大年纪了，为什么不让孩子跟您一起住呢？有点什么事也好有个照应啊。”老师语重心长地说：“孩子们也提过很多次了，我跟你师伯一致觉得孩子有他们的家庭和生活，跟老人住在一起会不那么自由。我和你师伯身体还是可以的，不想麻烦他们。再说了，要是有什么不舒服，你师伯他们是给配车的，我们可以直接叫车，小区离医院也不远，很方便的。”老师就是这样从不愿意去麻烦别人，包括自己的子女，总是在替别人着想。

老师的生活是那么的平凡，但又是那么的丰富多彩，那么的意味深长，那么的叫人向往。这就是我的恩师，我心中真正的大师！

三、点点滴滴的回忆

王仁丁

［**作者简介**］金伯华第6位弟子，随金老学习多年，博学多才，美国传统医学博士，中国针灸学会会员。

从1992年成为老师的弟子，与恩师相处有20年了。往事点点滴滴，历历在目。

很幸运，1996年我随恩师出访美国，做学术交流。在美国，老师的人格魅力给周围的人很深的感染，也给我很深的影响。她的仪表永远端庄得体，银灰色自然卷曲的头发总是很整洁，一朵胸花显出高贵和优雅。

在千人的学术交流会上，她的讲课声音悦耳，逻辑清晰，语言风趣，病例生动，博得了阵阵掌声。

现场演示时，一位得干眼症的患者7年没有眼泪，经恩师一针睛明就扎得眼睛湿润，她激动地拥抱着恩师哭了，谢着说能流出眼泪了，流的是高兴的眼泪。

一位美国上层人士请老师给家人治病，当时病人因严重类风湿已坐轮椅。在她位于海边的别墅里，她的家庭按摩师低头站在一旁。老师给她诊脉后，正准备做针灸治疗，她的家人突然提出要按他们的方案治疗。我听后很是诧异，只见老师非常沉着地停下治疗，有板有眼地告知："如果按你们的方案，就不需要我来美国，请买明天的机票送我回去。"当时傲慢的美国人一愣，随后老师又告知："在中国，我代表自己。在美国，我代表中国，代表中国的国医专家，你们明白吗？”美国人讶然，被恩师的强气场震慑住了，只得接受老师的治疗。经老师2个月的治疗，这位患者竟从轮椅上站起来了，而且居然能去德克萨斯州旅行。直到我们讲课结束，他们才兴高采烈地回到洛杉矶，并强烈要求我们再留一段时间做巩固治疗，给我们开出优越条件。但我们商量后，还是放弃优越条件，义无反顾地于第2天踏上了回国的班机。恩师悄悄告诉我，她要转道去日本，看望她很久未见面的妹妹。她就是这样一位可敬可爱的老人。

老师是一位非常有凝聚力的人，无论在国内还是国外都会有很多学生、患者围着她。跟随恩师从医期间，有时一上午就要医治60多位患者，这些患者都是从全国各地乃至其他国家慕名前来求诊的。老师对每一位患者都很和蔼、很有耐心，问寒问暖，认真诊治。她不仅医术高明，医德也极其让我钦佩。在她极富感染力的笑容和妙手医治下，很多患者都痊愈而归。有一次老师考我，问中医历史上医德最高的是哪位名医？我没有思考就回答说有2位，恩师一愣，问都是谁？我说是唐代的孙思邈，还有恩师您呀。老人笑了，又开心地说是3个，还有我徒弟你呀。在恩师的言传身教下，从师学医的我不仅学到了精湛的医术，还培养了对病人的爱心和同情心，培养了良好的医德。

生活中，恩师爱我们像自己的孩子。她能清楚地说出每个弟子喜欢吃的东西。外出旅行，她会为每个弟子买一份小礼物。有一次，老人知道我爱吃海鲜，居然从几千里外的海边给我带了一玻璃瓶生蚝。

那年夏天我有病做手术，不顾39℃的高温天气，白发苍苍的恩师与老伴拉了一小车的补品去医院看我，她都没来得及擦擦自己的满头大汗就心疼地在病床前为我诊脉，临走还贴着我的脸安慰我。我永远不会忘记老人那慈祥的面孔。

无论在工作学习上还是在生活上，恩师都给我们很多关爱。

有海外从医的学生居然不顾时差半夜打电话来求教，恩师都会毫无保留地指导他。恩师说他可能是正在给患者做治疗时遇到问题了，她总是非常理解照顾别人。

每年的正月初三是我们和恩师聚会的日子，我们像一个大家庭的孩子一样承欢恩师膝下，有很多人是从外地和海外特意赶回来的，大家向恩师汇报一年的工作和生活，谈一年的见闻趣事，聆听恩师的教诲，品尝恩师亲手为我们做的美食，感受母爱一样的温暖。

在美国，工作之余，有时会与恩师彻夜长谈。谈过去、谈未来、谈生活、谈美食、谈人生。越是对恩师了解，越是对她敬佩有加。她苦难的童年，战争年代军旅生涯九死一生的经历，直至成为新中国一代名医，无不充满传奇色彩，令人赞叹感慨。她就像一棵参天大树，经历了无数风雨坎坷，依然根系大地，硕果累累。不管遇到什么问题，与恩师商量，总会得到最佳解决方案。她为人极其有礼貌，总是认真听你倾诉，分担你的困惑，分享你的快乐。她的心像大海一样，容纳我们这些向她奔流的小溪，用她那宽厚的羽翼庇护我们，让我们在她的大树下歇脚疗伤，茁壮成长。

恩师就是我人生的榜样，她面对人生的那种坦荡和义无反顾，让我变得坚强。每一次看到恩师整洁优雅地坐在客厅里等我的样子，心中就会涌出无限感动，一切困难都会远去，使我充满力量。是恩师为我撑起这片平静的天空，让我这颗流浪的心得到抚慰。她不仅教我医术，更教我怎样抵御人生风雨。

恩师在我心里，就像她老伴对她的金婚感言一样：历久弥新，永远美丽年轻，充满生命的活力。

恩师永远是我心中的骄傲。

四、记师傅二三事

郭凯宇

［**作者简介**］郭凯宇，金伯华第10位弟子，跟随金老多年，就职于北京同仁堂集团，长年派驻海外，擅长针灸治疗各种内科疾病。

我的师傅是一位和蔼可亲、慈祥的长者，虽然已进入耄耋之年，但还是那么的精神矍铄、神采奕奕。

在我的记忆中，来找师傅看病的病人下至一两岁的小朋友，上至八九十岁的老人，年龄跨度之大、病情之多样性复杂性可想而知。众所周知治疗疾病是一个比较痛苦的过程，但师傅总能把它变成愉快的过程，总会让每位患者心情舒畅，满意地走出诊室。

记得有一天，一位年轻的母亲带着儿子来找师傅看病，这个小患者大概四五岁，面带病容，还没进门就开始又哭又闹，师傅见此情景并没有马上就诊，而是把他带进诊室，开始和他聊起了天，唱起了歌谣，待小患者情绪平复以后才开始看病。师傅把脉、问诊，每一步都既细致又温暖，小患者在不知不觉中开始针灸治疗，师傅一边跟小患者聊天，一边针灸，针法如蜻蜓点水般轻柔，没有引起小患者任何的反抗，更没有一点不适。治疗完毕以后，家长对孩子如此配合治疗感到非常惊喜。经过1个疗程的治疗，小患者在不知不觉中痊愈，家长更是对师傅感激不尽。

还有一次，一位80多岁的患者，有心脏病、哮喘、高血压，老人每天愁容满面，对任何治疗都消极对待。师傅还开玩笑地说他是“腰里别副牌，得谁跟谁来”，刚开始让师傅看病的时候就是满脸的不高兴，对师傅也是不信任、不配合，甚至无缘无故地发脾气。师傅不急不恼微笑地和他聊天，聊家长里短，从聊天中了解病因，又从诊脉中了解病情。对这个患者，除了针灸以外，师傅还根据每一阶段病情的变化，对症下药，精心调整每一次药方。针灸加中药的治疗，让老人在短时间内就有了好转，心情十分舒畅，从此以后就开始积极配合治疗，高高兴兴地来，快快乐乐地走。每次看完都对师傅不停地说“多亏有了金大夫啊，我现在身体没有问题了”。

日复一日，年复一年，超负荷的工作和疲劳的身心，师傅想的还是患者的需要，面对那些渴望健康的目光，师傅用鼓励的眼神传递力量，用有力的双手祛除患者的病魔，用慈祥的目光抚慰心中空寂忐忑的患者，用和蔼的声音对患者做疾病康复的健康指导。

“长大后，我便成了你……”一首简单的歌却包含着我一直想对师傅表达的感情，师傅是我的奋斗目标。要像师傅那样工作严谨认真、淡泊名利、生活丰富多彩、心态平和。师傅做人有原则，绝不因为取媚于谁或出于利益的考虑而违背内心，做事有始有终，负责到底。

最后，我想对金伯华师傅说，感谢您这十几年来对我的谆谆教诲，感谢您在工作上对我的严格指导，在生活上对我的关心照顾，希望您身体健康，幸福安康！

五、从师心得

王婵媛

［**作者简介**］王婵媛，金伯华第17位弟子，中医针灸医师，擅长治疗心脑血管病、痹证及妇科不孕不育等疾病。

10 年来，我一直师从著名中医针灸学家金伯华教授，作为一个学生，我亲眼见证了老师的品德纯厚，医德高尚，师道谨严，医技精湛。老师怀着对卫生事业的无限忠诚，对患者的博爱，对学生们的诲人不倦，对医术精益求精的信念和追求，几十年如一日，不辞辛苦地奔波在临床、科研及培养新人的第一线。

1. 品德纯厚

老师一直对我们强调：要成为优秀中医临床人才，要有高尚的品德，品德不光指医德，因为医德只是对病人，而品德在各个方面都有体现。她希望我们当代的青年中医工作者，能珍惜社会提供的良好条件，不求财，不功利，把中医发扬光大。能伴随老师这样有着以解决人民疾苦为己任之心的高尚名医左右，实是我的幸运，我一定以老师为榜样，用毕生践行为人民服务的宗旨，为中医事业贡献自己的全部热忱和力量。老师经常教育我们要爱生命、爱中医，人生最好的老师是兴趣，只有爱上了中医，对中医感兴趣才能一生乐此不疲地走下去，才会养成对中医理论不断探求、不断学习的习惯。

2. 医德高尚

金伯华教授认为，名医的标准，首要是医德医风，要平等对待贫富病人，在她的眼里，病人没有贫富贵贱之分，都是需要救治的患者，她敬重的只有生命，眼里只有病人。挂特需号的也有许多外地慕名而来饱受疾病折磨的中低收入人群，他们来看病很不容易，一个好医生就是要让穷人看得起病，不让患者多花错一分钱；她从不以专家自居，对待每位患者均认真负责，详细询问病史及诊疗经过，态度谦逊而和蔼可亲。老师一直坚持“只看病情，不看背景”的看病原则。由于患者过多，导致老师经常有中午一两点钟才吃午饭的情况发生。虽然她已是十分疲惫，但是态度、细心不会打一丝折扣。对于当今社会某些功利浮躁的倾向，老师深感痛心，她一再强调医生必须重医德，现在有些年轻医生思想浮躁，一切向钱看，这非常危险。我们一定要记住“医乃仁术”，应该救死扶伤，济世活人。我们要培养既有精湛的医疗技术，又有崇高医德的名医。只要你有着一颗为人民疾苦着想的心，那么自然会做到尽职尽责，自己督促自己学习、进步。医德规范是医务人员进行医疗活动的思想和行为准则，它就像是一面镜子，让我们在工作中能时刻照见自己的一举一动，谨言慎行。

3. 师德严谨

老师对学生可谓是倾尽毕生心血，毫不保留地将自己所学传授给我们，她说：“中医学千百年来都是为民间服务的，若我能将自己所学授予你们，有助你们把握中医学习的方向，可以不走或少走弯路，你们又能为百姓带来健康，那实属我的荣幸。”又说：“现在有老师带，更应该勤学勤问，坚持每天看书学习，每天给病人看病，每天都要总结。为什么有的药有效，有的药无效，以及对哪些人有效，都要成为自己的经验，真正能把我的精华继承下来，变成自己的东西，再去造福人类。”

老师告诉我们，中医事业传承几千年来，正是靠着一代代中医人不断摸索和实践才发展到今天，我们要前赴后继，继承老一辈人优良传统，将中医事业不断推向新的发展阶段。要不断学习和强化理论知识，从古书古方中提取精华而运用，勤背诵、扎扎实实打好中医基本功非常重要。过去师带徒学习中医时，要求非常严格，要背很多医书。她刚开始学习中医时，老师让她死背书、背死书，她当时有些不大明白，但后来反思明白过来以后，觉得当时背的医书很有用，获益匪浅。她认为中医基本功过硬，理论扎实，临证时才能底气十足，才能做到以不变应万变。同时，老师也再三对我们强调要多临床、早实践，实践是检验真理的唯一标准，中医理论只有在不断地临床实践中才能被深刻理解、灵活运用。要将接待每位病人的临床实践反馈于理论中，这样才能体会中医精髓的博大精深，只有理论与实际相结合，深厚的中医功底与不断地临床治疗相结合，将来才会有所成就。业精于勤，老师自己就是这样做的，她年过八旬，还坚持一周三天出诊，带学生，为杏林做出了表率。对疑难病证，老师善于深刻分析，说明得病原因，医治方法，同时发扬民主，鼓励学生提出不同意见，展开辩论。

六、随老师实习感受

李洪峰（德国进修生）

第一次见到老师是在中国中医研究院针灸研究所举办的“高级针灸进修班”上。作为给这个班讲课的著名老中医之一的老师，她超凡的气质、不凡的言谈、严谨认真却又不失幽默的独特风格给我留下了极其深刻的印象。再加上得知老师已年近八旬，看上去却精力充沛，精神矍铄，说话底气十足，声如腰鼓，透力中有柔和，清晰而响亮。我暗想，这才是我想象中的中医大师。从此，我便渴望能有机会亲受老师的教诲和指导，也不枉我远渡重洋，回国取经探宝，以便将来能在德国为中医针灸的推广与发展尽微薄之力。

从 5 月份到 8 月份，进修课程完成之后，我来到老师所出诊的“大钟寺中医门诊部”，恳求老师接受我来实习。尽管当时实习位置紧缺，老师为了照顾我的特殊情况还是接纳了我。我当时除了感激之外还感到非常高兴，并下定决心一定要充分利用在国内的时间，认真勤奋地学习，以不辜负老师的接纳与希望，也为将来“金氏针法”的使用与推广，为中医针灸在国外的发展与推广打下一个扎实的基础。

老师带学生的方式是言传身教，不仅“予以鱼”，更重“予以渔”。她进针如蜻蜓点水，运捻针流畅自如，或如行云流水，或又龙飞凤舞；进针行针，深浅远近，完全都体现在她的手法之中。看老师精妙而娴熟的手法，除了赞叹、敬佩之外，也深感针灸博大精深，要想掌握它，绝非一日之功。即使用余生去求索、苦练，也未必能学到老师的十之一二。只有踏踏实实、兢兢业业地学习，学习再学习，才能尽可能地提高针灸的技术。

老师在所有可能的条件下都会给我们解释进针、运针的技巧，以及取穴的原则与机理，使我们不仅知道一定的病证取什么穴，而且告诉我们为什么要这样取穴。

老师不仅教我们医术，还时时刻刻教导我们要重医德，要对病人尽心尽责。老师对病人热情关爱，用心与病人交流，使病人立即感到安慰并有信心使自己的病治愈。

总之，跟随老师学医做人，将会对我的行医生涯产生巨大的影响。虽然我在国内的时间有限，但老师以她渊博的医学知识，丰富的临床经验，以及有问必答的大医风范使我受益甚丰。常言道，一日为师，终身为父（母），我会把老师当作我的终身师父，尽可能多地回国再受老师的教诲，以便使自己的医术能够不断提高。

在我实习即将结束之际，衷心地感谢老师孜孜不倦、耐心精细的指导，也衷心地祝福老师身体健康，快乐！愿您桃李芬芳，飘逸五湖之上，四海之边。

七、金氏针法学习感受

周　勇

［**作者简介**］周勇，金伯华第 27 位弟子，擅长针灸治疗痹证。

不知不觉中已经跟随金伯华老师学习三个月，有时感觉时间很漫长，因为和老师在大钟寺门诊和同仁堂门诊的临床工作和学习十分融洽，同老师及几位师兄、师姐的感情，仿佛是相处了许多年的老朋友，有种说不出的亲切和眷恋，也许这就是所说的缘分吧。但有时又感觉到时间很短暂，3 个月一眨眼就过去了，刚来到诊所随师学习的情景就仿佛在昨天；而且老师所具备的专业知识和人生智慧有太多太多需要我去学习和领悟，别说 3 个月，3 个年、30 年又何尝能学到而且融会贯通呢？感慨万分！

老师针灸临床至今已有 60 余年，她老人家的辨证、配穴思路是那么的独特，既变化无穷，又静止若一，进针手法是那么的娴熟、自然，动作又是那么的敏捷、准确，真的不敢相信这项生命健康的艺术是出于这位耄耋之年的老人之手。正如师姐对我所言：“老师用针的奥妙，全在她老人家的手上，看似轻盈，患者的感觉却是那么的强烈，有力度。”我体会到中医里面所讲的“劲道”，这着实值得我们作为弟子的好好去学习和研究。

还有就是老师对待工作和患者的态度，是那么的认真、负责，这让我们作为学生的从心里佩服。用老师的话说：“不管何种原因，即使是身体不舒服，只要能爬起来，就一定要出门诊，因为还有那么多患者在等着我呢。”多么朴实的话语，只要到了诊所，老师就一丝不苟地工作，没有多余的话，更没有多余的时间休息，从早上一直到中午，甚至午后。在老师心中，只要在诊所一刻，全都是患者和工作。“严于律己，宽以待人”，在这位老一辈中医工作者、老一辈共产党员身上深刻体现着。

通过这短短 3 个月时间的临床学习，我认识到自己更多的不足之处，我还要继续跟随老师认认真真地学习，沿着中医特有的师承方式，努力使自己更深刻地感悟岐黄之道，并以自己的专业知识和专业技能，将金氏针法发扬光大，为更多的患者服务，并以老师为榜样，认认真真、兢兢业业地工作和学习。

八、认认真真做事，坦坦荡荡做人
——跟诊师老学习体会

周雪琳

[作者简介] 周雪琳，金伯华第31位弟子，针灸爱好者。

有幸在金老身边跟诊学习，春华秋实，1年的时间一晃而过，在老师身边耳濡目染，无论是医德医术还是做人做事等方面都得到很大的启发和帮助。老师常说："认认真真做事，坦坦荡荡做人。"这是她的人生格言，也是她对我们的教导，我们从她行为处事的点点滴滴中体会着这句话，感受良多，仅从以下几个方面总结自己学习的体会：

1. 重视医德的培养，对患者有耐心爱心

老师今年80高龄，门诊量依然很大，一上午要看20多个病人，老师对每一位患者都和颜悦色。有时候患者多，问得也多，小诊室一挤，我们有些不耐烦，老师便严肃指正我们，语重心长地跟我们讲：病人求助于大夫，身体有疾患，大夫应该体谅病人，尽可能耐心客气，嘘寒问暖，让病人对大夫有信任感和亲切感，这样才能达到最好的治疗效果。现在紧张的医患关系，大夫也要检查自己的问题，特别是对待患者的态度。老师这一席话，病人们纷纷赞赏："金老，您说到我们心里去了！"

因为老师的言传身教，所以诊室里总是洋溢着和谐融洽的气氛。

2. 学习了大量的病证治疗

老师的临床经验非常丰富，门诊不仅有各类常见病证，也常见很多疑难杂症。跟随老师学习就像跟随一位全科医生学习，能够学习到大量丰富的临床经验，不到 1 年的跟诊学习，我已经见过如下病证：感冒、发热、咳嗽等常见病；鼻炎、耳鸣、眼干涩等五官病；面瘫、面抽、中风、偏瘫、胸痹、风湿性关节炎、类风湿、颈椎病、腰椎间盘脱出、膝关节腔积液、网球肘、肩周炎、强直性脊柱炎等各类痹证痿证；小儿积食、遗尿；妇女月经不调、不孕、盆腔炎、外阴瘙痒、产后风、更年期综合征；丹毒、湿疹、荨麻疹等皮肤病；还有脂肪肝、胃病、便秘、失眠、干燥症、甲状腺功能低下、癔症、抑郁症等等内科和精神疾病。

老师的临床经验非常丰富，往往在外院诊断不出来的病人，老师一眼就判断出来是什么病证。有一个十几岁的小男孩，发热持续几周不退，双目结膜巩膜充血发炎。外院按照感冒发热治疗及眼疾治疗，未见好转。经老师细心观察、认真思考，凭借几十年的临床经验，四诊辨证诊断，当即判断疑似强直性脊柱炎，嘱咐去医院做检查，检查结果 B_{27} 呈阳性。如此患者得到了及时准确的治疗，1 个月即恢复了健康，避免了强直性脊柱炎发展带来的危害。

3. 重视辨证，溯本求源

每一种病证，老师的问诊都非常严谨，辨证仔细，辨阴阳、辨虚实、辨寒热、辨病位，即使是常见的痹证、痛证，例如骨刺引起的颈椎疼痛，老师也一定会问是否肩膀发沉、手麻，是否头晕、头痛，是否恶心、不欲食，从而判断骨刺长在外侧、内侧还是两侧，并相应加减配穴。又比如患者自述便秘，老师一定会问是否便干，还是有便意却无力，如果是便干，又会追问是大便出头干，前干后稀，还是一直很干，从而辨证属于虚证还是实证，需要滋阴还是健脾。这在无形中纠正了我最初只重视何病用何穴的简单思维，树立了重视辨证，溯本求源，治病必求其本的理念。

4. 思维开放，学习各种治疗手段

老师临床治疗手段非常综合，不仅善用针刺，以金氏手法独树一帜，且用药遣方、外敷内服、拔罐、放血、艾灸、艾炷灸、火针、烤灯、穴位注射等等，各种手法灵活运用，甚至老师还很懂西医，各种西医检测、西医擅长的治疗手法，老师均兼容并蓄，推荐给患者。

面对各类复杂的病种，老师总是信手拈来，游刃有余，胸有成竹的对症下药、对症下针，屡见奇效。

对我来说，这无疑是突破了对针灸大夫的狭隘定位，面对患者，我们首先是大夫，一定要全面掌握各种治疗手段，了解各种方法的长处，提供给病人最优的综合治疗方案。

5. 用针之妙存乎一心

老师持针时从来不受外界环境影响，也不被自身状况影响。每每在老师身边，看老师持针时屏气凝神，心无旁骛，进针如行云流水，运针出神入化，感觉不仅仅是学艺也像是在欣赏艺术。即使诊室里嘈杂，或有旁人议论，老师都似乎置身世外。老师经常给患者治疗完毕，才像出戏一样问我们“你们刚才说什么呢”。

老师常说“用针之妙存乎一心”“运针时功夫在手、动力在心、指挥在脑”“不要光学了我的形，更要学老师的神”等等。这对于我这样的入门者，一开始就重视用针专注、凝神，无疑是打下了非常坚实的基础。

6. 喜教善教

老师非常希望我们能够把她的本领都学习继承，完全没有私心。对于认真、好学、善思的学生非常喜欢，也经常鼓励我们要善于思考、善于提问，同时临床上老师抓住各种机会教我们。比如，问诊该怎么问，病历该怎样写，怎样规范使用医学术语；如何辨证，如何辨病，如何用药，主穴配穴如何选取。老师也会经常提问，启发我们思考，比如“为什么这个患者膝盖疼痛，不取足三里而取阴陵泉”“为什么取患侧合谷、健侧列缺”“为什么患者头疼，却先刺足部穴位”“老师的运针方向有什么特点，为什么要这样运针”“如果肩周炎，手臂内侧疼痛，如何辨经取穴治疗”等等。

患者不多的时候，老师还给我们做示范，如何在保证安全的同时尽可能进针到位。比如危险穴位哑门，老师给病人刺入哑门穴位后，让我们一一感受针下的海绵体，并且拇指向前或向后，指挥针下的针感走向，要求我们体会并掌握对针感的控制，要能够像穿针引线一样游刃有余。

老师每次做讲课培训，都要求我们尽可能参加，不但要临床实践还要系统地学习理论，才能打下扎实的基础。我经常把临床记录的医案，对照老师的讲课笔记，对照老师出的书，做反复的学习，理论实践相结合，每看一遍都有新的收获。

金老师不仅仅是医术高超、医德高尚的好大夫，也是一位非常热爱教学、乐于传授且善于传授的好老师。我之前仅仅是在理论上学习针灸，经过这一年的跟诊学习，树立了正确的基本观念和态度，对临床常见病种有了大致的了解，并学习了基本的辨证方法，且开始动手练针、下针，方方面面均有了巨大的飞跃。

这一年能够跟在老师身边，得到老师很多的指导、关心和爱护，我非常感激，千言万语难以言表，就用一句话表达心声吧：亲爱的老师，我们永远爱你！

九、从师十余载，心会吾师之今夕异同

张国飞

初入金氏之门是于20世纪末，我刚刚走出校门，既彷徨又踌躇满志。出身中医家庭，耳濡目染，使我对中医药、针灸、按摩等皆有自以为超出同辈的见识。虽然毕业于西医院校，但我自知心属中医，此生已注定与针药为伍，与手术刀无缘。那时我对

痹证范畴的疾病情有独钟，痹证患者范围广泛，颈腰腿疼40以上基本尽人皆是；针药结合治疗疗程短、见效快，符合我那时急功近利的心；急性损伤只要不是筋断骨折基本上凭着骨科手法结合针药都可以手到病除。但患者多，疑难杂症自然也就多，失败愈发频繁，挫折感使我对自己产生了怀疑。当我在黑暗中摸索时，指引方向的明灯出现了。这时我有幸聆听了金老的讲座，使我顿有拨云见日之舒畅，于是我不揣冒昧，追随金老到了她的门诊。

金老时任针灸学会常务理事，门诊患者以痹证和中风为主，对我来说不啻于久旱逢甘露。金老的学术思想、治疗思路、用针手法都深深地铭刻进我的心中。自《黄帝内经》以降，中医药及针灸治疗痹证皆以肝肾二经为主，金老通过自己的临床实践，另辟蹊径，首取心经，她认为心为君主之官，总管周身各脏器，振奋心阳可以全面提高机体机能，滋养心阴则可以充盈血脉。君正方可臣贤，故治疗各种久病沉疴皆应先从调养心经入手，痹证也不例外。金氏手法更是独树一帜，针从天部直抵人部，既能减轻或消除进穴透皮时患者的疼痛感觉，又比针体透皮后从天部缓慢进针寻找针感更易于得气。所以直刺进入人部，手指有沉紧如同“鱼吞钩”的得气感后，立即从人部将气引入地部，轻轻地一捻，松开双指似同一弹的手法，起到巩固针感和留气、守气的作用。经过金老的治疗，许多我以前认为根本无药可医的顽疾应手而解，尤其是大量类风湿患者，关节肿大变形，行动困难，经过金老之手，效如融汤泼雪，令我作为观者拜服之余亦感痛快淋漓。经过一段时间的学习，我深深被金老的医术医德所感染，金老也觉得我资质尚可，遂收入门下，正式成为金氏弟子。跟师近四载，方有小成。得金老之首肯，独立行医。

转瞬10年，我谨遵金老之教诲，兢兢业业，于金氏手法治疗痹证及中风方面亦渐入佳境。今金老作为国家级师承专家的代表，我有幸又正式成为金老临床经验的继承人。再回金老门下，我信心满满，自觉经过多年磨砺，继承金老舍我其谁。谁知今非昔比，金老的患者与当年大不相同，内外妇儿，无所不包，我又重新变成一张白纸。即便最熟悉的痹证，取穴与当年也大不相同。例如以往金老治疗强直性脊柱炎以华佗夹脊穴为主，如今又配伍了督脉穴位，取穴也不像过去多多益善，而是少而精，突出重点，并采用围刺、扬刺等多种手法，集中优势兵力打歼灭战。其他如金老应针灸学会要求研究的针灸减肥美容等项目更是我以前从未接触过的。

我曾读《扁鹊传》，言扁鹊过邯郸，即为带下医；过洛阳，即为耳目痹医；入秦即为小儿医，随俗而变。我过去认为古人言过其实，世上哪有事事皆可为者。今观金老之用针，方信古人诚不我欺，世上自有绝顶聪慧之士，一理通，百理通，融会贯通。金老以耄耋之龄，尚孜孜不倦，实为我等后进末学之楷模。

第七章

薪火相传

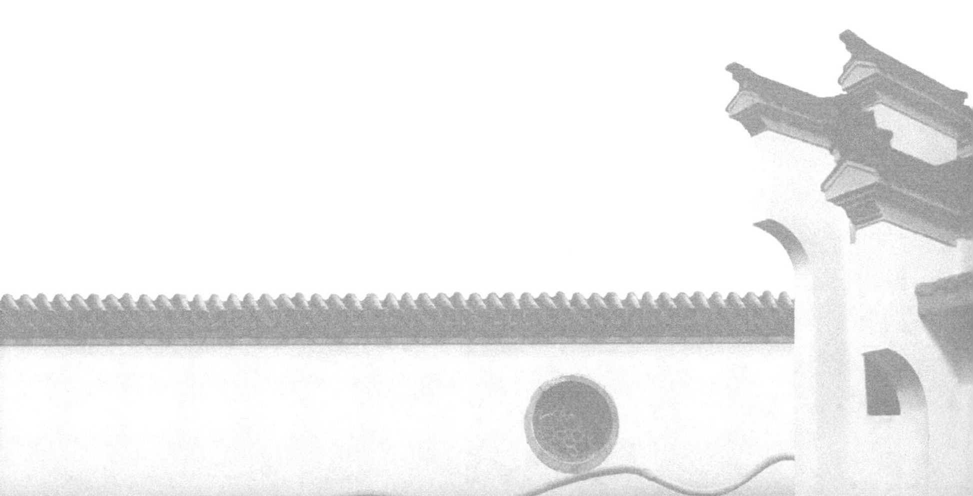

一、“柳刺法”病案举隅

侯中伟

“柳刺法”是一种刺法独特的针刺方法，因其针刺之形似柳枝而得名。该刺法脱胎于“报刺法”而成，常用于消脂减肥与静脉曲张，疗效显著。笔者随北京著名针灸家金伯华学习这种独特针法。现将临床应用介绍于下。

病例 1

杨某，女，42 岁，于 2009 年 3 月 23 日来诊。诉双面部不对称，已多年，无其他不适，希望通过针刺使面颊对称。查体示：左侧面颊部丰厚浑圆，右侧面颊部却略显瘦削。目视双侧相差明显，由此产生了五官不对称的感觉。舌淡苔薄，脉弦细。遂以“柳刺法”进行治疗，左侧面颊部针尖斜向下颏部，针入 5 ~ 8 分，第 1 组用针 4 枚，第 2、3 组均用针 3 枚，右侧面颊部选低凹处直刺 1 针，配双侧合谷穴。隔日 1 次，针刺 3 次后，左侧面颊即较前有所收缩，丰厚程度明显降低。双侧渐趋对称，后逐渐痊愈。

病例 2

张某，男，46 岁，于 2008 年 10 月 16 日来诊。诉左下肢静脉曲张，自感沉重，已多年，伴消化不良，无其他不适。查体示：左侧下肢胫骨内侧呈现多条迂曲的青色静脉，鼓出皮肤外，右侧下肢未见异常。舌淡苔薄，脉弦细。遂以“柳刺法”进行治疗，左侧下肢迂曲静脉之处及其上游行柳刺，针尖斜向足部方向，针入 3 ~ 5 分，第 1 组用针 4 枚，第 2、3 组均用针 3 枚，配双侧足三里穴。隔日 1 次，针刺 1 次后，患者即大呼舒服，3 次后迂曲静脉渐趋缩小平复，10 多次后下肢静脉曲张消失，后渐痊愈。

二、金伯华教授针灸治疗中风的临床经验体会

彭冬青

金伯华教授是北京朝阳中医医院针灸科教授、主任医师，国家级名老中医，中国针灸专家讲师团教授，享受国务院政府特殊津贴专家，从医60余载，她在多年针灸实践中逐渐形成了“金氏针灸”的学术思想，并制定出许多实用有效的针灸组方、配穴及刺法。作为第五批全国老中医药专家师承弟子，笔者有幸跟师学习，亲聆教诲，试将金伯华教授针灸治疗中风的学术思想及临床经验论述如下。

中风（apoplexy）是以突然晕倒，不省人事，伴口角㖞斜，语言不利，半身不遂，或不经昏仆仅以口㖞、半身不遂为临床主症的疾病，相当于西医学的急性脑血管病。脑血管病以其高发病率、高死亡率、高致残率严重威胁着人类健康，已成为当前三大死亡原因之一。针灸治疗卒中后遗症疗效较满意，尤其对于神经功能的康复如肢体运动、语言、吞咽功能等有促进作用。然而对于一些中风较为严重或者病程较久、失治误治者，则疗效较差，多数难以恢复。金老在多年针灸实践中逐渐形成了独特的针灸诊治中风之法，验之临床，多有奇效。

1. 首先以舌下静脉判断脑血管病的形成和变化

西医判断出血与梗死，多以影像学诊断为金指标，以CT或者MRI的诊断报告作为治疗的依据。而中医注重望闻问切，用其判断寒热虚实及阴阳表里，却很难明确区分出血与梗死。金老通过长期临床，认为瘀血阻滞是主要的病机特点，观舌下系带两侧血管变化，可以判断脑血管疾患的形成和变化。舌下血管如绳状细散，色暗紫，多为脑梗死；舌下血管散状，色暗红，深入到

舌根，则多为脑出血；舌下血管中间粗但分支清晰，色红，多为中经；舌下血管中间细，略散在，色红，多为中络或脑血管痉挛。通过这种观察，可以初步判断患者属于出血或者梗死。

2.《内经》治痿独取阳明，金老则阴阳互补

古今针灸医家，治疗卒中后遗症时，多从经脉痹阻、气虚血瘀来考虑辨经取穴。因阳明经多气多血，主气血化生，《素问·痿论》曰："论言治痿者，独取阳明何也？岐伯曰：阳明者五脏六腑之海，主润宗筋，宗筋主束骨而利机关也。"《灵枢·根结》曰："太阳为开，阳明为合，少阳为枢……合折则气所止息，而痿疾起矣。故痿疾者，取之阳明。"后来逐渐发展为针灸治疗中风的原则，故临床取穴多以肩髃、曲池、外关、合谷、环跳、足三里、阳陵泉、绝骨等穴为主，取阳明经调理气血，少阳经疏利经筋为主。对此金老认为：中风的病理性质多属本虚标实，肝肾阴虚、气血衰少为致病之本，风、火、痰、气、瘀为发病之标。因肝肾之阴下虚，则肝阳易于上亢，复加饮食起居不当，情志刺激或感受外邪，气血上冲于脑，神窍闭阻，故卒然昏仆。恢复期因气血失调，血脉不畅而后遗经络病证，因肝肾阴虚，气血亏损未复，风、痰、虚、瘀导致经络痹阻，气血运行不畅，而仍留有半身不遂、口歪或不语等后遗症。治疗当标本兼治，金老在临床中采用阴阳互补的刺法，调和阴阳虚实。如第1次取肩髃、曲池、外关、合谷、环跳、髀关、足三里、阳陵泉、绝骨等阳经穴位治疗，第2次取阴经穴为主，上肢不遂取肺经侠白、尺泽、太渊，心包经曲泽、郄门、内关、劳宫，心经小海、神门，下肢不遂取脾经箕门、血海、阴陵泉、三阴交，肝经急脉、曲泉、太冲，肾经阴谷、太溪，随其病证加减，则阴阳共调，筋脉得养。

3. 注重头部取穴

中风偏瘫，脑府为其病位。近代医家张伯龙、张山雷等已认识到本病的发生主要在于肝阳化风，气血并逆，直冲犯脑。这种认识已被现代医学解剖、影像学所证实，中风病更是被归为中医脑病科范畴。治病必求其本，故针刺时应结合中西医诊断，按照脑病的发病部位，针刺注重头部取穴，先取百会、前顶、囟会，以及前顶旁开 1.5 寸，局部平刺，再加病变局部血栓点三针（率谷上 5 分处呈三角形），以改善局部血运，活血祛瘀。有些偏瘫患者，病程缠绵，可见头颞侧动、静脉隆起、怒张，则直接在浅表血管刺络放血，以祛瘀生新。配合攒竹，为诸阳之气攒聚于眉头，治疗脑血管疾患，可以通达督脉、膀胱经以醒脑开窍、降压、活血、息风、镇惊。

4. 辨证取穴的特殊经验

针对失语、语言謇涩的患者，根据观察到的舌下静脉瘀血情况，治疗采用 3 寸毫针沿金津、玉液直刺达咽喉，泻法不留针，或舌下放血，可以达到通经活络、活血化瘀的功效。瘀血减轻，语言有所恢复的患者，则以大椎、哑门点刺，增音、上廉泉点刺，泻法不留针。吞咽困难或呛咳，天突、风府点刺，泻法不留针。多数患者均可在一两次后即吐字清晰，吞咽好转。

针对手足拘挛的患者，金老多取八邪、八风、合谷透后溪、丘墟透照海等穴，交通阴阳经气。

针对下肢偏瘫、活动不利者，金老多针刺迈步穴（髌骨上缘 4 寸正中凹陷中），深刺用泻法，调动气血，使迈步有力，下肢功能恢复。针对患者足内翻、外翻者，金老喜用纠翻穴，外翻取承山内 1 寸，内翻取承山外 1 寸，均深刺 2 寸，以患者针刺后足不自主抽动为宜。

针对病程较长形成硬瘫的患者，则多采用针刺透法或者强刺激手法，如患者中风上肢抬举困难、疼痛（肩手综合征），上肢拘挛，则使患者坐位，针刺局部肩髃、肩髃前等穴位时可采用苍龟探穴、赤风迎源等手法，腋缝透胛缝、肩髃透臂臑、曲池透少海、外关透内关、合谷透后溪，多向透刺，反复提插捻转，配合患者运动，疗效显著。下肢硬瘫者，取风市透阴市、阳陵泉透阴陵泉、悬钟透三阴交、太冲透涌泉。注意透针只是把针透到对面皮肉内，不能把针穿透，可以保持正气，不使正气丢失，以扶正祛邪。

针对病程较长，体质虚弱软瘫的患者，则多取华佗夹脊、督脉及膀胱经背俞穴，调养脏腑气血，养血活络。

总之，金老在治疗中强调根据患者的具体情况辨证配穴、治病求本，选用多种刺法，“针灸治病，难不在穴，而在手法”，金老对很多疑难病治疗效果显著，都与她精准的选穴、独特的手法是分不开的。金老积累了丰富的临床经验，强调当针则针，当药则药，以药物调理内腑，以针调理经脉，针药并用，效如桴鼓。

三、金氏针灸治疗哮喘经验总结

高　旭

1. 重视四诊，辨证取穴

当今很多针灸医生往往不重辨证，不审病因，随病取穴，头痛治头，脚痛医脚。对于这一点，金老很不认同。金老认为中医的特色就在于辨证论治，辨其证，寻其本。在“治病必求其本”的基础上立法取穴。只有这样才能在临床上取得好的疗效，从根本上解除病人的痛苦。对每一位病人，无论何病，金老都会首先“望其色”，观察病人的气色，聆听病人的语气，揣摩病人的情绪，询问病人疾病的每一个细节，号脉观舌，循经触诊，最后才做出判断，立法取穴。

2. 手法精湛，关键在“调”

调阴阳，调气血，调经络，调脏腑。“阴平阳秘，精神乃治。”金老临床特别注重这个“调”字。而金老独特精湛的针刺手法淋漓尽致地体现了以调为纲的诊治特色。选穴、进针、行针、留针，整个过程形如流水、刚柔并济、独具风格。现以一例支气管炎并发感染的病例来进一步阐述金老的诊治特色。

3. 医案列举

唐某，男，69岁，藏族。西医诊断患支气管炎30余年，前列腺炎8年余。自诉曾有吸烟史8年。秋冬容易反复感冒，诱发支气管炎，打针吃药月余方可缓解。素日易出汗，畏寒，乏力，小便频数清长，喉咙、鼻子、双耳、双目自觉干燥，饮食正常，睡眠尚可。近2日复感寒邪，引起咳喘，症见鼻流清涕，咳嗽咽痛，白痰量多，气促胸闷，倦怠乏力，纳呆，夜晚加重，无法平躺，影响睡眠。体温正常。面色白而无华，舌淡有裂痕，苔白腻兼有剥落。脉弦滑紧，左脉盛于右脉，双尺沉而无力。

西医诊断：感冒诱发支气管急性感染。

中医诊断：气阴两虚，痰湿蕴肺，外感风寒。

病机：卫阳不足，不能温固其表，故易感冒，汗出，畏寒，舌淡而面白无华。肾气不足，故见倦怠乏力，肾与膀胱互为表里，命门火衰，气化失司故见小便频数清长。真阴亏损，精不化气，肾水无法上达以润心肺，濡清窍，故自觉清窍干涩，胸闷气促而舌见裂痕。肺主气、司呼吸，肾藏精、主纳气，肺肾两虚而见咳喘。寒邪袭表，皮者，肺之外应，鼻者，肺之外窍，寒邪入肺，肺失宣降则流涕咳嗽。寒邪由表入里，伤及脾脏，脾阳不振，运化失司，则纳呆，生痰。

治则：“治病必求其本”，故当标本兼治，治标则祛风散寒宣肺，止咳化痰定喘；治本则润肺健脾补肾，滋阴益气固表。

急则治其标，主穴：太溪，俞府，彧中，神藏，膻中，鸠尾，肺俞，列缺。配穴：止咳加孔最，咽痛加合谷，痰盛加尺泽、丰隆、三阴交，鼻塞不通加印堂、迎香。

缓则治其本，主穴：太溪，俞府，彧中，膻中，太渊，气海，关元，足三里。配穴：喘盛加大椎、定喘、身柱，纳呆加中脘，遇风则咳加风门、肺俞、厥阴俞，倦怠加脾俞、肾俞、命门。

方义：孔最，列缺，合谷，大椎，身柱，风门，厥阴俞，宣肺祛风止咳；尺泽，太渊，肺俞，足三里，丰隆，中脘，脾俞，润肺健脾，化痰湿；定喘，膻中，鸠尾，宽胸理气定喘，宣降气机；气海，关元，肾俞，命门，太溪，三阴交，滋肾阴，益肾气。

初诊：针刺正面，主穴：泻膻中、鸠尾，平补平泻俞府、彧中、神藏，补太溪，宣肺止咳加尺泽、孔最、列缺，咽痛泻合谷，痰盛泻丰隆、三阴交，纳呆加中脘、足三里，鼻塞加印堂、迎香，留针期间，病人已觉得咽痛咳喘缓解，痰液明显减少。起针后，大椎、风门、肺俞拔罐。

二诊：病人来时便说，咽痛咳喘症状改善，大便通畅，胃口好转，胸闷缓解。针刺背面，主穴：大椎，定喘，太溪，肾俞，命门。祛风加身柱、风门，宣肺加肺俞、厥阴俞，化痰加脾俞、三阴交。

三诊：咽痛消失，咳喘持续改善，痰液减少。感冒症状基本缓解。调整穴位，复针刺正面，主穴：膻中，鸠尾，太溪，俞府，彧中，神藏。配穴：化痰加尺泽、丰隆、三阴交，止咳加孔最、列缺，纳呆加中脘、足三里。

四诊：咳喘持续改善，已能整晚睡觉，痰液减少，气色好转，双目有神。针刺背面，主穴：大椎，定喘，肾俞，命门，太溪。宣肺加身柱、风门、肺俞、厥阴俞，化痰加脾俞、三阴交。

五诊：整体症状缓解，感冒痊愈，痰液减少，但黏稠难咳出，同时觉得咽干，而且遇风则咳。调整穴位，缓则治其本，复针刺正面，主穴：膻中，鸠尾，三阴交，太渊，足三里，太溪，俞府，彧中。化痰加尺泽、丰隆，止咳加孔最，纳呆加中脘，同时灸关元、气海，益气固表。

六诊：症状如前，细细询问得知，由于宗教信仰，病人每天早晚礼拜磕头三百余次。嘱咐病人次数减半，暂停晚上礼拜。复刺背面，主穴：大椎，太溪，肾俞，肺俞。配穴：喘盛加身柱、定喘、厥阴俞，化痰加脾俞、三阴交。灸风门、命门益气固表。

七诊：病人来时很开心，自诉整晚没有咳嗽，但白天出门，遇风受凉还会咳嗽，痰还是很黏稠。复刺正面，主穴：太渊，膻中，鸠尾，太溪，俞府，彧中，神藏。配穴：润肺加中府、尺泽，纳呆加中脘、足三里，化痰加丰隆、三阴交，黏痰难以咳出加快针点刺天突，同时灸膻中、关元、气海益肺固表。

八诊：自诉咳嗽、黏痰改善，咳喘症状缓解，晚上没有咳嗽，而且尿频的症状也有所改善。复刺背面，主穴：大椎，定喘，肾俞，太溪，肺俞。配穴：益心肺加身柱、厥阴俞，健脾化痰加脾俞、三阴交。灸风门、命门温补卫阳。

九诊、十诊，治法同前，病人的精神饱满，饮食、睡眠正常，体力增进，二便正常，所有症状改善，唯独受风容易咳嗽，但情况基本稳定。嘱其老伴，每日帮病人在家灸命门、风门、关元、气海以扶正气固表阳。

病人十分开心，说30年来，每次感冒，都要去医院，每天连吃药，带打针，快20多天，慢1个多月才能好，想不到这次感冒只靠针灸，滴药未进，不到10天我就好了。真是神奇呀。2个星期后随访，病人自诉每日自灸，现即便遇风，也不易咳嗽，情况稳定。

整个治疗过程除了正确的辨证选穴之外，更重要的是金老的针刺手法，由于篇幅有限，简单列举几个金氏针灸的特色手法。

膻中、鸠尾3寸针对刺，行提插捻转，然后拇指、食指夹针柄轻轻一弹，结束手法。此手法泻中有补，祛邪扶正，不仅对咳喘病有良效，对于冠心病，往往几次就可稳定症状，心电图亦有改善。膻中是气会，宽胸利膈，宣肺定喘。鸠尾，膏之原，出于鸠尾，亦是任脉之络穴，主治胸满咳呕，短气少气。两穴对刺，升降气机，统调心肺。

太溪，俞府，彧中，神藏。太溪穴刺法，先刺入人部，行提插，后送入地步，行振颤，最后手指轻轻一捻针柄，随即松手。此手法可以滋补肾气，调动肾水。同时嘱咐病人吞咽口水。上病下治，大部分病人立刻觉得唾液分泌增加，喉咙有湿润感。对于感冒咽痛，咳喘，阴虚咽干舌燥有特效。足少阴，入肺循喉夹舌本而上。太溪是肾之原穴，主肾脏系之疾。俞府、彧中、神藏行补法，平刺向任脉，达人部，稍作停歇后，刺入地部，同时拇指食指夹针柄轻轻一转，结束手法。四穴相配，引肾气上行，交通心肺。

阴陵泉可以排水祛湿利尿，很多人针刺手法不得要领，效果不很明显。自从跟金老学习，临床见她行针刺手法后，病人反应都很好，小便都有增多，自己在临床也效仿金老的手法，效果也都很好，针后当天小便就会明显增多。现将刺法简单介绍，1.5寸毫针，入针时直接刺到地部，然后提至人部，提插捻转行泻法数次，然后雀啄，后刺入地部振颤，整个行针过程20秒钟，留针半小时。敏感体质的人起针后当下就想排尿。金老这个手法排水利尿的临床效果确实很好。

总之，金氏针灸在继承了《内经》《难经》等经典传统针刺的基础上，进一步发展出自己独具特色的诊治手法，有效地提高了临床疗效，扩展了针灸的临床治疗范围。

四、《金针赋》针刺手法的临床应用

彭冬青

自针灸技术运用于医疗，针法的运用自然成为历代医学家研

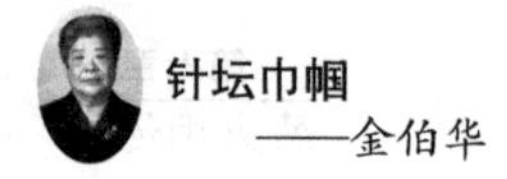

究的重点，《黄帝内经·灵枢》即列专篇讨论针刺操作、得气反应和具体疾病的针刺方法，以后的针灸学家皇甫谧、王惟一、窦汉卿等对针法均有论述和发展，但论述最详尽、影响最大的要数《金针赋》一书。《金针赋》又名《梓岐风谷飞经走气撮要金针赋》，首载于明代徐凤《针灸大全》，赋成于明正统四年己未岁（1439）八月。本赋总结归纳各种针法，结合临床实践，撮其精要，编撰成赋。全书共分九节，重点论述了下针之法、出针之法、催气之法、行气之法，以及治病八法、通经接气法等，是针灸史上影响最大的一篇针法专著，现存针籍所载之针术多源于此赋，至今临床医家所用针法亦源于此书。吾师金伯华教授，为国家级名老中医，从事针灸60余载，精研刺法，金氏手法屡起沉疴。现将金老对《金针赋》针刺手法的临床运用介绍如下：

1. 上下迎随

《金针赋》第一节曰："观夫针道，捷法最奇，须要明于补泻，方可起于倾危。先分病之上下，次定穴之高低。头有病而足取之，左有病而右取之……手足三阳，手走头而头走足；手足三阴，足走腹而胸走手。阴升阳降出入之机，逆之者为泻为迎，顺之者为补为随。"指出针刺宜捷法，即针法宜简便且收效迅速，并指出需要明于补泻。"头有病而足取之，左有病而右取之"，金老针刺时尤其注重上病下取、下病上取、左病右取。如治疗面肌痉挛患者，先以太溪、太冲二穴滋补肝肾，平息肝风；再以足三里调畅阳明气机，足临泣条达少阳，则患者频繁发作的痉挛往往即时缓解；再以毫针轻刺颜面局部阳明、少阳、太阳经诸穴，则患者很快痊愈。偏正头痛、咽喉疾患等无不如此，先取远道下肢的穴位，调畅经气，引经气向上扶正，再取局部疏通。中风及面瘫患者，配合健侧取穴，使健侧气血向患侧运行，驱除患侧邪气，扶助正气。

2. 下针十四法

针刺方法的运用，关乎针刺的医疗效果，古代医家都十分重视手法的运用，如《素问》曰：“扪而循之，切而散之，推而按之，弹而怒之，抓而下之，通而取之。”《灵枢》云：“摇大其穴。”《难经》曰：“当刺之时，爪而下之。”但《黄帝内经》《难经》手法描述并不具体，《金针赋》对此做了总结归纳：“爪而切之，下针之法；摇而退之，出针之法；动而进之，催针之法；循而摄之，行气之法；搓则去病，弹则补虚；肚腹盘旋，扪为穴闭；重沉豆许曰按，轻浮豆许曰提；一十四法，针要所备。”概括了医者在针刺整个过程中详细手法，将刺法具体化，至今仍指导临床操作。金老针刺时尤重搓弹之法，“搓则去病，弹则补虚”，凡遇邪实患者，诸如类风湿性关节炎、头痛等寒湿瘀血痹阻的患者，下针后以拇指食指捏紧针柄，拇指向前或向后用力大幅度捻针至针体滞紧，使病人有很强的酸麻胀感；凡遇正虚患者，诸如疲劳综合征、月经失调等气血亏虚不荣的患者，下针后轻轻一捻，松开双指似同一弹的手法，犹如鸟飞之状，起到巩固针感和留气、守气的作用，使病人感觉非常舒适，这样使“真气自归”达到补的目的。

3. 调气与运气法

《金针赋》将能调节控制针刺感应向一定方向扩散传布的针刺方法称为调气、运气法，指出“补者一退三飞，真气自归；泻者一飞三退，邪气自避”。将针灸进针层次分为天、人、地三个层次，“初针至天，少停进针，直至于地”，“调气之法，下针至地之后，复人之分。欲气上行，将针右捻；欲气下行，将针左捻……气不至者，以手循摄，以爪切掐，以针摇、动、进、捻、搓、弹，直待气到，以龙虎升腾之法，按之在前，使气在后；按之在后，使气在前；运气走到疼痛之所”。运气下达到疼痛之所，是指使针刺感应趋向于病痛部，也就是说使“气到病所”。《针灸大成·经络迎随设为问答》曰:“有病道远者，必先使气直到病所。”近人多称之为“行气法”，主要应用捻针法或指压法。以手指按前或按后的指压方法，是一种较好的使气到病所的方法。如要使气向上，可用左手拇指紧压穴位下方，“闭其下气”，则气得以上行；如要使气向下，可紧压穴位上方“闭其上气”，则气得以下行，以加强治疗效果。捻针法虽可促使针感产生和扩散，但《金针赋》所述以左捻或右捻来控制针感的上行或下行，则较难掌握，临床应用较少。金老进针到达人部，很快就可得气，稍留片刻，达到地部，运针达到气至病所，要求“进针如同蜻蜓点水，运针如同飞针走线”。在临床治疗中，非常注重进针层次，如面肌痉挛、面瘫急性期局部多进到人部即可，不能深刺，只能浅刺，避免引邪入经。远端取穴多用捻针法，进针直接到地部，再行手法捻针、调气、运气，如针曲池等穴位，笔者多次见到金老将针进到天部后，迅速进到地部，再以捻转补泻调气，多以左右捻转令其上行、下行以气至病所，右捻气向上行至肩，左捻则气向下行至手，左右捻转则经气上下流窜，驱邪扶正，疗效非常显著。

4. 针刺治病八法

《金针赋》创制了烧山火、透天凉、阳中隐阴、阴中隐阳、子午捣臼、进气与龙虎交战、留气、抽添等手法，称为治病八法。由于这些手法的操作步骤较多，则分别以九或六作为基数，一般补法用九阳数，泻法用六阴数。

其赋曰:“一曰烧山火，治顽麻冷痹，先浅后深，用九阳而三进三退，慢提紧按，热至，紧闭插针，除寒之有准。二曰透天凉，治肌热骨蒸，先深后浅，用六阴而三出三入，紧提慢按，寒至，徐徐举针，退热之可凭。三曰阳中隐阴，先寒后热，浅而深，以九六之法，则先补后泻也。四曰阴中隐阳，先热后寒，深而浅，以六九之法，则先泻后补也……五曰子午捣臼，水蛊膈气，落穴之后，调气均匀，针行上下，九入六出，左右转之，千遭自平。六曰进气之诀，腰背肘膝痛，浑身走注疼，刺九分，行九补，卧针五七吸，待气上下，亦可龙虎交战，左捻九而右捻六，是亦住痛之针。七曰留气之诀，痃癖癥瘕，刺七分，用纯阳，然后乃直插针，气来深刺，提针再停。八曰抽添之诀，瘫痪疮癞，取其要穴，使九阳得气，提按搜寻，大要运气周遍，扶针直插，复向下纳，回阳倒阴。”

烧山火一法，为针刺补法的综合应用，通过手法使阳气入内，可使病人在局部或全身出现温热感，所以称作“烧山火”，烧山火适用于顽麻冷痹等虚寒之证。以徐疾法中的三进一退或一进三退和提插法中的紧按慢提或紧提慢按结合九六数等法组合而成，临床操作复杂，较难掌握。

金老在详细研究这种手法后，结合临床提出自己的观点：烧山火手法的传统概念属一种“补法”，《素问·针解》曰：“刺虚则实之者，针下热也，气实乃热也。”然而由于操作手法造成的强烈刺激，对于久病体虚、肢体寒冷的病人，不但起不到补的作用，反而会起到泻的作用，导致患者体质更虚，还会造成病人肉体的痛苦。临床上烧山火法常用来治疗顽麻冷痹，如中风脱证、瘫痪麻痹、寒湿痹痛、四肢厥冷、脘腹寒痛等，亦可用治外感风寒等。所以，烧山火的手法作用更接近于温通法，以温通经络、舒筋活血为其主要特点。烧山火法金老临床上改良为金氏手法，简单易行，效果显著，不像传统手法那么繁琐、复杂，只要对证几乎都会产生热感，屡用屡验。具体操作：以左手食、中指在施针穴位的两边稍加压力，右手快速进针，进入天部得气后，从天部至地部不分层上下提插、重插轻提九次，再将针尖刺抵地部，拇指向前，食指向后捻转九次，每捻转一次，随即松手指离开针柄一次。捻转角度不可过大，防止拉断肌纤维，增加病人痛苦。依此操作过程反复，直至产生热感。一般提插、捻转反复一至两次病人就会感到针刺部位发热甚至放射周围、肢体上下。

金老体会：烧山火会产生热感，第一与病证的寒热虚实有关，经过针刺手法的运用，寒证易产生热感，热证易产生凉感；第二与手法的操作形式、力度强弱有关，烧山火法由浅入深，重插向下和在地部左旋捻转形成的力度均大于重提向上和在地部右旋捻转的力度（拇指向前捻转比较拇指向后捻转的力度肯定要大，而重插使皮肤腠理下压导致紧，重提使皮肤腠理上升导致松），加之押手使局部皮肤腠理紧张，所以易产生热感。

透天凉一法与烧山火相对，为针刺泻法的综合应用，通过手法使阴气向外，可使病人出现凉感，所以称作“透天凉”，以邪热炽盛、脏腑经络气火有余者为主要适应证，功能清热泻火。《素问·针解》曰：“满而泄之者，针下寒也，气虚乃寒也。”金老在临床中体会到使用刺血、放血疗法治疗实邪热证时的效果比用透天凉手法理想得多，而且操作简便易行，故此临床中较少应用。

进气与龙虎交战法，金老临床多用于腰背肘膝痛证。气虚血瘀治以进气法，气滞血瘀治以龙虎交战，如患者腰背痛，证属气滞血瘀，进针后，先用拇指与食指用力向左捻转九数，稍停再向右捻转六数，然后进针一个层次，反复施针，理气活血，为止痛之要法。如患者膝关节疼痛，证属因虚而致瘀，则以二寸针刺内外膝眼，进针入深层地部，行补法，紧按慢提九数，以益气活血止痛。

抽添法，金老临床用于治疗半身不遂。进针后，补九数以得气，多次多向提插，再向下直刺按捺，是治疗偏瘫半身不遂的一种方法，针对一些顽固、病程较长的偏瘫患者，可帮助患侧肢体功能恢复。

对于其他四法，阳中隐阴、阴中隐阳、子午捣臼、留气等手法，临床主要用于治疗寒热错杂、鼓胀、癥瘕、肿瘤等病。金老认为针刺方法繁琐，刺激量较大，且以上四种病证均较为顽固，病机已深入脏腑或者虚实错杂，单一针灸调治而达到“千遭自平”，现今临床患者也难以接受和坚持，临床当以针药并行治疗为佳。以药物调理内脏，以针调理经脉，既避免了反复施行手法的不适感，减轻患者的痛苦，又可增强疗效，减少针刺的疗程，给患者提供更大的便捷。

5. 飞经走气四法

飞经走气包括青龙摆尾、白虎摇头、苍龟探穴、赤凤迎源四法。简称“龙虎龟凤”，均属“通经接气大段之法”。“若关节阻涩，气不过者”，可起“过关过节催运气”的作用。适用于关节气血阻滞、凝涩不通之病，以促使针感通经过关而达病所，是更深层的调气方法。

青龙摆尾：青龙摆尾，如扶船舵，不进不退，一左一右，慢慢拨动。白虎摇头：白虎摇头，似手摇铃，退方进圆，兼之左右，摇而振之。青龙摆尾、白虎摇头往往用于催动经气向远端气至病所，金老平素进针多以左捻、右捻控制经气方向，经气则上下走行，故临床应用较少。苍龟探穴：苍龟探穴，如入土之象，一退三进，钻剔四方。针法是：将针刺入穴位后，提退到浅层，然后更换针尖方向，上下左右多向透刺，逐渐加深，如龟入土、四方钻剔，有通行经气的作用。赤凤迎源：赤凤迎源，展翅之仪，入针到地，提到天，候针自摇，复进其原，上下左右，四围飞旋。针法是：先将针刺入深层得气，再上提到浅层，候针自摇，再插入中层，然后用提插捻转，结合一捻一放，形如赤凤展翅飞旋，有通行经气的作用。

飞经走气四法是针灸临床中重刺激的几种手法，适宜关节疼痛、冷风顽痹、麻木不仁、癥瘕痰核等慢性疾病。由于操作繁琐，刺激量大，临床应用较少。金老在临床中往往用之一些顽疾，如患者中风上肢抬举困难，针刺局部肩髃、肩前等穴位时以苍龟探穴、赤凤迎源的手法，刺入后将针提到浅层，变换针刺方向，多向透刺，以疏通周围经气；或再插入到人部，反复提插捻转。同时嘱患者尽力上举抬肩，反复运动，则患者肩手综合征会很快缓解，逐渐恢复上臂功能。

6. 小结

纵观《金针赋》全文，其针法的特点：多以毫针刺法捻转提插等手段为主，使经络疏通、气血流行，达到祛邪扶正。要求医者熟练掌握手上技术，达到得气、调气的效果。

金老在临床中体会，《灵枢·官针》中，九刺、十二刺、五刺专讲各类刺法的应用，至今仍属于经典之法。《黄帝内经》根据病位深浅和范围大小、病变性质而采用不同的针具和刺法，这里面包含了极丰富的辨证论治的理论。《金针赋》以毫针刺法为主，其刺法的应用亦是如此，金老临床强调“用针之要，在于心”“审证求因，治病必求于本。”正如歌赋所言“虽曰病有三因，皆从气血，针分八法，不离阴阳。”先要有扎实的中医理论基础，掌握符合中医学特点的思维方法，才能在临床实践中辨证论治、融会贯通。达到“可使寒者暖而热者凉，痛者止而胀者消。若开渠之决水，立时见功”“而尽其精妙，则世之伏枕之疴，有缘者遇针，其病皆随手而愈矣”的最高境界。

五、弟子医案选编

1. 冷柏霜医案 3 例

病例 1

梦某，男，12 岁。2013 年 1 月 13 日初诊。

主诉：右手臂轻微颤抖半年，加重 2 个月。

现病史：1 年前胃肠不适，在当地小诊所服用粉末状无批号药物半年有余，后出现手臂颤抖症状，并逐渐加重。近 2 个月颤抖频率加快，完全不能自主，抓握无力。来北京儿童医院就医，未查出病因。刻下症：右侧手臂颤抖，语言清楚，神志未见异常，舌质红，薄黄苔，脉弦而数，纳差不喜饮，二便调。

辨证：脾不健运，肝失条达。

立法：健脾和胃，疏肝理气，宁心安神。

取穴：太冲、足临泣泻法，三阴交、足三里补法，中脘、膻中、天枢、期门、内关、神门、风池平补平泻，大椎、陶道泻法。留针 30 分钟，留针期间颤抖稍微有所缓解。因有事第 2 日回河南老家，1 个星期后家人打来电话说孩子的手抖比以前有明显缓解，计划年后休学过来治疗。

2013 年 3 月 2 日返京继续治疗，以前法继续治疗 2 个疗程后痊愈。

病例 2

张某，女，30 岁。2012 年 12 月 10 日初诊。

主诉：未孕 3 年。

现病史：婚后 3 年不孕。2011 年北医三院检查输卵管部分不通，伞端有粘连，至 2012 年间做过 3 次体外受精和胚胎移植，均未受孕，结论是未见血流。刻下症：体重严重超标，属于重度肥胖，面色青白无血色，月经量多，心慌气短，两腿沉重，舌质淡，脉沉缓而滑，纳可，寐安，二便调。

辨证：气血双虚，痰湿阻痹。

立法：补益气血，利湿通络。

取穴：三阴交、阴陵泉、太溪、足三里、中脘、气海、关元（加灸）、期门、带脉、膻中、鸠尾、内关、间信。阴陵泉、期门采用泻法，足三里、气海、关元采用补法，其他采用平补平泻法。留针 30 分钟。起针后外用活血通络药物推带脉、任脉、肝、脾、肾经。

此法治疗 1 个疗程后面色明显好转，双腿明显感觉轻盈。第

2个疗程月经量趋于正常，颜色也较鲜红。采用此法继续治疗，第3个疗程中期未见月经来潮，经化验已怀孕。

病例3

李某，女，27岁。2012年12月9日初诊。

主诉：便秘多年，近期加重。

现病史：从小就大便干燥，后一直未特别顺畅过，自行采取很多方法，均未见明显效果。最近便秘更加严重，1个星期才能排1次大便。刻下症：大便多日未行，腹部满胀，面色晦暗，舌暗苔黄腻，脉数而滑，纳可，寐安。

辨证：脾失健运，大肠燥结。

立法：健脾利湿，润肠通便。

取穴：中脘、支沟、曲池、天枢、大聚、足三里、三阴交、气海、合谷。支沟、曲池、天枢采用泻法，气海采用补法，其他均采用平补平泻法。留针30分钟。

第2次复诊患者大便已行，非常高兴。经1个疗程治疗大便基本能二三日一行，面色明显红润有光泽。经第2个疗程治疗，基本能够每日一行，第3个疗程巩固治疗，痊愈而归。

2. 徐书会医案3例

病例1

程某，女，31岁。2008年7月15日初诊。

主诉：胁肋部位出现水疱并且疼痛1周。

现病史：患者最近一段时间因工作压力大，心情不爽。平素喜食肥甘厚腻，1周前双侧胁肋部位出现水疱。西医诊断为带状疱疹，服用阿昔洛韦疗效不明显。夜寐不安，纳差，二便调。舌质红，苔黄腻，脉弦滑数。

诊断：蛇串疮。

辨证：湿热内蕴，气滞血瘀。

立法：清热利湿，疏肝理气。

针灸：用三棱针将患处疱疹刺破；局部患处三棱针刺络放血拔罐；针刺取穴：中脘，气海，关元，血海，足三里，阴陵泉，太冲。

二诊：治疗后患处疼痛大减，面积缩小，精神好转，后又用此法继续治疗。

三诊：痛处面积继续缩小，睡眠好转，面色红润，继续用以上方法治疗。

经5次治疗后疼痛消失，心情愉快。

按：带状疱疹是西医的病名，是由水痘带状疱疹病毒引起的急性炎症性皮肤病。中医认为带状疱疹是由于情志不畅，肝气郁结久而化火，或饮食不节，脾失健运，湿浊内生，郁而化热，湿热内蕴，复因外感毒邪以致湿热火毒蕴积肌肤而生，中医一般采用辨证分型治疗。患者主要因情志不畅、肝郁气结，外加饮食不节导致本病发生。通过患处刺络放血拔罐，使局部热毒随血而出，再用针刺中脘、足三里、阴陵泉健脾利湿，血海、太冲活血疏肝解郁，气海、关元气血双补。脾胃调和，气机通畅，疼痛乃愈。

病例2

张某，女，31岁。2011年7月1日初诊。

主诉：面部背部痤疮1年。

现病史：患者1年前面部及背部开始出现痤疮囊肿，布满整个后背。红肿有脓头，面部油亮。心烦易发脾气。平素喜食肥甘厚腻，甜食小吃常吃不断。曾服中药无效，反而越长越多。纳佳，小便黄，大便黏腻不爽。舌边尖红，苔黄腻，脉弦滑数。

诊断：肺风粉刺。

辨证：湿热内蕴，血虚风燥，内毒血热。

立法：清热解毒，凉血活血，健脾利湿。

针刺：

①三棱针在背部腧穴刺络拔罐，1 周 2 次。取穴：大椎，肺俞，至阳，肝俞，脾俞，十七椎。

②针刺取穴：中脘，关元，足三里，阴陵泉，内庭，曲池，外关，合谷。

忌口：辛辣油腻，海鲜，甜食。

二诊：面部背部痤疮均减少，痤疮上的脓头消失，按以上方法继续治疗。

三诊：患者心情好转，面部背部痤疮面积变小，痤疮红肿的颜色变浅，大便黏腻减轻，继续按此法治疗。

以上法治疗 2 个疗程（10 次为 1 个疗程），患者精神焕发，皮肤白皙，大便正常，面部及背部痤疮全部消失并痊愈。

按：痤疮在中医学属于肺风粉刺范畴，多有素体阳热偏盛，肺经蕴热；或过食肥甘厚味，助湿化热，湿热互结，凝滞肌肤而发本病。治疗以清热解毒、凉血活血、消滞散瘀为治疗原则，使机体达到阴阳平衡，真正从根本上治疗痤疮。在背部腧穴大椎、肺俞、至阳、肝俞、脾俞、十七椎刺络放血拔罐，以达清热解毒凉血之功，中脘疏理三焦，关元补血，足三里、阴陵泉健脾利湿，内庭、曲池、外关、合谷清热，多穴配伍，使热清、血凉、脾健，方能使此病得以根治。

病例 3

杨某，女，31 岁。2010 年 7 月 8 日初诊。

主诉：面部黄褐斑 3 年余。

现病史：3 年前因五志过极，情志不畅，面部开始长斑，呈蝴蝶状对称分布于面部两颧。波及两腮，边缘清晰，界限分明，为淡褐色。面色青黄，无光泽，心浮气躁，易怒。时有胸闷气短，经常巅顶疼痛，经多方治疗无效。夜寐安，胃口好，口渴。小便黄，大便黏腻，偶有外阴瘙痒，白带黄。舌质红，苔黄腻，舌边紫暗。脉弦滑涩。

诊断：黄褐斑。

辨证：肝胆湿热，淫脾下注，气滞血瘀。

立法：清热利湿，疏肝解郁。外加心理疏导。

针刺：

①先在背部腧穴刺络拔罐，1 周 1 次。取穴：大椎，肺俞，至阳，肝俞，脾俞，十七椎，委中，委阳。

②头顶百会穴三棱针刺络放血。

③针灸取穴：膻中，中脘，气海，关元，中极，天枢，支沟，合谷，血海，足三里，阴陵泉，阳陵泉，内庭，蠡沟，太冲。

④配中药祛斑面膜方：白及、白芷、白蒺藜，各等份。三药打粉，用蜂蜜调匀敷面部，30 分钟取下。1 周敷 3 次。

二诊：胸闷减轻，头顶痛消失，浑身轻松。针灸治疗取穴同上。

三诊：心情好转，小便正常，大便顺畅，外阴瘙痒减轻，白带正常，胸闷消失，舌苔正常。针灸治疗如前，穴位减膻中、支沟、天枢。

四诊：舌苔黄腻好转，口渴正常，外阴瘙痒消失，面部色斑开始变淡。按以上针法，减掉内庭、中极。

经两个半疗程时间的治疗（10 次为 1 个疗程），患者面部气色红润，性情柔和，心情舒畅，色斑颜色逐渐消失痊愈。

按：黄褐斑（又称肝斑，妊娠斑，蝴蝶斑）是临床最常见的疑难性损容病之一。肝喜条达，恶抑郁，肝气郁结不畅，肝脾不和，郁久化热，灼伤阴血致使颜面气血失和而发本病。在背部大椎、肺俞刺络拔罐，清热泻火。一切火来自心，至阳穴可清心泻火，取母病泻其子之意。肝俞、脾俞清肝脾湿热，十七椎通子宫，放血可清热利湿止黄带，委中、委阳清利下焦湿热用以利湿止带。

膻中宽胸理气胸闷可止，中脘调理脾胃疏理三焦，气海、关元气血双补，培肾固本。中极穴为膀胱经募穴，利湿、通任脉治疗生殖系统疾病。天枢、支沟清热通便，合谷治面部疾患，血海活血化瘀，足三里、阴陵泉健脾利湿，阳陵泉、太冲疏肝利胆清湿热，蠡沟为妇科治外阴瘙痒之要穴。经多穴配伍以清热利湿，活血祛瘀，疏肝健脾，以达祛斑之目的。

3. 陈士贤治疗湿疹 1 例

病例

王某，女，17 岁。2010 年 5 月 5 日初诊。

主诉：头皮瘙痒 6 年余。

现病史：6 年前不知何因导致头皮瘙痒，经中西医治疗效果不佳，因反复搔抓导致头皮变厚。头皮瘙痒难耐，经常以手搔抓导致流血、头皮增厚，夜间发作彻夜难眠。口渴不欲饮，大便干燥，纳可。舌质红，苔黄腻，脉弦滑微数。

诊断：湿疹。

辨证：脾失健运，水湿内停，日久化热。

立法：健脾祛湿，清热养血。

针刺治疗：主穴为大椎、风池、肺俞、曲池泻法，清体内之热；血海、气海补法；阴陵泉、水分、中脘、天枢、足三里平补平泻。配穴为百虫窝、头维穴，局部刺络放血。

方义：主穴大椎、风池、曲池采用泻法清热，肺俞、气海、血海采取补法补气养血，取古人云“治风先治血，血行风自灭”之意养血活血；中脘、天枢、足三里健脾益气；阴陵泉、水分祛湿引水下行，方中主穴共奏健脾祛湿、清热养血之功。配穴：百虫窝具有止痒之效，取“急则治其标，缓则治其本”之意，病人瘙痒难耐，故取百虫窝止痒，配合局部刺络放血，也是清除局部瘀血，有活血化瘀、清热止痒之功效。

二诊：病人自述，头皮瘙痒明显减轻，睡眠改善，“效不更方”继续拟用前法治疗，嘱病人忌服辛辣、生冷、黏腻及发物。

三诊：诸症减，大便通畅，情绪佳，病人信心倍增，积极配合治疗。

五诊后诸症平，减百虫窝及局部刺络放血，继续巩固治疗。共治疗 7 次后，病人诸症转佳停止治疗，随后追访未再复发。

按：病人久病，脾失健运，水湿内停，日久化热导致病入血分，故瘙痒难耐。取血海活血养血止痒；取大椎、风池、曲池清热；同时病人体内有湿，大便不爽，故应健脾化湿，取穴中脘、天枢、足三里健脾，中脘能保胃气、理三焦、升气机，调理气机阻滞；取阴陵泉、水分利水祛湿，水分和中理气，分利水湿，阴陵泉健脾利水，通利三焦，二穴共奏健脾利湿，引水下行；取百虫窝和局部刺络放血取“急则治标”之意，病人二诊时诸症减，有刺络放血及针刺百虫窝止痒之效，待瘙痒减轻后逐渐去掉百虫窝及局部刺络放血，是取“缓则治本”。

4. 王俊霞医案 2 例

病例 1

汪某，女，42 岁。初诊 2012 年 9 月 14 日。

主诉：右手掌、手指皮肤皲裂 13 年。

现病史：患者 13 年前因接触化学品后出现右手掌、指皮肤皲裂，症状时轻时重，现右手掌侧皮肤皲裂、干燥、溃破，无渗出，右手拇、食、中指及手掌症状明显，脱发明显。纳眠可，大便干，小便调。舌淡，苔薄黄，脉沉细。

诊断：湿疹。

辨证：血液瘀滞，湿热阻络。

立法：养血活血，清利湿热。

治疗：

①针刺取穴：主穴为右合谷、中渚、曲池、外关。配穴为八邪、局部皮损处围刺。合谷、外关补法，曲池、中渚、八邪泻法，围刺穴平补平泻。

②灸局部皮损处。

③局部皮损严重处放血。

④外洗中药方：生黄芪 15g，生地黄 15g，玄参 15g，熟地黄 15g，滑石粉 15g（包），黄柏 15g。

⑤服汤药方：生黄芪 50g，桑椹 20g，黑芝麻 20g，何首乌 20g，升麻 10g，当归 12g，赤芍 20g，生石膏 30g，黄芩 10g，黄柏 12g，知母 10g，丝瓜络 10g，枸杞 12g，女贞子 12g，菟丝子 12g，肉苁蓉 20g。7 剂，水煎服，日 1 剂。

经 3 次针灸治疗皮损明显好转，仅右手食指尚有局限皮损处。脱发减少。

按：患者脉沉细，为气虚之表现，而其苔薄黄，又有湿热之象。患者发病的外因为化学物品接触史，内因为气血不足，血液瘀滞，湿热阻络；内外因共同作用而发湿疹，病程日久，故皮损粗糙肥厚，皲裂。针刺取合谷、外关养血活血通络，曲池、中渚以清热通络，取八邪穴以驱邪；配合局部皮损处施以灸法及放血疗法以活血通络；口服汤药以治疗脱发为主，外洗汤药以清热活血治疗手部湿疹为主。针灸并用外洗、口服汤药，但又各有侧重，是本患者治疗取得良好疗效的主要原因。

病例 2

托某，男，7 岁，俄罗斯人。2012 年 9 月 14 日初诊。

主诉：四肢活动不利伴失语 6 年。

现病史：患者出生后 3 天因窒息致缺血缺氧性脑病，现言语不能，流涎，喉中痰鸣音，走路不稳，需两人搀扶。纳眠可，二便调。

查：神清，反应迟钝，混合性失语，面纹对称，四肢肌力 5 级，四肢肌张力高，双下肢外翻畸形，双侧巴氏征（+）。舌淡，苔薄黄，脉细。

诊断：脑瘫。

辨证：先天不足，脑髓失养，痰浊蒙窍。

立法：补益精髓，豁痰开窍。

治疗：

①针灸取穴：主穴为肾俞、脾俞、大椎、上星、百会、风池、哑门、足三里；配穴为曲池、合谷、大杼、足外翻、三阴交、天突、丰隆。手法为快针，肾俞、脾俞、足三里、大杼、三阴交补法，曲池、合谷、天突、丰隆泻法，余穴平补平泻。

②服汤药方：鹿角霜 15g，生黄芪 10g，菊花 6g，海浮石 12g，天麻 6g，首乌 10g，栀子 6g，丝瓜络 3g。7 剂，水煎服，日 1 剂。

二诊：2012 年 9 月 21 日，患者走路较前略好转，仍痰多。针灸取穴同前。汤药前方加减如下：

鹿角霜 15g，生黄芪 10g，菊花 6g，海浮石 12g，天麻 6g，首乌 10g，栀子 6g，丝瓜络 3g，川牛膝 10g，熟地黄 10g，黄精 10g。10 剂，水煎服，日 1 剂。

三诊：2012 年 10 月 19 日，患者走路较前明显好转，可由单人搀扶行走，可短距离自行行走，喉中痰鸣音消失，流涎明显减少。

按：该患儿因出生后窒息致脑瘫，根据舌、脉、症，中医辨证为先天不足、脑髓失养、痰浊蒙窍，治以补益精髓、豁痰开窍。主穴肾俞、脾俞、足三里，针用补法，以补肾健脾益胃，先天后天并补，以益精髓；百会为手、足三阳与督脉、厥阴肝脉之会，大椎为诸阳之会，哑门为督脉与阳维脉之交会穴，具有通阳安神、醒脑开窍之功，风府为足太阳经、阳维脉和督脉之交会穴，刺此穴，以搜脑府之风邪；上星为督脉经穴，有醒脑开窍的作用。患儿近日外感风热，故配以曲池、合谷疏泄阳明经之经气，以疏散风热；患者脾虚，健运失司，痰浊内生，上蒙清窍，故取天突、丰隆以祛痰；针刺足外翻穴以纠正外翻畸形；三阴交为足三阴经交会穴，可健脾、疏肝、益肾；大杼为骨会，可强筋壮骨；诸穴共用，以达补益精髓、豁痰开窍之功。

5. 赵新雨医案 2 例

病例 1

大某，男，79 岁。2013 年 10 月 11 日初诊。

主诉：右侧面瘫 7 年余。

现病史：患者 7 年前罹患面瘫，右侧额纹消失，右眼闭合不全，时有右侧面部抽搐，右眼睑上抬困难，右唇角下垂，时有烦躁，夜寐安，二便调。

体格检查：神清，精神可，查体合作，发育正常，营养中等，全身皮肤黏膜无黄染及出血点，血压 120/70mmHg，心率 70 次 / 分，心律齐，杂音（–），双肺呼吸音清，腹软无压痛，双下肢不肿。右耳后压痛（++），满胀感。舌淡红，薄黄苔，脉弦紧滑。

诊断：面瘫、面抽。

辨证：风邪侵袭面部络脉，日久经脉失养，肝风内动。

立法：平肝舒络，养血荣筋。

治疗：

①内服汤药：当归 10g，川芎 10g，赤芍 15g，甘草 6g，柴胡 12g，钩藤 12g，熟地黄 15g，葛根 12g，天麻 10g，何首乌 12g，全蝎 10g，白附子 10g，僵蚕 10g，菟丝子 12g。7 剂，水煎服，日 1 剂。

②取穴：太溪、太冲、侠溪、悬钟、足三里、申脉、列缺、合谷、翳风、阳白、地仓、水沟、承浆、童子髎、睛明、球后、颊车、颧髎、大迎。

方义：太溪、太冲、侠溪、悬钟平补平泻，以补肾养阴，柔肝息风，止痉；足三里健脾益气，以扶助正气，驱邪外出；列缺、合谷以调理气机，经络所过，病之所及；翳风穴双侧针用泻法，以祛风、活络；阳白、地仓、水沟、承浆、童子髎、睛明、球后、颊车、颧髎、大迎以调理阳明经、太阳经经气，改善局部。

经过 2 次治疗，患者面瘫及面抽较前明显好转，因其回国，暂时终止治疗。

病例 2

周某，女，67 岁。

主诉：情绪低落 8 年余。

现病史：患者 8 年前因亲属去世，遂出现情绪低落，时有心慌，伴头晕，一直服抗抑郁药物维持，患者一旦停药，便出现胸闷时作，气短，纳差，夜寐不安，小便调，大便时干。

既往史：高血压病近 8 年，2 型糖尿病近 10 年。

体格检查：神清，精神弱，查体合作，发育正常，营养中等，全身皮肤黏膜无黄染及出血点，血压 150/80mmHg，心率 80 次 / 分，心律齐，杂音（–），双肺呼吸音清，腹软无压痛，双下肢不肿。舌暗淡，苔黄腻，脉弦细。

诊断：郁证。

辨证：气滞内瘀，心肾不交。

立法：疏肝化滞，交通心肾。

治疗：

①内服汤药：太子参 12g，五味子 10g，麦冬 12g，栀子 10g，莱菔子 12g，杏仁 10g，柴胡 12g，香附 10g，石菖蒲 10g，郁金 20g，生龙齿 30g（先煎），酸枣仁 15g，茯神 15g，女贞子 12g，菊花 10g，枸杞 12g。7 剂，水煎服，日 1 剂。

②针刺：大椎、陶道、心俞、至阳、膻中、中脘、内关、神门、太溪、太冲、期门、攒竹、囟会、风池。

手法及方义：大椎、陶道、至阳针用泻法，以安神、健脑、通阳；心俞平补平泻，以养心阴、通心络；膻中为气会，针用泻法以疏肝理气；中脘平补平泻以通达三焦；期门平补平泻以疏肝理气；内关、神门平补平泻以养心安神；太溪补法以滋补肾阴；太冲平补平泻以疏肝理气；攒竹平补平泻以醒脑开窍；囟会平补平泻以健脑；风池平补平泻改善头部供血，也有疏肝之功效。

经3次治疗，患者心情较前明显好转，治疗抑郁症的药物减量，睡眠好转，胸闷不适较前明显减少。

6. 于晓通面抽案1例

病例

宋某，女，40岁。2013年10月25日初诊。

主诉：右侧面瘫6个多月，后出现面抽。

现病史：患者6个月前头晕，继出现右侧面部麻木，口角歪斜，于外院治疗好转，今日来我院治疗，口干嗜饮，多尿，纳可，寐可，便秘2～3日1次，畏寒。右侧面瘫伴随面抽，吃饭时右侧塞物，右眼闭合不全，右侧抬头纹消失，右侧面部肌肉轻度萎缩，右侧耳后翳风穴压痛明显，舌胖有齿痕，脉滑，大便初头干，精神压力大，易生气。

辨证：卫阳不固，风邪阻络，经络失养，血不荣筋。

立法：调和营卫，疏风活络，养血荣筋。

选穴：主穴为翳风穴；配穴为攒竹、阳白、地仓、颊车、承浆、人中、阳陵泉（右侧）、绝骨、太溪、合谷（左侧）、列缺（右侧）、太冲。

方义：主穴翳风穴可祛风通络止痛，起治疗的关键作用，翳风穴为手少阳三焦经所过，穴区深层有面神经干，针刺翳风穴可以提高面瘫、面抽的疗效。配穴攒竹、地仓、颊车、承浆、人中配合推拉针法达到疏通面部经气，调和局部气血的作用；取胆经绝骨、肾经太溪起到舒筋活络、滋补肝肾、养血荣筋作用；配阳陵泉、太冲采用泻法疏肝理气、调节情志；合谷（左侧）、列缺（右侧）善治头面诸疾，可疏解表邪、和营通络。另外根据患者综合情况辨证加减用穴，针对面部肌肉轻度萎缩情况进行维生素B_{12}注射。

手法：病人为陈旧性面瘫并发面抽，右侧病翳风穴压痛故采用泻法，进行重刺激。如果患者病情轻、患病时间短、邪气在络，则采用浅刺轻手法，避免因深刺和重手法刺激引表邪入里，加重病情。本例患者久病邪气入里故采用毫针进行深刺重刺激，使患者有酸麻胀感，扩散到患侧面部，以达到引邪外出、消散壅滞的功效。

面部配穴轻刺为主，采用平补平泻及牵拉针法；眼睛闭合不全配攒竹、阳白下压入针，眼睑下沿下眼睑方向卧刺；口歪斜配右侧地仓穴、颊车穴，使嘴角回到正常位置后再入针，即牵拉针刺法；人中穴根据嘴歪的情况采用刺向患侧方向或直刺；如有流涎配承浆；配合太溪穴、绝骨穴补法，滋补肝肾，养血荣筋；配合谷（左侧）、列缺（右侧）起到远端取穴，引气下行。

截止到 2013 年 11 月 3 日，经 5 次治疗后，病情显著好转，面部外观正常，面抽得到控制。2013 年 11 月 6 日，第 6 次复诊时，患者主诉面抽情况有反复，怀疑和立冬节气有关，外加患者有生气情况，导致面抽出现反复。采用面抽局部火针点刺及风池穴泻法疏散风邪，点刺后面抽即刻停止，再加配阳陵泉、太冲疏肝理气，调节情志。继前法治疗 7 次后，面抽的情况已经得到有效控制，患者已无自觉症状。嘱患者可以停止治疗，回家后注意躲避寒凉，保持心情舒畅。重刺翳风穴能够显著提高疗效，但情志及环境因素对面抽患者病情的影响很大，所以治疗时一定配合疏肝理气的方法及注意躲避寒凉。

7. 王婵媛医案 2 例

病例 1

刘某，男，53 岁。2013 年 4 月 15 日初诊。

主诉：右胁下涨满 1 年。

现病史：患者 1 年前饱食后出现右胁下涨满，大便不爽，黏腻成球，排便费力，喜食辛辣，肥甘厚味，时乏力，无头晕，胸闷，双手指关节疼痛，多饮多尿，怕热，寐可。

既往史：肛瘘术后 8 年。

体格检查：体形偏胖，精神不振，面色㿠白，脉弦细，舌淡苔薄白。

辅助检查：B超示脂肪肝（中度）。

中医诊断：胁痛。

辨证：脾失健运，营卫不和，肝脉受阻。

立法：健脾疏肝，调和营卫。

治疗：

①中药处方：桂枝15g，白芍15g，生姜3片，甘草10g，柴胡12g，茵陈15g，焦山楂12g，生黄芪30g，肉苁蓉30g，生地黄30g，白术30g，云苓15g，肉桂6g，浮小麦30g。

②针刺：曲池、内关、合谷、阴陵泉、三阴交、足三里、中脘均平补平泻，期门（向外斜刺，沿肝部齐刺以期门为中心）、天枢泻法，气海补法。

二诊：2013年4月19日，患者经1次治疗后自觉右胁下涨满减轻，但大便出头干，怕热多汗，上方加郁李仁12g、火麻仁12g、生黄芪40g，此次先针胆囊穴、蠡沟穴。

三诊：2013年6月3日，经过10次治疗后大便出头干、乏力、怕热多汗均减轻，面色红润，但时感腹胀，故减去天枢，加胁部阿是穴，余穴同前。

按：患者肝胆失于疏泄，脾虚有湿邪，气血不足故表里失和。泻期门、天枢，补气海，平补平泻曲池、内关、合谷、中脘，按“合治内腑”治理，健脾和胃，疏泄肝胆，调和脾胃，调和气血，疏通经络，消痞散结。

病例2

刘某，女，30岁。2013年5月10日初诊。

主诉：结婚未孕8年，左下腹间断疼痛3年。

现病史：结婚8年来一直未受孕。近3年间断发作左下腹牵涉样疼痛，并伴有外阴瘙痒，白带呈黄绿色，月经周期38 ~ 40

天一行，量少，色深，有血块，伴小腹发凉。平素喜食辛辣、甜食，时乏力，腰酸，无胸闷，气短，二便调，寐可。

体格检查：体形偏胖，面色㿠白，脉沉细，舌质红苔薄白。

辅助检查：子宫前位，子宫肌瘤（1.3cm × 1.5cm），月经第15天测卵泡（1.0mm × 1.3mm）。

中医诊断：不孕。

辨证：脾肾不足，冲任失调。

立法：健脾补肾，调和冲任。

治疗：

①中药处方：丝瓜络10g，炒白芍15g，夏枯草10g，百合10g，川断10g，当归10g，覆盆子15g，菊花10g，桑叶10g，防风10g，炒白术10g，云苓15g，蒲公英10g，紫河车（粉）6g，生黄芪30g。

②针刺：内关、合谷、中脘、气海、关元、中极、归来、天枢、蠡沟、足三里。在中极加艾两炷。

二诊：2013年5月15日，患者经1次治疗后，自觉乏力好转，白带好转。但觉扎针时小腹发热，起针后第2天小腹还和原来一样，原方加肉桂6g。此次把中极、关元、气海部位加艾盒，余穴同前，灸后患者觉腰部发热。

三诊：2013年5月18日，患者经2次治疗后，自觉症状好转，但还有时感觉下腹部疼痛，原方把蒲公英加至15g，加带脉、三阴交二穴，余穴同前。经此治疗30次后患者怀孕，现已2个多月。

心得体会：患者妇科有炎症，肾气不足，在此症中重用带脉、中极、三阴交，因带脉是胆经交会穴，带脉起于胁下，环行腰间一周，络胞而过，具有约束诸经之功，可固摄本经经气，为治带下之要穴。三阴交穴与肝、脾、肾、冲任关系密切，故诸穴合用可固摄带脉、调理冲任、健脾补肾、利湿。故现已痊愈。

附录

金伯华教授大事记

1933年4月3日生于北京。

1936年随父于山东读小学。

1943年随母回京读小学、中学。

1949年3月考入华北军政大学白求恩医校学习。

1950年随十九兵团六十八军入朝参战，在第三野战医院司令部卫生所工作。

1954年11月复员回京，委派组建北京市第二中医门诊，并于该院内科工作学习。

1956年在北京市中医医院针灸科进修工作。

1958年回第二中医门诊部针灸科工作。

1962年借调到北京崇文区中医门诊部工作。

1972年在北京崇文中医医院先后任主治医师、副主任医师、主任医师。

1985年4月所负责“追风速穴位注射治疗类风湿”课题获得北京市崇文区科技成果奖三等奖。

1986年所负责“耳穴归经规律的探讨”课题获得北京市崇文区科技成果奖二等奖。

1986年2月获得北京市卫生局从事中医工作三十年荣誉证书。

1986年5月“中医对类风湿性关节炎500例辨证分析及治

疗”获得北京市卫生局科技成果奖。

1988 年 10 月被北京市崇文区评为医学协会工作积极分子。

1989 年所负责“手针治疗小儿遗尿症 150 例”项目获得北京市崇文区科技成果奖四等奖。

1989 年 6 月受聘于中国针灸专家讲师团，任副教授。

1989 年 10 月被北京市崇文区评为医学协会工作积极分子。

1990 年 5 月科研课题“HLA 第三类抗原简易方法的建立和正常值遗传分析及 RA 关联研究”获得北京市卫生局科技成果奖二等奖。

1990 年 11 月被北京市崇文区评为医学协会工作积极分子。

1991 年 11 月论文《辨经取穴治头痛》《针刺治疗坐骨神经痛 206 例疗效观察》获得北京市中西医结合研究会优秀论文证书。

1991 年 11 月被北京市崇文区评为医药卫生协会工作积极分子。

1991 年获得北京市崇文区百名优秀知识分子荣誉。

1992 年 1 月论文《穴位注射“追风速注射液”对类风湿性关节炎 150 例疗效的观察》获得中国针灸学会论文证书。

1992 年 9 月获得中华人民共和国国务院特殊津贴。

1992 年 10 月论文《单穴治验（4 例）》获得中国七大古都针灸学会研讨会论文证书。

1992 年 11 月论文《30 例强直性脊柱炎的针灸、中药治疗》获得北京中医药学会论文证书。

1992 年获得中国传统医学专业委员会颁发的第四届全国国际委员会委员证书。

1993 年获得中国传统医学专业委员会颁发的第五届全国国际委员会委员证书。

1993 年业绩被《中国医药荟萃丛书》载入并颁发入选珍藏证。

1993 年 2 月被北京市崇文区评为医学协会工作积极分子。

1994年3月论文《关于痹证研究》获世界传统医学学术研讨会颁发的"生命力杯"世界优秀论文奖获奖证书。

1994年9月获得中国科学技术协会颁发的专家证。

1994年12月获得中国针灸研究院关于《温针、针灸治疗类风湿性关节炎对提高免疫功能的研究》论文证书。

1994年于崇文中医医院离休至今。

1995年8月获得北京市中医药管理局颁发的北京市继承老中医学术经验指导老师荣誉证书。

1996年1月获得第三届世界传统医学大会世界传统医学优秀成果奖。

1996年2月被世界传统医学委员会评为"当代世界传统医学杰出人物"。

1997年1月被中国中医研究院针灸研究所针灸进修学校聘请为专业客座教授。

1998年5月被《中国特色名医大辞典》录入并颁发荣誉资格证书。

1999年1月1日被《"20世纪"易海览萃》载入并颁发荣誉证书。

1999年4月被香港国际传统医学研究会聘为《中华医药报》理事。

2001年4月被香港国际传统医学研究会聘为理事。

2005年5月被广东省惠州市人民医院聘为针灸医学顾问。

2005年11月被北京康可得医药科技有限公司聘为医学专家。

2006年4月被北京中医药大学研究生会聘为学术顾问。

2006年6月格言被评为优秀作品入编《新时期中国共产党人优秀格言选集》一书。

2008年6月被"北京国际针灸培训中心"聘为中国中医科学院针灸研究所北京国际针灸培训中心客座教授。

2008年7月获得北京针灸学会第三届北京针灸学会顾问荣誉证书。

2009年11月获得北京针灸学会针灸技术专业委员会第一届学术顾问荣誉证书。

2011年1月被炎黄中医联盟聘为名誉副主席、专家委员会委员。

2011年6月被北京中医药大学聘为讲习专家。

2011年8月被中美中药技术交流推动协会授予协会名誉主席称号。

2012年6月获得美中中国医学技术交流促进会颁发的学术功劳奖。

2012年8月被北京国际针灸培训中心聘为中国中医科学院针灸研究所北京国际针灸培训中心客座教授。